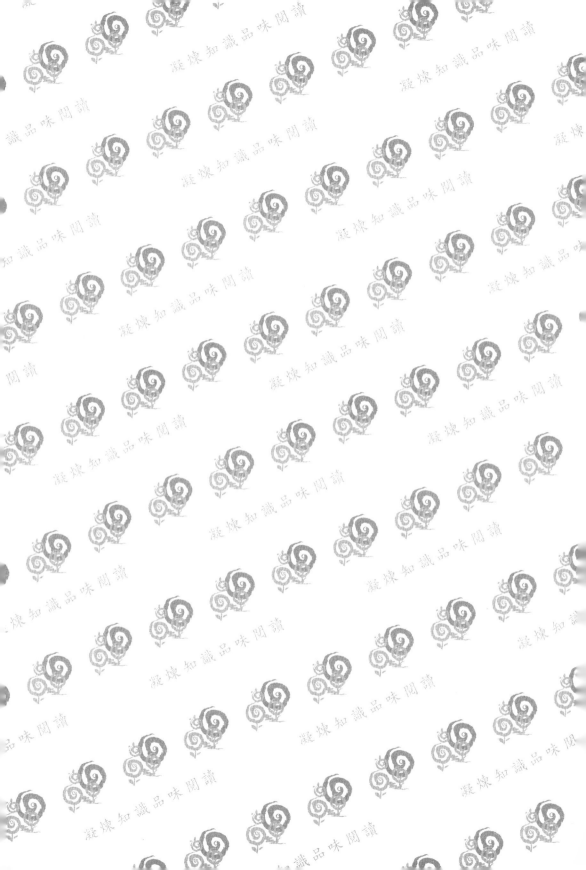

圖解系列

圖解

五南圖書出版公司 印行

方劑學

李家雄 / 著

閱讀文字

理解內容

圖解讓

觀看圖表

方劑學

更簡單

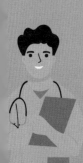
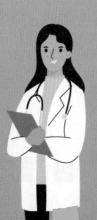
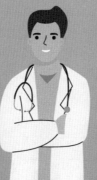
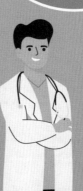
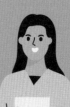

序言

　　《方劑學》是編輯群：彭主榮、謝慶良總編輯，唐娜櫻主編，游智勝副主編的著作，中國醫藥大學與長庚大學聯合出版。一如《方劑學》原序：「方劑學是基礎與臨床的橋樑，必須懂得如何組方與運用，否則診斷精準，療效差或甚至無效，不能解除病患之疾苦。」深深感動，傳承以續。《圖解方劑學》延續造橋鋪路，組成部分，讀者若能反覆背頌歌訣，以（導讀之二百二十六字訣）穿針組方，引線於臨床上運用，必可強化《傷寒論》、《金匱要略》、《溫病條辨》於診治方法及調劑運用，這裡的基礎觀念之自我期許訓練，是臨床上用方前進的基本動力，《圖解方劑學》的架構，深根於《傷寒論》、《金匱要略》與《溫病條辨》，反覆閱讀《圖解方劑學》，更可將之融會貫通於臨床運用。

　　《史記・扁鵲倉公列傳》（扁鵲，西元前 407-310 年；倉公，西元前 205-128 年）：「人之所病病疾多；醫之所病病道少。病有六不治：(1) 驕恣不論於理；(2) 輕身重財；(3) 衣食不能適；(4) 陰陽並藏氣不定；(5) 形羸不能服藥；(6) 信巫不信醫。有此一者重難治。」醫者父母心，驕恣不論於理，試導之以理與情。輕身重財，導之以情與愛。衣食不能適，循循善誘以生命珍貴。陰陽並藏氣不定，試之以導引按蹻。形羸不能服藥，試之以針灸與導引按蹻。信巫不信醫，試導之以理、情和愛。重難治還是要診治，乃醫生之使命，醫者不可輕言不治。

前言

　　《圖解方劑學》二十一章 226 方中，第二章解表劑有 17 方，分辛溫解表劑、辛涼解表劑和扶正解表劑三類。辛溫解表劑荊防敗毒散與扶正解表劑人參敗毒散，都治皮膚病與感冒。荊防敗毒散有荊芥與防風，沒有人參，助益養護消化道黏膜下相關淋巴組織，多治痢疾。人參敗毒散有人參沒有荊芥與防風，助益養護呼吸道黏膜下相關淋巴組織，多治支氣管炎、風濕性關節炎、急性病毒性肝炎。人參敗毒散可強化老弱者的自體免疫能力。荊防敗毒散可強化呼吸器官的防禦能力。萬金油、綠油精、龍角散、安中散處處可見，荊防敗毒散與人參敗毒散，比阿斯匹靈、普拿疼珍貴多多，美金與新台幣都值錢，用之得宜才有價值，荊防敗毒散與人參敗毒散也一樣。

　　《圖解方劑學》226 方中《傷寒論》占 30 方，11.7%。其中常用實用藥方 21 方：（1）第二章小青龍湯、麻杏甘石湯、麻黃附子細辛湯。（2）第三章調胃承氣湯。（3）第六章理中丸、吳茱萸湯、小建中湯、四逆湯。（4）第七章小柴胡湯、四逆散、半夏瀉心湯。（5）第八章桃花湯。（6）第十一章旋覆代赭石湯。（7）第十二章桂枝茯苓丸。（8）第十五章五苓散、豬苓湯、茵陳蒿湯、苓桂朮甘湯、真武湯。（9）第十六章小陷胸湯。（10）第十九章葛根黃芩黃連湯。《傷寒論》552 條條文中共有112 個藥方，桂枝湯領軍，吳茱萸湯帶隊，皆治頭痛。桂枝湯治頭項強痛，吳茱萸湯治嘔吐頭痛，兩方皆有生薑與紅棗，是發揮療效的關鍵，生薑生於地下，紅棗長於樹上，兩者皆因土地而富含微量礦物質，諸多微量礦物質是人體不可或缺的，一旦失調常會導致頭痛。生薑一年四季都有，夏天嫩薑、冬天老薑，不論是生薑或乾薑都是以秋季、夏季為多；紅棗所含之微量礦物質，其質量是果實中最珍貴的。

　　《圖解溫病學》210 藥方，分清芳與濁臭二類。清芳開啓通暢上焦

七竅（五官），濁臭塞隙補養下焦二竅（大便小便），分而論之，參而合之，根深柢固。其中第210方天根月窟膏，治不孕症與重大疾病，是《溫病條辨》解產難篇的壓箱寶。《溫病條辨》下焦篇第50條「飲家陰吹，脈弦而遲，不得固執《金匱要略》法，當反用之。橘半桂苓枳薑湯（4-24），『以癒為度』，癒後以溫中補脾，使飲不聚為要。其下焦虛寒者，溫下焦。肥人用溫燥法，瘦人用溫平法。」

桂枝湯是《傷寒論》與《溫病條辨》的第一方，臨床上單獨實用率很低，可是，桂枝湯確實是中醫《方劑學》的第一基礎方，《傷寒論》的桂枝人參湯與桂枝新加湯，都有桂枝與人參，臨證與煮服法卻大異，用科學中藥成分相去不遠，是可以治初期小感冒，也可以治慢性胃腸病，讀者不可不了解原處方的本義，桂枝人參湯是理中湯加桂枝，養護消化道，助益消化道黏膜下相關淋巴組織。桂枝新加湯是桂枝湯加人參，調和營衛，助益消化道黏膜下相關淋巴組織。桂枝新加湯是桂枝湯中將桂枝與甘草減量，芍藥與生薑加量，煮服法與桂枝湯一樣，要配合熱稀粥與溫覆取微汗，如少量多餐。桂枝人參湯的桂枝，於煮約剩一半的水才加入，再煮剩約一半，分日二夜一，三次服用，如一日三餐。現代人不方便如此使用，臨床上，知其然而後享用其所以然。《方劑學》的桂枝人參湯是理中丸加減變化，理中丸加桂枝為桂枝人參湯，理中丸是第六章溫裏劑的溫中祛寒劑第一方，加減變化理中丸加半夏、茯苓為理中化痰丸。加減變化理中丸加附子為附子理中丸。理中化痰丸是第四章補益劑的補氣劑四君子湯加半夏、乾薑。附子理中丸是第六章溫裏劑的回陽救逆劑的四逆湯加人參、白朮。

《圖解方劑學》的讀者可以藉此知己知彼，愛人惜己。《圖解方劑學》讀者必然多是正人君子，都有生命正義感，讀書或做事或玩樂，

常常會撐到過度疲累，過勞傷損而不自覺。這完全不同於「曾子吾日三省吾身」聖人君子的準則，《圖解方劑學》一日二省吾身，養成教育自己高度警覺性，減少莫名添增的生命危險性。善小為之，日久積善人家。

養陰（脊髓）：猶豫該不該睡覺時，先躺平，感覺背後的下胸椎與上腰椎，若有痠疼的感覺，就該閉眼睡覺，必要時戴上眼罩；痠疼的感覺越強烈，睡覺時間要加長；區域又深又大，要更加長。有睡眠障礙者，一定要調整生活步調，從根本作起。晚上生命系統養護越好，白天可以過得更順暢。九宮（內務）沉澱、放下，手腳握緊張開，靈活有力。

護陽（腦）：醒來了，掙扎該不該起床時，先用力閉閉眼，感覺整個眼睛的痠疼度，稍稍痠疼者，肝腦功能還是要修復，還是要再睡一下下；若很痠疼就是要再多睡覺，此時，應該是什麼都不大，睡覺保命最大，白天生活品質才能夠維持，晚上睡覺就安枕無憂。沉重八風（外事）捨棄，咬咬牙吞吞口水，舒暢愉快。

第 3 章 瀉下劑

第 4 章 補益劑

第 5 章　清熱劑

第 6 章　溫裏劑

第 7 章　和解劑

第 8 章　固澀劑

第 9 章　安神劑

第 10 章　開竅劑

第 11 章　理氣劑

第 12 章　理血劑

第 16 章　祛痰劑

第 17 章　祛暑劑

第 18 章 消導劑

第 19 章 表裏雙解劑

第 20 章 驅蟲劑

第 21 章 涌吐劑

後記

導讀

▌導讀

　　熟背二百二十六字訣，是活用《圖解方劑學》的關鍵。《圖解方劑學》之藥方共二十章，一章一字共二十字：「解瀉補清溫、和固安開理、理治治祛祛、祛消表驅涌」。

　　方劑學藥方共二百二十六方，一方一字共二百二十六字：

第二章：麻荊九桂小香、銀桑柴麻升、麻人參再蔥加

第三章：大小調大大三大、麻濟十舟新黃增溫

第四章：歸四當四參補升、益人生玉腎右六、左大一補百益八炙地龜七

第五章：白竹清犀黃、普龍五仙導左、瀉當瀉葦清瀉、玉白青秦清

第六章：理吳大小四、參回黑當黃陽

第七章：小白消四蒿半

第八章：牡當金桑縮、桃四眞易完固固

第九章：硃磁酸天甘

第十章：安至紫小蘇

第十一章：柴金越梔天暖橘、四良厚半蘇定丁橘旋

第十二章：血丹鱉復溫生桂桃、補十槐小咳黃

第十三章：川大消小牽、玉鎭天羚大

第十四章：杏桑清養麥增

第十五章：平藿防五豬、五三茵甘八、宣四當苓眞、實雞葦羌獨

第十六章：二溫導滌、指順清清小、礞消海苓三、冷枯半定止

第十七章：清新香六桂清

第十八章：保枳木健肥枳枳

第十九章：大防葛石五

第二十章：烏化布

第二十一章：瓜救

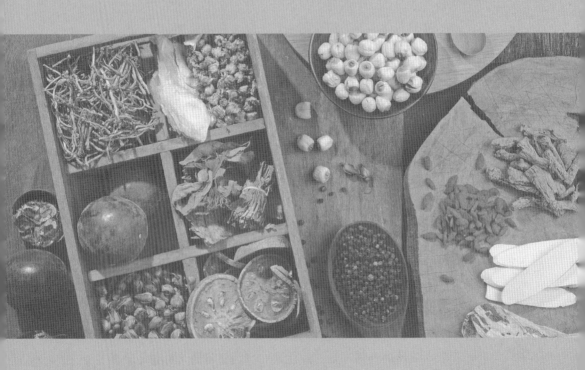

總論

1

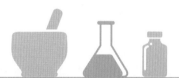

1-1 方劑形成和發展

方劑的名稱分為方名和劑名兩種。方名是其名稱的前面部分，劑名是後面的一兩個尾字，劑名是說明一方之劑型，而方名是反映一方的實際內涵。

理論奠基於春秋戰國《黃帝內經》。方書之始祖：漢朝《傷寒雜病論》。方劑是透過審因辨證與辨病立法，以一定組成原則與配伍關係，規定必要劑量、劑型、煎服法，選擇合適藥物有機地配伍組成。

方劑學以中醫基礎理論、中醫內科學、中醫診斷學、中藥學為基礎，闡明方劑之配伍規律及臨床運用。古人醫食同源，生病時先給予食療與導引，如感冒服生薑粥，或活動流汗。未愈才針灸治療，再未愈，才藥物治療。方的發展由單味藥開始，如獨聖散（白芨一味）、獨參湯（人參），且逐漸將幾味藥物配伍而成方。

《內經·至眞要大論》「治有緩急，方有大小：補上治上制以緩，補下治下制以急」與「奇之不去，則偶之，是謂重方」。後人延伸為七方、十劑、十二劑。「大、小、緩、急、奇、偶、複」制方依病情輕重、病位上下、病勢緩急而予藥味多少處方，七方除複方外，都是相對的：

1. 大方藥力猛、藥味多、劑量大、頓服：病重、證雜或病位在下者。
2. 小方藥力小、藥味少、劑量輕、頻服：病輕、證簡或病位在上者。
3. 緩方甘以緩之、丸以緩之、藥性緩和：慢性疾病需要調理、久服緩治者。
4. 急方急病急攻、湯以蕩滌、氣味厚、藥效迅速：急病、重證、必須搶救急於取效者。
5. 奇方只用一味藥物，或藥味總數為單數：病情比較簡單者。
6. 偶方用二味藥物，或藥味總數為雙數：病情比較複雜。
7. 複方二方或數方合用，為多味藥方之通稱：病情複雜者。

十劑以藥物功用來分類「宣、通、補、泄、輕、重、滑、澀、燥、濕」：

1. 宣為通吐、宣肺等。
2. 通為利尿通絡、通經、通乳等。
3. 補為補益、滋養、溫陽、強壯等。
4. 泄為攻下、瀉火、瀉熱、導積滯等。
5. 輕為發汗、消散、透發等。
6. 重為安神、鎮驚、熄風等。
7. 滑為潤腸、催生等。
8. 澀為止瀉、斂肺、止汗、止遺等。
9. 燥為化濕、化痰等。
10. 濕為養陰、生津等。
11. 十劑加寒、熱二劑為十二劑。

明朝張介賓所著《景岳全書》「方宜從簡」分類八陣為補、和、攻、散、寒、熱、固、因，附有婦人、小兒、痘疹、外科等四門。

1. 補其不足。　　　2. 調和偏勝。
3. 攻其有餘。　　　4. 散其外邪。
5. 寒涼清熱。　　　6. 溫陽散寒。
7. 固其滑脫。　　　8. 因證列方。

清朝《醫學心悟》以八法統方。主張辨證用八綱治病。

《醫方集解》分補益、發表、涌吐、攻裏、表裏、和解、理氣、理血、祛風、祛寒、清暑、利濕、潤燥、瀉火、除痰、消導、收澀、殺蟲、明目、癰瘍、經產等二十一章及救急良方與勿藥元詮，較能與臨床配合應用。同時以詩詞歌訣的《湯頭歌訣》引初學者入門。

《方劑學》以「八法」及《醫方集解》結合而編，方劑學是逐步發展而成，並經由歷代醫家經由臨診應用累積的結果，學習與運用方劑學，是醫師養成教育重要的一環。

七方、十劑、八陣、八法

分　類	細　節
七　方 ▶	大、小、緩、急、奇、偶、複
十　劑 ▶	宣、通、補、泄、輕、重、滑、澀、燥、濕
八　陣 ▶	補、和、攻、散、寒、熱、固、因
八　法 ▶	汗、吐、下、和、溫、清、補、消

七方治病

症　狀	配　藥　法
病重、證雜、病位在下	大方藥力猛、藥味多、劑量大、頓服
病輕、證簡、病位在上	小方藥力小、藥味少、劑量輕、頻服
慢性疾病需要調理、久服緩治者	緩方甘以緩之、丸以緩之、藥性緩和
急病、重證、必須搶救急於取效者	急方急病急攻、湯以蕩滌、氣味厚、藥效迅速
病情比較簡單者	奇方只用一味藥物，或藥味總數為單數
病情比較複雜者	偶方用二味藥物，或藥味總數為雙數
病情複雜者	複方二方或數方合用，為多味藥方之通稱

1-2 方劑與治法

在皮者汗而發之；高者因而越之；低者引而竭之；中滿者瀉之於內。

八法：
1. 汗：宣肺，暢營衛，開腠理，發汗解表，透邪外出，發水濕，宣通血脈治外感表證、疹發不暢、腰上水腫、瘡瘍初起兼表、痺證、痢疾。
2. 吐：刺激嘔吐痰涎、宿食、毒物。體虛、肝陽上亢、孕婦、吐衄者慎用。
3. 下：蕩滌腸胃，瀉出腸中積滯、積水、瘀血，以除宿食、冷積、瘀血、結痰、水飲可攻逐水飲、破瘀通經、瀉下積滯、逐痰催生。孕婦、產後、月經、失血、年老體弱慎用。
4. 和：調和陰陽、表裏、氣血、臟腑，除半表半裏之邪。
5. 溫：溫中袪寒、回陽救逆、溫通經絡，治臟腑痼冷、寒飲內停、寒濕不化、陽氣衰微、經脈寒凝。寒邪在表不在裏不宜。
6. 清：清熱、瀉火、涼血，使在裏之熱邪得清治熱證、火證、熱毒、虛證。寒證忌用。
7. 補：補益人體氣血陰陽不足。
8. 消：消食導滯、消堅散消氣、血、水、痰、食、蟲之結。正氣不足者需結合補法。

方劑是以理、法為基礎並以有原則與目的的運用藥物配伍而組成方以治療疾病。治法是依據不同病證，經過辨證辨病而求因，審因施治所製定出來的法則。治法就是治療的方法。

方劑與治法：
1. 先有方，後有法，方劑發展出治法，治法作方劑的依據。
2. 先有法，後有方，方從法出，法隨證病。
3. 治法來用方是制方、用方治療是擬方。

方劑具體表現於治法，治療中要有法也有方，也要有方又有法，治法概括方劑療效，兩者相輔相成，有一法便有一方，有一方便是一法。中醫治病方法如藥物、針灸、推拿、按摩、氣功等。

藥物治病：
春秋戰國時代《黃帝內經》「在皮者汗而發之（汗法），高者因而越之（吐法）；下者引而竭之（下之）；中滿者瀉之於內（和之）」（理論奠基於《黃帝內經》，方書始祖《傷寒雜病論》）。
漢朝《傷寒論》「六經辨證」六經病主要病證：
1.1. 太陽病，脈浮，頭項強痛惡寒（血液循環～脈浮）。
2.126. 陽明病，胃家實（營養～胃家實）。
3.214. 少陽病，口苦咽乾目眩（新陳代謝～目眩）。
4.245. 太陰病，腹滿而吐，食不下，腹腹自痛，下之，胸下結硬，自利益甚（內分泌系統與神經系統～腹腹自痛）。
5.260. 少陰病，脈微細但欲寐（脈細）。
6.306. 厥陰病，消渴，氣上撞心，心中疼熱，飢而不欲食，食則吐蚘，下之利不止（消渴）。

清朝《醫學心悟》：「病情分八類寒、熱、虛、實、表、裡、陰、陽。治病分八法汗、和、下、消、吐、清、溫、補。」
病情錯綜複雜，臨證要兩三法結合運用，「一法之中，八法備焉，八法之中，百法備焉」。最重要的是，臨診須熟悉治法，以法統方。

八法以八綱為依據

八　法	八　綱
汗　法	宣發肺氣、調暢營衛、開泄腠理、促進發汗，使肌表外感之邪，隨汗而解。用於麻疹初期，透發不暢，腰以上水腫甚者，瘡瘍初起及痺證、痢疾兼有表證等，不可發汗太過而變端
吐　法	以藥物或物理刺激引起嘔吐，使停留在咽喉、胸膈、胃脘等部位的痰涎、宿食、毒物從口中吐出，具涌吐痰涎、宿食、毒物等作用，因此，應用於痰阻咽喉，及宿食或毒物停留於胃脘者，凡身體虛弱、肝陽上亢、孕婦以及吐衄者均須慎用
下　法	通過蕩滌腸胃，瀉出腸中積滯或積水、壞血等，使停留於腸胃的宿食、燥屎、冷積、瘀血、結痰、水飲等從大便排出的一種治法，有攻逐水飲、破瘀通經、瀉下積滯和逐痰催生等，凡孕婦、產後、月經期失血以及年老體弱者須慎用
補　法	滋養、補益人體氣血陰陽或補養臟腑虛損，補益人體氣、血、陰、陽的不足及扶正去邪，若不虛不宜濫用
和　法	和解或調和半表半裏之邪或臟腑、陰陽、表裏不和，以祛除病邪，如少陽不和、肝脾不和、肝膽不和、腸胃不和、氣血不和等
溫　法	溫中祛寒、回陽救逆、溫通經絡等，治臟腑痼冷、寒飲內停、寒濕不化、陽氣衰微以及經脈寒凝證等，寒邪在表不在裏不宜
清　法	清熱、瀉火、涼血，清除在裏之熱邪，屬裏寒證者忌用
消　法	消食導滯和消堅散結，對氣、血、痰、食、水、蟲等積聚之結，使之漸消緩，正氣不足者，於應用時宜與補法結合使用，以免傷正

1-3 方劑的組成與配伍

方劑組成是配伍藥物。醫者經辨證，處方適證的中藥，依組方原則並酌定劑量、煮服用法等，配伍藥物而成。

一、方劑組成原則

《素問・至眞要大論》「君（主藥）臣（輔藥）佐（助藥）使（引藥）」。主藥如四君子湯中的人參、麻黃湯中的麻黃。次藥輔助主藥，如麻黃湯中的桂枝。

佐藥協助主藥：

1. 正佐藥麻黃湯中的杏仁。
2. 糾偏藥減少藥物偏性，如小青龍湯的五味子，防止副作用。
3. 反佐（間諜）藥治病勢格拒，如白通加豬膽汁湯之用人尿、豬膽汁。如左金丸之吳茱萸少量熱藥以開凝鬱，及寒藥熱服，熱藥寒服。

使藥：

1. 調和諸藥，如麻黃湯中的甘草。
2. 引經藥，如八正散中的燈心草。

通常，主藥藥物少劑量大，次（輔）佐藥則藥味多而劑量小，主藥是不可缺少的，其它各藥都是輔助藥，酌情取捨，病情複雜，如五積散分為行氣、祛寒、祛濕、活血、化痰等五個部分。

二、配伍

從方劑外之組成主、次、佐、使藥等，聯繫內在協同、拮抗、調和、引經等。

1. 性效同近配伍強化功效，如人參、黃耆、白朮配伍加強補氣作用；大黃與芒硝之配伍加強瀉下作用。

2. 不同性效不同病機，作用不一，各司其職，小青龍湯中麻黃、桂枝散外寒從表出，乾薑、細辛、半夏溫化寒從裏出，各司其職又制約、拮抗。

3. 性味、功效、作用完全相反，配伍後對立統一：

   (1) 寒熱錯雜，如烏梅丸中肉桂、附子、乾薑、細辛、蜀椒與黃連、黃芩配伍，治療寒熱錯雜之久利等。

   (2) 制約其弊，如附子與地黃之配伍，地黃陰，以減少附子辛熱剛燥和劫陰之弊。寓收於散，防止耗散過度如小青龍湯之白芍、五味子，如半夏與生薑之配伍，生薑能制半夏之毒，使其更能發揮止嘔祛痰之作用。

   (3) 病勢格拒，而不納藥物，從其病性，選擇少量藥物入病所，以達治療目的。

4. 建立新功效：半夏瀉心湯中半夏、細辛、乾薑之辛與黃芩、黃連之苦，經配伍後，而達辛開苦降，消痞散結；桂枝湯中白芍與大棗、甘草之配伍而達酸甘以化陰。

5. 現代藥理研究：如枳殼興奮平滑肌，治療胃下垂與子宮脫垂。

每個方劑的作用，要全面綜合起來起協同或加強作用，如黃連解毒湯的四味藥物，都是清熱瀉火藥物，八正散的八味藥物，都是清熱通淋藥，寒熱同用如左金丸、補瀉兼施如增液承氣湯。總而言之，組方用藥，宜精簡，更重要的是貴在合證，必須「多而不雜，少而專」，以精簡而合證為主要原則，不要動輒十五、六味藥物，甚至於二十多味藥物。

三、五氣與七味

藥物都具有一定的性和味。性與味反映藥物性能。藥性是根據實際療效反覆驗證後歸納而來，是從性質上對藥物多種醫療作用的概括。至於藥味的確定，是由口嘗而得，從而發現各種藥物具有不同滋味，與醫療作用之間有若干規律性的聯繫。

五氣，是寒、熱、溫、涼、平五種藥性。其中溫熱與寒涼屬於不同性質的兩類。平性藥，是指藥性寒、熱性不甚顯著，作用比較和緩的藥物。

七味是酸、苦、甘、辛、鹹、淡、澀七種藥味，對應七情，怒、喜、思、悲、恐、驚、憂七種情態，亦對應五臟，肝、心、脾、肺、腎與任、督二脈。

1. 酸：收斂和固澀作用。如山茱萸、五味子、五倍子等。
2. 苦：泄和燥的作用。如大黃、杏仁、梔子、蒼朮、黃柏等。
3. 甘：補益、和中、緩急等作用。如黨參、熟地、甘草、黃耆等。
4. 辛：發散、行氣、行血作用。如麻黃、薄荷、木香、紅花等。
5. 鹹：軟堅散結、瀉下作用。如瓦楞子、芒硝等。
6. 淡：滲濕、利尿作用。如豬苓、茯苓等。
7. 澀：與酸味藥物作用相似。如龍骨、牡蠣、赤石脂等。

七種情態應該掌握適當，否則如大喜大悲、過分驚恐……等等，會導致陰陽失調、氣血不周，從而此精神上的錯亂會演變成各種身心病證。人的腦部的邊緣系統，包括無數在大腦皮質及皮質下區域的結構，包含海馬體及杏仁體在內的大腦結構，支援多種功能，如『情緒、行為及長期記憶』。

四、藥物的用法

藥物的用法包括配伍禁忌、用藥禁忌、劑量和服法等。掌握這些知識與方法，依據病情、藥物和治療方針，要求正確應用以充分發揮藥效，確保用藥安全。藥物配伍，把單味藥的應用，同藥與藥之間的配伍關係，總結為七個面向，可稱之為藥物的「七情」：

1. 單行：「怒」（怒氣衝天）指用單味藥治病。選用一種針對性強的藥物，即能獲得療效。如甘草湯、獨參湯。
2. 相須：「喜」（喜相逢）性能功效相類似的藥物配合應用，增強原有療效。如石膏與知母配合，增強清熱瀉火的治療效果。
3. 相使：「思」（思索未來）在性能功效方面有某種共性的藥物配合應用，以一種藥物為主，另一種藥物為輔，提高主藥的療效。如補氣利水的黃耆與利水健脾的茯苓配合時，茯苓能提高黃耆補氣利水的治療效果。
4. 相畏：「悲」（悲情訴求）一種藥物的毒性反應或副作用，被另一種藥物減輕或消除。如生半夏的毒性，能被生薑減輕或消除。
5. 相殺：「恐」（戒慎恐懼）一種藥物能減輕或消除另一種藥物的毒性或副作用。如生薑能減輕或消除生南星的毒性和副作用。
6. 相惡：「驚」（驚慌失措）兩種藥物合用，一種藥物與另一藥物相互作用而致原有功效降低，甚至喪失藥效。如人參惡萊菔子，萊菔子能削弱人參的補氣作用。
7. 相反：「憂」（憂心忡忡）兩種藥物合用，產生毒性反應或副作用。如丁香和鬱金、人參和五靈脂、甘草和海藻、烏頭和貝母等。

1-4 方劑的加減變化（一）

方劑因時（氣候變化）、地（地域與習性）、人（體質與況強弱，年齡大小）而輕重緩急不同，外感風寒，北方人氣深而厚，邪難透出，宜疏通重劑；南方人氣浮而薄，邪易外透，宜疏通輕劑。情況不同，藥物劑量大小功用各異。

藥物的方便性，隨證（組方原則、組成變化、方劑劑型）靈活應用。常言道：「中醫不傳之秘在於用量」，藥量加減變化影響藥力，處方要分君、臣、佐、使，大方大劑有效，小方小劑也常有神效。方劑組成，有一定的原則，有特定的適用範圍，為辨證施治的具體運用。

1. 藥物依據主證兼證加減（君藥不變、主證不變）

　　(1) 桂枝湯加減成為桂枝加葛根湯，桂枝湯證兼項背強几几加葛根；喘家加厚朴、杏仁；陽虛漏汗加附子；汗出脈遲身痛重用生薑加人參；下後脈促胸滿去芍藥；兼脾虛去桂枝加茯苓、白朮等。

　　(2) 麻黃湯為辛溫發汗方，表寒不重而咳喘明顯，去桂枝，為三拗湯，以止咳平喘。

2. 藥量的加減

　　組成方劑的藥物不變，增加或減少方中藥物劑量，使藥力改變，影響療效強弱，由此導致藥物配伍主從關係發生改變，使全方功用、主治證發生變化。劑量不同改變功效，例如：

　　(1) 枳實與白朮

　　　　枳朮湯（2：1），枳實倍於白朮，「消積導滯」治心下痞，水飲，胃下垂。

　　　　枳朮丸（1：2），白朮倍於枳實，「健脾」，幫助消化。

　　(2) 大黃、厚朴與枳實

　　　　厚朴三物湯（朴8：實5枚：大4），「行」氣「除」脹，治『腹滿痛』而大便秘結。

　　　　小承氣湯（大4：朴3：實2），大黃的劑量比厚朴多，「輕下」熱結以瀉熱通便，消除『痞滿』。

　　　　厚朴大黃湯（大3：朴2.5：實1.5），「疏導」腸胃，治支飲『胸滿』兼腑實便秘者。

　　(3) 甘草與甘遂的配伍，劑量相等時則無相反作用，能解除甘遂的毒性；若甘草劑量大於甘遂時，有明顯毒性反應，毒性反應隨著甘草劑量加重而毒性亦越大。

小博士解說

方劑學異病同治，一個方治療多種病證，「逍遙散」，內科用，婦科也用，適用的科別較多；「龍膽瀉肝湯」，五官科也用，內科也用，婦科也用，外科皮膚科都用；異病同治與同病異治，闡述了中醫學整體動態觀。

藥量增減變化，一定會影響到主治功效，副作用也不可不慎。例如補陽還五湯的原方，黃耆用四兩（120克），通常起動、起用之際，根據病證、病情、身體狀況，從30克開始遞增，依證逐漸增加；停藥的話，也要逐漸減少。

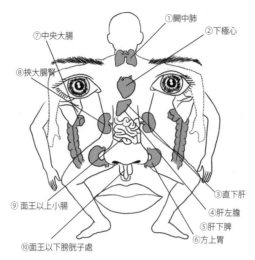

①關中肺
②下極心
⑦中央大腸
⑧挾大腸腎
③直下肝
④肝左膽
⑤肝下脾
⑥方上胃
⑨面王以上小腸
⑩面王以下膀胱子處

臉部十觀診，依臉部表觀所呈現辨證對應之五臟六腑病變

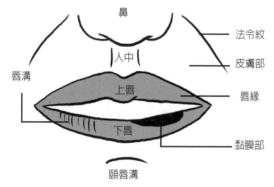

鼻
法令紋
人中
皮膚部
唇溝
上唇
唇緣
下唇
黏膜部
頤唇溝

鼻唇下巴等反映脾胃膀胱子處及腸系等，與吸收消化排泄都相關

✚ 知識補充站

《臉部十觀診》可從臉部望診五臟六腑的病變：(1)關中肺(2)下極心(3)直下肝(4)肝左膽(5)肝下脾(6)方上胃(7)中央大腸(8)挾大腸腎(9)面王以上小腸(10)面王以下膀胱子處。臨證論診，如 (6)方上胃、(7)中央大腸該部位顏色蒼白枯黯，宜枳朮湯以治腸胃之證。(5)肝下脾、(6)方上胃該部位顏色蒼白枯黯者，宜枳朮丸，分別醫治消積及健脾之證。

人中反映膀胱子處，上唇屬大腸經脈，下唇屬胃經脈。上唇顏色紫黯，宜厚朴三物湯；下唇紅腫宜小承氣湯；(5)肝下脾、(6)方上胃的顏色蒼白枯黯，宜厚朴大黃湯；依證分別治理腹滿痛便秘、瀉熱通便，以及疏導腸胃。

1-5 方劑的加減變化（二）

一個方劑的應用，其關鍵在於如何隨證變化劑量，產生完全不同的療效，使藥效極致發揮，這也是醫者可以大顯身手的領域。

1. 劑量的加減

主治之證截然不同，從方劑之組織面來看，藥量增加，主治已有變化，而組成並無變化。以《傷寒論》之桂枝湯為例：

(1)桂枝湯用桂枝三兩、芍藥三兩、甘草二兩、生薑三兩、大棗十二個，治療太陽中風證。桂枝加桂湯，原方再加桂枝二兩，共為五兩，治療氣上衝心，欲發奔豚之病證。

(2)桂枝湯本為解肌、調和營衛之方，適用於外感表證，汗出惡寒而熱象不顯著者。復見氣喘者，加杏仁、厚朴，則兼有平喘作用。若口苦、舌苔黃、熱象較顯著，加黃芩則兼有退熱作用。

2. 劑型的變化

前提是組成方劑的藥物及其配伍用量比例不變。治病證有輕重緩急不同，方劑藥力有大小、峻緩之異。治脾胃虛寒的理中丸，改為湯劑內服，作用快而力峻。反之，病情較輕或緩者，不能急於求效，則多易湯為丸，取丸劑作用緩和，便於儲藏和攜帶。

3. 劑量增減改變療效

(1)降低：如人參白虎湯（人參、知母不可減量）、定喘湯（白果不可減量）。

(2)增加：血管神經性頭痛時，需加川芎，劑量加重，療效提高；如川烏三錢至六錢，治陰寒內盛的胃脘痛，寒邪偏盛的痺證，療效很好；細辛入湯劑的劑量是散劑的 4 倍至 12 倍，也不會引起不良反應。

4. 劑量不同療效下降

(1)人參白虎湯中的人參與知母依原方劑量使用，其降血糖藥效尚強，若二藥劑量減低時，幾乎無降血糖作用。

(2)六神丸依原方劑量，抗炎療效是最高，改變任何一味藥物劑量，抗炎療效作用明顯下降。

(3)定喘湯中白果以原方劑量，抑制痙攣之作用最強，白果劑量減低後，抑制痙攣作用下降，若不使用白果，抑制痙攣作用消失。

(4)四君子湯可增強巨噬細胞的吞噬作用，甘草劑量加大，則巨噬細胞的吞噬作用降低。

5. 劑量不同作用相反

(1)五苓散的利尿作用，依原方劑量配伍，其利尿作用最強，若等量配伍則降低。

小博士解說

方劑兩方並用有主次之分，如桂枝二麻黃一湯、桂枝二越婢一湯、柴平湯、胃苓湯、桂枝白虎湯、柴胡桂枝湯等。

亦有結合兩方以上的，如清瘟敗毒飲，乃是以白虎湯、黃連解毒湯、犀角地黃湯三方為基礎，加減而成以清熱瀉火，涼血解毒，治濕熱疫毒及一切火熱之證。

⑵防己小劑量使尿量增加，大劑量卻作用相反。

⑶紅花小劑量 0.3-0.6 克，活血，大劑量破血。

⑷黃連、龍膽草劑量 0.6-1 克，健胃與促進食慾，2-6 克燥濕瀉火解毒，大劑量則出現噁心、嘔吐等副作用。

6. 劑量不同作用改變

⑴山楂劑量 1 克助消化，3 克祛瘀，6 克溫通治慢性肝炎，9 克治慢性膽囊炎。

⑵決明子劑量 1 克治便秘，3 克治急性結膜炎、麥粒腫、虹膜炎，6 克治胃炎、胃潰瘍，9 克治膽囊炎。

⑶柴胡劑量 1 克升舉陽氣，治中氣下陷，3 克疏肝解鬱，治胸脅脹痛，6 克解肌退熱，治外感發熱惡寒、周身疼痛。

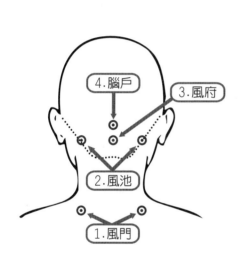

腦後要穴。桂枝湯證，壓按風府、風池穴痛感較強烈

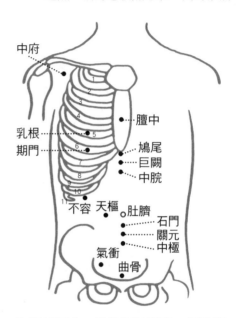

胸腹部要穴。桂枝加桂湯證，壓按關元、巨闕穴痛感較強烈

＋ 知識補充站

《傷寒論》條文4.：「欲救邪風者，桂枝湯。」414.：「身痛不休者，當消息和解其外，宜桂枝湯小和之。」7.：「反煩不解者，先刺風池、風府，卻與桂枝湯則愈。」刺風池、風府，刺激椎靜脈與頸外靜脈的循環，進而可讓桂枝湯的藥效滲透到肝靜脈與下腔靜脈及回流心臟的其他所有靜脈血與淋巴液，即可更彰顯效果。

桂枝加桂湯，間接促進胃腸肝門脈循環，讓桂枝加桂湯更充分發揮藥效。《傷寒論》條文379.：「太陽傷寒者，加溫鍼必驚也。燒鍼令其汗，鍼處被寒，核起而赤者，必發奔豚，氣從少腹上衝心者，先灸核上各一壯，與桂枝加桂湯，更加桂。」

1-6 成方之應用及化裁

　　臨床用藥組方，依據病情輕重標本緩急，及三因制宜（因人、因時、因地）而加減變化，化裁成方，緊扣病情，師其法而不泥其方。中醫於診斷與治療方面，強調整體觀和辨證辨病論治，不僅要熟悉中藥藥理，掌握理、法、方及主治，而且更須要依據整體觀與辨證論治原則所確定的治則。

　　無論經方、時方、成方，通稱為方子。病有定數，病證常數。人有高矮胖瘦、男女老幼之別，病有痼疾新恙、輕重緩急之分，妄以死方醫活人，豈非刻舟求劍乎？臨證卻疾，選方用藥，重在化裁。經方多有加減就是典範。

　　舉例來說，消風散（當歸、生地、防風、蟬蛻、知母、苦參、胡麻、荊芥、蒼朮、牛蒡子、石膏各一錢、甘草、木通各五分）治蕁麻疹、頭癬。過敏性皮炎、藥物性皮炎、日光性皮炎、特異性皮炎、接觸性皮炎、神經性皮炎、皮膚搔癢症、銀屑病、扁平疣，結膜炎、急性腎炎、敗血症。風、濕、熱、燥並治，組方兼顧較全面，治皮膚有病位的不同，上部多風加重風藥分量，中部多熱加瀉裡積熱之藥，下部多濕，加味祛濕之藥，風燥者多耗血，當歸、地黃就該多用，濕重者滋膩之品不宜多，此時蒼朮分量就有變化，濕熱盛者，加地膚子、車前子，以清利濕熱；表寒可加麻、桂，有裡熱重用膏、知。皮損要細辨，風團無蹤，多表邪作怪，治裡之藥或可去掉，應以散風為主，若風毒盛者，加連翹、銀花，以疏風清熱解毒。搔之起痕，出疹紅點，多是血分熱甚，證見五心煩熱，舌紅或絳者，走表之藥或可不用，應加赤芍、丹皮、紫草以清熱涼血。平素體質，胃弱食少，不耐藥味，味苦性寒的苦參、木通要慎用；大便艱澀，腸燥津虧，滋潤養液的地黃、麻仁就多加。

　　川芎茶調散是治頭痛名方，巔頂之上唯風藥可到，故本方以辛散的風藥為主，其方藥偏辛溫。頭痛或在面額，或在腦後，或偏兩側，或在巔頂，這樣用藥就要審證而施。偏於頭側用川芎為主，或可用柴胡引經，偏於後項用羌活或以葛根為主。面額白芷入陽明，發熱惡寒重荊芥，內熱有火加石膏。痛甚重用細辛，烏頭也可加入。巔頂藁本蔓荊，吐涎勿忘吳萸。抽掣疼痛多風痰，白附殭蠶蠍子研。

　　治濕熱瀰漫三焦者多取三仁湯。杏蔻薏苡改三仁湯，滑石通草竹葉彰，厚朴半夏散痞氣，濕彌三焦此方嘗。該方宣上暢中滲下，解濕熱糾結之邪，組方極具妙思，治暑濕外感、濕熱黃疸、吐瀉淋濁等證均可以此來加減化裁。若見惡寒頭痛多夾表邪，藿香、白芷、紫蘇可選。審舌看濕重者，利濕之薏苡仁、滑石為主，蒼朮可加；熱重者，少用香燥之蔻仁、厚朴，黃芩宜入。胸脘痞悶豆卷、厚朴花可助宣化。氣逆致噦竹茹、枇杷葉可下氣逆。中滿可用枳實破積，發黃應加茵陳利膽。

▍整體觀與辨證論治原則

藥 物 論 ▶ 合方可以原方藥物不變，依據病情加減藥物，如厚朴七物湯是桂枝湯去芍藥與小承氣湯合方。

藥物劑量論 ▶ 有一種將兩方藥物劑量各按一定比例之量相合，重複的藥物取兩方相加之量，如《傷寒論》桂枝麻黃各半湯；另一種將兩方藥物劑量各按一定比例量相合，重複的藥物以一方為準，不取兩方相加量，如《傷寒論》柴胡桂枝湯。重複藥之劑量取其一，如柴胡桂枝湯。

合方比例論 ▶ 依據病情決定其等同或主次比例，如桂枝麻黃各半湯是取相等比例；桂枝二麻黃一湯是取桂枝湯為主，麻黃湯為輔。

方 法 論 ▶ 兩個或以上主方，相合化裁組成方劑稱為合法，有「先合後煎」與「先煎後合」。先合後煎將原有方劑的藥物，混合成一方同煎，如麻黃桂枝各半湯。先煎後合將兩方分別煎煮，各取一定比例藥液相合而成，《傷寒論》桂枝二麻黃一湯是桂枝湯二分，麻黃湯一分，合為二升，分再服。《溫病條辨》「陽明太熱，津液枯燥，臟燥太甚不下者，以增液湯合調胃承氣湯」。

✚ 知識補充站

　　《傷寒論》中所用藥物僅八十六種，而方劑則有一百一十三方，大部分是基於藥味的加減變化而成。以四逆湯為例：

　　1.四逆湯用生附子、乾薑、甘草三味，治療嘔吐、下利、四肢厥逆、惡寒、脈沉微等。

　　2.四逆湯加人參一味，稱四逆加人參湯，除適宜之主證外，包括治因下利而產生的津液內竭（亡陽）現象。

　　3.四逆湯去甘草加蔥白，別稱白通湯，用於少陰病下利、脈微、下陰盛、上亢陽的現象。

　　4.四逆湯變為通脈四逆湯，四逆湯是治療心腎陽虛的基礎方。心腎陽虛嚴重，陰盛格陽，用通脈四逆湯，增加附子用量，可以溫裏治痺證。《傷寒論》條文276.：「少陰病，下利清穀，裏寒外熱，手足厥逆，脈微欲絕，身反不惡寒，其人面色赤，或腹痛，或乾嘔，或咽痛，或利止脈不出者，通脈四逆湯主之。」

1-7 服法（一）

劑量與時間，是服藥最重要的關鍵，劑量的多少，與時間的變化情況之下，掌握到好的療效，服藥時間依病情與病位和藥效調整。

1. 依病情

⑴急性病證可頻服。

⑵慢性病證隔日一劑或穩定後改丸或散，補藥宜空腹。

⑶汗法午前服，吐法清晨服，下法午後服。高燒或便秘數日未解，以大承氣湯等宜中病即止。月經痛經，宜月經來前 3-5 天服藥；月經異常者，宜月經來前 7-10 日內服藥；月經量過多宜月經期服藥。高血壓（肝陽上亢）的服藥宜白天三餐飯前服用，夜間服用降壓藥，恐血壓繼續下降。糖尿病的服藥在飯前 1-2 小時進行，保持藥物有效濃度。失眠、五更泄宜於睡前服用，若過早服用藥物濃度已減弱；如過遲服藥，則無法引藥直達病所。頻繁發作的疾病，宜不定時持續服藥。

2. 依病位

四肢宜清晨，病腰以上宜飯後（使藥上浮），病心腹以下宜飯前，病髓宜夜晚（21 時 -23 時）服藥。

3. 依藥效

清晨：利水滲濕（助氣化）。

午前：發汗解表、益氣升陽。

午後：通下、降逆、鎮驚、瀉火、利尿。

夜晚：21-23 時，滋陰養血藥。

驅蟲藥：午後、晚上、睡前空腹服。

「服藥方法」參考羽翼《傷寒論》的《溫病條辨》為主，《傷寒論》與《金匱要略》、《醫方集解》為輔，現代科學中藥依循這些要領加減用著。

藥性有寒、熱、溫、涼，用藥「寒則熱之」、「熱則寒之」，寒（熱）性病用熱（寒）性藥、涼（熱）性藥而乘藥液冷（溫熱）飲服。如昏迷不醒，吞咽困難，宜鼻飼給藥。

⑴針灸吃藥與導引運動與之影響深遠，藥方雖中病，一念間服之不得法，非特無功而有害。

⑵《傷寒論》半夏散及湯與苦酒湯是少少頻頻含嚥之，調胃承氣湯少少溫服之。

⑶《金匱要略》妊娠養胎白朮散酒服，服後，更以醋漿水服之，復不解者小麥汁服，後渴者大麥粥服之，更重要的是「病雖愈，服之勿置」。當歸散「妊娠常服即易產，胎無苦疾，產後百病悉主之」。

⑷《溫病條辨》「頓服之」與「多服之」針對急證與重病。「為度」與「止後服」強調恰恰好。

4. 服藥劑量

⑴安宮牛黃丸病重體實者，日再服，甚者日三服，小兒服半丸，不知，再服半丸。

⑵控涎丹：壯者加之，羸者減之，以知為度。

⑶九痛丸：強人初服三丸，日三服，弱者二丸。

5. 多備少服法

攻伐或峻猛之劑，得效減後服或中病

即止。

⑴五承氣湯：「先服一杯」，不知再服。

⑵桃仁承氣湯與抵擋湯等：「得下利，止後服」。

⑶白虎湯與白虎加桂枝湯方：「病退減後服」，「中病即已」。

中藥應用劑量

應用因子	劑量說明
年齡大小	幼童身體發育尚未健全，老年人氣血漸衰，對藥物的耐受力較弱。特別是作用峻猛、損傷正氣的藥物，用量應低於青壯年的用藥量。幼童五歲以下通常用成人量的四分之一，五、六歲以上則可按成人量減半服用。
性　　別	就一般藥物而言，男女用量區別不大，但女性在經期、懷孕時期，若用活血祛瘀通經藥的用量則不宜過多。
體質強弱	體質強壯者用量重，體質虛弱者用量輕，即使是用補益藥，也宜從小劑量開始，以免虛不受補。
病程長短	新病患者正氣損傷較小，用量稍重；久病多體虛，用量輕。
病勢輕重	病急病重者用量宜重；病緩病輕者用量宜輕。

＋ 知識補充站

　　《傷寒論》條文360.：「大病差後，喜唾，久不了了，胸上有寒，當以丸藥溫之，宜理中丸。」現代人偏食、暴飲暴食，理中丸與小建中湯是養護胃腸的妙方，理中丸：人參、白朮、炙甘草、乾薑、蜂蜜(四君子湯去茯苓與紅棗)，小建中湯是桂枝湯加麥芽糖。為養胃健脾，用科學中藥的理中湯可再加蜂蜜，小建中湯可再加麥芽糖。若是久病胃寒，體質枯瘦，長期服用理中丸優於理中湯，現代科學中藥理中丸或附子理中丸，一天可服用五－八次，少量頻服以暖胃，也是忠於仲景立方之本意「雖未能盡愈諸病，庶可以見病知源」，藥劑用時方恨少，用得及時最巧妙。

1-8 服法（二）

6. 急追多服法

若服藥嘔吐者，宜先服少量薑汁，或少量頻飲。

服用次數增加或頻服。對於病情較急、病勢較重或病在衛分可望速解者，均增加服用次數。

⑴雪梨漿沃之與五汁飲沃之。

⑵銀翹散：「病重者，約二時一服，日三服，夜一服；輕者三時一服，日二服，夜一服」。

⑶普濟消毒飲去升麻柴胡黃芩黃連方：約二時一服，重者一時許一服。

⑷減味竹葉石膏湯：「一時服一杯，約三時令盡」，因其勢甚急，故以辛涼透表重劑，逐邪外出則愈。

《傷寒論》半夏散及湯與苦酒湯是少少頻頻含嚥之，調胃承氣湯少少溫服之，苦酒湯用適量的醋與蛋白煮半夏滾沸去渣，少少含嚥，不加水，藥方立意巧妙。「多服之」即為急追法多服法，治療外感急證能增加療效，慢性痼疾的療程中，時而必要多服之。

7. 頓服

也為急證、重證而設，比「多服」更急而重之證。頓服有急而用之之意。

⑴桑杏湯：「頓服之，重者再作服」。

⑵牛乳飲。

⑶桃花粥：用頓服之法。

⑷新加黃龍湯。

⑸活人敗毒散。

⑹小定風珠。

⑺桃花粥。

《傷寒論》治療危急病證，多用大劑頓服以抑制病勢，如瓜蒂散、大陷胸丸、乾薑附子湯、桂枝甘草湯等，病在上不厭頻而少，在下不厭頓而多，少服則滋營於上，多服則峻補於下，急性疾病的治療中，時而有頓服又多服的必要。

8. 止後服及更服

有毒性的藥物或峻烈的藥物，宜採取小劑量服用，藥效穩定，而後漸漸加大劑量並增加次數，取效即止。

⑴梔子豉湯，得吐止後服。瓜蒂散方得吐止後服，不吐再服。

⑵新加香薷飲，先服一杯，得汗止後服；不汗再服；服盡不汗，再作服。

⑶大承氣湯，先服一杯，約二時許，得利止後服，不知，再服一杯，再不知，再服小承氣湯得宿糞，止後服，不知再服。

⑷承氣合小陷胸湯得快利，止後服，不便再服。

⑸護胃承氣湯得結糞，止後服，不便，再服新加黃龍湯得便，止後服，酌服益胃湯一劑，餘參或可加入。

⑹茵陳四逆湯厥回止後服；仍厥，再服；盡劑，厥不回，再作服。

⑺桃仁承氣湯得下止後服，不知再服。抵當湯方得下止後服，不知再服。

⑻加減桃仁承氣湯先服一杯，候六時，得下黑血，下後神清渴減，止後服。不知，漸進。

《傷寒論》大陷胸湯、大陷胸丸都要掌握「得快利，止後服」，及「如不下，更服」的機制。

9. 露服

露能解暑，故白露降則處暑解矣。瘧必由於暑，故治瘧藥，露一宿服。露薑飲（露，白露與寒露是秋入冬的露水傳化，天地季節之變化，秋傷於濕，指初秋而言，露能解暑，「露」能促進傳化）。

治氣痞藥方

《傷寒論》條文	藥方	組成	煮服法
94. 心下痞，按之濡，其脈關上浮者	大黃黃連瀉心湯	大黃、黃連	以麻沸湯（沸水）二升漬之，須臾絞去渣，分二次溫服
95. 心下痞，而復惡寒汗出者	附子瀉心湯	附子（別煮取汁）、大黃、黃連、黃芩	切三味，以麻沸湯（沸水）二升漬之，須臾絞去渣，再加附子汁，分溫再服

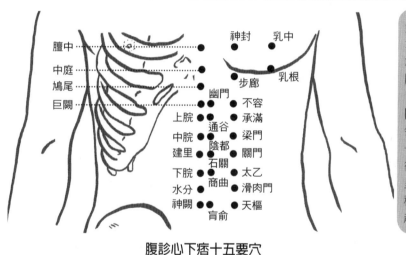

膻中
中庭
鳩尾
巨闕
上脘
中脘
建里
下脘
水分
神闕

神封　乳中
乳根
步廊
幽門　不容
通谷　承滿
陰都　梁門
　關門
石關
商曲　太乙
滑肉門
肓俞　天樞

劍突骨下端，左、右肋軟骨歧骨部是鳩尾，神闕是肚臍；不容到天樞屬胃經脈，鳩尾到神闕屬任脈。十五穴每穴上下之間相隔一寸，心下痞就是從鳩尾開始往周圍呈漣漪狀散開，面積越大越硬，症狀越嚴重。

腹診心下痞十五要穴

✛ 知識補充站

麻沸湯可說是泡茶的始祖，以熱開水沖茶葉後，瀝出茶汁，這種喝茶的模式，類似《傷寒論》中大黃黃連瀉心湯、附子瀉心湯的煮服法，重點就在「麻沸湯」。麻沸湯的「麻」因為滾熱開水燙到嘴唇，微微發麻的感覺，這種稍帶麻痺的感覺，可刺激口腔黏膜、口腔唾液腺、口咽與舌咽的淋巴小節；麻沸湯的「沸」取其以滾沸開水燙藥片，同時，藥汁進入口腔後，逐漸達到溫潤身體的效果。

1-9 服法（三）

10. 熱飲

一般湯劑宜溫服，解表藥尤須趁熱，服藥後還須溫覆取微汗。

⑴復脈湯熱（服）飲之。

⑵渴喜熱飲（料）厚朴草果湯。

⑶熱（痰）飲，麻杏石甘湯主之。

《金匱要略》大青龍湯主熱（痰）飲；小青龍湯主寒（痰）飲，類推之。

11. 涼服

服藥後出現嘔吐者，真寒假熱者用熱藥冷服；真熱假寒者用寒藥宜熱服。

⑴五汁飲，甘寒養陰之劑，涼服取其甘寒救液之意。

⑵椒附白通湯治寒濕困遏脾陽，濁陰凝聚。涼服減薑附椒之熱（《醫方集解》香薷飲：香薷一兩、厚朴五錢、扁豆五錢、黃連三錢，冷服，熱服作瀉，治一切感冒暑氣）。

12.「滴」與「沖」

⑴小定風珠再沖童便。

⑵黃連白芍湯沖薑汁。

⑶草果知母湯沖薑汁。

⑷杏仁石膏湯沖枳實汁，普濟消毒飲薑汁。

⑸冬地三黃湯沖葦根汁銀花露。

⑹新加黃龍湯沖參汁五分、薑汁二匙。

⑺加減銀翹散點荷葉汁。

⑻露薑飲滴荷葉露三匙微點薑汁，宣通胃氣，薑汁為宣氣分之用。

13. 湯飲服丹丸

⑴連翹赤豆飲煎送保和丸。

⑵清宮湯去蓮心、麥冬，加銀花、赤小豆皮，煎送至寶丹，或紫雪丹。

14. 為度

⑴白虎湯與白虎加桂枝湯方得汗為度，不知再服，知後仍服一劑，中病即已。

⑵麻杏石甘湯先服一杯，以喉亮為度。

⑶控涎丹，丸薑湯下，壯者加之，羸者減之，以知為度。

⑷生脈散方以脈斂為度。脈不斂，再作服。

⑸橘半桂苓枳薑湯，以癒為度。

⑹陳蒿湯、冬地三黃湯與杏仁石膏湯，以小便得利為度。

⑺宣清導濁湯以大便通快為度。

⑻專翁大生膏服二錢，加至三錢，日三服，約一日一兩，期年為度。每殞胎必三月。

⑼部分劑量沿自古方，臨床上當依證斟酌。

《傷寒論》桂枝人參湯與葛根黃芩黃連湯的比較

藥方	組成	煮服法	下後之症狀	重點辨證
桂枝人參湯	桂枝、炙甘草、白朮、人參、乾薑	以水九升，先煮四味，取五升；內桂，更煮取三升，去渣，溫服一升，日再，夜一服	心下痞硬	腹部不舒服
葛根黃芩黃連湯	葛根、黃芩、黃連、甘草	以水 800 毫升，先煮葛根，減至 600 毫升，納入諸藥，煮取 200 毫升，去渣，分溫再服	脈促	呼吸不順，腹部不舒服

《傷寒論》白虎加人參湯與五苓散的相關條文

藥方	組成	《傷寒論》相關條文及煮服法
白虎加人參湯	石膏、知母、粳米、甘草、人參	水煮米熟湯成，去渣，溫服一升，日三服 20. 大煩渴不解，脈洪大 112. 口躁渴心煩，背微惡寒 142. 渴欲飲求無表證 165. 渴欲飲水，口乾舌燥
五苓散	豬苓、澤瀉、白朮、茯苓、桂枝	為末，每服三錢，服後多飲熱水，汗出而愈 22. 脈浮，小便不利，微熱消渴 23. 渴欲飲水，水入則吐 413. 熱多欲飲水

> **✚ 知識補充站**
>
> 　　《傷寒論》不全然因下藥而下之，即使不是大黃類的藥方，只要對證，都具「下之」的效果；但如沒對證下藥則可能造成便秘，因此，條文22.：「大汗出，胃中乾，煩躁不得眠，欲得飲水者，少少與飲之，令胃氣和則愈。」「少少與飲之」就是不要大口喝藥，少少含嚥之，最益口腔唾液分泌。至於桂枝甘草湯、乾薑附子湯的頓服，則是針對食道括約肌乏力或滯礙之證。
>
> 　　《傷寒論》條文66.「脈洪大服用白虎加人參湯。」484.「立夏得洪大脈是其本位。」67.「五苓散脈浮。」脈洪大必是浮脈，浮脈不一定脈洪大。渴欲飲水，症狀初期是五苓散，嚴重者是白虎加人參湯；五苓散是一年四季常用藥，白虎加人參湯是夏季常備藥方。白虎加人參湯是針對口腔與情緒方面，症狀多偏熱；五苓散則針對頭痛、小便問題，症狀多偏寒。

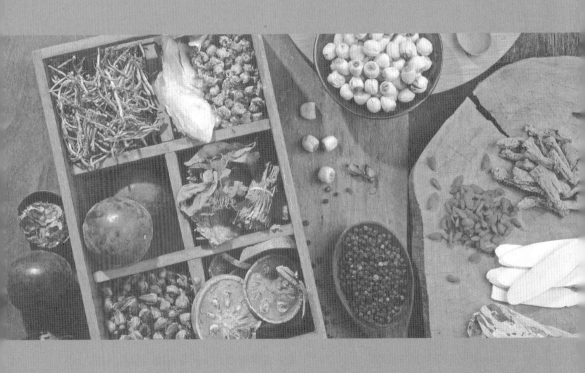

解表劑

2

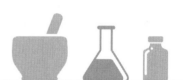

本書 226 方的第一方麻黃湯治太陽頭項強痛，最後一方救急稀涎散治陽明胃家實，由表而裏「解瀉補清溫、和固安開理、理治治祛祛、祛消表驅涌」，從《傷寒論》進《圖解方劑學》行遠必自邇，從《內經》入《圖解方劑學》登高必自卑。《傷寒論》六經辨析，六經二分為三陽與三陰，再分而論之，脈象二分為太陽之脈浮（強）與少陰之脈微細（弱），其它四經不以脈象為主論，六經的三陽辨析 (1) 太陽脈浮頭項強痛，(2) 少陽口苦咽乾目眩，(3) 陽明胃家實。三陰辨析 (1) 太陰腹滿而吐，食不下，自利益甚，時腹自痛，若下之，必胸下結硬。(2) 少陰脈微細，但欲寐。(3) 厥陰消渴，氣上撞心，心中疼熱，飢而不欲食，食則吐蚘，下之利不止。《傷寒論》條文諸可與不可之中：

421. 大法春夏宜發汗，先其時發汗則愈，確實掌握喝藥的時間與藥量，汗氣「救邪風（風邪）」與「小和之」。

422. 凡發汗，欲令手足俱周時出，以漐漐然，一時間許，亦佳，不可令如水淋漓。若病不解，當重發汗。汗多者必亡陽，陽虛不得重發汗也。

423. 凡服湯發汗，中病即止，不必盡劑也。

424. 凡云可發汗，無湯者，丸散亦可用，要以汗出為解。然不如湯，隨證良驗。丸散發汗不如湯劑快速有效。

425. 夫病脈浮大，問病者，言但便硬耳。設利者為大逆。硬為實，汗出而解，何以故？脈浮當以汗解。

2-1 辛溫解表劑：麻黃湯

組　　成：麻黃、桂枝、杏仁、炙甘草。
煮 服 法：以水九升，先煮麻黃，減二升，去上沫，內諸藥，煮取二升半，去渣，溫服八合。
　　　　　覆取微似汗，不須啜粥，餘如桂枝法將息（現代用法：水煎服，溫覆取微汗）。
主　　治：外感風寒，表實無汗、流行性感冒、肺炎、百日咳、支氣管炎、支氣管哮喘、
　　　　　冠心病、高血壓、慣性便秘、膈肌痙攣、急性腎炎、神經性項痛、肩周炎、坐
　　　　　骨神經痛、痛經、妊娠中毒、過敏性鼻炎、急性結膜炎、失音、銀屑病、蕁麻疹。
用藥重點：身重心悸脈微等禁用、高血壓者當慎用。

　　麻黃湯治傷寒太陽證邪氣在表，發熱、頭痛、身痛、腰痛、骨節痛，項背強、惡寒惡風、無汗而喘，舌苔薄白脈浮緊。亦治太陽陽明合病，亦治哮證。

　　全書 226 方，第一方麻黃湯治太陽頭項強痛，脈微（弱）禁用，《傷寒論》條文 479.：「寸口脈，浮為在表，沉為在裏，數為在府，遲為在藏；諸陽浮數為乘府，諸陰遲濇為乘藏。」脈浮與脈沉，現代心臟內科學的病理意義不大，然就《傷寒論》而言，脈浮、脈沉即心臟有力、無力的表現；脈浮心臟有力，服用麻黃湯來發汗排邪，脈沉心臟無力，或可藉由服用四逆湯以溫裡回陽。脈象浮與沉呈現極端對比的參考。

　　《傷寒論》條文 231.：「胸滿脅痛者，與小柴胡湯；脈但浮者，則與麻黃湯。」「胸滿脅痛者」與小柴胡湯；是少陽病的主證，但是，「脈但浮者，則與麻黃湯。」總之，胸滿脅痛者，脈不浮者，才與小柴胡湯是最重要的關鍵。見證之辨，六經與八綱都殊途同歸。

　　孩童心臟跳動較快，喝小青龍湯後隨即游泳或跑步，若心跳加速，多出現背部發疹現象，多數因奇靜脈回流右心房加速造成。奇靜脈導引胸腔與腹腔的靜脈血流，是導出下肢靜脈血液進入下腔靜脈的側副行路；「心下有留飲，背寒冷如手大」就是奇靜脈不通暢，小青龍湯（辛溫）與大青龍湯（辛溫與辛涼複方）有通暢奇靜脈效果。奇靜脈在第四胸椎位置（右膏肓穴區）越過右肺門進入上腔靜脈。短氣有微飲當從小便去之，苓桂朮甘草湯導引胸腔的靜脈血流，改善胸腔循環滯礙；腎氣丸導引腹腔的靜脈血流，改善腹腔循環滯礙。

　　另外，流行性感冒病毒、腺病毒、鼻病毒及腮腺病毒感染也時有所聞，因此理中湯、七味白朮散、小青龍湯、大青龍湯、小柴胡湯、五苓散、半夏瀉心湯、加味消遙散、安中散、芍藥甘草湯、甘草乾薑湯、越鞠丸等，對經常罹患呼吸道疾病者而言，不論老弱婦孺，是病前病後調理良方。

臨床應用

藥　　方	▶	麻黃湯
功　　用	▶	發汗解表，宣肺平喘
治　　病	▶	流行性感冒、支氣管哮喘、肩周炎、過敏性鼻炎、蕁麻疹
注意事項	▶	(1) 禁用：瘡家、淋家、鼻血、及表虛自汗、血虛而脈見尺中遲、誤下而見身重心悸、尺中脈微等，雖有傷寒，亦禁用，因已漸虛損，再用則更虛 (2) 慎用：表熱證、高血壓者當慎用 (3) 麻黃劑量須因人、因時、因地而異，若體壯，又居處北方氣候寒冷，則量重，反之則輕 (4) 麻黃會引起過敏性皮疹
重　　點	▶	麻黃湯禁用與慎用很多，很難靈活運用於臨床，如搭配其他適當藥方服用，可互相加強療效，例如以長時間坐骨神經痛，百治不癒，脈象不弱者，醒來時，麻黃湯（強心）幫助肢節與脊背氣血運行，睡前獨活寄生湯（固腎），養護臟腑與脊髓神經網路。早晚各 2-5 克，七天一療程，多可改善

麻黃湯加減方

方名	組成	治病
三拗湯	麻黃、杏仁、炙甘草	宣肺解表，治感冒風邪，鼻塞聲重，頭疼身痛，喘咳胸悶，痰白清稀者 喘咳胸悶，不宜長期服用
大青龍湯	麻黃湯加石膏、生薑、大棗	發汗解表，清熱除煩，治外感風寒表實證，兼有裡熱者，症見發熱、惡寒、寒熱俱重，脈浮緊，身疼痛，不汗出而煩躁者，並治風水浮腫 身疼痛而煩躁，浮腫。運動量不足，清晨易手腳輕度腫脹，醒來溫熱開水含 3 克，稍稍用力漱口十下嚥下，改善後，停止續服
越婢湯	麻黃湯去杏仁、桂枝加石膏、生薑、大棗	發汗利水退腫，治面目浮腫，伴有汗出怕風、微熱、口渴者 醒來時面目浮腫，比照上方服用
麻黃加朮湯	麻黃湯加白朮	發汗解表，散寒祛濕，主治濕家身體煩疼，無汗不渴者
麻杏苡甘湯	麻黃湯去桂枝並減少方中劑量，再加苡仁	解表治風濕一身盡疼，發熱日晡所劇者 日晡一身盡疼，減少二手煙嚴重的傷害
華蓋散	麻黃湯去桂枝加桑白皮、蘇子、茯苓、陳皮	宣肺解表，祛痰止咳，治外感風寒，咳嗽上氣痰氣不利，呀呷有聲，脈浮緊而濡者 工作環境空氣污染嚴重者，工作時，呼吸不順暢，時而含 1 克，口水化之以嚥下
麻黃溫經湯	麻黃湯去杏仁加桃仁、紅花、赤芍、白芷、細辛、生薑、蔥白	發汗解表，活血化瘀，治受傷後受寒，惡寒發熱，無汗身痛骨節痛者 體弱常跌跌撞撞者，身痛骨節痛時，疼痛的時候，溫熱水酌服 2、3 克，不痛勿服

2-2 辛溫解表劑：荊防敗毒散

組　　成：荊芥、防風、羌活、獨活、柴胡、川芎、前胡、桔梗、枳殼、甘草、茯苓各一錢五分。

煮　服　法：水煎溫服，日服三次。

主　　治：外感風寒濕邪、怕冷、發熱、頭痛、項強、肢體痠痛、無汗、舌苔薄白、脈浮緊而濡，以及時疫瘧疾、痢疾、瘡瘍具有風寒濕表證者。

用藥重點：忌生冷油膩、體虛過勞者當慎用。

　　春分開始，以順時鐘方向往上走，到夏至太陽直照到北回歸線，對應著胸骨劍突的鳩尾穴，再經夏至→立秋→秋分→立冬→冬至。冬至太陽直照到南回歸線，對應著恥骨聯合的曲骨穴。這套學理有它的道理，配合行星運轉，太陽直照到赤道時候是春分與秋分。了解這層道理，就知道肚臍旁邊的氣不順，是要調整氣血。秋分以後到冬至春分，是人體活動量較少的時候，人的自體免疫功能較差的狀態下流感就多，以人參敗毒散（下調法與和理法）為主。春分以後到夏至秋分，是一般人活動量最大，最需要運動的時候，人的自體免疫功能較佳的狀態，一般感冒多，流行性感冒少，以荊防敗毒散（汗氣法與吐納法）為主。

　　《內經・六元正紀大論》統言司天之病。冬至四十五日後，夜半少陽起而立春，立春前十五日為大寒（始春），疏泄一年之陽氣，以布德行仁，生養萬物。四時和，八風理，則民不夭折。風實非害人者，腠理密而精氣足，何以病哉！春風自下而上，夏風橫行空中，秋風自上而下，冬風刮地而行。方位四正四隅，合於四時八節。立春起艮方，從東北隅而來曰條風，八節各隨其方而起。如立春起坤方，謂之衝風，謂之虛邪賊風，則其變也。春初（入春）之風，夾寒水之母氣；春末（出春）之風，帶火熱之子氣。夏初（入夏）之風，炎火漸生；長夏（出夏）之風，挾暑氣與濕氣，大雨後暴涼，挾寒水之氣；久晴不雨近秋也，先行燥氣，是長夏之風，無所不兼，人無所不病矣。初秋（入秋）挾濕氣，季秋（出秋）兼寒水之氣，以報冬氣也。初冬（入冬）猶兼燥金之氣，正冬則寒水本令，季冬（出冬）報來春風木之氣，紙鳶起矣。

小博士解說

　　二十四節氣中，以立春、春分、立夏、夏至、立秋、秋分、立冬、冬至這八個節氣最重要。將之對應身體，以肚臍神闕穴畫為一條線，是太陽直照到赤道的位置，右為春分，左為秋分。春分屬肝木與魂、秋分屬肺金與魄，從春分開始，以順時鐘方向往上走，到夏至太陽直照到北回歸線，對應著胸骨劍突的鳩尾穴，再經夏至→立秋→秋分→立冬→冬至。冬至太陽直照到南回歸線，對應著恥骨聯合的曲骨穴。

▌臨床應用

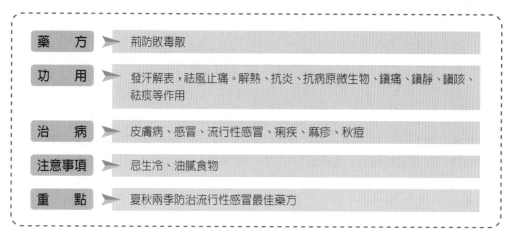

藥　　　方	▶	荊防敗毒散
功　　　用	▶	發汗解表，祛風止痛。解熱、抗炎、抗病原微生物、鎮痛、鎮靜、鎮咳、祛痰等作用
治　　　病	▶	皮膚病、感冒、流行性感冒、痢疾、麻疹、秋痘
注意事項	▶	忌生冷、油膩食物
重　　　點	▶	夏秋兩季防治流行性感冒最佳藥方

二十四節氣與四季變化

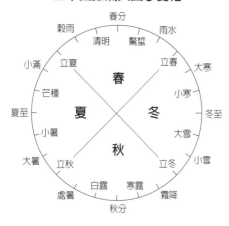

二十四節氣與腹部的關係

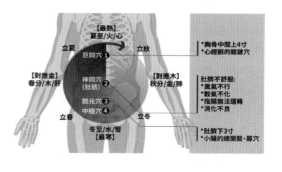

✚ 知識補充站

　　古人夏季端午芒種夏至時節以五枝湯（桂枝、槐枝、桃枝、柳枝、麻枝）將等量藥物用紗布包好，加十倍於藥物的清水，浸泡20分鐘，然後煎煮30分鐘，再將藥液到入浴水內，即可浸浴，可全身浸浴液亦用於局部泡洗，疏風氣、驅瘴毒、滋血脈。用荊防敗毒散藥浴，比五枝湯功效更加神奇。

2-3 辛溫解表劑：九味羌活湯

組　　成：羌活、防風、蒼朮各一錢五分、生地、甘草、川芎、黃芩、白芷各一錢、細辛五分。
煮 服 法：水煎服。若急汗熱服，以羹粥服之；若緩汗溫服。
主　　治：外感風寒濕邪、惡寒、發熱、無汗頭痛、肢體痠疼、鼻流清涕、口苦微渴者。
用藥重點：無風寒濕邪忌用、陰虛氣弱者慎用。

- 寒邪較重者：加附子以溫陽祛寒。
- 便秘者，加大黃以瀉下。或九味羌活湯 2 克加小承氣湯 1 克。
- 痛劇者，羌活劑量加重，以加強通痺止痛之作用。
- 濕重胸滿者，可去滋膩之生地，加枳殼以行氣化濕寬胸。
- 濕邪較輕，肢體痠楚不甚者，去蒼朮、細辛。
- 濕滯中焦，舌苔白厚而膩者，去黃芩、生地加藿香、厚朴。
- 咳嗽有痰者，加杏仁、前胡。

　　九味羌活湯水煎服。若急汗熱服，若緩汗溫服，以羹湯稀粥服之，九味羌活湯證的患者，胃口大多不好，熱粥或熱稀粥之外，鹹粥、皮蛋瘦肉粥、蔥花蛋花湯、小魚莧菜羹等皆可斟酌食之，讓胃消化食物成食糜的作業更順暢，促進血液循環。流行性感冒共十五方中，九味羌活湯水煎服，若要急汗之，除了稍快熱服外，再以羹湯稀粥養益之；若症狀不嚴重，要緩緩汗之，宜酌量溫服，不必再食羹湯稀粥。

　　上矢狀靜脈竇、下矢狀靜脈竇、海綿靜脈竇、直靜脈竇、枕靜脈竇、左右橫靜脈竇等合成靜脈竇交會，這部位幾乎就是風府穴（督脈）、風池穴（膽經脈）和天柱穴（膀胱經脈）區域。觸摸風府穴、風池穴和天柱穴，仔細感覺肌膚濕熱或燥熱，以及深淺不同與區域範圍大小，通常，濕熱者需汗之，燥熱者需潤之，不舒服感深且範圍大，多重證或急證；不舒服感淺且範圍小，多輕證或緩證；溫度與濕度的變化，就是氣血流通的情況，感覺到溫度高與濕熱感嚴重的時候，切忌大汗。汗法的注意事項：

1. 汗法應注意邪正虛實。虛者不宜汗之，邪實微汗之或大汗之。
2. 外感達邪不可以大汗。微汗之兼調理營衛。
3. 溫病高燒，不宜發汗。參考辛涼解表與清熱劑。
4. 濕熱患者不必發汗。參考祛濕劑。
5. 中暑汗閉不能發汗。參考祛暑劑。

小博士 解說

　　《傷寒論》非常重視病人的起居作息與食飲禁忌，例如服用一升的桂枝湯，要搭配一升餘（甚至二升）的熱稀粥；又，服用桂枝湯，禁忌生冷、黏滑、肉麵、五辛、酒酪、臭惡等物品，開宗明義即提挈到藥石同源，更喻及「民以食為天」、「病從口入」。再觀《傷寒論》仲景序：「夫天布五行，以運萬類，人稟五常，以有五臟，經絡府俞，陰陽會通，玄冥幽微，變化難極。」其中的義理，桂枝湯的注意事項幾乎可一以概之。

臨床應用

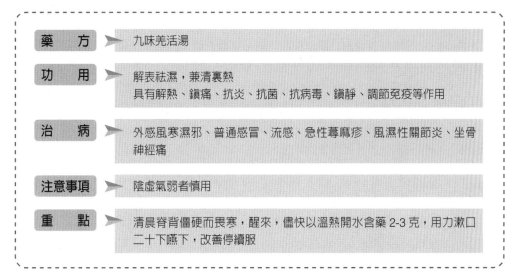

藥　　方	➤ 九味羌活湯
功　　用	➤ 解表祛濕，兼清裏熱 具有解熱、鎮痛、抗炎、抗菌、抗病毒、鎮靜、調節免疫等作用
治　　病	➤ 外感風寒濕邪、普通感冒、流感、急性蕁麻疹、風濕性關節炎、坐骨神經痛
注意事項	➤ 陰虛氣弱者慎用
重　　點	➤ 清晨脊背僵硬而畏寒，醒來，儘快以溫熱開水含藥 2-3 克，用力漱口二十下嚥下，改善停續服

天柱、風府、風池穴

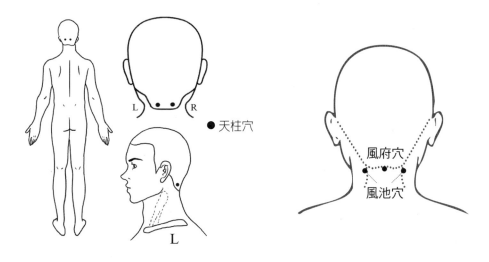

● 天柱穴

風府穴

風池穴

2-4 辛溫解表劑：桂枝湯

組　　成：白芍三兩、炙甘草二兩、桂枝三兩、生薑三兩、大棗十二枚。
煮 服 法：⑴服桂枝湯後，啜熱稀粥（粟米、粳米）。
　　　　　⑵要溫覆一時許，取微汗，中病即止，不必盡劑，無汗再服。
主　　治：外感風寒表虛證，證見頭痛發熱，汗出惡風，鼻鳴乾嘔，苔白不渴，脈緩或浮弱者。
用藥重點：濕熱內蘊禁用、肺胃氣虛慎用。

　　《傷寒論》113 方中，桂枝出現 39 方，桂枝湯加味有 17 方，桂枝湯減味再加味有 5 方，非桂枝湯加減味有 17 方，掛名而無實有 2 方（桂枝去桂加茯苓白朮湯與桂枝附子湯去桂加白朮湯），另外加減方中，四逆散若「悸者」加桂枝，小柴胡湯若「不渴，外有微熱」加桂枝，理中丸若「臍上築（腎氣動）」加桂枝，因此 117 方之中，有用到桂枝的共有 42 方之多。

桂枝湯服用事項：

1. 禁生冷、黏滑、肉麵、五辛、酒酪、臭惡等物：讓整個消化道更衛生。
2. 服用一升的桂枝湯後，再服用一升餘（甚至二升）的熱稀粥（原則上也是在飯前服用，一般有桂枝湯證的患者，胃口大多不好，熱粥、熱稀粥、皮蛋瘦肉粥、海鮮粥等皆可斟酌取代之），讓胃將食物消化成食糜的的工作更順暢，烏梅丸是在一般正常飲食前服用，桂枝湯則是近乎齋戒淨食的狀況下服用，讓桂枝湯助益全身氣血循環。

3. 溫覆取微似汗，服完藥與熱稀粥以後，躺臥蓋薄棉被兩小時以上，一方面讓藥與熱稀粥在體內加熱，促進副交感神經運作，一方面讓薄棉被從外加溫，促進交感神經運作。此外，肝臟的血液循環得以加倍加速養護運作。

　　《金匱要略》之〈血痺虛勞病〉男子平人脈大為勞。脈浮者裏虛。脈虛沉弦為勞使之然。勞之為病，其脈浮大。男子脈浮弱而濇為無子。脈得諸芤動微緊，男子失精，女子夢交，桂枝加龍骨牡蠣湯主之。脈弦而大，婦人則半產漏下，男子則亡血失精，小建中湯主之。虛勞腰痛，八味腎氣丸主之。虛勞諸不足，薯蕷丸主之。仲景醫論中最重要的是脈學。「血痺虛勞病脈證」的脈象對初學者來說是最容易的。

小博士 解說
　　男子勞之為病、亡血、失精十一種脈象：1. 男子，脈大為勞，極虛亦為勞。2. 男子面色薄，脈浮者裏虛也。3. 男子脈虛沉弦，面色白，此為勞。4. 勞之為病，其脈浮大。5. 男子脈浮弱而濇，為無子，精氣清冷。6. 失精家脈極虛芤遲，為清穀亡血，失精。7. 脈得諸芤動微緊，男子失精。8. 男子脈虛弱細微，喜盜汗。9. 人年五六十，脈大者，為勞得之。10. 脈沉小遲，名脫氣。11. 脈弦而大，弦則為減，大則為芤，減則為寒，芤則為虛，虛寒相搏，此名為革。以上這些脈象都屬虛證。

▌臨床應用

藥　　方 ▶	桂枝湯
功　　用 ▶	解肌發表，調和營衛 具抗炎、解熱、鎮痛、鎮靜、雙向調節汗腺分泌、雙向調節體溫、雙向調節免疫功能、雙向調節腸蠕動、抑菌、抗病毒等作用
治　　病 ▶	營衛不和證。感冒、高熱、流行性感冒、呼吸道發炎、自汗、低熱、奔豚氣、婦試胎、人工流產後發熱、小兒瘦弱、妊娠嘔吐、痛經崩漏、產後拘攣、陰瘍、產後腹痛或惡露不絕者
注意事項 ▶	⑴ 太陽壞病、傷寒表實證、濕熱內蘊者、內熱盛者等均禁用 ⑵ 若汗出惡風、倦怠乏力、氣短懶言等屬肺胃氣虛、表胃不固證，則不宜使用 ⑶ 忌食生冷黏膩、酒肉、臭惡
重　　點 ▶	桂枝湯單方服用機會少，多加藥味增加療效與範圍，減少服完藥，還要服熱稀粥，與躺臥蓋薄棉被兩小時，取微似汗的規則。現代人生活型態改變太多，酌情活用

▌桂枝湯加減方

方名	組成	治病	重點
桂枝加葛根湯	桂枝湯加葛根	治太陽病、項背強几几、反汗出惡風	熬夜加班時，嚴重的項背強几几，立即溫服 2、3 克
桂枝加厚朴杏仁湯	桂枝湯加厚朴、杏仁	治喘家發作見桂枝湯證，或太陽病下之微喘者	過食冰冷寒涼食物，微喘者，立即溫服 2、3 克
桂枝加附子湯	桂枝湯加附子	治太陽病發汗太過，逐至汗出不止，惡風小便難，四肢微急，難以屈伸者	四肢難以屈伸者。睡覺的時候，半夜三更冷醒來時，服 2、3 克
桂枝附子湯	桂枝湯去白芍加附子	治風濕外襲，留著肌表，身體痠煩難於轉側，口不渴，脈虛浮而濇	睡覺前，身體煩疼難於轉側，睡前服 2、3 克
桂枝加龍骨牡蠣湯	桂枝湯加龍骨、牡蠣	治精血衰少，陰陽兩虛，男子遺精，女子夢交，小腹弦急，陰頭寒，目眩髮落，脈虛極芤遲，舌淡苔薄白者	男子常遺精，女子常夢交，睡前兩小時前溫服 3 克，三至七天為一療程

2-5 辛溫解表劑：小青龍湯

組　　成：麻黃去節三兩、芍藥三兩、細辛三兩、乾薑三兩、炙甘草三兩，桂枝去皮三兩、半夏半升、五味子半升。

煮 服 法：⑴上八味，以水一斗，先煮麻黃，減二升，去上沫，內諸藥，煮取三升，去渣，溫服一升。
　　　　　⑵水煎服。

主　　治：惡寒發熱，無汗，咳喘，痰多而稀或痰飲咳喘，不得平臥，或身體疼重，頭面四肢浮腫，舌苔白滑，脈浮者。

用藥重點：乾咳無痰禁用、體弱不宜久服。

1. 小青龍湯：寒盛陽虛，痰飲內停者，宜麻黃、桂枝、乾薑、細辛、半夏重用，五味子、白芍、甘草輕用。
2. 小青龍湯去桂枝用肉桂：兼有肺腎兩虛者，宜小青龍湯去桂枝用肉桂以加強溫腎之作用。
3. 小青龍湯加石膏：兼煩躁者，加石膏以清熱除煩（小青龍加石膏湯）。
4. 小青龍湯加杏仁：苦喘者，加杏仁以利肺平喘。

　　《傷寒論》條文 113.：「傷寒表不解，心下有水氣，乾嘔發熱而欬，或渴、或利、或噎、或小便不利，少腹滿，或喘者，小青龍湯主之」、條文 114.：「傷寒，心中有水氣，咳而微喘，發熱不渴，服湯已，渴者，此寒去欲解也，小青龍湯主之」。心中有水氣多是橫膈膜之上，胸腔有水氣，上 2/3 食道循環功能不暢，上腔靜脈回流不良，多見於缺乏運動的孩童。心下有水氣是橫膈膜之下，腹腔有水氣，下 1/3 食道循環功能不暢，肝門靜脈與下腔靜脈循環功能不良，多見於嗜飲寒涼的孩童。小青龍湯主治咳而微喘，小青龍湯加強孩童發育中免疫力，但是要對證下藥。

　　《金匱要略》之〈肺痿肺癰咳嗽上氣病〉：「86. 咳而上氣，喉中水雞聲，射干麻黃湯主之。87. 咳逆上氣，時時唾濁，但坐不得眠，皂莢丸主之。88. 咳而脈浮者，厚朴麻黃湯主之。89. 脈沉者，澤漆湯主之。90. 火逆上氣，咽喉不利，止逆下氣者，麥門冬湯主之。」

小博士 解說

　　西醫病理學上，浮腫基本上只有兩個原因，一個是腎的鈉及水的儲留，是全身浮腫的主要原因；另一個原因是局部浮腫，因淋巴管無法將微血管過濾的體液從間質部分回到血管內而出現閉塞，引起浮腫（正盛情形下，微血管收縮，使微血管血壓低下，防止浮腫）。「傷寒表不解，心下有水氣，小青龍湯主之」、「傷寒，心中有水氣，小青龍湯主之」。胸腔有水氣，或腹腔有水氣，小青龍湯主之，都助益胸管與淋巴循環，進而改善下食道括約肌和橫膈膜的功能，促進肝門靜脈與下腔靜脈循環。

▎臨床應用

藥　　方 ➤	小青龍湯
功　　用 ➤	解表化飲、止咳平喘 具有平喘、擴張外周血管、調節溫度、抗過敏、改善腎上腺皮質及肺功能、改善血液循環等作用
治　　病 ➤	治痰涎清稀。感冒、流行性感冒、百日咳、慢性支氣管炎、支氣管哮喘、肺炎、過敏性鼻炎、老年性肺氣腫
注意事項 ➤	(1) 凡風熱咳喘實證、陰虛乾咳無痰者禁用 (2) 正虛體弱者不宜久服
重　　點 ➤	過敏性鼻炎與慢性支氣管炎重要的藥方。小青龍加石膏湯調理老年性肺氣腫

▎小青龍湯加減方

方名	組成	治病	重點
射干麻黃湯	小青龍湯去桂枝、芍藥、甘草，加射干、紫菀、款冬花、大棗	宣肺祛痰，下氣止咳，主治咳而上氣，喉中有水雞聲者	慢性支氣管炎、支氣管哮喘

✚ 知識補充站

　　射干麻黃湯以射干開結消痰，麻黃宣肺散寒，合之為君；生薑散寒行水，半夏降逆化飲，共之為臣；紫菀、款冬花溫潤除痰，下氣止咳；五味子收斂耗散之肺氣等為佐；大棗益脾養胃為使，共奏宣肺散寒，化飲止咳之功。病無實熱，脾虛便溏及孕婦禁服。射干苦寒，入肺與肝經，清熱解毒、祛痰利咽、消瘀散結。

橫膈膜之上與下的主要器官

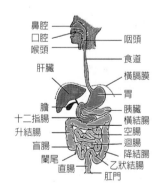

2-6 辛溫解表劑：香蘇散

組　　成：香附炒香去毛、紫蘇葉各四兩、陳皮不去白二兩、炙甘草一兩。
煮 服 法：⑴上為粗末，每次服三錢水一盞，煎七分，去渣，熱服，不拘時候，日三服。
　　　　　⑵上為細末，服二錢，入鹽點服。⑶水煎服。
主　　治：外感風寒，內有氣滯，形寒身熱，頭痛無汗，胸脘痞悶，食欲不振，舌苔薄白，
　　　　　脈浮。
用藥重點：外感風熱忌用、氣虛不宜使用。

● 表證較重者，加荊芥、防風。
● 頭痛較重者，加川芎、白芷。
● 氣滯胸脘痞滿較重者，增強理氣之作用。
● 兼咳嗽者，加杏仁、前胡以止咳。
● 兼食積者，加焦山楂、萊菔子。
　　《方劑學》治流行性感冒共十五方：
1.第一章解表劑十七方中有十二方。
　⑴辛溫解表劑六方，麻黃湯、荊防敗毒
　　散、九味羌活湯、桂枝湯、小青龍湯、
　　香蘇散。
　⑵辛涼解表劑三方，銀翹散、桑菊飲、
　　柴葛解肌湯。
　⑶扶正解表劑四方，麻黃附子細辛湯、
　　人參敗毒散、蔥白七味飲、加減葳蕤
　　湯。
2.第十三章治燥劑，杏蘇散。
3.第十六章祛暑劑，新加香薷飲。
　　香蘇散可治流行性感冒，參蘇飲治流
行性感冒不如香蘇散，香蘇散防治老人與

幼兒的上呼吸道感染問題，不如參蘇飲，
兩方都有紫蘇葉、陳皮、炙甘草等三味藥，
不一樣的是，香蘇散有香附，參蘇飲沒有
香附，而有人參、葛根、半夏、前胡、茯苓、
木香、枳殼、桔梗等。參蘇飲屬扶正解表
劑，香蘇散屬辛溫解表劑，兩方〈望切診〉
（後記）的門診相反，香蘇散⑴左液門⑵
右宮門，意謂著香蘇散證，注重發汗排毒
效果，兼調理腸胃。參蘇飲⑴右宮門⑵左
液門，參蘇飲證注重調理腸胃的效果，兼
發汗排毒，有輕重緩急的不同。
　　一般感冒症候群，臨床症狀及發病，
常與季節及流行有關：
1.流鼻水、鼻塞、打噴嚏：葛根湯。
2.咽喉痛、咽喉乾燥感、失聲：麻杏甘石湯。
3.咳嗽、咳痰：小青龍湯。
4.發燒（未滿38℃）、頭痛、全身倦怠：
　柴胡桂枝湯。

小 博 士 解 說
　　流行性感冒和一般感冒都有上呼吸道症狀：咳嗽、流鼻水、喉嚨痛等；流行性感冒多突
發症狀，痊癒時間較長。流感全身性症狀較嚴重，頭痛、發燒、畏寒、肌肉關節疼痛、極度疲
倦等。流感藉由咳嗽、打噴嚏飛沫傳染，或經由接觸到流感病毒，再摸到自己口、鼻而傳染。
流行性感冒一年四季都會發生，冬天天冷時較易發生流行，台灣歷年來疫情多自十一月下旬開
始，於年底至翌年年初達到高峰，約持續至農曆春節趨於平緩，預防傳染流行性感冒要適時戴
口罩與常洗手。

▌臨床應用

藥　　方 ▶	香蘇散
功　　用 ▶	疏散風寒，理氣和中 具有抗菌、抗炎、解熱、鎮痛、解痙、鎮咳等作用
治　　病 ▶	胃腸型感冒、萎縮性胃炎、胃炎、胃腸神經官能症、十二指腸球部潰瘍、慢性結腸炎
注意事項 ▶	(1) 外感風熱型者忌用 (2) 氣虛者，不宜使用本方，以免傷正氣
重　　點 ▶	胃腸型感冒。生活的情況不符合健康標準，可透過香蘇散來減少胃炎與胃腸神經官能症的機會

▌香蘇散加減方

方名	組成	治病	重點
加味香蘇散	香蘇散加荊芥、防風、秦艽、川芎、蔓荊子、生薑	治四時感冒、頭痛項強、鼻塞流涕、身體疼痛、發熱惡寒、無汗、舌苔薄白、脈浮者	胃腸神經官能症
香蘇蔥豉湯	香蘇散和蔥豉湯	治妊婦傷寒	慢性結腸炎

＋ 知識補充站

　　大部分流感多屬輕證，約一週內痊癒，常用的藥方：辛溫解表劑六方：(1)麻黃湯、(2)荊防敗毒散、(3)九味羌活湯、(4)桂枝湯、(5)小青龍湯、(6)香蘇散。辛涼解表劑三方：(1)銀翹散、(2)桑菊飲、(3)柴葛解肌湯。祛暑劑一方：(1)新加香薷飲。

　　重證包括併發細菌性及病毒性肺炎、心肌炎、腦炎等。常用的藥方：扶正解表劑四方：(1)麻黃附子細辛湯、(2)人參敗毒散、(3)蔥白七味飲、(4)加減葳蕤湯。治燥劑：(1)杏蘇散。

2-7 辛涼解表劑：銀翹散、桑菊飲

銀翹散

組　　成：銀花、連翹各一兩、豆豉五錢、牛蒡子六錢，薄荷六錢、荊芥穗四錢、苦桔梗六錢、生甘草五錢、淡竹葉四錢、鮮蘆根一兩五錢。

煮 服 法：⑴ 共粉碎為散，每服 3 克，鮮蘆根湯煎，香氣大出，即取服，勿過煮，肺藥取清，過煮則味厚而水中焦。病重者約二時一服，日三服，夜一服；輕者三時一服，日二服，夜十服；病不解者，作再服。

⑵ 作湯劑水煎服。

主　　治：溫病初起。發熱無汗，或有汗不暢，微惡風寒，頭痛口渴，咳嗽咽痛，舌尖紅，苔薄白或微黃、脈浮數。

用藥重點：外感風寒與濕熱病初起禁用、不宜久煎。

- 渴甚者加天花粉或麥門冬。
- 項腫咽痛者，加馬勃、玄參。
- 兼咳者加杏仁、前胡。
- 兼見小便短赤等裏熱者，加知母、黃芩、栀子。
- 衄者，去荊芥、豆豉，加白茅根、側柏炭、栀子炭。
- 胸膈悶者，加枳殼、乙金、藿香。

《溫病條辨》：「桂枝湯治太陰溫病，初起惡風寒者，銀翹散治太陰溫病，但熱不惡寒而渴者。太陰溫病，惡風寒，服桂枝湯已，惡寒解，餘病不解者，銀翹散主之；餘證悉減者，減銀翹散之製。」運用銀翹散須掌握好以「辛」還是以「涼」為主，視其「鬱」與「熱」孰輕孰重而定，「辛開」與「涼清」的比重是運用銀翹散的關鍵。溫病忌汗，最喜解肌。桂枝解肌芳香化濁，芍藥收陰斂液，甘草敗毒和中，薑、棗調和營衛，溫病初起惡風寒者可用桂枝湯（桂芍薑甘棗），不惡風寒主以辛涼銀翹散（銀翹甘桔，薄竹葦，豉蒡芥）。

桑菊飲

組　　成：桑葉二錢五分、菊花一錢、杏仁二錢，連翹一錢五分、薄荷八分、桔梗二錢、生甘草八分、蘆根二錢。

煮 服 法：⑴ 水二杯，煮取一杯，日二服。⑵ 水煎服，或製成散劑服用。

主　　治：風溫初起，但咳嗽，身熱不甚，口微渴、苔薄白、脈浮數。

用藥重點：風熱較重、風寒咳嗽忌用、不宜久煎。

- 咽喉疼痛者加馬勃、玄參、牛膝、牛蒡子。
- 風熱上犯頭目，目赤澀痛，加白蒺藜、決明子、夏枯草。
- 肺熱甚，咳嗽痰稠，加黃芩、栝蔞、貝母。
- 舌絳暮熱，甚燥，邪初入營，加元參、犀角。
- 入血分者，去薄荷、蘆根，加麥冬、生地、丹皮、玉竹。
- 氣粗似喘，燥在氣分者，加石膏、知母。

桑菊飲的桑葉、菊花、連翹、薄荷、杏仁等，溫熱含嚥服飲能舒暢頭顱骨的血脈循環，尤其是在導靜脈出現循環不良之初。導靜脈與上矢狀靜脈、腦脊髓液的關係很微妙，

比較治燥劑杏蘇散（杏蘇二陳枳桔前，薑棗）與解表劑參蘇飲（參蘇二陳枳桔葛，前木薑棗），參蘇飲用參蘇前木，取代杏仁，二方溫熱含嚥服飲也能舒暢頭顱骨的血脈循環。

▌臨床應用

藥　　方 ▶	銀翹散	桑菊飲
功　　用 ▶	辛涼透表，清熱解毒。具有發汗、鎮痛、解熱、抗菌、抗病毒、抗炎、抗過敏，以及增強免疫功能等作用	疏風清熱，宣肺止咳。具抗病毒、抗炎、抗過敏、發汗、解熱、抗菌、增強免疫功能、抑制腸蠕動亢進等作用
治　　病 ▶	治熱毒偏重衛分、上呼吸道感染、流行性感冒、腦炎、病毒性心肌炎、急性支氣管炎、肺炎、急性扁桃腺炎、流行性腮腺炎、麻疹初起發熱、銀屑病、蕁麻疹、風疹	治風熱偏重於肺經、上呼吸道感染、流行性感冒、急性支氣管炎、肺炎、急性扁桃腺炎、喉源性咳嗽、麻疹初起發熱病情較輕、急性結膜炎
注意事項 ▶	(1) 宜輕煎，香氣散發即可，不宜久煎，以免藥性耗散，作用減弱 (2) 本方宜重用銀花、連翹，而荊芥、豆豉的量宜少，以免失辛涼之用意 (3) 外感風寒與濕熱病初起者，禁用	(1) 風熱較重，或風寒咳嗽者，則不宜使用 (2) 本方藥性輕清，煎煮香氣散發即可，不宜久煎
重　　點 ▶	流行性感冒、流行性腮腺炎	急性扁桃腺炎、急性結膜炎

＋ 知識補充站

　　《方劑學》急性支氣管炎有五方，解表劑：銀翹散與桑菊飲，治燥劑：桑杏湯與清燥救肺湯，祛痰劑：清氣化痰丸。

　　急性支氣管炎著重於解表、治燥和祛痰。銀翹散治「熱毒」偏重衛分。桑菊飲治「風熱」偏重於肺經。

　　桑杏湯、桑菊飲、沙參麥冬湯或翹荷湯等，對慢性乾燥症患者的呼吸道黏膜有養護效果。乾燥症與遺傳有關，但只是病因之一，須參考其他如荷爾蒙、病毒發病等因素。有些病患會合併其他自體免疫性疾病，如全身性紅斑狼瘡、類風濕關節炎、全身性進行性硬化症及多發性肌炎等。

2-8 辛涼解表劑：柴胡解肌湯、麻杏石甘湯

柴胡解肌湯

組　　成：柴胡、葛根、羌活、白芷、黃芩、白芍、桔梗、甘草、石膏、生薑、大棗。

煮 服 法：⑴ 水二盅，煎之熱服。
　　　　　⑵ 水煎服，每日一劑，分二或三次服。

主　　治：感冒風寒、鬱而化熱。惡寒漸輕，身熱增盛，無汗頭痛，目疼鼻乾，心煩不眠，眼眶痛，舌苔薄黃，脈浮微洪者。

用藥重點：病未入陽明禁用、正氣虛弱慎用。

● 熱盛津傷，口乾舌燥者，加知母、花粉。
● 兼咳嗽痰黏稠者，加栝蔞、貝母。
● 無惡寒頭痛者，可去羌活、白芷。
● 無汗、惡寒甚者，去黃芩，加麻黃。夏秋季時常以蘇葉代替。

　　長骨的骨幹端與骨端滋養（營養）所屬的骨組織與紅色骨髓，吃的營養有活力，營養動脈才會爭氣。桑菊飲、柴葛解肌湯、升麻葛根湯等三湯，都助益肝、肺經脈與腦脊髓液生理作業，與長骨骨幹的營養動脈循環。

麻杏石甘湯

組　　成：麻黃四兩去節、杏仁五十個、炙石膏半斤碎，綿裹、甘草二兩。

煮 服 法：⑴ 以水七升，煮麻黃去上沫，內諸藥，煮取二升，去渣，溫服一升。
　　　　　⑵ 水煎服。

主　　治：外感風邪，身熱不解，咳喘氣急，口渴，有汗或無汗，舌苔薄白或黃，脈滑而數者。

用藥重點：虛證咳喘禁用、痰熱壅盛慎用。

● 發熱甚者，加銀花、連翹、黃芩、知母，以清熱解毒。
● 喘咳痰多、痰阻氣急者加栝蔞、貝母、蘇子、桑白皮。
● 熱盛傷陰者加白芍、生地。
● 肺熱盛，壯熱汗出者，加重石膏。
● 無汗而惡寒，屬表邪偏重，酌加薄荷、蘇葉、桑葉。

　　《傷寒論》條文 25.：「發汗後，飲水多必喘。」條文 26.：「汗出而喘無大熱，與麻杏石甘湯。」麻杏石甘湯清肺平喘、解熱、止咳。外感風邪、熱鬱於肺的發熱、口渴、無汗或有汗、咳嗽氣急、苔薄白或黃、脈浮數等。無大熱（指體表無熱），裡有熱，不惡寒而伴有煩渴、咳嗽等，用於咳嗽聲緊無痰者效果佳。

臨床應用

藥　　方	➤	柴胡解肌湯
功　　用	➤	解肌清熱止痛。具抑菌，抗病毒、解熱、解毒、抗炎、鎮痛、鎮靜、解痙、鎮咳祛痰等作用
治　　病	➤	外感風寒鬱化轉熱、感冒、流行性感冒、風火牙痛、流行性腮腺炎、眼科的屈光不正、眼肌麻痺、青光眼、急性虹膜睫狀體炎、神經病變
注意事項	➤	(1) 表寒證及正氣虛弱者不宜用 (2) 病屬太陽未入陽明者禁用本方，以防引邪入裏 (3) 忌辛辣、刺激、油膩食物
重　　點	➤	外感風寒兼胃家實

藥　　方	➤	麻杏石甘湯
功　　用	➤	辛涼宣泄，清肺平喘。具鎮咳祛痰、解熱、抗炎、抗菌、抗病毒、抗過敏、解痙、平喘、能降低免疫球蛋白 E、增強機體免疫功能、降低血液黏度、降低血鉀等作用
治　　病	➤	風熱壅閉肺經、發熱、氣管炎、哮喘、肺炎、蕁麻疹、嗜酸性細胞增多性肺炎、百日咳、鼻竇炎、喉炎、咽炎、麻疹合併肺炎、遺尿症、小兒夏季熱
注意事項	➤	(1) 風寒喘咳，虛證咳喘者不宜使用 (2) 忌辛辣、刺激、油膩飲食 (3) 注意麻黃與石膏的劑量，若肺熱壅盛，汗出而喘者重用石膏；若肺熱不甚，無汗而喘者，少用石膏 (4) 痰熱壅盛者，不宜使用本方
重　　點	➤	鼻竇炎、喉炎、咽炎、遺尿症

2-9 辛涼解表劑：升麻葛根湯

組　　成：升麻、葛根、芍藥、甘草各等分。
煮 服 法：⑴同為細末，每服四錢，水一盞半煎至一盞，量大小與之，溫服無時。
　　　　　⑵水煎服。
主　　治：麻疹初起，疹點尚未透出，或透而不暢，身熱，咳嗽，噴嚏，流涕，目赤流淚，
　　　　　口渴，舌紅，脈數。
用藥重點：麻疹已出者禁用、氣急喘促慎用。

● 咽喉腫痛者，加桔梗、玄參、板藍根。
● 疹透不暢，加荊芥、蟬衣、牛蒡子、薄荷。
● 疹點未透，膚色深紅，毒鬱於血分者，加紫草、茜草或丹皮、銀花、玄參。

《傷寒論》條文369.：「兩足厥逆冰冷，咽中乾，兩脛拘急而讝語煩亂，飲甘草乾薑湯，夜半陽氣還，兩足當熱，脛尚微拘急，與芍藥甘草湯，脛乃伸。」柴葛解肌湯身兼三陽經脈和諧一致作業，助益脛骨營養動脈循環，芍藥族群中升麻葛根湯治肺胃鬱熱有獨到之處。

葛粉是從藤本植物葛根中提取出來的一種純天然營養佳品，有清熱解毒、生津止渴、補腎健脾、益胃安神、清心明目、潤腸道便及醒酒等作用。對風火牙疼、口腔潰瘍、咽喉腫痛、熱咳、高熱、頭痛、皰疹、皮膚搔癢、痔瘡、熱痢、泄瀉、醉酒、前列腺炎等有效；因上火引起的便秘、咽喉腫痛、熱咳有清解作用；夏天飲食不當引起閉汗、反胃、上消化道不適亦見效，以及可防治腦心血管病症和調治高血壓、高血脂、冠心病、心絞痛、糖尿病、癌症、大皮膚肉瘤等。

小博士解說

肝門靜脈循環系統與大循環系統出現特殊的連絡路徑，最大的問題是消化機能障礙，從下部食道到肛門管的黏膜下，甚至肚臍旁部位與腹膜後器官的後方（無漿膜領域）以及在肝臟形成，因為肝門靜脈循環系統中的臟器出現疾病或腫瘤，產生物理性的壓迫，為了能夠輸送營養進入循環系統，減少肝門靜脈循環系統的閉塞，消化道的血液就必須借道這些側副路或短路通過下腔靜脈進入心臟，此代替路徑的機能是因為肝門靜脈與它的分枝並沒有靜脈瓣，才能逆流進入下腔靜脈。消化道從口腔到肛門是一條管道，黏膜下相關淋巴組織較弱的人，進食刺激性強的食物如麻辣湯等，多會造成肛門灼熱疼痛，同時也較容易被辛辣嗆到。

▌臨床應用

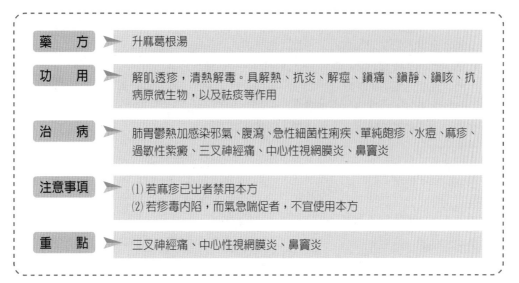

藥　　　方	➤	升麻葛根湯
功　　　用	➤	解肌透疹，清熱解毒。具解熱、抗炎、解痙、鎮痛、鎮靜、鎮咳、抗病原微生物，以及祛痰等作用
治　　　病	➤	肺胃鬱熱加感染邪氣、腹瀉、急性細菌性痢疾、單純皰疹、水痘、麻疹、過敏性紫癜、三叉神經痛、中心性視網膜炎、鼻竇炎
注意事項	➤	(1) 若麻疹已出者禁用本方 (2) 若疹毒內陷，而氣急喘促者，不宜使用本方
重　　　點	➤	三叉神經痛、中心性視網膜炎、鼻竇炎

▌食道與橫膈膜

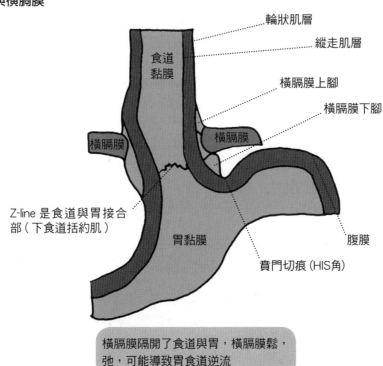

輪狀肌層
縱走肌層
食道黏膜
橫膈膜上腳
橫膈膜下腳
橫膈膜
橫膈膜
Z-line 是食道與胃接合部（下食道括約肌）
腹膜
胃黏膜
賁門切痕（HIS角）

橫膈膜隔開了食道與胃，橫膈膜鬆弛，可能導致胃食道逆流

2-10 扶正解表劑：麻黃附子細辛湯

組　　成：麻黃去節二兩、炮附子一枚，去皮破八片、細辛二兩。
煮 服 法：水一斗煮麻黃減二升，去上沫，內附子與細辛，成三升，去渣。
主　　治：陽虛外感，身發熱，惡寒，雖厚衣重被，其寒不減，精神疲倦，脈沉弱者。面白，舌苔白，大便溏，小便清。
用藥重點：孕婦與實證忌用、下利清穀，脈微欲絕者慎用。

● 氣虛加黨參、炙甘草。
● 陽虛加肉桂、乾薑。
● 表寒重加桂枝、羌活等。
● 兼喘咳多痰者加半夏、茯苓、陳皮。
● 兼胸痹加栝蔞、薤白。

《傷寒論》條文：

260. 少陰之為病，脈微細，但欲寐也。
261. 少陰病，反發熱，脈沉者，麻黃附子細辛湯主之。
262. 少陰病得之二、三日，麻黃附子甘草湯微發汗。
263. 少陰病脈微，亡陽，不可發汗。尺脈弱濇陽已虛，不可下之。

疾病以中藥做預前防治與改善慢性疾病。太陽病：(1)脈浮、(2)頸項強痛→開始發燒：葛根湯、小青龍湯；輕微發燒：柴胡桂枝湯；發燒很快多超過38℃。少陰病：(1)脈微細、(2)欲寢真武湯、五苓散、當歸四逆湯，發燒較慢，多不超過38℃。脈微細以少陰脈（寸口脈與尺脈）。寸口脈微麻黃附子細辛湯；尺脈弱濇麻黃附子甘草湯微發汗。麻黃多用於太陽病，附子多用於少陰病。太陽病脈浮，少陰病脈微細。

現代醫學研究認為麻黃附子細辛湯具有抗炎、抗過敏、抗氧化的作用，可靈活用於過敏性支氣管炎、慢性支氣管炎、脊髓空洞病、過敏性鼻炎、百日咳、無汗症、低血壓、重症肌無力、疲勞綜合症、心動過緩、坐骨神經痛、壓痛等病，但須注意，辨證屬外寒裏飲者，凡證見發熱或不發熱、惡寒倦怠、脈沉細或浮緊等均有運用麻黃附子細辛湯的機會。麻黃附子細辛湯，乃治療太陽、少陰兩感證的高效方。因太陽、少陰兩感證的基本病機為心腎陽虛，復感寒邪，表同病，故用麻黃發表散寒，附子強心，細辛搜剔，溫散深入少陰之寒邪。

小博士 解說

　　頭痛脖子緊要發汗（桂枝、麻黃），累得想睡要休息，要和之、補之（附子、人參），小青龍湯、葛根湯、人參敗毒散是白天症狀的代表方，真武湯、五苓散、麻黃附子細辛湯、麻黃附子甘草湯是夜晚代表藥方。麻黃治表只煮一、二沸去浮沫，再繼續與其它的藥煮，才一起去渣。若麻黃附子細辛湯的麻黃只煮一、二沸就去渣，麻黃的劑量就只及於附子或甘草的十分之一，取其微微發汗，強化附子治裏之勞累、疲憊、精神不濟之療效。

臨床應用

藥　方	▶	麻黃附子細辛湯

功　用 ▶
助陽解表
具解熱、抗炎、抗氧化、強心、利尿、鎮靜、鎮痛、抗病原微生物、鎮咳、
平喘、抗過敏等作用

治　病 ▶
內傷雜證之陰盛陽虛之候、上呼吸道感染、氣管炎、哮喘、間質性肺
炎、自發性氣胸、面神經麻痺、神經性頭痛、泌尿系疾病、骨關節疾病、
過敏性鼻炎、口腔潰瘍、舌冷、蕁麻疹、凍瘡、牙周炎、低血壓、肢痺、
心房纖顫、咽痛、暴瘂、痺症

注意事項 ▶
(1) 生附子有毒，先煎 1 小時以上，以減其毒性
(2) 孕婦、實證、熱證、燥證等均忌用
(3) 本方功用雖為助陽解表，但重在解表，所以陽氣衰微、下利清穀、
　　脈微欲絕者，則不宜使用，以免誤汗亡陽
(4) 本方之組成均為辛溫燥熱之藥物，易傷津耗液，久服或劑量過大會
　　引起口乾咽燥、心煩、失眠等副作用

重　點 ▶
(1) 哮喘比例為麻黃 2、細辛 2、附子 1
(2) 三叉神經痛比例為麻黃 1、細辛 1、附子 3
(3) 腰痛比例為麻黃 2、細辛 1、附子 3

六種基本脈象

陽脈		陰脈
浮脈 輕按皮表即可感覺到脈象。如水浮木	**沉脈** 沉取才可見脈象	
長脈 脈動長度超過本位的脈象。如循長竿	**短脈（首尾皆短）** 脈動長度短於本位的脈象	
滑脈 往來流利，遲而有力的脈象，滑脈如珠，往來旋轉	**濇脈** 細而遲，往來艱濇的脈象，濇脈如輕刀刮竹	

特別提示 ▶
　　《難經》第四難：「各以其經所在，名病逆順也」，「逆」者，脈象與疾病不相應，
如脈象浮卻病在腎；「順」者，脈象與疾病相應，如脈相沉且病在腎。
　　《傷寒論》太陽病脈浮，少陰病脈微細，此為「順脈」；太陽病脈微細，少陰
病脈浮，則為「逆脈」。

2-11 扶正解表劑：人參敗毒散

組　　成：川芎、柴胡、前胡、桔梗、枳殼、茯苓、羌活、獨活、人參各一兩、甘草半兩。

煮 服 法：(1) 上述藥物研為粉末，每服二錢，入生薑、薄荷煎。

　　　　　(2) 用水煎服，並加入生薑、薄荷少許。

主　　治：正氣不足，外感風寒濕邪。證見憎寒壯熱，頭痛項強，肢體痠痛、無汗、鼻塞聲重、咳嗽有痰，胸膈痞滿，舌苔白膩，脈浮或浮數而重取無力。

用藥重點：陰虛液燥忌用、不夾濕或不兼風慎用。

● 正氣不虛者，去人參。

● 表邪較重加荊芥、防風。

● 痢疾者，加黃連、木香。

● 風毒癮疹者，加蟬蛻、苦參。

● 瘡瘍初起者，去人參，加銀花、連翹。

● 人參敗毒散去人參，加荊芥、防風即為荊防敗毒散。治瘡腫初起，紅腫疼痛，惡寒發汗無汗、不渴，舌苔薄白、脈浮數。

　荊防敗毒散（荊芥、防風、羌活、獨活、柴胡、川芎、前胡、桔梗、枳殼、甘草、茯苓各一錢五分）多脈浮數，人參敗毒散多脈不浮數，兩者病證相似，脈象大不一樣。如胸脅痛脈不浮者小柴胡湯，脈浮者宜麻黃湯。人參敗毒散有人參、茯苓、生薑、薄荷，與荊防敗毒散之有荊芥、防風，對證下藥是不一樣的。

　桔梗湯（桔梗、甘草）延伸出來的人參敗毒散（人參、茯苓、甘草、枳殼、桔梗、柴胡、前胡、羌活、獨活、川芎、生薑、大棗），對肺泡及相關的黏膜下淋巴組織療癒效果突出。芍藥甘草湯延伸出來加味消遙散（丹皮、梔子、白朮、茯苓、當歸、芍藥、柴胡、薄荷、甘草、煨薑、大棗）用來治療「血虛肝燥，咳嗽潮熱，骨蒸勞熱，口乾便溜，怒氣傷肝，血少目暗」，有芍藥甘草湯的特質，對下半身腹股溝淋巴結有強化免疫力功能，對黏膜相關淋巴組織療癒效果突出。《傷寒論》條文369.：「兩足厥逆冰冷，咽中乾，兩脛拘急而讝語煩亂，飲甘草乾薑湯，夜半陽氣還，兩足當熱，脛尚微拘急，與芍藥甘草湯，脛乃伸。」芍藥甘草湯治療腹部及小腿抽筋。

小博士 解說

　　嬰幼兒的發育，呼吸器官在內臟器官中屬於最慢的，嬰幼兒成長中，最怕空氣污染，對肺呼吸系統之發育極為不利；還有病毒傳播，尤其每年1~3月呼吸道融合病毒（RSV）流行期，任何嬰幼兒都要特別防範。人參敗毒散對肺泡及相關的黏膜下淋巴組織的治療效果突出。

▎臨床應用

藥　　方 ▶	人參敗毒散
功　　用 ▶	益氣解表，散風祛濕 具有解熱、抗炎、護肝、鎮痛的作用
治　　病 ▶	治氣虛外感風寒濕邪證、感冒、流行性感冒、痢疾、過敏性皮炎、皮膚搔癢症、濕疹、蕁麻疹、支氣管炎、風濕性關節炎、急性病毒性肝炎
注意事項 ▶	(1) 人參敗毒散藥性偏於辛溫香燥，外感風寒濕邪為宜，若不夾濕不宜使用 (2) 若濕不兼風而兼熱者，則不宜使用 (3) 若但熱不寒，口渴引飲，舌紅少津等陰虛液燥之證則忌之 (4) 人參敗毒散所指「氣虛」，係指體質之虛，如小兒、年老體弱、病後、產後感受風寒濕邪之體
重　　點 ▶	冬春兩季防治流行性感冒最佳藥方 麻黃附子細辛湯與人參敗毒散對容易被傳染流感的「高危險群」老人與幼兒，有高防治效果

✛ 知識補充站

　　古人多以桂枝湯為治風之祖方；後代則以荊防敗毒散（羌、防、柴、葛）為治風之要藥。桂枝湯在《傷寒論》內，所治之風為兼寒者，此為治風之變法也。若風之不兼寒者，則從《內經》風淫於內，治以辛涼，佐以苦甘；《溫病條辨》之銀翹散，則為治風之正法。

2-12 扶正解表劑：參蘇飲

組　　成：人參、紫蘇葉、葛根、半夏湯洗，薑汁炒、前胡、茯苓各三分、陳皮去白、木香、枳殼麩炒、桔梗、炙甘草各半兩。

煮 服 法：(1) 嚼咀，每服四錢，水一盞半，薑七片，棗一個，煎六分，去渣，微熱服，不拘時。
　　　　　(2) 水煎溫服。

主　　治：惡寒發熱，無汗，頭痛，鼻塞，咳嗽痰白，胸膈滿悶，倦怠無力，氣短懶言，舌苔白，脈弱。

用藥重點：無外感慎用、忌食生冷油膩食物。

● 治氣滯較輕者，去木香。

● 寒熱頭痛甚者，加川芎、柴胡。

參蘇飲是煎後去渣，微熱頻頻溫服，不拘時間。其組成中之半夏、炙甘草、茯苓、陳皮等四味是二陳湯，是祛痰劑第一方；又，人參、炙甘草、茯苓、薑、棗等是補益劑的四君子湯，去掉白朮。參蘇飲是祛痰劑與補益劑和解表劑的組合，藥劑量很少，加上用了薑七片與棗一個，最適合節氣變化大的地方，用來當茶酌飲，養護消化功能，與增強了自體免疫能力。

參蘇飲重用陳皮、木香、枳殼、桔梗、炙甘草、薑、棗等，其中桔梗、炙甘草，與桔梗湯延伸出來的人參敗毒散（人參、茯苓、甘草、枳殼、桔梗、柴胡、前胡、羌活、獨活、川芎、生薑、大棗），頗有異曲同功之妙，不一樣的是，人參敗毒散針對正氣不足外感風寒濕邪，而參蘇飲偏重於痰濕，兩方都治氣虛外感；人參敗毒散針對活動方面的問題，參蘇飲針對飲食方面的問題。

《傷寒論》條文 7.：「反煩不解者，先刺風池、風府（激活頭後大直肌、頭後小直肌、頭後上下斜肌、枕下靜脈、頸內靜脈、椎靜脈等，進而促進心臟血液循環），卻與桂枝湯則愈」。《內經・熱病篇》五十九刺的頭面部有三十一穴，頭入髮一寸旁三分各三，更入髮三寸邊五（頭頂共十六穴），耳前後下者各一（耳部六穴）。廉泉一，髮際（上星）一、囟會一，巔上（百會）一，項中一（風府），風池二，天柱二，共九穴。參蘇飲證、杏蘇散證配合以上頭部穴道按摩，雙管齊下，特別是百會、風府、風池五穴，更具療效。

小博士解說

杏蘇散方（蘇葉、半夏、茯苓、前胡、苦桔梗、枳殼、生薑、大棗、橘皮、杏仁、甘草）治燥傷本臟，頭微痛惡寒，咳嗽稀痰，鼻塞嗌塞，脈弦無汗者，桂枝湯小和之，治秋燥如傷寒太陽證者，有汗不咳，不嘔，不痛。脈弦者，寒兼飲也。無汗者，涼搏皮毛，宜苦溫甘辛法的杏蘇散，加減小青龍湯等（肺泡與細支氣管功能不正常，胃腸管道也不順暢）。若受重寒夾飲之咳，則有小青龍湯；若傷春風，與燥已化火無痰之證，則仍從辛涼法的桑菊飲、桑杏湯等（肺泡與細支氣管功能正常，支氣管與鼻咽部的呼吸管道不順暢）。

▎臨床應用

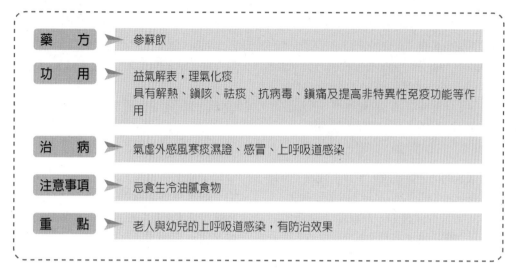

藥　　方	▶	參蘇飲
功　　用	▶	益氣解表，理氣化痰 具有解熱、鎮咳、祛痰、抗病毒、鎮痛及提高非特異性免疫功能等作用
治　　病	▶	氣虛外感風寒痰濕證、感冒、上呼吸道感染
注意事項	▶	忌食生冷油膩食物
重　　點	▶	老人與幼兒的上呼吸道感染，有防治效果

▎頭部穴道

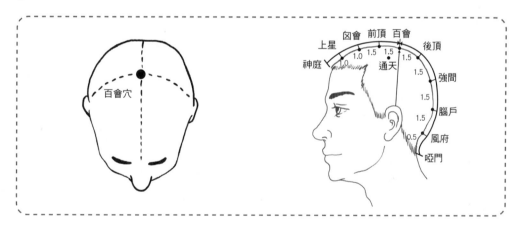

✚ 知識補充站

　　燥傷本臟者，肺胃也，《內經》有嗌塞而咳之明文，故上焦之病自肺胃始。燥傷皮毛，故頭微痛惡寒也，微痛者，不似傷寒之痛甚也。胃經脈，上行頭角，故頭亦痛也。咳嗽稀痰者，肺惡寒，或謂燥為小寒；肺（肺泡）為燥氣所搏，不能通調水道（支氣管），故寒飲停而咳。鼻塞者，鼻為肺竅。嗌塞者，嗌（喉嚨）為肺系也。

2-13 扶正解表劑：再造散

組　　成：黃耆、人參、桂枝、甘草、熟附、細辛、羌活、防風、川芎、煨生薑。

煮 服 法：(1) 水二盅，棗二枚，煎至一盅，再加炒芍藥一撮，煎三沸，溫服。
　　　　　(2) 水煎溫服。

主　　治：惡寒發熱，熱輕寒重，無汗肢冷，倦怠嗜臥，面色蒼白，語言低微，舌淡苔白，脈沉無力，或浮大無力。

用藥重點：血虛禁用、濕溫初起慎用。

　　疾病的第一警覺線，不外乎發燒（體溫升高或低溫、怕冷）、血壓（過高或過低）、血糖（食前、食後），三高除了血脂肪之外，血糖與血壓，加上體溫，是很多人服用西藥，不知不覺中傷肝、傷腎所致；小青龍湯、葛根湯是白天養護調理的代表方；真武湯、五苓散則是夜晚代表藥方。

1. 太陽病：(1) 脈浮，(2) 頸項強痛→開始發燒：葛根湯、小青龍湯；輕微發燒：柴胡桂枝湯；或直接以九味羌活湯水煎服，若急汗熱服，若緩汗溫服，加以羹湯稀粥服之。太陽病發燒很快多超過 38℃，脈浮以寸口脈（太淵穴區）為主。

2. 少陰病：(1) 脈微細，(2) 欲寢→血壓微高：真武湯、五苓散；血壓稍低：當歸四逆湯，發燒較慢，少陰病多不超過 38℃，脈微細以少陰脈（太溪穴區）為主，以麻黃附子細辛湯或麻黃附子甘草湯微發汗，再造散專治老年人感冒與風濕性關節炎，臨床上，流感「高危險群」的老年人、幼兒、有心、肺、腎臟及代謝性疾病、貧血或免疫功能不全者較易併發重證。這些病患的自體免疫功能多不良，臨床上再造散比麻黃附子細辛湯或麻黃附子甘草湯更實用。

　　「高危險群」的老年人，麻黃附子細辛湯可在流感初期，強化心肺防護功能；同時，也治間質性肺炎與心房纖顫，對老人的老化問題有機會獲得改善。流感「高危險群」的幼兒，宜人參敗毒散來改善腸道黏膜下淋巴組織；人參敗毒散也治風濕性關節炎、急性病毒性肝炎，對幼兒成長發育障礙有機會獲得改善。

小博士 解說

　　再造散之於「高危險群」的老年人，一定要回溯《傷寒論》少陰之為病（心經脈與腎經脈為主）與少陰病之欲解時辰，要注意服藥時間，《傷寒論》條文：

260. 少陰之為病，脈微細，但欲寐也。

261. 少陰病，始得之，反發熱，脈沉者，麻黃附子細辛湯主之。

262. 少陰病得之二、三日，麻黃附子甘草湯微發汗。以二、三日無裏證，故微發汗也。

263. 少陰病脈微，不可發汗，亡陽故也。陽已虛，尺脈弱濇者，復不可下之。

265. 少陰病，脈緊，至七、八日，自下利，脈暴微，手足反溫，脈緊反去者，為欲解也，雖煩，下利必自愈。

┃ 臨床應用

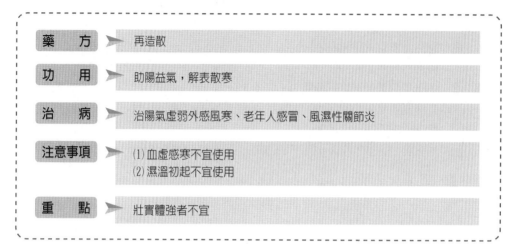

藥　　方 ➤	再造散
功　　用 ➤	助陽益氣，解表散寒
治　　病 ➤	治陽氣虛弱外感風寒、老年人感冒、風濕性關節炎
注意事項 ➤	(1) 血虛感寒不宜使用 (2) 濕溫初起不宜使用
重　　點 ➤	壯實體強者不宜

┃ 少陰之為病，心經脈、腎經脈為主

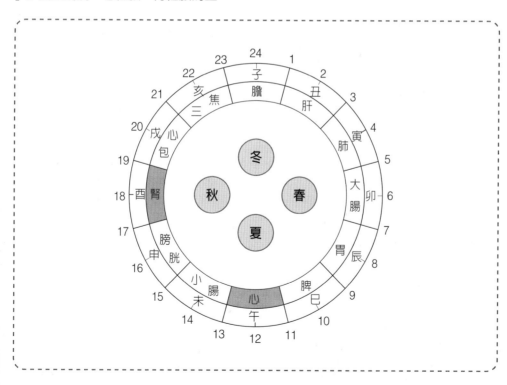

2-14 扶正解表劑：蔥白七味飲

組　　成：蔥白連根切一升、豆豉一合、葛根六合、生薑切二合、生地六合、麥多去心六合、勞水六升。

煮　服　法：(1)上藥用勞水煎之三分減二、去渣、分溫三服。相去行八、九里，如覺欲汗，漸漸復之。
　　　　　　(2)用水煎溫服。

主　　治：病後陰血虧虛，調攝不慎，感受外邪，或失血（吐血、咳血、衄血、便血）之後，復感冒風寒，頭痛身熱，微寒無汗。

用藥重點：陽氣不足或痰濕者忌用、忌溫燥食物。

● 惡寒較重者，加荊芥、紫蘇。
● 身熱較盛者，加銀花、連翹或黃芩。
● 出血未止者，加阿膠、白芨、仙鶴草。

蔥白七味飲與加減葳蕤湯以蔥豉湯為主，蔥豉湯藥性平和，辛而不烈，溫而不燥，是治療寒性傷風感冒初起，邪淺證輕的一個方便、實惠、靈驗的常用方劑。當感冒初起，表現為微惡風寒，鼻塞流清涕，打噴嚏時，即可使用本方治療。臨床使用本方時，常加入生薑加強發汗散寒解表的作用。生薑治小兒咳病，多見於四季感寒鼻塞發熱之重劑，治惡寒發熱，頭身疼痛，無汗等症狀較重者。治嬰幼兒病不宜重用生薑。寒吐可用生薑汁少許，降胃和膽潤肺極佳。蔥白七味飲治病後陰血虧虛，調攝不慎，感冒風寒。加減葳蕤湯治陰虛者之外感或流行性感冒。無陰虛者，或是濕痰內蘊皆不宜蔥白七味飲與加減葳蕤湯。

麻黃湯與荊防敗毒散治外感風寒濕邪。四方皆治怕冷發熱，頭痛肢體痠痛之感冒，麻黃湯與荊防敗毒散排在解表劑的頭兩方，

蔥白七味飲與加減葳蕤湯排在解表劑的尾兩方。第二章解表劑十七方，只有再造散不特有治流行性感冒的功能，《方劑學》作者的立意，從麻黃湯與荊防敗毒散的外感風寒，到蔥白七味飲與加減葳蕤湯之陰虛感冒，目的為讓學者體悟病久必虛。老弱婦孺等，心臟血脈多虛弱。蔥白七味飲與加減葳蕤湯強本多於治病。

蔥豉湯通陽發汗，解表散寒。主治外感風寒輕證。證見微惡風寒，或微熱，無汗，鼻塞流清涕，噴嚏，舌苔薄白，脈浮。蔥豉湯的用法用量，以水三升，煮取一升，頓服取汗，不汗復更作服。蔥豉粥，米煮成粥後，下一點點鹽、適量淡豆豉，後納蔥白，服取汗。蔥豉消散胃滯也。外感初時惡寒發熱，只要鼻塞身痛頭痛，舌有黃苔或潤或燥，均可用蔥頭帶鬚一個，豆豉三十粒，蔥豉湯是四季感寒鼻塞發熱之最輕劑，蔥豉蒸蛋與肉，佐以熱稀粥，流感初期常見奇效。

小博士解說
　　蔥白七味飲與加減葳蕤湯的右液門穴區較陷，麻黃湯與荊防敗毒散的左液門穴區較陷，以上四方的左右液門穴區都陷，申論之虛者右液門穴區較陷，不虛者左液門穴區較陷。

▎臨床應用

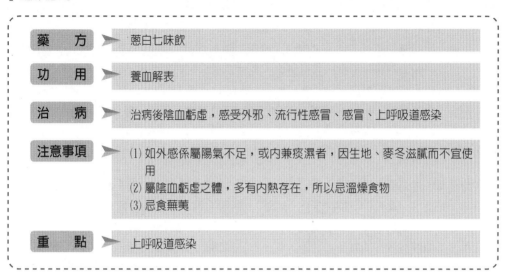

藥　　方	➤	蔥白七味飲
功　　用	➤	養血解表
治　　病	➤	治病後陰血虧虛，感受外邪、流行性感冒、感冒、上呼吸道感染
注意事項	➤	(1) 如外感係屬陽氣不足，或內兼痰濕者，因生地、麥冬滋膩而不宜使用 (2) 屬陰血虧虛之體，多有內熱存在，所以忌溫燥食物 (3) 忌食蕪荑
重　　點	➤	上呼吸道感染

▎左右六手大絡（手背三門）

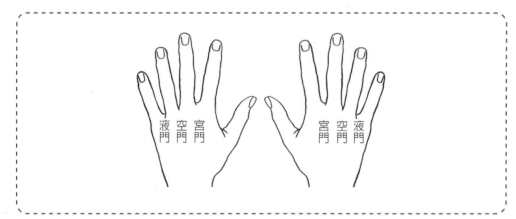

液門　空門　宮門　　宮門　空門　液門

✚ 知識補充站

　　蔥白辛溫通陽，疏達肌表以散表寒，淡豆豉辛甘以宣散解表，兩者合為發汗解表之輕劑。經常用蔥豉湯，有強化自體免疫力的效果，淡豆豉能讓體內的熱邪宣洩而出。麻黃桂枝是急治外感要藥，蔥白淡豆豉是防治外感要藥。

2-15 扶正解表劑：加減葳蕤湯

組　　成：生葳蕤二錢至三錢、生蔥白二枚至三錢、桔梗一錢至錢半、白薇五分、淡豆豉三錢至四錢、薄荷一錢至錢半、炙甘草五分、紅棗二枚。

煮 服 法：用水煎，分溫再服。

主　　治：惡寒發熱，無汗，咳喘，痰多而稀或痰飲咳喘，不得平臥，或身體疼重，頭面四肢浮腫，舌苔白滑，脈浮者。

用藥重點：無陰虛或濕痰內蘊慎用、陽虛慎用。

- 表證重者，加防風、葛根。
- 咳嗽，痰黏稠不利者，加牛蒡子、栝蔞仁。
- 口渴，心煩較甚者，加麥冬、花粉。

　　再造散與加減葳蕤湯，都治老年人及產後感冒，不一樣的是，陰柔的加減葳蕤湯治陰虛，以流行性感冒與急性扁桃腺炎為主，加減葳蕤湯視診以⑴首面、⑵咽喉為主，即額肌部位的色澤最差，上矢狀靜脈竇與腦脊髓液循環最差。加減葳蕤湯（葳薇蔥，甘桔棗豉薄）重用淡豆豉與生蔥白，防治流行性感冒有獨到的地方，尤其是活動量很少的老弱者，養益其自律神經的副交感神經系統。

　　正常情況下，上矢狀靜脈將腦脊髓液運回心臟，人體腦脊髓液約30~140毫升，成人約80毫升，循環於腦殼與第二腰椎的脊髓間。腦脊髓液有三大功能⑴機械性防護腦脊髓、⑵化學性防護腦脊髓、⑶輸送營養與廢物，包括一些礦物質、蛋白質，還有胺基酸、葡萄糖等。

　　陽剛的再造散治陽虛，以一般性感冒與風濕性關節炎為主。視診以⑴胸膺與⑵脊背為主，即眼輪匝肌部位的色澤最差，頸內動脈與海綿靜脈竇循環最差。再造散（桂芍薑甘棗，羌防細芎參耆附）之羌防細芎與參耆桂附，強心腎顧表裏，最適合經常罹患一般性感冒的過勞而體弱者，養益其自律神經的交感神經系統。

小博士解說

　　一般《方劑學》治流行性感冒有十五方，《圖解方劑學》再廣義的加麻杏石甘湯、升麻葛根湯、參蘇飲、玉屏風散，共十九方。

　　第二章解表劑十七方，治流行性感冒有十六方，只有再造散不持有治流行性感冒的效果。

　　第四章補益劑：⑴玉屏風散。第十四章治燥劑：杏蘇散。第十七章祛暑劑：新加香薷飲。

　　自體免疫疾病方面患者，若是上呼吸道似感冒症狀者，症狀明顯就要人參敗毒散，不明顯則柴胡桂枝湯，下泌尿道不順暢者症狀急則宜真武湯，症狀若有若無則腎氣丸。真武湯屬第十五章祛濕劑，腎氣丸屬第四章補益劑，治感冒或流感，要全面的明辨病證所在。

█ 臨床應用

藥　　方	▶	加減葳蕤湯
功　　用	▶	滋陰清熱，發汗解表
治　　病	▶	治陰虛外感、流行性感冒、上呼吸道感染、老年人及產後感冒、急性扁桃腺炎、咽炎
注意事項	▶	如無陰虛者或濕痰內蘊者，因本方甘寒滋膩，故不宜使用
重　　點	▶	防治老年人及產後的流行性感冒

█ 腦脊髓液

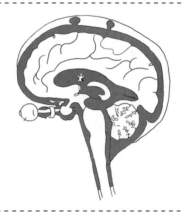

✚ 知識補充站

　　發燒可能是(1)感冒發燒，一般不會有倦怠感，而有咳嗽、流鼻水、咽喉痛；(2)發燒，有明顯的倦怠感可能是心肌炎；(3)發燒又盜汗，可能是感染性心內膜炎；(4)發燒、噁心、食慾低下，可能是急性病毒性肝炎；(5)發燒惡寒、背痛、噁心、嘔吐，可能是急性腎炎；(6)發燒、惡寒、戰慄、右季肋部痛，可能是化膿性膽管炎；(7)發燒又噁心、嘔吐，可能是腸胃炎，老弱者可能是心肌梗塞或腦血管障礙；(8)發燒又關節痛，是關節炎，臨床上，除了局部內臟細菌感染發燒之外，蜂窩性組織炎、齒髓炎、髓膜炎等都有可能發燒。

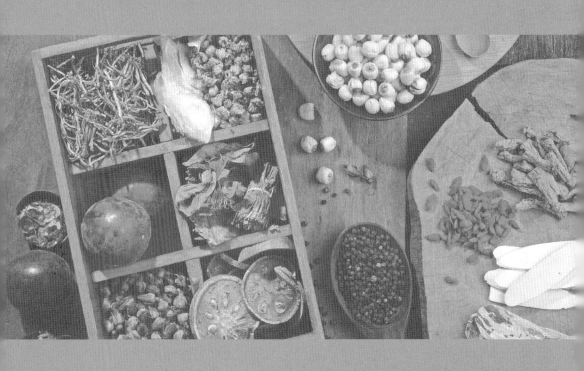

瀉下劑

3

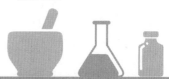

3-1 瀉下劑概說

《難經》四十八難言及「人有三虛三實」、「有脈之虛實，有病之虛實，有診之虛實也」、「診之虛實者，濡者為虛，牢者為實；癢者為虛，痛者為實」。腹中滿痛，裏壅為實，可下之。裏實證之診以舌苔最重要，辨舌苔黃熱結或燥結，舌苔白寒結或水飲內結。「下」劑第一個藥物必然是大黃，《傷寒論》中有 14 方用到大黃，占 12%，《金匱要略》用大黃有 24 方，重複使用最多的是大承氣湯，共用九次，下劑第一方就是大承氣湯，單單腹滿寒疝宿食病中的 7 方，大承氣湯就占了 3 方，數字會講眞話。

1. 病位在臟腑，腹中滿痛，腹部觸按診最重要，繞臍痛與腹滿痛，比較虛實證之不同，用峻藥一定要腹部觸按診。
2. 病因為宿食、燥屎、實熱、冷積、痰積、蟲積、水飲、瘀血等，或現代手術後，都有可能造成腸梗阻或腹中滿痛。
3. 病性質屬實，證見大便秘結、腹痛拒按、脈沉實有力，就可以用瀉下劑。

胸部與腹部「按診」非常重要，疼痛或僵滯穴區不同。

1. 按診胸部與腹部的膻中穴、巨闕穴、中脘穴：心、胃經脈有問題，適小承氣湯類。
2. 按診胸部與腹部的膻中穴、鳩尾穴、巨闕穴、中脘穴、不容穴、關元穴、中極穴、氣衝穴、曲骨穴：腹部有大問題，適合大承氣湯類。
3. 按診腹部中極穴、關元穴、石門穴、左天樞穴：小腹有虛弱問題，適合新加黃龍湯、黃龍湯、溫脾湯。
4. 按診腹部中脘穴、關元穴、左天樞穴、右天樞穴：小腹有瘀滯問題，適合大陷胸湯類。

調胃承氣湯服用要領是少少溫服之（相較之，小承氣湯是「少少與微和之，令小安」），沒有大承氣湯、小承氣湯之得下後與得汗後勿服的禁忌。調胃承氣湯養益食道與胃，科學中藥保有原方的精神，更能減少芒硝「利」（礙）胃的擔心。桃核承氣湯服後當微利，最重要是服法「先食溫服五合，日三服」；換言之，三餐前服用桃核承氣湯，與桂枝湯服一升，之後喝熱稀粥一升餘，養護一本（管）消化道的本意是一樣的。三物白散（桔梗、巴豆、貝母）今人罕用，原方立意：(1)病在膈上必吐，在膈下必利。(2)不利，進熱粥一杯；利過不止，進冷粥一杯。

小博士解說

現代通便藥分兩種：

1.膨脹性通便藥：以植物纖維製造為主，以冷水或溫水沖開，並要喝充足開水，在腸道中因吸收水分而膨脹，刺激腸道，增加腸道蠕動，通常要使用數天才見效。飲食方面多補充纖維質類食物就可以取代。

2.刺激性通便藥：因不同製劑而異，通常在睡前服食，以免影響日間工作。肛用藥物要在早上使用。強力的製劑通常是有需要才使用，藥力較弱的則可用一段時間來調整大便排泄規律，通常這些藥物不宜長期使用。平日加大活動或運動量，多可改善。中藥藥方較溫和安全，科學中藥使用期間可以較長，配合針灸按摩效果更好。

繞臍痛與腹滿痛的比較

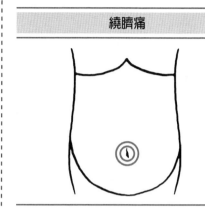

繞臍痛	腹滿痛
多為實證，常見於長期壓力過大、活動量不足、熬夜者。精神方面傾向思慮過度，身體方面傾向腸胃不和，多有排泄不順暢的現象，宜大承氣湯、小承氣湯、調胃承氣湯、大黃牡丹皮湯、大陷胸湯、大黃附子湯、增液承氣湯。腹診多右不容穴與左天樞穴疼痛不堪	多為虛證，常見於緊張焦慮、忙碌不堪的人，多有消化吸收上的障礙，只要休息足夠或生活愉悅，症狀會改善，宜服用新加黃龍湯、黃龍湯、溫脾湯。腹診多中脘穴與右天樞穴悶痛

胸腹部要穴圖

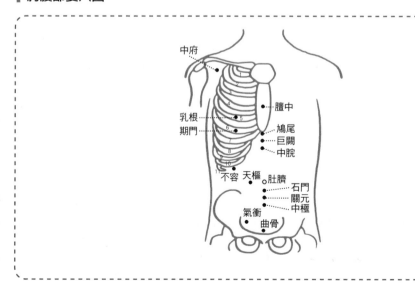

3-2 寒下劑：大承氣湯

組　　成：大黃（酒洗）四兩、厚朴八兩去皮炙、枳實五枚炙、芒硝三合。

煮 服 法：(1)以水先煮厚朴、枳實，去渣，內大黃再煮，去渣，內芒硝，分溫再服，得下，餘勿服。

　　　　　(2)水煎服，大黃後下，湯成去渣取汁，入芒硝溶化。

主　　治：(1)陽明腑實證：大便不通，頻轉矢氣，脘腹痞滿，腹痛拒按，按之硬，潮熱譫語，手足濈然汗出，舌苔黃燥起刺，或焦黑燥裂，脈沉實。(2)熱結旁流：下利清水，色純青，其氣臭穢，臍腹疼痛，按之堅硬有塊，口舌乾燥，脈滑實。(3)熱厥、痙病或發狂屬裏熱實證所致者。(4)脈遲。上述(2)、(3)、(4)於臨床上少見。

用藥重點：虛性便秘忌用，老人及孕婦慎用。

　　大承氣湯治傷寒邪傳陽明腑之重證，具「痞、滿、燥、實」四證、舌苔黃燥、脈沉實有力。

1. 痞是胸脘悶塞壓重感，壓中脘穴疼痛，「痞」最多。
2. 滿是脘腹脹滿，按之抵抗，壓右天樞痛，「滿」最多。
3. 燥是腸有燥屎，乾結不下，壓左天樞劇痛，「燥」最多。
4. 實即腹痛拒按，大便不通，壓關元穴很痛，「實」最多。
5. 大承氣湯兼瘀血者，加桃仁、紅花、赤芍。壓左天樞比右天樞更痛。
6. 大承氣湯兼氣虛者，加人參。壓右天樞比左天樞更痛。
7. 大承氣湯兼陰津不足者，加玄參、生地，壓中極穴與關元穴疼痛。
8. 大承氣湯兼盛成毒者，加黃芩、黃連、梔子、連翹，壓巨闕穴與中脘穴疼痛。

　　《傷寒論》十三條文用大承氣湯，其中的九條文是大便難，硬者，可與大承氣湯；不硬者，不可與之。

155. 不大便五、六日，上至十餘日，日晡所發潮熱，獨語如見鬼狀。劇者發則不識人，循衣摸床，惕而不安，微喘直視，脈微者大承氣湯。一服利，止後服。

158. 目中不了了，睛不和，大便難，急下之，大承氣湯。

159. 小便不利，大便乍難易，喘冒不能臥，大承氣湯。

161. 不大便，煩不解，腹滿痛有燥屎，有宿食，大承氣湯。

443. 下利，按之心下硬，急下之，宜大承氣湯。

444. 下利，脈遲而滑者，當下之，宜大承氣湯。

445. 寸口脈浮而大，按之反濇，尺中亦微而濇，有宿食，當下之，宜大承氣湯。

446. 下利不欲食，有宿食，當下之，宜大承氣湯。

小博士 解說

　　腦部的症狀「目中不了了，睛不和」、「煩躁」，胸腹部的症狀「喘冒不能臥」、「腹滿痛」，多因消化道功能不良，才有宿食或燥屎，用大承氣湯、小承氣湯、調胃承氣湯、桃仁承氣湯、大陷胸湯等可解一時的症狀，惟治本之計要改善生活作息，才能確實養護消化道。

臨床應用

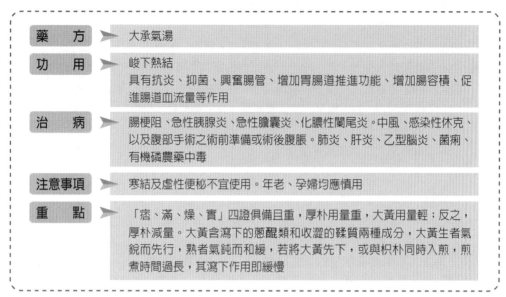

藥　　方 ▶	大承氣湯
功　　用 ▶	峻下熱結 具有抗炎、抑菌、興奮腸管、增加胃腸道推進功能、增加腸容積、促進腸道血流量等作用
治　　病 ▶	腸梗阻、急性胰腺炎、急性膽囊炎、化膿性闌尾炎。中風、感染性休克、以及腹部手術之術前準備或術後腹脹。肺炎、肝炎、乙型腦炎、菌痢、有機磷農藥中毒
注意事項 ▶	寒結及虛性便秘不宜使用。年老、孕婦均應慎用
重　　點 ▶	「痞、滿、燥、實」四證俱備且重，厚朴用量重，大黃用量輕；反之，厚朴減量。大黃含瀉下的蒽醌類和收澀的鞣質兩種成分，大黃生者氣銳而先行，熟者氣鈍而和緩，若將大黃先下，或與枳朴同時入煎，煎煮時間過長，其瀉下作用即緩慢

大腸運動機制

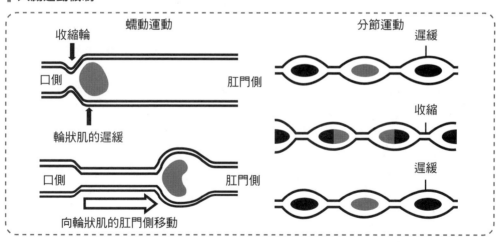

```
+ 知識補充站

    《溫病條辨》：「⑴大承氣湯先服一杯，約二時許，得利止後服，不知，再服一杯，再不知再服（3-1）。⑵茵陳四逆湯厥回止後服，厥不回，再作服（3-18）。⑶加減桃仁承氣湯先服一杯，候六時，得下黑血，下後神清渴減，止後服。不知，漸進（4-13）。」現代人的服藥控制要領要注意這裡些微差異。
```

3-3 寒下劑：小承氣湯

組　　成：大黃四兩，酒洗、厚朴二兩，去皮，炙、枳實三枚，大者。

煮 服 法：三藥同時入煎煮，若一次大便通即可，不需再服。

主　　治：⑴陽明腑實證、大便硬、脘腹痞滿、潮熱譫語，舌苔黃、脈滑而數。

　　　　　⑵痢疾初起，腹中脹痛，或脘腹脹滿，裏急後重者，亦可用之（腹脹痞滿較顯，而燥熱不甚）。

　　　　　⑶治消化不良，食積腹瀉者。

用藥重點：年高血燥、產後血虛忌用，貧血者慎用。

《傷寒論》「小承氣湯初服當更衣（上廁所，排便），不爾者盡飲之，若更衣者，勿服之。」小承氣湯用生大黃，雖是下劑，仍以發汗為主；小承氣湯作用於下腔靜脈通暢腸道，與上腔靜脈發汗。小承氣湯大汗淋漓才止後服，大承氣湯用酒洗大黃，服法是分溫再服，大便通利就止後服，大承氣湯作用於下腔靜脈，特別是結腸與直腸部分。大黃炮製方法不同，腸道吸收部位也不一樣。小承氣湯「微和之」，與大承氣湯「急下之」，除了差一味芒硝外，厚朴劑量差四倍之多，大承氣湯以厚朴為君「急下之」，小承氣湯以大黃為君「微和之」。《傷寒論》條文441.：「大法秋多宜下（下調）和（和理）。」飲食多而雜亂，治病就是要下（急下之）和（微和之）。

微和之就是要「微和胃氣，勿令大泄下」，小承氣湯是調理藥方。急下之就是要「一服利，止後服」，大承氣湯治急證。

《傷寒論》條文：

145. 微煩小便數，大便硬，小承氣湯和之愈。

151. 柴胡證煩躁心下硬，雖能食，以小承氣湯，少少與微和之，令小安。

152. 腹大滿不通，可與小承氣湯，微和胃氣，勿令大泄下。

153. 欲知燥屎法，少與小承氣湯，湯入腹中，轉矢氣有燥屎，可攻之；發熱者大便硬而少，以小承氣湯和之。

154. 譫語潮熱，脈滑而疾者，小承氣湯主之；不大便，脈反微濇，裏虛為難治，不可更與承氣湯。

小博士解說

《金匱要略》條文347.：「產婦腹痛，法當以枳實芍藥散，假令不愈者，此為腹中有瘀血著臍下，宜下瘀血湯主之，亦主經水不利。」枳實芍藥散與下瘀血湯對比之下，枳實芍藥散屬於調理上消化道藥方，下瘀血湯屬於調理下消化道藥方；下瘀血湯助益肝門靜脈系統、下腔靜脈系統及胸管的循環，強化肝經脈與大腸經脈，治經水不利。其意如桃仁承氣湯用來改善下半身循環不暢與排泄不良。《傷寒論》小承氣湯與《金匱要略》厚朴三物湯藥味相同，但藥劑量不同。小承氣湯意在盪積攻實，故以大黃為君；厚朴三物湯意在行氣瀉滿，以厚朴為主。

臨床應用

藥　方 ▶	小承氣湯
功　用 ▶	瀉熱導滯，消積除滿 具有瀉下、抗菌、利膽、調節胃腸平滑肌及降低血管通透性的作用
治　病 ▶	腸麻痺、腸梗阻。膽道疾病、食道癌。慢性胃炎、肝炎。促進腸道術後功能之恢復、減輕治癌痛之副作用
注意事項 ▶	年高血燥、產後血虛、病後津虧或貧血的人，均不宜妄下攻下
重　點 ▶	減輕治癌痛之副作用，特別是伴見腸麻痺、腸梗阻症侯群

心臟血液循環

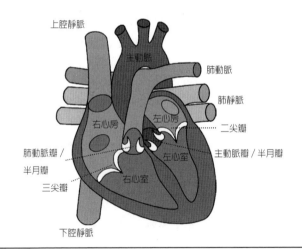

＋ 知識補充站

　　消化性潰瘍中疼痛頻率最高的是胃潰瘍與十二指腸潰瘍，以心窩部疼痛為多（心下痞：小承氣湯、大黃黃連瀉心湯。心下硬痛：大承氣湯、大陷胸湯，大柴胡湯），從疝痛到鈍痛各種狀況都有。十二指腸潰瘍多出現於空腹時或夜間疼痛（小建中湯、大建中湯），飲食之後多會較輕快（虛證，吸收不良）；胃潰瘍多出現於飲食之後更疼痛（實證，消化不良），潰瘍部位受到食糜擠壓而疼痛（半夏瀉心湯、大黃甘草湯），其他症狀為噁心、嘔吐、腹部脹滿感、吐血、泥便。心窩部壓痛以外，常是第10~12胸椎突起左右兩旁3公分處（膽俞、脾俞、胃俞）出現壓痛點（Boas壓痛點）。

3-4 寒下劑：調胃承氣湯

組　　成：大黃四兩酒洗、芒硝半升、甘草二兩。
煮 服 法：大黃、甘草同煎、去渣、內芒硝溶化。
主　　治：(1)不惡寒，但惡熱、蒸蒸發熱心煩，譫語、腹微滿或脹滯大便燥而尚未成硬、
　　　　　小便數而色赤、舌苔正黃、脈滑數。(2)病傳陽明之腑，燥熱較著，痞滿較輕、
　　　　　熱在胃、燥屎結而不甚。(3)腸胃熱盛而致發斑吐衄、口齒咽喉腫痛。
用藥重點：病後津虧或貧血禁用，年高血燥、產後血虛慎用。

　　調胃承氣湯是「少少溫服之」少量頻頻地溫熱服用，桃核承氣湯是「先食溫服五合，日三服」，是飯前服用，一天三次。麻子仁丸是小承氣湯加麻子仁、杏仁、芍藥，一天三次，溫開水服十丸，漸漸加重以「和」（和暢、舒爽）為度，麻子仁丸主要對象是老人與體弱者。

　　調胃承氣湯是少少溫服之（注意：小承氣湯是「少少與微和之，令小安」），沒有大承氣湯、小承氣湯的得下後與得汗後勿服的禁忌，如此之下，可確定調胃承氣湯養益食道與胃，科學中藥保有原方的精神，更有減少芒硝「利」（瀉）胃的擔心。桃核承氣湯服後當微利，最重要是服法「先食溫服五合，日三服」，就是三餐前服用桃核承氣湯，本著桂枝湯服一升，服後喝熱稀粥一升餘，養護消化道的本意是一樣的，三物白散（桔梗、巴豆、貝母）今人罕用，原方立意：(1)病在膈上必吐，在膈下必利。(2)不利，進熱粥一杯；利過不止，進冷粥一杯。

《傷寒論》條文：
145.微煩小便數，大便硬，小承氣湯和之愈。
146.趺陽脈，浮則胃氣強，濇則小便數，大便硬，脾為約，麻仁丸。
147.吐後腹脹滿，與調胃承氣湯。
148.胃家實心煩者，可與調胃承氣湯。
　《圖解溫病學》：
1.減味竹葉石膏湯治陽明溫病脈浮而促。
2.小承氣湯微和之，治諸證悉有而微，脈不浮。
3.小承氣湯治汗多譫語，舌苔老黃而乾者。
4.牛黃丸治無汗小便不利，譫語不因燥屎（先與）。
5.調胃承氣湯治服牛黃丸仍然不下者（再與）。
6.大承氣湯治目赤、小便赤、胸腹滿堅，甚則拒按，腹滿堅、喜涼飲。
7.調胃承氣湯治純利稀水無糞者熱結旁流。
　　減味竹葉石膏湯、小承氣湯、大承氣湯、牛黃丸與調胃承氣湯等，與大腸運動機制息息相關。

小博士解說
　　肝性腦病變多與肝硬化有關，施予減味竹葉石膏湯、小承氣湯、大承氣湯、牛黃丸與調胃承氣湯等，對證治療，可緩解肝性腦病變。腳大拇趾趾甲的形狀與色澤，與肝經脈和肝臟互為呼應。

臨床應用

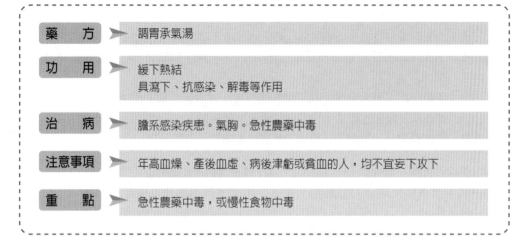

藥　方	調胃承氣湯
功　用	緩下熱結 具瀉下、抗感染、解毒等作用
治　病	膽系感染疾患。氣胸。急性農藥中毒
注意事項	年高血燥、產後血虛、病後津虧或貧血的人，均不宜妄下攻下
重　點	急性農藥中毒，或慢性食物中毒

＋ 知識補充站

　　飲食後食物最初到盲腸約4小時，飲食後經過72小時，約有25％內容物仍然殘留在直腸，形成宿便（積屎）。腹診比較中脘穴（胃），右天樞穴（升結腸），左天樞穴（降結腸）與關元穴（小腸），就是要掌握胃腸反射的效果，以調胃承氣湯、小承氣湯、大承氣湯等，因證用藥。

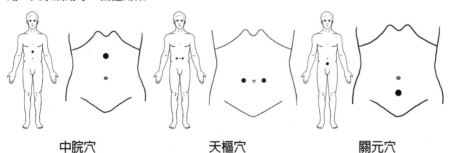

中脘穴　　　　　　　天樞穴　　　　　　　關元穴

3-5 寒下劑：大黃牡丹皮湯

組　　成：大黃四兩、牡丹皮一兩、桃仁五十枚、冬瓜子半升、芒硝三合。
煮服法：⑴ 以水六升，煮取一升去渣，內芒硝，再煎沸，頓服，一次服或分 2、3 次服。
　　　　⑵ 水煎服。
主　　治：腸癰初起，發熱汗出，右少腹疼痛拒按，或右足屈而不伸，伸則痛甚，甚則局
　　　　部腫痞，尚未成膿者，舌苔薄膩而黃，脈滑數。
用藥重點：寒濕瘀滯禁用，老人、孕婦、體質過弱慎用。

● 兼腹痛高熱較甚，加黃連。
● 膿已成未潰或膿未成者，加銀花、蒲公英、敗醬草。
● 右下腹部有腫塊者，加當歸、赤芍或乳香、沒藥。
● 氣滯腹脹加小茴香、台烏藥、木香。

　　《金匱要略》條文 317.：「腸癰身甲錯，腹皮急，按之濡，如腫狀，腹無積聚，身無熱，脈數，腹內有癰膿，薏苡附子敗醬散主之。」條文 318.：「腸癰者，少腹腫痞，按之即痛，如淋，小便自調，時時發熱，自汗出，復惡寒。脈遲緊膿未成，下之當有血；脈洪數膿已成，不可下，大黃牡丹湯主之。」

　　闌尾炎發生的主因通常是闌尾淋巴結腫大導致闌尾阻塞，其他包括糞石、寄生蟲等都有可能；麻疹等病毒感染、淋巴濾泡腫大、蟯蟲與蛔蟲等寄生蟲、癌症腫瘤等，都可能導致闌尾內腔閉塞，其中不乏營養失調，如偏食又工作量、活動量大者，特別是營養不良或攝取不均衡，腸道阻塞初期可斟酌服用大黃牡丹皮湯。

　　「腸癰之為病，其身甲錯，腹皮急，按之濡，如腫狀」是古法望診。「身甲錯」與切診（觸按腹部）「腹皮急，按之濡，如腫狀」，腹診心下痞濡與心下痞硬，診斷食道與胃的虛與實，屬肚臍上的上腹部（巨闕穴、中脘穴）。「腹皮急，按之濡」是肚臍下的下腹部（關元穴、右腹結穴），小腸與大腸間的盲腸，特別是此區域內的淋巴小結，敏銳的反應免疫機能，對診治慢性疾病很重要，尤其是慢性闌尾炎。闌尾炎的壓痛，以肚臍與右髂骨棘上緣連線的右 1/3 位置為主診區；但是，盲腸炎變化多端，也可能出現在此位置之外。如果是盲腸背側的闌尾發炎，壓痛就不明顯，此時只有透過直腸指診才較正確，一般老弱婦孺及肥胖者壓痛常不明確。

小博士 解說

　　「脈數，此為腹內有癰膿」、「脈遲緊者，膿未成，可下之，當有血」和「脈洪數者，膿已成」三個寸口脈，脈遲緊者「可下之，當有血」，脈數與脈洪數是膿已成，不可下。薏苡附子敗醬散與大黃牡丹湯是內科治法。迴腸的末端是小腸的尾部，有盲腸與大腸相接，有很重要的免疫組織淋巴小結，與消化機能息息相關，當迴腸末端出現問題，腸肝循環受到干擾，出現多脂肪糞便，超過一個程度，肝不能增加膽鹽合成，將危及脂肪的消化與吸收。

▍臨床應用

| 藥　方 ▶ | 大黃牡丹皮湯 |

| 功　用 ▶ | 瀉熱破瘀，散結消腫
具有瀉下、促進闌尾蠕動及血液循環、抗炎、解熱鎮痛、抑菌、增強免疫力等作用 |

| 治　病 ▶ | (1)急性闌尾炎、妊娠性腸癰、前列腺炎、痔瘡
(2)用於實熱實燥型混合痔須重用赤芍，以增強活血化瘀之作用
(3)用於虛證時，大黃、芒硝減劑量，並加黃耆、升麻等補托之藥物 |

| 注意事項 ▶ | (1)寒濕瘀滯之腸癰禁用
(2)重型急性化膿性或壞疽性闌尾炎、嬰兒急性闌尾炎禁用
(3)老人、孕婦、體質過弱者，均應慎用 |

| 重　點 ▶ | 腸道阻塞初期服用大黃牡丹皮湯時，大黃、芒硝減劑量，並加人參、黃耆、升麻等 |

▍薏苡附子敗醬散、大黃牡丹皮湯之煮服法及治療

藥方	組成	煮服法	治療重點
薏苡附子敗醬散	薏苡仁十分、附子二分、敗醬草五分（薏附敗）	杵為末，取方寸匕，以水二升，煎減半，頓服，小便當下	腸癰之為病，其身甲錯，腹皮急，按之濡，如腫狀，腹無積聚，身無熱，脈數，此為腹內有癰膿
大黃牡丹皮湯	大黃四兩、牡丹皮一兩、桃仁五十枚、瓜子半升、芒硝三合（大牡桃瓜芒）	水六升，煮取一升，去渣，內芒硝，再煎沸，頓服之，有膿當下，如無膿，當下血	腸癰者，少腹腫痞，按之即痛如淋，小便自調，時時發熱，自汗出，復惡寒，其脈遲緊者，膿未成，可下之

3-6 寒下劑：大陷胸湯

組　　成：大黃去皮六兩、芒硝一升、甘遂一錢七（量少）。

煮 服 法：⑴上三味，以水六升，先煮大黃取二升，去渣，內芒硝，煮一、二沸；內甘遂末，溫服，得快利，止後服。

　　　　　⑵水煎，溶入芒硝，沖甘遂末服。

主　　治：結胸證，從心下至少腹硬滿而痛不耳近，大便秘結，日晡小有潮熱，或短氣躁煩，舌上燥而渴，脈沉緊，按之有力。

用藥重點：平素虛弱禁用，表邪除盡、內有水熱，慎用。

- 結胸重且兼氣滯者，加厚朴、枳實、木香。
- 結胸輕者，加栝蔞去芒硝。
- 裏熱甚者，宜加黃連。兼有瘀血者，宜加赤芍、桃仁。
- 大陷胸湯加葶藶子、杏仁、白蜜為大陷胸丸，治結胸證，胸中硬滿而痛，項強如柔痙狀。
- 大陷胸湯去芒硝加桃仁、赤芍、牛膝、川厚朴、木香為甘遂通結湯，治腸梗阻，腸腔積液較多者。

　　大陷胸湯證臨床掌握，脈診脈沉緊有力，壓按診心下硬滿疼痛按之石硬感。硬滿疼痛由胸部至腹部又廣泛又嚴重，中脘穴、右天樞、左天樞、關元穴都壓重疼痛，多大便閉結。病理機轉是熱與外邪或痰飲相搏結，進而出現鬱（氣機鬱滯）、結（實邪結聚）、熱（實熱內盛）、瘀（血行瘀阻）、厥（氣血逆亂）等五個病理環節。這與急腹證的病理機能失調、腸梗阻、炎症、血液循環障礙及中毒休克等頗為一致，大陷胸湯臨床上很少用，但是，一定要懂得急證可用。

　　《傷寒論》條文：

41. 胃中空虛，客氣動膈，短氣躁煩，心中懊憹，陽氣內陷，心下因硬，則為結胸，大陷胸湯主之。

42. 日晡所小有潮熱，從心下至少腹硬滿而痛，不可近者，大陷胸湯主之。

43. 小結胸，病正在心下，按之則痛，脈浮滑者，小陷胸湯主之。

44. 結胸熱實，脈沉而緊，心下痛，按之石硬者，大陷胸湯主之。

45. 寒實結胸，無熱證者，與三物小陷胸湯，白散亦可服。

46. 熱結在裏，結胸無大熱者，頭微汗出者，大陷胸湯。

47. 結胸，項強如柔痙，下之則和，宜大陷胸丸。

　　科學中藥大陷胸湯、大陷胸丸藥物劑量比原方比例少，不太可能有「得快利止後服」、「一宿乃下」之效，但對調節腦部壓力與整頓消化道功能是肯定的。大陷胸湯以「急證與大病」為多；療程較長如初期高血壓、糖尿病者頸項不舒服，則白天服用葛根湯、桂枝加葛根湯、柴胡桂枝湯以活絡全身脈管；晚上搭配大承氣湯或大陷胸湯。

小博士解說

　　大陷胸丸針對有「項強」的症狀，多屬延腦方面問題；小陷胸湯侷限於食道與胃，及腦神經等功能問題，大陷胸湯則擴及迷走神經，包括整個消化道的運作，但仍是侷限在胸脅下與心下的器官。

臨床應用

藥　方 ▶	大陷胸湯
功　用 ▶	瀉熱逐水 具有瀉下、抗菌、利膽、非特異性免疫功能、促進腸蠕動和利尿作用
治　病 ▶	胸膜炎、急性胰腺炎。胃炎、膽囊炎、膽石症、腸梗阻。流行性出血熱。結核性腹膜炎
注意事項 ▶	(1) 使用本方須做到中病即止 (2) 非表邪除盡，內有水熱互結者不可用之。如平素虛弱，或病後不任攻伐者，禁用本方
重　點 ▶	長期受胸膜炎與腸梗阻困擾者，症狀出現時，三餐後 1 克，睡前 2 克，症狀消失時，停後服

《傷寒論》大陷胸丸、大陷胸湯、小陷胸湯

藥方	組成	煮服法	主治症狀
大陷胸丸	大黃、葶藶子、芒硝、杏仁、甘遂、蜂蜜	合研，以杏仁之脂來做藥丸，取如彈丸一枚。別搗甘遂末一錢、加蜂蜜二合，煮服。溫頓服之，一宿乃下	47. 結胸者，項亦強如柔痙狀，下之則和
大陷胸湯	大黃、芒硝、甘遂	先煮大黃，去渣，加芒硝煮一、兩沸，再加甘遂末，溫服，得快利止後服	41. 胃中空虛，心中懊憹 42. 不大便五六日，舌上燥渴，日晡潮熱。從心下至上腹硬滿而痛不可近 44. 脈沉而緊 46. 水結在胸脅，頭微汗出 98. 心下滿而硬痛為結胸（如滿而不痛為痞，用半夏瀉心湯）
小陷胸湯	黃連、栝蔞實、半夏	水六升煮栝蔞實成三升，去渣，加黃連、半夏成二升，去渣，分溫三服	43. 小結胸正在心下，按之則痛，脈浮滑者，及痰熱塞胸

➕ 知識補充站

　　「大陷胸丸」睡前連藥渣溫熱頓服之，很快地全部入胃，睡覺時助益腸道蠕動，一宿乃下，讓胃腸通暢。大陷胸湯比大陷胸丸重用芒硝，大陷胸湯「溫服一升，得快利止後服」，主要是白天服用，大陷胸丸「藥加蜂蜜與水煮取一升，溫熱頓服之，一宿乃下」，主要是睡前服用。

3-7 溫下劑：三物備急丸

組　　成：大黃四兩、乾薑一兩、巴豆一兩，皮心，熬，外研如脂。

煮 服 法：(1)先搗大黃、乾薑為末，研巴豆，納中，合治一千杵，用為散，蜜和丸亦佳，
　　　　　密器中儲之，勿令泄。用時以暖水若酒服大豆許三四丸，或不下，捧頭起，
　　　　　灌令下咽，須臾當瘥；如未瘥，更與三丸，當腹中鳴，即吐下便瘥；若口噤，
　　　　　亦須折齒灌之。

　　　　　(2)上藥共為散，用米湯或溫開水送下，若口噤不開者，用鼻胃法給藥。

主　　治：卒然心腹脹痛，痛如錐刺，氣急口噤，大便不通。

用藥重點：非急劇證，切莫使用、食冷粥止瀉，食熱粥以助瀉。

　　《傷寒論》條文 45.：「寒實結胸，無熱證者，與三物小陷胸湯，白散亦可服。」三物小陷胸湯（水六升煮栝蔞實成三升，去渣，加黃連、半夏成二升，去渣，分溫三服）、白散（桔梗三分、巴豆一分，去皮心、貝母三分。「分」指劑量的比例），寒實是寒邪和痰水相結的實證，沒有熱證，多舌淡胖，苔白厚而膩。巴豆皮心含毒素濃度較高。

　　「熬黑」去掉巴豆油（毒性也高），「研如脂」，「上三味，為散，納巴豆更於臼中杵之以白飲（米湯）和服」，散劑不易吞咽，白米湯調成糊狀利於吞咽，「強人半錢匕」一錢匕大約是 1 克，半錢匕就是 0.5 克，「羸者減之」，瘦弱再減少一點。

　　口噤與嗌乾常息息相關，心悶與心痛亦如影隨行。

1. 嗌乾心痛渴欲飲是心經脈問題。
2. 嗌乾又口熱舌乾及心痛是腎經脈問題。

　　心肌梗塞與狹心症的胸痛是沉重而痛苦的，有壓迫感、緊縮感、絞痛感、火燒等感覺，多出現在胸骨下部位、左前胸部、心窩部，還有伴見上肢及下肢的放射性疼痛。十二經脈的循行路線與其是動病、所生病，是古人對生理、病理症狀的經驗積累，如「嗌乾、心痛、渴而欲飲」是心臟問題多，「嗌病頷腫、不可以顧」是小腸問題多，「嗌乾、面塵脫色，胸滿嘔逆」則是肝臟問題多。

小博士解說

　　經脈與動脈、靜脈無法完全劃上等號，但是，微妙錯綜複雜的生理作用，近似的生理循環，都可以體會到經脈循環及其是動病、所生病的診治效益。肝經脈「循喉嚨之後」、心經脈「上挾咽」，肝經脈與氣管關係密切，心經脈與食道關係密切，這之中意味著肝經脈與呼吸及外界空氣的關係，會呈現「嗌乾、面塵脫色」，心經脈與食道及營養的關係，會呈現出「嗌乾、心痛、渴而欲飲」及「目黃、脅痛」；儘管肝主目，眼睛黃與肝關係最密切，惟臨證時，心與肝何者是標？何者是本？從嗌乾與痛，比較會厭之吞嚥順暢與否，確診病之標本。

臨床應用

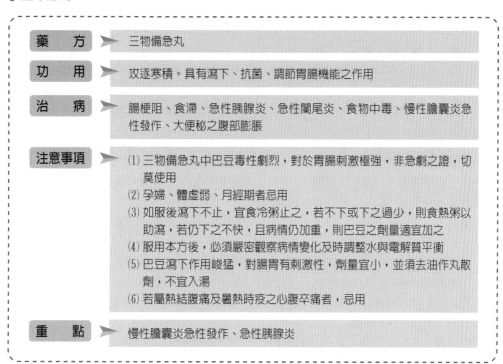

藥　　方	三物備急丸
功　　用	攻逐寒積。具有瀉下、抗菌、調節胃腸機能之作用
治　　病	腸梗阻、食滯、急性胰腺炎、急性闌尾炎、食物中毒、慢性膽囊炎急性發作、大便秘之腹部膨脹
注意事項	(1) 三物備急丸中巴豆毒性劇烈，對於胃腸刺激極強，非急劇之證，切莫使用 (2) 孕婦、體虛弱、月經期者忌用 (3) 如服後瀉下不止，宜食冷粥止之，若不下或下之過少，則食熱粥以助瀉，若仍下之不快，且病情仍加重，則巴豆之劑量適宜加之 (4) 服用本方後，必須嚴密觀察病情變化及時調整水與電解質平衡 (5) 巴豆瀉下作用峻猛，對腸胃有刺激性，劑量宜小，並須去油作丸散劑，不宜入湯 (6) 若屬熱結腹痛及暑熱時疫之心腹卒痛者，忌用
重　　點	慢性膽囊炎急性發作、急性胰腺炎

三物備急丸加減方

方名	三物白散
組成	三物備急丸去乾薑、大黃加貝母、桔梗
治病	治寒與痰水互結上中二焦之寒實結胸證
重點	急性食物中毒或腸梗阻要方

食道的結構

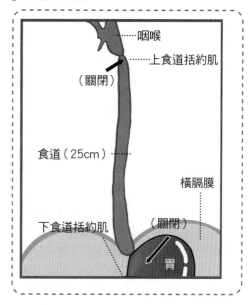

咽喉
上食道括約肌
（關閉）
食道（25cm）
橫膈膜
下食道括約肌
（關閉）
胃

3-8 溫下劑：大黃附子湯

組　　成：大黃三兩、炮附子三枚、細辛二兩。
煮 服 法：(1) 以水五升，煮取二升，分溫三服。若體壯者煮取二升半，分溫三服。
　　　　　(2) 水煎服。
主　　治：腹痛便秘，脅下偏痛，發熱，手足厥逆，舌苔白膩，脈弦緊。
用藥重點：陰虛、濕熱者忌用、體虛氣弱慎用。

● 兼氣滯腹脹者，加厚朴、木香。
● 兼氣、血兩虛者，加黨參、當歸。
● 屬寒疝者，加川楝子、小茴香、橘核、烏藥。
● 積滯輕者，以制大黃減瀉下作用。

　　《溫病條辨》：「暴感寒濕成疝，椒桂湯、大黃附子湯、天台烏藥散。」大黃附子湯（大附細）治脅下偏痛。邪居厥陰，表裡俱急，用溫下法以兩解之。

　　《金匱要略》：「脅下偏痛，脈緊弦，寒也，溫藥下之，宜大黃附子湯（大黃、附子、細辛）」，如人行 4、5 里（即半小時至一小時）服一次，附子劑量是麻黃附子細辛湯與麻黃附子湯的 3 倍，2 至 3 小時服一劑；大黃附子湯的附子劑量是麻黃附子湯的 9 倍。麻黃附子甘草湯（麻黃 0.3 克、甘草 2 克、附子 0.7 克），治療黃昏症候群的無精打采，一天服 1 至 3 次，連服二至五天；若兼煩躁不安，則改麻黃附子細辛湯（麻黃 0.8 克、細辛 1.2 克、附子 1 克）。脅下疼痛則是肝氣不舒，大黃附子湯（大黃、附子各 1.2 克，細辛 0.6 克）。

　　《傷寒論》中望診之外，配合腹診是必要的，尤其是急性病證。「腹部滿，脅下及心痛」與「頸項強，脅下滿」，診斷結果都是小柴胡湯主之。但是，治療病人主訴的病證，常常是「心痛」與「頸項強」大不同，不可不明辨之。

　　條文 97. 心下痞鞕，乾噫食臭，「脅下有水氣」，腹中雷鳴下利者，生薑瀉心湯主之。

　　條文 206.「腹部滿，脅下及心痛」，久按之氣不通，鼻乾嗜臥，一身及目悉黃，小柴胡湯。

　　條文 217. 腹中痛，「或脅下痞鞕或心下悸」，小柴胡湯主之。

　　條文 220.「頸項強，脅下滿」，手足溫而渴者，小柴胡湯主之。

小博士解說

　　從《傷寒論》肯定，臨證腹診是非常重要且必要的，腹部診斷最重要就是「觸肝」（肝心＝重要），心臟功能不全（衰竭）者，觸摸肝臟表面呈平滑狀（末期才僵硬），邊緣則鈍化。通常右脅肋部到正中線上容易觸取，高度三尖瓣逆流時，收縮期血逆流下腔靜脈與肝靜脈，可觸得肝臟拍動，可知有無腹水、脾腫大、其他腫瘤。在高齡化社會，腹部主動脈瘤患者占人口 1~2%，65歲以上因此破裂死亡占2%，致死率仍達30~60%。肝硬化狀況，肝門靜脈與下腔靜脈連絡的側副血行，通常在肚臍上方及周圍出現機率很大。

臨床應用

藥　　方 ▶	大黃附子湯
功　　用 ▶	溫裏散寒、通便止痛。具有瀉下、抗感染、抗炎及解熱、鎮痛、抗缺氧作用
治　　病 ▶	急性闌尾炎、急性腸梗阻，以及寒疝屬於陽氣不足，寒積內結所致者。寒結旁流：瀉下清稀，但腹脹痛拒按，舌淡，苔白厚黏膩。腎功能衰竭、尿毒症。皮膚病。腹股溝疝、坐骨神經痛、肋間神經痛、腎結石、膽結石
注意事項 ▶	陰虛、濕熱者忌用
重　　點 ▶	急性腸梗阻，以及寒疝

疝氣示意圖

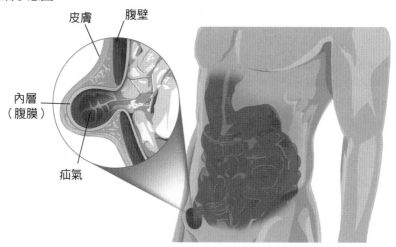

皮膚　　腹壁

內層
（腹膜）

疝氣

＋ 知識補充站

　　麻黃附子甘草湯助益肝動脈循環，麻黃附子細辛湯助益肝靜脈循環，大黃附子湯助益肝門靜脈與下腔靜脈循環，三湯方都對肝臟與腎臟氣血循環相當有影響力，對證下藥，養益經脈臟腑，減少罹患大病機率。《金匱要略》第15章桂枝去芍藥加麻辛附子湯，治心下堅大如盤，有桂枝湯與麻黃細辛附子湯的合方之功，都用來改善下食道括約肌與橫膈膜和胃的功能。

3-9 潤下劑：麻子仁丸、濟川煎

麻子仁丸（又名麻仁丸、脾約麻仁丸、脾約丸）

組　　成：麻子仁二升、芍藥半斤、枳實半斤、厚朴一尺，炙，去皮、大黃一斤，去皮、杏仁一升，去皮，尖，熬，別作脂、蜂蜜。

煮 服 法：(1) 上述六味藥為末，煉蜜為丸，如梧桐子大，飲服十丸，日三服，漸加，以知為度。
　　　　　 (2) 上藥為末，煉蜜為丸，每次 3 克，每日 1-2 次，溫開水配服。亦可按原方用量酌減，改為湯劑煎服。

主　　治：(1) 腸胃燥熱、津液不足、大便秘結、小便頻數。
　　　　　 (2) 上腹微滿不痛，或不更衣十日，無所苦。

用藥重點：孕婦忌用、年老或久病慎用。

● 麻子仁丸去芍藥、枳實、厚朴、杏仁，即為潤腸丸。治風結、血結便秘，飲食勞倦，或乾燥秘結不通，全不思食。

● 痔瘡便秘者，加當歸、桃仁、赤芍以養血活血。

● 身體虛弱者，去大黃，酌加郁李仁、番瀉葉等。

　　麻仁丸是「承氣族」，大小調桃麻，五方之中，麻仁丸是小承氣湯加麻仁、杏仁、芍藥。大承氣湯是小承氣湯加芒硝，桃核承氣湯是調胃承氣湯加核桃、桂枝；大承氣湯得下，小承氣湯得汗，桃核承氣湯微小利，調胃承氣湯少少溫服之，麻仁丸以和為度，五方中，麻仁丸是最宜常用的藥丸，副作用

少、顧忌不多。調胃承氣湯只有三味藥，胃弱的人服湯劑較易胃痛，桃核承氣湯是「先食溫服五合，日三服當微利」，「下」藥多為飯後服用，麻仁丸少少溫服之。

《傷寒論》條文：

145. 微煩小便數，大便硬，小承氣湯和之愈。

146. 趺陽脈，浮則胃氣強，濇則小便數，大便硬，脾為約，麻仁丸。

147. 吐後腹脹滿，與調胃承氣湯。

148. 胃家實心煩者，可與調胃承氣湯。

　　「麻子仁丸」大黃、厚朴各十六兩為君，麻仁十兩為臣，枳實、芍藥各八兩為佐，杏仁五兩為使，蜂蜜作丸如梧桐子大。麻仁與紫蘇子等分洗淨，煮熟當茶啜服，治婦女產後及老弱者大便不通，可取其汁加米煮粥。

濟川煎

組　　成：當歸三至五錢、牛膝二錢、肉蓯蓉酒洗去鹹，二至三錢，澤瀉一錢半、升麻五分至七分或一錢、枳殼一錢。

煮 服 法：(1) 水一盅半，煎七分，食前服。(2) 水煎服。

主　　治：大便秘結，小便清長，腰膝痠軟，腰背酸冷，舌淡苔白，脈沉遲。

用藥重點：陰虛者忌用、便秘純實者慎用。

● 兼氣虛者，加人參以補氣。兼有火者，加黃芩以清熱。

● 腎虛重者，加熟地以補腎滋陰，但去枳殼，以免傷氣。

● 腸燥便秘久者，去澤瀉之滲利，加火麻仁、鎖陽。

● 若腰脊痠痛，筋骨痿軟無力者，去澤瀉，加枸杞、杜仲。

臨床應用

藥　　方	麻子仁丸	濟川煎
功　　用	潤腸瀉熱，行氣通便。具致瀉，緩解平滑肌痙攣，降壓等作用	習慣性便秘
治　　病	痔瘡便秘、習慣性便秘。老人與產後便秘者。糖尿病、冠心病、不完全性腸梗阻。慢性咽炎、幽門梗阻、賁門痙攣。肺源性心臟病、高血壓性心臟病之咳嗽、老年支氣管哮喘。腦血栓。老年性精神病。肛腸疾患手術後的大便乾結	習慣性便秘。老年人便秘
注意事項	(1) 孕婦忌用 (2) 體虛、年老或久病與津枯腸燥而內無邪熱者，應慎用，否則愈傷其真氣 (3) 過量會中毒，火麻仁含有毒蕈鹼及膽鹼，大量食入可致中毒 (4) 習慣性流產者，應慎用	(1) 熱結便秘，及冷積便秘純實無虛者，不宜使用 (2) 陰虛者忌用 (3) 熱邪傷津者忌用
重　　點	麻子仁丸治老年性精神病。肛腸疾患手術後的大便乾結。潤腸丸治飲食勞倦，大便秘結	溫腎益精、潤腸通便

太衝、絕骨穴

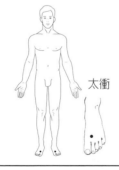
太衝

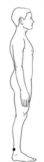

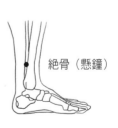
絕骨（懸鐘）

＋ 知識補充站

　　「濟川煎」用當歸為君，牛膝、肉蓯蓉為臣，枳實與芍藥為佐，枳殼為使。治老弱者大便不通、老人老化嚴重、肝性腦病變與失智。太衝與絕骨是養益肝門靜脈的診治良穴。

3-10 逐水劑：十棗湯、舟車丸

十棗湯

組　　成：甘遂、大戟、芫花各等分為末。

煮 服 法：⑴三味藥等分，各別搗為散。以水一升半，先煮大棗肥者十枚，取八合去渣，納藥末。強人服一錢匕，羸人服半錢，溫服之，平旦服。若下後病不除者，明日更服，加半錢。得快下利後，糜粥自養。

⑵清晨空腹服，以大棗十枚煮湯取汁送服。藥後劇烈瀉下，飲稀粥以養胃氣。

主　　治：⑴懸飲：水停胸脅，咳唾胸脅引痛，心下痞硬，乾嘔短氣，頭痛目眩或胸背掣痛不得息，舌苔滑，脈沉弦。

⑵水腫實證：一身悉腫、身半以下尤甚，腹脹喘滿，二便不利。

用藥重點：正氣已虛忌用、體虛及孕婦慎用。

十棗湯三味藥等分搗為散。水先煮肥大棗十枚，去渣納藥末。白天服。得快下利後糜粥自養。或清晨空腹服，以大棗十枚煮湯汁服藥散，劇烈瀉下飲稀粥養胃。甘遂、大戟、芫花，均有毒，宜醋製為散服，不宜直接作煎劑。服後宜調理脾胃，防止水去復生。服後瀉下不止，宜服冷開水或冷粥以止之。

若病人正氣已虛，不宜峻劑攻下者，不可服十棗湯。十棗湯三味藥係研末為散，棗湯送服，三味逐水藥之有效成分不溶於水，甘遂水煎劑無利尿及瀉下作用，其粉末的混懸液有瀉下作用。若本方三味逐水藥與大棗同煎服，則易引起腹痛、吐瀉等副作用。

十棗湯作丸服，可對證治療膽汁性肝硬化與肝靜脈阻塞綜合證。膽汁淤積，肝外膽管阻塞或肝內膽汁淤積時高濃度的膽紅素對肝細胞有損害作用，久之可發生肝硬化；肝內膽汁淤積所致者稱原發膽汁性肝硬化，由肝外膽管阻塞所致者稱繼發性膽汁性肝硬化。

舟車丸

組　　成：黑丑研末四兩、甘遂麵裏煨、芫花、大戟俱醋炒，各一兩、大黃二兩、青皮、陳皮、檳榔各五兩、輕粉一兩。

煮 服 法：⑴共為末，水糊為丸如小豆大，空心溫水下，初服五丸，日三服，以快利為度。

⑵研末為丸，清晨空腹溫開水送下。

主　　治：證見水腫水脹、口渴、氣粗、腹堅、大小便秘、脈沉數無力。

用藥重點：孕婦忌用、體虛氣弱慎用。治小便秘澀較重者，加木通、茯苓皮、豬苓。

服舟車丸後腫脹已退，宜服調補脾腎的藥物，以鞏固療效，並防復生水。舟車丸治肝硬化腹水（肝腹水），腹水出現前患者常有腹脹感，大量腹水形成則腹脹加重，腹部逐漸膨隆，腹壁繃緊發亮，增大的腹腔會影響患者生活，行走困難，呼吸淺表甚至憋氣，出現端坐呼吸。肝腹水常伴有雙下肢水腫。腹水發生自發性腹膜炎時，常有發熱、腹痛、大便次數增多等腹腔刺激症狀。可能與消化道出血、肝性腦病等其他合併症同時出現，則有貧血、神志精神不正常等臨床表現。

▌臨床應用

		十棗湯	舟車丸
藥 方	▶	十棗湯	舟車丸
功 用	▶	攻逐水飲。具有瀉下、鎮咳、祛痰、鎮痛、鎮靜和利尿的作用	行氣逐水
治 病	▶	滲出性胸膜炎。肝硬化。腹水及腎性水腫。系統性紅斑狼瘡合併尿毒症。類風濕性關節炎。思覺失調症	肝硬化腹水、胸腔積液者
注意事項	▶	(1) 十棗湯逐水力強，對胃腸有刺激性，使用時須從小劑量（0.6克）開始，逐漸加重 (2) 體虛及孕婦宜慎用。若體虛非瀉不可者，宜與健脾補益劑交替使用，須先攻後補，或先補後攻 (3) 本方亦可作丸服，且簡便	(1) 體虛及孕婦忌用 (2) 甘遂、大戟、芫花、輕粉毒性劇烈，須注意劑量，不宜久服，以防中毒 (3) 若服後水腫脹滿未盡，病人體質仍可支持者，於次日或隔日再服 (4) 如服後腫脹已退，宜服調補脾腎的藥物，以鞏固療效，並防復生水
重 點	▶	思覺失調症	肝硬化

▌十棗湯加減方

方名	組成	治病	重點
控涎丹，又名妙應丸、子龍丸	十棗湯去芫花、大棗加白芥子。上述藥物各等分為末、糊丸桐子大，食後臨臥，淡薑湯下五七至十丸	祛痰逐飲，主治：痰飲伏在胸膈上下，忽然胸背、頸項股胯隱痛不可忍，筋骨牽引釣痛，走易不定，或手足冷痺，或令頭痛不可忍，或神志昏倦多睡，或飲食無味，痰唾稠黏，夜間喉中痰鳴，多流涎唾等症	類風濕性關節炎，乃痰涎在胸膈上下，牽引胸背手足腰項筋骨釣痛，走易不定，非癰瘓

➕ 知識補充站

妙應丸（三因方）李時珍曰：「痰涎為物，隨氣升降，無處不到。」入心則迷成癲癇，入肺則塞竅為喘欬背冷，入肝則膈痛乾嘔，寒熱往來，入經絡則麻痺疼痛，入筋骨則牽引釣痛，入皮肉則瘰癧癰腫，陳無擇三因方，並以控涎丹主之，殊有奇效，此乃治痰之本，痰之本，水也濕也。得氣與火，則結為痰，大戟能瀉臟腑水濕，甘遂能行經隧水濕，白芥子能散皮裏膜外痰氣，唯善用者能收奇功也。肝硬化腹水西醫治療，一般治療，包括臥床休息，限制水、鈉攝入。肝硬化腹水，中醫理論與實務結合，確實是沒全方位治療，依照《傷寒論》條文251.：「腹脹滿，身體疼痛者，先溫其裏，乃攻其表，溫裏宜四逆湯，攻表宜桂枝湯。」有機會獲得改善。

3-11 攻補兼施劑：新加黃龍湯、黃龍湯

新加黃龍湯

組　　成：生地五錢、生甘草二錢、生大黃三錢、芒硝一錢、人參一錢五分、當歸一錢五分、玄參五錢、麥冬五錢，連心、海參二條、生薑汁六匙。

煮 服 法：(1) 以水八杯，煮取三杯，沖參汁五分，薑汁二匙，頓服之。若腹中有響聲或轉矢氣者，為欲便也，俟一、二時不便，再如前法服；俟二十四小時不便，再服第三杯，如服一杯之。即得便，止後服，酌服益胃湯（沙參、麥冬、冰糖、生地、玉竹）一劑。
(2) 水煎服。

主　　治：證見大便秘結，腹中脹滿而硬，神疲少氣，口乾咽燥，唇裂舌焦，苔焦黃或焦黑燥裂。

用藥重點：冷積便秘忌用、陰虛氣弱慎用。

● 生薑汁沖服防止嘔逆拒藥，且宣通胃氣。　　● 腹脹滿較甚，宜加厚朴、萊菔子。
● 無海參，宜重用生地。

黃龍湯

組　　成：大黃、芒硝、枳實、厚朴、人參、當歸、甘草、桔梗、生薑、大棗。

煮 服 法：(1) 水二盅，薑三片，大棗二枚，煎之後，再入桔梗一撮，熱沸為度。(2) 水煎服。

主　　治：證見下利清水，或大便秘結，脘腹脹滿，腹痛拒按，身熱口渴，譫語，甚或循衣撮空，神昏肢厥，口乾舌燥，舌苔焦黃或焦黑，神疲少氣，脈虛。

用藥重點：冷積便秘忌用、陰虛氣弱慎用，治老年氣血虛者，宜去芒硝。

　　新加黃龍湯以黃龍湯加參、元、麥、地與海參，去枳、樸與大棗而成方。正氣久耗，大便不下者，陰陽俱憊，尤重陰液消亡，不得再用枳、朴傷氣而耗液，改用調胃承氣，取甘草之緩急，合人參補正，微點薑汁，宣通胃氣，加元、麥、地，保津液去血結之積聚，加海參鹹性能化堅，甘能補正，按海參之液，數倍於其身，其能補液可知，且蠕動之物，能走絡中血分，病久者必入絡，以之為使。

　　《圖解溫病學》：「《溫病條辨》陽明溫病，下之不通者共有五：(1) 邪正合治法，正氣既虛，邪氣復實，新加黃龍湯（軍元麥地，人海甘歸硝薑）。(2) 臟腑合治法，宣肺氣之痺，逐腸胃之結，宣白承氣湯（軍膏杏蔞）。(3) 二腸同治法，火腑不通，小腸熱盛，下注膀胱，導赤承氣湯（軍連柏，硝芍地）。(4) 兩少陰合治法，邪閉心包，有閉脫與消亡腎液之虞，牛黃承氣湯（軍牛雄犀麝，梅硃真金，連芩梔）。(5) 一腑中氣血合治法，津液枯燥，臟燥太甚不下者，以增液合調胃承氣湯，緩緩與服，約二時服半杯沃之，增液承氣湯（軍硝元麥地）。」

　　下之不通宜配合相關的藥方化裁之，若腸梗阻在近幽門處，是小腸蠕動順逆不暢，以祛痰劑或補益劑為主；腸梗阻在近魄門處是大腸蠕動順逆不暢，以消導劑或溫裏劑為主，再加上勤奮不懈運動，氣流與蠕動必為之順暢，心安神采奕奕。五方皆屬實見大便秘結，腹痛拒按、脈沉實有力，就可以用瀉下劑。

▌臨床應用

藥　方	新加黃龍湯	黃龍湯
功　用	滋陰益氣，瀉熱通便	攻下熱結，益氣養血。（大黃得人參為佐，如龍得雲助神其功用）具支持腸道營養，減輕負痰平衡，以刺激蛋白質的形成作用
治　病	大便秘結，腹脹硬滿，神疲少氣，口乾咽燥，舌苔焦黃燥裂	傷寒、副傷寒。流行性腦脊髓膜炎、乙型腦炎。促進腹部手術後胃腸功能恢復、腸梗阻、有利胃癌手術後早期傷口癒合
注意事項	若冷積便秘者，則忌用	冷積便秘者，忌用
重　點	促進腹部手術後胃腸功能恢復、腸梗阻	流行性腦脊髓膜炎

▌天樞、中脘、關元

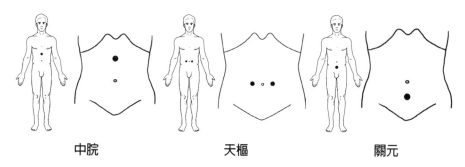

中脘　　　　　　　天樞　　　　　　　關元

✚ 知識補充站

　　《溫病條辨》五方的腹診比較，五方左天樞穴（降結腸）都會痛，不一樣是多加了⑴邪退存正補陰而生，新加黃龍湯京門穴區觸碰也會痛。⑵宣白承氣湯雲門穴區觸碰也會痛。⑶導赤承氣湯中極穴觸碰也會痛。⑷兩邪閉心包牛黃承氣湯膻中穴觸碰也會痛。⑸增液承氣湯中脘穴觸碰也會痛。腹診比較中脘穴（胃）、右天樞穴（升結腸）、左天樞穴（降結腸）、關元穴（小腸）與中極穴（直腸），就是要掌握胃腸反射效果，了解痛的輕重程度，從輕重緩急判斷，因證用藥。

3-12 攻補兼施劑：增液承氣湯、溫脾湯

增液承氣湯

組　　成：玄參一兩、麥冬八錢連心、生地八錢、大黃三錢、芒硝一錢。

煮 服 法：⑴以水八杯，煮取二杯，先服一杯，不下，再服。

　　　　　⑵水煎服，若未下，再服。

主　　治：陽明溫病，熱結胃腸，津液受灼，腸腑失濡潤，燥屎不行，下之不通，脘腹脹滿，口乾唇燥，舌紅苔黃，脈細數。

用藥重點：痞滿燥實及陽虛便秘者忌用，中病即止，慎勿過劑。

● 渴甚加花粉以生津液。

● 神昏譫語者，加安宮牛黃丸。

　　《溫病條辨》：「津液不足，無水舟停，增液承氣湯滋陰增液，承順胃氣而命名。」增液承氣湯是增液湯（元麥地）加調胃承氣湯（軍硝）。護胃承氣湯（元麥地知丹大）得結糞止後服，與冬地三黃湯（元麥地連芩柏銀葦甘）小便通利為度，護胃承氣湯通利大便，冬地三黃湯通利小便，兩方都有元麥地（增液湯），用以利導二便，護胃承氣湯加知丹大，通導下焦。冬地三黃湯加連芩柏銀葦甘以清暢上焦與中焦，因勢利導此其異也。」

溫脾湯

組　　成：大黃五兩、附子、乾薑、人參、甘草、當歸、芒硝各二兩。

煮 服 法：⑴上七味，嚼咀，以水七升，煮取三升，分服，日三。⑵水煎服，大黃後下。

主　　治：寒積腹痛。便秘腹痛，臍下絞結，繞臍不止，手足不溫，脈沉弦而遲。

用藥重點：熱結裏實及陰虛火旺者忌用、體虛氣弱慎用。

● 溫脾湯治腹脹痛者，加木香、厚朴。

● 腹冷痛者，加吳茱萸、肉桂。

● 兼嘔吐者，加半夏、砂仁以和胃降止嘔。

　　《圖解溫病學》：「《溫病條辨》⑴溫脾湯治太陰三瘧為脾胃證，猶屬稍輕。⑵扶陽湯治少陰三瘧。⑶減味烏梅圓法治厥陰三瘧。」

　　溫脾湯治太陰三瘧為脾胃證，猶屬稍輕。《內經·刺瘧論》：「足太陰之瘧，令人不樂（排泄不順暢—心情不好），好太息，不嗜食，多寒熱汗出，病至則善嘔，嘔已乃衰，即取之。」腹脹不渴，脾寒也，以草果溫太陰獨勝之寒，輔厚朴消脹。嘔水者，胃寒也，以生薑降逆，輔茯苓滲濕而養正。蜀漆乃常山苗，性急走瘧邪，導以桂枝，外達太陽。

小博士解說

　　扶陽湯治少陰三瘧，《內經·刺瘧論》：「足少陰之瘧，令人嘔吐甚（消化不順暢—胃口不好），多寒熱，熱多寒少，欲閉戶牖而處，其病難已。」扶陽湯治少陰瘧，邪入至深，本難速已；人參、附子、桂枝，隨鹿茸而峻補太陽，以實衛氣；當歸隨鹿茸以補血中之氣，通陰中之陽；單以蜀漆一味，急提難出之瘧邪，隨諸陽藥努力奮爭，由衛而出。陰臟陰證，故湯以扶陽為名。

臨床應用

藥　　方 ▶	增液承氣湯	溫脾湯
功　　用 ▶	滋陰增液，瀉熱通便。具有瀉下，抗感染，解熱，擴張冠狀血管，抗心律失常，以及改善腎功能等作用	溫補脾陽，攻下冷積。具瀉下，強心，改善痰質血症，抑制胍類化合物產生及防治腎功能不全等作用
治　　病 ▶	痔瘡便秘、習慣性便秘、流行性出血熱、急性傳染病高熱、心絞痛、高血壓腦出血、大葉性肺炎、過敏性紫癜、顱腦術後昏迷	腸梗阻、幽門梗阻、慢性痢疾、慢性腎功能衰竭合併高血壓、消化道潰瘍、動脈硬化
注意事項 ▶	(1) 熱結陰虧，燥屎不行之證有輕、重之分，於應用時須加以分別 (2) 陽明腑實痞滿燥實俱全之大承氣湯證及陽虛便秘者，不宜使用 (3) 中病即止，慎勿過劑	若屬熱結裏實及陰虛火旺者，則忌用
重　　點 ▶	顱腦術後昏迷	慢性腎功能衰竭

《溫病條辨》溫脾湯、扶陽湯、減味烏梅圓之組成及煮服法

藥方	組成	煮服法
溫脾湯 （苦辛溫裡法）	草果二錢、桂枝三錢、生薑五錢、茯苓五錢、蜀漆炒三錢、厚朴三錢（苓薑桂，果朴漆）	水五杯，煮取兩杯，分二次溫服
扶陽湯 （辛甘溫陽法）	鹿茸五錢、熟附子三錢、人參二錢、桂枝三錢、當歸二錢、蜀漆三錢（茸酒參附歸桂漆）	水八杯，加入鹿茸酒，煎成三小杯，日三服
減味烏梅圓 （酸苦為陰， 辛甘為陽複法）	（劑量臨證斟酌）半夏、黃連、乾薑、吳茱萸、茯苓、桂枝、白芍、川椒、烏梅（烏吳椒薑桂，夏連芍苓）	右九味，異搗篩合治之，苦酒漬烏梅一宿。去核，蒸之，五斗米下，飯熟，搗成泥，和藥令相得，納臼中，與蜜，杵二千下，丸如梧桐子大，先食飲，服十丸，日三服，稍加至二十丸

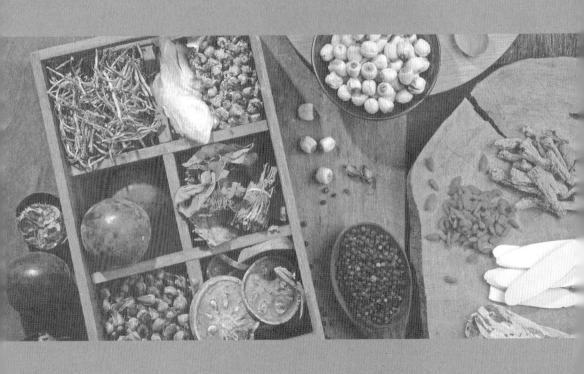

補益劑

4

補益劑適合虛證，是調理氣、血、陰、陽等不足所產生的病證。先天不足，或後天失調，如飲食不節、勞倦過度、情志不暢、病後失調等。《難經》曰：「損其肺者，益其氣；損其心者，和其營衛；損其脾者，調其飲食，適寒溫；損其肝者，緩其中；損其腎者，益其精。」補益具提高機體免疫功能、促進核酸和蛋白質合成，改善醣的代謝、促進機體物質代謝、興奮垂體腎上腺皮質系統、強心、改善微循環、抗休克，對胃腸蠕動有雙向調節等藥理作用。

- 補血劑（3方）
- 補氣劑（8方）
- 補陽劑（2方）
- 補陰劑（7方）
- 氣血雙補劑（2方）
- 陰陽並補劑（3方）

4-1 補血劑：歸脾湯

組　　成：人參半兩、白朮一兩、黃耆去蘆半兩、當歸一錢、龍眼肉、茯神、炒酸棗仁各一兩、遠志一錢、木香半兩、炙甘草二錢半。

煮服法：(1)上述藥物嚼咀，每服四錢，水一盞半，加生薑五片，棗子一枚，煎至七分，去渣溫服，不拘時。

　　　　(2)用水煎溫服。

主　　治：心悸怔忡，健忘不眠，盜汗虛熱，食少體倦，面色萎黃，舌質淡，苔薄白，脈細弱，便血皮下紫癜，以及婦女崩漏、月經超前、量多色淡，或淋漓不止，舌淡，脈細者或帶下。

用藥重點：陰虛脈數者忌用、外感風寒慎用。

《金匱要略》：「新產婦人有三病，一者病痙，二者病鬱冒，三者大便難，新產血虛，多汗出，喜中風，故令病痙；亡血復汗，寒多，故令鬱冒；亡津液，胃燥，故大便難。」一者病痙，當歸補血湯類。二者病鬱冒，歸脾湯類。三者大便難，四物湯類。新產婦有三病，從三陽欲解時辰觀之，少陽證欲解時辰（3：00~9：00）清晨多病鬱冒（頭腦），太陽證欲解時辰（9：00~15：00）正午多病痙（肢體），陽明欲解時辰（15：00~21：00）多病大便難（排泄）。

補血湯類養津液以養氣血。病鬱冒主要服藥與針灸治療的時間是中午以前，尤其是清晨，宜歸脾湯。「腰以下腫，當利小便」，宜小柴胡湯、五苓散、真武湯、歸脾湯等，以針灸期門與太衝反應最強烈，是為診治要穴。病痙主要服藥與針灸治療的時間是在白天，尤其是中午。「腰以上腫，當發汗乃愈」，宜桂枝湯、葛根湯、柴胡桂枝湯、當歸補血湯、歸脾湯等，診治要穴為風府與風池，針灸反應最強烈。人過勞五寶，工作過勞多補氣劑(1)補中益氣湯。生活過勞多補陽劑(2)腎氣丸。家事過勞多補血劑(3)歸脾湯與(4)酸棗仁湯和(5)補陽還五湯。

小博士解說

不論是初期病患或一般民眾或長期病患，因應病證，用補益劑類都要配合正常生活作息，從十二經脈十二時辰著手：

(1) 戌、亥時（19：00~23：00）是心包、三焦經脈時辰，為睡眠次要時辰，亦是補養與入睡時間。生脈散類是補益心包、三焦經脈的代表用方。

(2) 子、丑時（23：00~3：00）是膽、肝經脈時辰，為睡眠主要時辰，是睡眠與美容時間。歸脾湯類是補中益膽、肝經脈的代表用方。

(3) 寅、卯時（3：00~7：00）是肺、大腸經脈時辰，生活開始活動的當值時辰，是熟睡與晨運時間。補中益氣湯類是補中益肺、大腸經脈的代表用方。

(4) 辰、巳時（7：00~11：00）是胃、脾經脈時辰，開始補充營養當值時辰，是人體需求營養的時間。四君子湯類是補中益胃、脾經脈的代表用方。

臨床應用

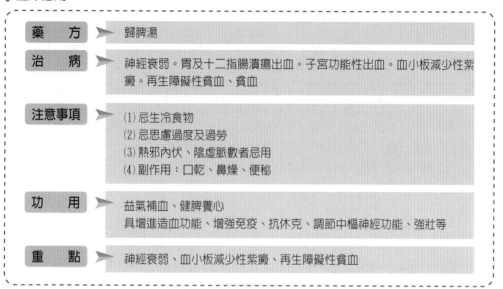

藥　　方	歸脾湯
治　　病	神經衰弱。胃及十二指腸潰瘍出血。子宮功能性出血。血小板減少性紫癜。再生障礙性貧血、貧血
注意事項	(1) 忌生冷食物 (2) 忌思慮過度及過勞 (3) 熱邪內伏、陰虛脈數者忌用 (4) 副作用：口乾、鼻燥、便秘
功　　用	益氣補血、健脾養心 具增進造血功能、增強免疫、抗休克、調節中樞神經功能、強壯等
重　　點	神經衰弱、血小板減少性紫癜、再生障礙性貧血

期門、太衝、風池、風府、曲池、足三里穴

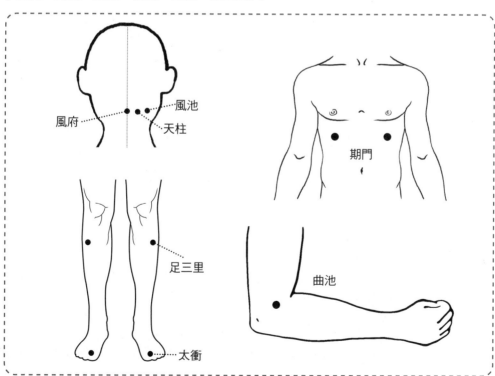

風府　風池　天柱　期門　足三里　曲池　太衝

4-2 補血劑：四物湯

組　　成：當歸、川芎、白芍、熟地黃各等分。

煮 服 法：(1)用水煎服，一劑煎三次，早、午、晚空腹熱服。

　　　　　(2)上為粗末，每服三錢，水一盞半，煎至七分，空心熱服。

主　　治：心悸、失眠、頭暈、目眩、面色無華、衝任虛損、月水不調、臍腹疼痛、崩中漏下、血瘕硬塊、妊娠胎動不安、下血不止者，及產後惡露不下、結生瘕聚、少腹堅痛、時作寒熱，治一切血虛，舌淡，脈細弦或細澀。

用藥重點：陰虛血熱忌用、孕婦慎用。

四物湯方有當歸、川芎、芍藥、地黃四味藥，任何兩味藥皆可理血。【秋分到冬至】是修復時機，尤其是【立秋到冬至】。中極穴（膀胱經脈的募穴）位於肚臍神闕穴往下4寸，中極穴下2寸是曲骨穴，具有沉澱與收集功能，關係著腎臟與生殖能力。桂圓糯米粥是冬至最適合的養生粥品，天氣寒神志會萎縮，冬至最冷時，是人體最需要溫養的時候，北極大陸的大北極熊，極冷時會失重上百公斤，都要在平常大吃大食來儲存為能量過寒冬。北半球颱風吹動逆時針氣流，南半球颱風吹動順時針氣流，《難經》述及「小腸蠕動是逆時針，大腸蠕動是順時針」。

四物湯加減方中，午後的症候群有三方：(1)二連四物湯，心急如焚，又壓抑焦慮，午餐後，手腳心燥熱不安。(2)四神湯，午後心煩意亂，腹脹或痛。(3)知柏四物湯，傍晚時分兩顴骨區泛紅，時有發生者，調養三～五天為一療程。

四物湯加減方中，防治過勞症候群有六方：(1)三黃四物湯治時而又累又煩躁不安，減低腦心血管疾病的機率。(2)三黃補血湯治重度疲累，減低肝腦大病的機率。(3)芎歸湯治勞累過度而頭痛，減低腦心血管疾病的機率。(4)八珍湯治不覺勞累卻睡不著，減低了肝腦大病的機率。(5)三合散治日久不知不覺的虛勞，減低腦心血管疾病的機率。(6)聖愈湯治勞倦極度的體倦與精神不濟，減低了肝腦大病的機率。

小博士解說

四物湯具補充微量元素、磷脂和維生素等功效，促進成骨細胞成熟、軟骨細胞及骨質生長、軟骨破壞的修復、抗缺氧和抗自由基損傷作用。四物湯與造血及骨質生長息息相關。四君子湯與胃腸運動和消化吸收息息相關。腹部壓按診，巨闕穴是心經脈的募穴，巨闕穴下的中脘穴是胃經脈的募穴，巨闕穴感應四物湯，巨闕穴與中脘穴則是一起感應半夏瀉心湯。中極穴是膀胱經脈的募穴，中極穴上的關元穴是小腸經脈的募穴，中極穴感應四君子湯，中極穴與關元穴則是一起感應五苓散。

臨床應用

藥　　方 ▷	四物湯
治　　病 ▷	痛經、閉經、功能性子宮出血、流產、子宮外孕。血管神經性頭痛。蕁麻疹、搔癢症。膝關節滑膜炎症。貧血。坐骨神經痛。肩周炎。低鈣性抽搐症。腎炎
注意事項 ▷	(1) 平常脾胃虛弱、食少、便溏者，宜配少量砂仁、蔻仁 (2) 對陰虛血熱肝火旺盛等所造成月經崩中漏下、胎動漏紅等不宜使用 (3) 出血過多氣息微弱宜加補氣藥；凡因血崩、血暈（因大失血而暈厥）、產後大出血等證，不可單純用四物湯，必須加用補氣藥如人參、黃耆等，並須依具體證候而加減 (4) 小兒體質嫩弱用量宜輕 (5) 孕婦慎用
功　　用 ▷	補血調血 具有改善血液循環、鎮痛、鎮靜、調節子宮功能、止血、促進造血、抗組織胺、抗炎、抑制血小板聚集、抗缺氧、調節免疫功能等作用，以及能補充微量元素、磷脂和維生素等
重　　點 ▷	促進成骨細胞成熟、軟骨細胞及骨質生長、軟骨破壞的修復。抗缺氧和抗自由基所致之損傷

四物湯加減方

方名	組成	治病	重點
知柏四物湯 （知柏四物蜜丸名坎離）	四物湯加黃柏、知母	治陰虛嗽血	傍晚時分兩顴骨區泛紅，時有發生者，調養三～五天為一療程
滋陰降火湯	知柏四物湯加玄參	治陰虛有火	心煩氣躁，傍晚時分常疲憊不堪
二連四物湯	四物湯加黃連、胡黃連	治虛勞血虛，五心煩熱，熱入血室，夜分發熱	心急如焚，又壓抑焦慮，午餐後，手腳心燥熱不安
三黃四物湯	四物湯加黃柏、黃芩、甘草	治陰虛潮熱 （血虛有寒者，可加入肉桂、炮薑。痛經可加香附、延胡索。婦人經血紫黑，脈數，加黃芩、黃連）	時而又累又煩躁不安，當茶酌飲

方名	組成	治病	重點
三黃補血湯	四物湯用生熟二地，加黃耆、丹皮、升麻、柴胡	二地補血，丹皮涼血，黃耆補氣，升麻、柴胡升陽，氣旺則能生血，陽生則陰長，故治亡血血虛，六脈俱大，按之空虛	重度疲累，稍作歇息即恢復，此湯養護心肝經脈，減低肝腦大病的機率
元戎四物湯（又名桃紅四物湯）	四物湯加桃仁、紅花	治臟結便秘，撲損瘀血	運動傷害頻率相當高的運動員
治風六合湯	四物湯加羌活、防風	治風虛眩暈，風秘便難，蜜丸名補肝丸	吃喝享樂，活動量很少，便秘
治氣六合湯	四物湯加木香、檳榔	治血虛氣滯或血氣上衝	悶不吭聲，動不動就怒氣沖沖
神應養真丹	四物湯加羌活、天麻，蜜丸	治足厥陰經受風寒暑濕，癱瘓不遂，語言蹇澀，及血虛腳氣	垂頭喪氣，悶不吭聲，腳虛腫脹
桃紅四物湯加竹薑	四物湯加桃仁、紅花、竹瀝、薑汁	治半身不遂，在左者屬瘀血	左半身時而不順遂
防風當歸散	四物湯去白芍加防風	治發汗過多而成厥證宜去風養血	容易緊張，一急就大汗直流
四神湯	四物湯去地黃，加乾薑	治婦人血虛，心腹疼痛	午後，心煩意亂，腹脹或痛
膠艾湯	四物湯加阿膠、艾葉、甘草	治衝任虛損，經水淋漓及血虛	下半身功能虛弱
艾附暖宮丸（艾附暖宮丸加阿膠，名婦寶丹，治虛寒經水不調）	四物湯加艾葉、四製香附（童便鹽水酒醋各浸三日）醋丸	治子宮虛冷	小腹虛弱冰冷
二皮四物湯	四物湯加丹皮、地骨皮	治婦人骨蒸	午後，肢節煩疼或燥熱不安
芎歸湯，為末名佛手散，又名君臣散	四物湯除芍藥、地黃	治產虛頭痛，胎動下血，服此自安；子死腹中，服此即下，催生神效。血虛頭痛	勞累過度，睡不著而頭痛（藥力專而強，不宜常用）

方名	組成	治病	重點
八珍湯 （八珍湯加黃耆、肉桂名十全大補湯，兼助陽固衛。十全大補湯去白芍加山茱萸、五味子、防風、肉蓯蓉、薑棗煎，名大補黃耆湯，治氣血兩虛，自汗不止，及陽虛發厥）	四物湯合四君子	治心肺虛損，氣血兩虛	不勞累，卻睡不著；或虛弱，或神朵奕奕，藥力不專又不強，活動量很少，可對證常用
三合散	四物四君合小柴胡	治產後日久虛勞	為人處世嚴謹認真，日久不知不覺虛勞，日常宜酌情服用
生地黃黃連湯	四物湯四物各七錢，加防風一兩，梔子、黃芩、黃連各三錢，每服五錢，如脈實，加大黃	治婦人血風證去血過多，因而燥渴，循衣，撮空，摸床，閉目不省，擲手揚視，錯語失神，脈弦浮而虛	勞累至極而錯語，或失神無主，睡前調服
聖愈湯	四物湯加人參、黃耆	治月經先期而至，量多色淡，四肢乏力，體倦神衰之證	極度勞倦，體倦，精神不濟的神衰，最適合

4-3 補血劑：當歸補血湯

組　　成：黃耆一兩、當歸二錢，酒洗。
煮 服 法：(1)嚼咀都作一服，煎至一盞，去渣溫服，空心食前。
　　　　　(2)用水煎服，一劑煎三次，早、午、晚空腹時服。
主　　治：勞倦內傷，氣弱血虛，陽浮外越。肌熱面赤、煩渴欲飲、脈洪大而虛，重按無力。
　　　　　以及婦人經期、產後虛發熱頭痛或瘡瘍潰後，久不癒合。
用藥重點：陰虛潮熱忌用、濕熱慎用。

● 黃耆五倍於當歸，取「血脫者益其氣」和「有形之血，生於無形之氣」。
● 產後胎盤未下，大出血者，加生化湯。
● 瘡瘍久潰不癒，氣血兩虛且餘毒未盡者，加銀花、甘草。
● 兼皮膚搔癢者，加全蠍、蜈蚣、威靈仙、蛇床子。

　　歸脾湯（四君酸遠木歸耆、龍神薑棗）增進造血功能、增強免疫、抗休克、調節中樞神經功能。適合「思慮過度，勞傷心脾」，用腦多少，用手腳的上班族。

　　四物湯（芎歸芍地）具補充微量元素、磷脂和維生素等，促進成骨細胞成熟、軟骨細胞及骨質生長、軟骨破壞的修復等作用。並能抗缺氧和抗自由基損傷。適合「面色無華，衝任虛損，一切血虛」，臉色少有光澤，長期活動量少或運動量不多，手腳乏力，腦力不濟的一般族群。

　　當歸補血湯（歸耆）促進內皮細胞的增殖和表面黏附分子的相互作用，使幹細胞受局部高濃度的胞飲作用而增殖與分化，進而參與造血。保護心肌和預防肝損傷、血栓形成，平衡免疫功能，改善血液流變性。最適合的是過勞族中，「不眠不休，勞倦內傷，氣弱血虛」，長期用腦過度的拼命族群。

　　歸脾湯、四物湯與當歸補血湯三方都是補血之劑，健脾益氣要「有形之血，生於無形之氣」，無形之氣與呼吸系統，營養之有形之血與循環系統，環環相扣。臨床上，臉上的觀診，歸脾湯和四物湯與當歸補血湯三方都是兩眼間的心區枯黯，其次就是鼻頭、鼻骨與兩眉間的色澤不良，臨床上，臉上的觀診準確率不高，但是可增添用藥安全可靠程度。如果患者只有兩眉間的色澤不良，而兩眼間、鼻頭與鼻骨等光澤亮麗或正常，絕不會是補血劑可解決的問題，十之八九非解表劑不可。

　　歸脾湯和四物湯與當歸補血湯都是補血之劑：(1)歸脾湯臉上的觀診，兩眼間的心區枯黯，甚至有一些紫黑，鼻頭的脾區，和鼻翼兩側的胃區色澤灰黯沒有光澤（屬灰頭土臉）。(2)四物湯臉上的觀診，兩眼間的心區枯黯，鼻骨的肝區色澤灰黯，甚至有一些青紫，鼻頭的脾區色澤灰黯沒有光澤（屬豬肝苦瓜臉）。(3)當歸補血湯臉上的觀診，兩眉間的肺區青灰黯，或有些光澤，兩眼間的心區枯黯，鼻骨的肝區色澤灰黯青紫（屬青紅皂白臉）。

臨床應用

藥　方 ▶	當歸補血湯
治　病 ▶	白細胞減少症。血小板減少性紫癜。功能性子宮出血。崩漏。產婦缺乳。子宮肌瘤。放化療後白細胞降低。風濕性關節炎。慢性腎衰貧血。子宮發育不良性閉經。更年期綜合症。缺血性腦病
注意事項 ▶	(1) 陰虛潮熱證，忌用 (2) 濕熱證，忌用
功　用 ▶	補氣生血 具保護心肌和預防肝損傷、血栓形成，平衡免疫功能，改善血液流變性、促進蛋白質核酸合成等作用，及增加微量元素鐵、鋅、錳、銅等之含量 具有促進內皮細胞的增殖和表面黏附分子的相互作用，而使幹細胞受局部高濃度的胞飲作用而增殖與分化，進而參與造血
重　點 ▶	更年期綜合症

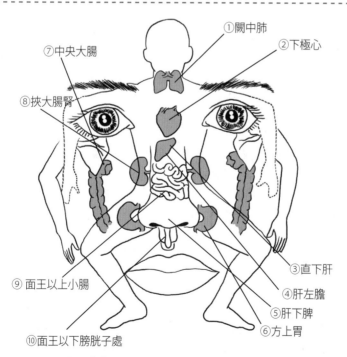

①闕中肺
②下極心
⑦中央大腸
⑧挾大腸腎
③直下肝
④肝左膽
⑤肝下脾
⑥方上胃
⑨面王以上小腸
⑩面王以下膀胱子處

臉部各部位觀診對應臟腑之安危

4-4 補氣劑：四君子湯

組　　成：人參去蘆、白朮、茯苓去皮、甘草炙，各等分。
煮 服 法：⑴上為細末，每服二錢，水一盞，煎至七分，口服，不拘時。
　　　　　⑵水煎服。
主　　治：面色痿白、語聲低微、氣短乏力、四肢無力、食少便溏、舌質淡苔白，脈虛弱。
用藥重點：感冒風寒忌用、陰虛血熱者慎用。

● 四君子湯加生薑、酸棗仁，治振悸不得眠。
● 四君子湯加竹瀝、薑汁，治氣虛右半身不遂，亦治痰厥暴死。
● 有痰，加半夏以燥濕化痰。
● 脾氣虛寒者，加乾薑、肉桂以溫陽散寒。
● 氣滯者，加陳皮、木香、砂仁以行氣消脹。
● 肝血虛，加白芍以養血柔肝。
● 五更瀉加補骨脂、吳茱萸、乾薑、肉豆蔻、赤石脂溫腎健脾，澀腸止瀉。
● 老年習慣性便秘，加生地、肉蓯蓉、厚朴、陳皮滋陰補腎行氣潤腸。

四君子湯方有人參、伏苓、白朮、甘草四味藥，任何兩味藥皆可補氣。【春分到夏至】是運動時機，尤其是【立夏到夏至】。夏至的【九宮八風】巨闕穴，位於肚臍神闕穴上4寸（手四指併攏橫幅為3寸）到劍突骨間一半處，劍突骨下的鳩尾穴，具有伸展的功能。任脈的巨闕穴（心經脈的募穴）約在食道下，關係著心臟功能。「巨闕」是最大的宮闕，關係食道、胃及橫膈膜。猶如企業的現場工作人員需向老闆（心臟）報告業務，食道、胃及橫膈膜三個器官即在表現心臟的現實狀況。這三處不舒服需蓮子心、苦瓜、刈菜之類纖維多、苦味的食物，使其通暢，夏天令人燥熱，天氣熱神志會煩躁不安。夏至最熱時，人體最需要通導，鳩尾穴在劍突下，綠豆小米稀飯是最適合夏至的養生粥品。

四君子湯（感應中極穴）調節胃腸運動、改善消化吸收、抗胃潰瘍、抗腫瘤和抗突變，保肝、促進組織代謝、提高能量代謝率、提高紅血球、血紅蛋白增長等作用。四物湯（感應巨闕穴）補充微量元素、磷脂和維生素等作用。四君子湯加減方（中極穴）主要調節飲食作息不正常所致之過勞。四物湯加減方（巨闕穴）以調節生活作息不正常而致過勞為主。

小博士解說

四君子湯加減方，防治過勞症候群有六方：⑴六君子湯治慢性胃腸病而枯瘦者。⑵三白湯治熬夜體力透支者。⑶四順湯治嗜食冰冷者。⑷八珍湯治不覺勞累卻睡不著，減低肝腦大病的機率。⑸六神散治暴飲暴食者。⑹七味白朮散治長期過勞而羸瘦者。⑺六君子湯治飲食無度而大便溏薄者。⑻異功散治身心疲憊而食欲不振者。

臨床應用

藥　方 ➤	四君子湯
治　病 ➤	慢性胃炎、慢性胃及十二指腸潰瘍貧血。慢性低熱。肝炎。缺血性中風。胃黏膜脫垂。腹部手術後腸麻痺。結腸炎。腸易激綜合症。食道炎。慢性呼吸衰竭。子宮肌瘤。口腔潰瘍。皮膚病。胃脘痛。小兒厭食症
注意事項 ➤	陰虛血熱者慎用
功　用 ➤	益氣健脾 具有提高免疫功能、調節胃腸運動、改善消化吸收、抗胃潰瘍、抗腫瘤和抗突變、保肝、促進組織代謝、對抗外源刺激性對垂體腎上腺皮質系統的抑制、升高血壓、抗血小板聚集、提高能量代謝率、提高紅血球、血紅蛋白增長等作用
重　點 ➤	慢性呼吸衰竭

四君子湯加減方

方名	組成	治病	重點
六君子湯	四君子湯加黃耆、山藥	為病後調理助脾進食之劑	慢性胃腸病，枯瘦者最宜
三白湯	四君子湯除人參，加白芍	治虛煩或瀉渴，為調理內傷外感之奇方	熬夜體力透支者，虛煩泄渴
四順湯，亦可蜜丸	四君子湯除茯苓，加乾薑	治陰證脈沉，無熱欲見光，腹痛不和	嗜食冰冷者，腹悶痛不舒
六神散	四君子湯加山藥、扁豆、薑棗煎	治小兒表熱去後又發熱	暴飲暴食，小兒微熱
七味白朮散（白朮散）	四君子湯加木香、藿香、葛根	治脾胃久虛，嘔吐泄瀉，頻作不止，精液苦竭，煩渴躁，但欲飲水，乳食不進，羸瘦困劣，因而失治，變成驚癇	長期過勞，羸瘦困劣
六君子湯	四君子湯加半夏、陳皮	治脾胃氣虛，食少神倦，咳嗽痰多，胸滿腹大，大便溏薄	飲食無度，大便溏薄
異功散	四君子湯加陳皮	治食欲不振，或胸脘痞悶不舒或嘔吐泄瀉	身心疲憊不堪，食欲不振

4-5 補氣劑：參苓白朮散

組　　成：蓮肉去皮一斤、薏苡仁一斤、縮砂仁一斤、枯梗炒令深黃色一斤、扁豆薑汁浸去皮微炒一斤半、茯苓二斤、人參二斤、白朮二斤、炙甘草二斤、山藥二斤。

煮服法：(1)為細末，每服二錢（3克），棗湯調下。小兒量歲數加減服之。
　　　　(2)水煎服。

主　　治：食少便溏或瀉或吐、四肢乏力，形體消瘦，胸脘痞悶、面色痿黃、腸鳴泄瀉，舌淡胖或淡紅，苔白膩或薄白潤、脈細緩或虛緩。

用藥重點：感冒熱證忌用、陰虛火旺慎用。

- 兼清晨泄瀉加四神丸。
- 肝脾不和加痛瀉要方。
- 兼腹痛甚重用白芍、甘草。
- 婦女白帶、或經行泄瀉者，屬於脾虛濕重加車前子、黃耆、蒼朮。
- 兼裏寒而腹痛加乾薑、肉桂。
- 兼汗多者，宜加煅龍骨、牡蠣、生黃耆、麻黃根。
- 兼咳嗽喉癢，咯痰黏稠者，宜加半夏、陳皮、貝母、僵蠶。
- 兼腹瀉次數多，頑固難治者，宜加訶子、罌粟殼、赤石脂。

補氣劑觀診色澤最差的都是兩眉之間：

1. 四君子湯（參朮苓草薑棗）：全年，食飲過勞時用得比較多，觀診兩眉之間色澤最差，其次是鼻翼，面色痿白。

2. 參苓白朮散（四君、薏山蓮、桔砂扁）：春分至立秋，慢性胃腸炎或過敏性結腸炎會用得比較多。觀診色澤最差的除了兩眉之間外，其次是鼻下人中區，面色痿黃。

3. 補中益氣湯（參草朮歸陳、耆升柴薑棗）：全年，心腎過勞的時候會用得比較多。觀診色澤最差的是兩眉之間外，其次是鼻骨區，面色晄白。

4. 升陽益胃湯（陳夏四君耆連澤、防柴二活芍薑棗）：立夏至秋分，風濕性關節炎、糖尿病的養護調理。觀診色澤最差的是兩眉之間外，其次是鼻骨區，面色不和。

5. 益氣聰明湯（參耆升葛、蔓柏芍甘）：立秋至立冬，養護腦動脈硬化、椎基底動脈供血不足最有功效。觀診色澤最差的是兩眉之間外，其次是鼻翼，面色不和。

小博士解說

參苓白朮散（四君、薏山蓮、桔砂扁）以四君與山藥為基底，有提高免疫功能、調節胃腸運動、改善消化吸收，同時雙向調節胃腸運動、抗潰瘍、保護肝和胃黏膜、促進能量代謝率、促進紅血球、血紅蛋白增長等作用。現在中晚期惡性腫瘤患者，在經過放療或化療後，若出現胃脘不適、脘腹痞滿或厭油膩等，參苓白朮散、生脈散或補中益氣湯等，可強化生機，減少放療化療的副作用，並強化其療效。參苓白朮散棗湯調下，與扁豆薑汁浸，而動用薑與棗；四君子湯，理論上沒有薑與棗，臨床上多有用薑與棗。

臨床應用

藥　　方	►	參苓白朮散
治　　病	►	慢性胃腸炎。貧血。過敏性結腸炎。痿證。肺結核。慢性腎炎。慢性咽炎（梅核氣）。舒緩中晚期惡性腫瘤經放療或化療後之口淡無味、噁心、嘔吐、胃脘不適、脘腹痞滿、厭油膩、納差、舌苔白膩。慢性肝炎。糖尿病。慢性氣管炎。小兒科：泄瀉、厭食、水腫、哮喘。不孕。陽痿、暴聾、滑精。低熱、重症肌無力。白色糠疹。白血球減少
注意事項	►	(1) 孕婦若屬陰虛火旺者慎用 (2) 高血壓及感冒熱證者忌用
功　　用	►	益氣健脾、滲濕止瀉。具有提高免疫、增加腸道對水和氯化物的吸收，同時雙向調節胃腸運動、抗潰瘍、提高耐力、利尿、抗炎、保護肝和胃黏膜等作用
重　　點	►	慢性胃腸炎

《內經·五色》臉部望診

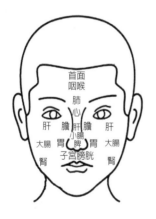
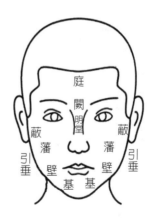

4-6 補氣劑：補中益氣湯、升陽益胃湯

補中益氣湯

組　　成：黃耆（病甚勞役熱甚者一錢）、炙甘草各五分、人參去蘆，三分、當歸酒焙乾二分、陳皮去白二分或三分、升麻二分或三分、柴胡二分或三分、白朮三分。

煮 服 法：(1) 上嚼咀，都作一服，水二盞，煎至一盞，去渣，食遠稍熱服。
　　　　　(2) 水煎服或作丸劑。

主　　治：(1) 脾胃氣虛證：渴喜溫飲、少氣懶言、體倦肢軟、面色晄白、大便稀溏、脈洪而虛、舌質淡苔薄白，脈虛軟無力。(2) 氣虛下陷證：脫肛、子宮下垂、久瀉、久利、久瘧以及清陽下陷諸。(3) 氣虛發熱證：發熱自汗出，氣虛乏力，舌淡，脈虛大無力。

用藥重點：俱實實熱證忌用、氣促似喘者慎用。

● 兼乳糜尿加黃芩以清肺熱，並重用萆薢。
● 子宮出血加仙鶴草。
● 久痢加木香、黃連。
● 兼白帶加車前子、椿根白皮。
● 兼經漏加黃芩炭、仙鶴草、烏賊骨。
● 氣虛頭痛加蔓荊子、川芎。
● 頭腦中疼痛或空痛加藁本、細辛、吳茱萸。
● 久瀉加肉豆蔻、益智仁。
● 中虛腹痛加白芍藥、吳茱萸、烏藥。
● 損傷後，氣血虧虛，證見肢體腫脹、疼痛、低燒者，亦宜本方加減應用。
● 兼自汗者，宜加牡蠣散。

李東垣曰：「(1) 少陰頭痛，足寒氣逆為寒厥，其脈沉細麻黃附子細辛湯；(2) 厥陰頭頂痛，或吐涎沫厥冷，脈浮緩，吳茱萸湯；(3) 脾胃內傷，眼黑頭眩，頭痛如裂身重如山，惡心煩悶，四肢厥冷，半夏天麻白朮湯。」《內經》：「肺經脈氣盛，小便數而欠，氣虛則尿色變。」東垣特立清暑益氣湯，補仲景之未逮。吳鞠通再補東垣之未逮《溫病條辨》條文 3-33 補中益氣湯、條文 3-39 加減補中益氣湯，此三方都是「虛者得宜，實者禁用；汗不出而但熱者禁用」。臨床上，癌症末期病患，病久多氣血俱虛，即便是不頭痛，補中益氣湯仍可說是救命延壽首方。

升陽益胃湯

組　　成：黃耆二兩、半夏、人參、炙甘草各一兩、白芍、防風、羌活、獨活各五錢、橘皮四錢、茯苓、澤瀉、柴胡、白朮各三錢、黃連一錢、生薑五片、大棗二枚。

煮 服 法：水煎服。

主　　治：怠惰嗜臥，四肢不收，肢體痠重疼痛、口苦舌乾、心不思食、飲食無味、大便不調、小便頻數，兼見肺病，灑淅惡寒，慘慘不樂，面色不和，舌苔厚膩，脈濡數。

用藥重點：俱實熱證忌用、體實火熱慎用。

● 濕盛加蒼朮、車前子、苡仁。
● 小腹脹痛者，宜加川楝子。
● 汗多加煅龍骨、煅牡蠣。
　　胸部與腹部「按診」，對所屬的臟器非常重要，初按稍痛或僵滯，稍加力按壓卻舒服：1. 左天樞穴：左天樞比右天樞強烈，小腹有陰血虛弱問題，適歸脾湯、當歸補血湯。2. 右天樞穴：右天樞比左天樞強烈，小腹有陽氣虛弱的問題，適補中益氣湯、升陷湯、升陽益胃湯。

臨床應用

藥　　方 ▶	補中益氣湯
治　　病 ▶	眩暈、頭痛。耳鳴、耳聾。背惡風寒。慢性氣管炎。子宮脫垂、胃下垂、脫肛。重症肌無力。習慣性流產、崩漏、白帶。功能性低熱。遺尿。顱內低壓。貧血。白血球減少
注意事項 ▶	(1)命火衰微，(2)濕熱瀉利者，(3)俱實熱證，(4)格陽戴陽者，(5)真陽虛衰，陽虛欲脫者，(6)陰虛發熱或水虧火旺的吐血衄血者，(7)脾肺虛甚者，(8)氣促似喘者等，不宜使用
功　　用 ▶	補中益氣、升陽舉陷具有調節免疫力、雙向調節胃腸運動促進小腸吸收、抗胃黏膜損傷、升血壓、強心、興奮子宮、增強心肌收縮力、抗腫瘤、抗突變、提高機體細胞活性和促進代謝、影響消化液分泌抑菌、抗缺氧、護肝等作用
重　　點 ▶	子宮脫垂、胃下垂、重症肌無力、習慣性流產

藥　　方 ▶	升陽益胃湯
治　　病 ▶	胃痛、過敏性結腸炎、慢性結腸炎、胃黏膜脫垂症。糖尿病。頑癬濕疹。眩暈。慢性牙周炎。低血糖休克。原因不明發熱。風濕性關節炎、肌肉風濕
注意事項 ▶	忌食辛辣油膩食物
功　　用 ▶	益氣升陽，清熱除濕。具有雙向調節作用、抗潰瘍、鎮吐、抗炎、解熱、抗過敏、降血糖、鎮痛等作用
重　　點 ▶	慢性結腸炎

補中益氣湯加減方

方名	組成	治病	重點
升陷湯	補中益氣湯去甘草、人參、當歸、橘皮、白朮加知母、桔梗	益氣升陷，治大氣下陷證。氣短不足以息，或努力呼吸，有似氣喘，或氣息將停，危在頃刻，脈沉遲微弱，或參伍不調	氣短不足以息，或努力呼吸，有似氣喘

升陽益胃湯加減方

方名	組成	治病	重點
升陽散火湯	升陽益胃湯去黃耆、白朮、半夏、茯苓、澤瀉、黃連、陳皮加升麻、葛根、生甘草	脾陰血虛，胃陽氣弱，春寒不去胃虛過冷物，抑制少陽清氣，鬱遏陽氣於脾胃而四肢發熱、肌熱、發困、筋骨間熱、熱如燎、捫之烙手諸證	慢性結腸炎
補脾胃瀉陰火升陽湯	升陽益胃湯去獨活、防風、茯苓、澤瀉、白芍、半夏、陳皮加升麻、石膏，以蒼朮易白朮	飲食傷胃，勞倦傷脾，陽氣下陷，陰火乘之而發熱，右關脈緩弱之證	過敏性結腸炎

4-7 補氣劑：益氣聰明湯、人參蛤蚧散

益氣聰明湯

組　　成：黨參、黃耆、甘草、葛根、蔓荊子、白芍、黃柏、升麻。

煮 服 法：水煎服。

主　　治：中氣不足，清陽不升，證見日生障翳、視物不清及耳鳴、耳聾、失眠健忘、視力減退、怠惰乏力，舌淡苔白，脈緩弱。

用藥重點：肝膽濕熱禁用、腎陰虛慎用。

- 陰部多汗證者，蔓荊子劑量減，加牡蠣、五味子、柴胡。
- 眩暈者，宜加澤瀉、白朮。

　　《圖解方劑學》「腦動脈硬化」相關四方，虛證兩方補益劑益氣聰明湯（補氣）與補益劑地黃飲子（陰陽並補）。實證兩方理血劑血府逐瘀湯（活血祛瘀）與補陽還五湯（扶正祛瘀）。

1. 益氣聰明湯（參耆升葛、蔓柏芍甘）治腦動脈硬化、梅尼爾氏症、色盲、腦鳴症、椎基底動脈供血不足、糖尿病。「中氣不足，清陽不升」。
2. 地黃飲子（地桂附蓉巴遠、萸斛麥味菖苓、薄薑棗）治腦動脈硬化、中風後遺症、脊髓炎、晚期高血壓病、小兒麻痺後遺症、

腦栓塞、神經衰弱、三叉神經痛、貧血、不孕症、尿崩症。「舌強不能言，足廢不能用」。

3. 血府逐瘀湯（桃紅四物、牛枳柴甘桔）治腦動脈硬化症、風濕性心臟病、高血壓、高血脂症、胸部挫傷與肋骨炎之胸痛、精神官能症、血管神經性頭痛、三叉神經痛、腦震盪後遺症之頭痛、頭暈、前列腺肥大、肝硬化、慢性肝炎、盆腔炎、視網膜病。「唇暗或兩目暗黑，舌暗紅或有瘀斑」。
4. 補陽還五湯（耆歸芍芎地桃紅）治腦動脈硬化症、坐骨神經痛、面神經麻痺、多發性神經炎、神經性耳聾、腦瘤、小兒麻痺後遺症、缺血性中風、出血性中風、腦血管意外後遺症、血管神經性頭痛、血栓閉塞性脈管炎、帕金森氏綜合症、心率失常、心力衰竭、慢性盆腔炎。「語言蹇澀」。

人參蛤蚧散

組　　成：人參二兩、蛤蚧一對，全者，以河水浸五宿，逐日換水，浸洗淨，去腥氣，酥炙香熟、杏仁炒五兩去皮尖、貝母二兩、茯苓二兩、桑白皮二兩、知母二兩、炙甘草五兩。

煮 服 法：上為細末，淨瓷盒子內盛，每次 3 克如茶點服。

主　　治：肺腎雙虛、喘咳痰稠黃或咳吐膿血、胸中煩熱、身體漸羸瘦或面目浮腫，脈浮虛。

用藥重點：外邪喘咳禁用、體虛氣弱慎用。

- 無熱者，宜去桑白皮、知母。
- 陰虛者，加麥門多以養陰潤肺。
- 咳吐膿血或痰中帶血者，加白茅根、地榆炭、側柏炭以清熱涼血止血。

　　人參蛤蚧散重在扶正。平喘止咳作用是比較弱的，效果不及紫河車。人參、蛤蚧還需要與紫河車、黃耆、川貝母、象貝母等同用，研末吞服，必要時放入冬蟲夏草，並且服用半年以上才能見效，服兩三年才能基本緩解。同時要避免感冒和感染，否則非常容易復發。蛤蚧與人參同用，補腎納氣，治肺腎兩虛，氣喘咳嗽，加胡桃肉、五味子等，定喘止咳。

臨床應用

藥　方 ▶	益氣聰明湯
治　病 ▶	眩暈、梅尼爾氏症。色盲。腦鳴症、腦動脈硬化。椎基底動脈供血不足。落枕。心悸。糖尿病。頸椎肥大
注意事項 ▶	(1) 忌生冷油膩食物 (2) 黃柏為清熱藥，若屬熱證煩亂或值春季則可稍加重；熱證盛或值夏天，則加倍劑量；藥後熱輕時，亦應減量；若脾虛證者則不用 (3) 肝火上亢、腎陰虛、相火妄動者忌用 (4) 若屬肝膽濕熱者，則禁用
功　用 ▶	益氣升陽、聰耳明目。具有興奮大腦皮質和提高腦代謝，增加腦供血量等作用
重　點 ▶	椎基底動脈供血不足

藥　方 ▶	人參蛤蚧散
治　病 ▶	慢性支氣管炎、支氣管擴張症者
注意事項 ▶	若因外邪犯肺而引起之喘咳，則不宜使用本方
功　用 ▶	益氣清肺，止咳定喘
重　點 ▶	每次 3 克如茶點服，睡覺前服用，嚴重者醒來再服一次，配合早操，十五天一療程

4-8 補氣劑：生脈散

組　　成：人參五分、麥門冬五分、五味子七粒。
煮 服 法：水煎服，不拘時服。
主　　治：⑴溫熱、暑熱、耗氣傷陰證。證見汗多神疲、體倦乏力，氣短懶言，咽乾口渴，
　　　　　　舌乾紅少苔，脈虛數。
　　　　　⑵久咳肺虛，氣陰兩虛證。乾咳少痰，短氣自汗，口乾舌燥，脈虛細。
用藥重點：外邪或暑病熱盛忌用、急重證慎用。

● 兼血虛者，宜加四物湯以補陰養血。
● 兼咳嗽痰多，色黃黏稠難咯，氣喘，便秘者，宜加麻杏石甘湯、魚腥草、黃芩、貝母。
● 兼骨節痠痛，不思飲食者，宜加麻杏苡甘湯、附子、細辛。
● 兼便秘者，宜加黃耆、當歸、杏仁、陳皮。
● 兼心慌胸悶舌紫黯或有瘀斑，脈細濇或結代者：宜加丹參飲。
● 兼心慌，胸悶，痰多，納呆，頭昏而重，舌淡苔微黃膩者，宜加溫膽湯。

　　《溫病條辨》條文 2-20 手太陰暑溫，煩渴而喘，脈洪大有力者，白虎湯；脈洪大而芤者，白虎加人參湯；汗多脈散大，喘喝欲脫者，生脈散。生脈散補肺中元氣。生脈散比白虎湯實用，可防治暑熱心臟病。
　　《溫病條辨》條文 2-26 小兒暑癇（暑痙）俗名小兒急驚風，汗多用白虎；脈芤而喘用人參白虎；脈芤面赤多言，喘喝欲脫者，即用生脈散；病熱輕微者，用清絡飲之類。銀翹散、白虎加人參湯及生脈散，都治伏暑汗多者，夏天的勞心傷神而虛汗多，可服生脈茶，人參一錢、麥冬三錢、五味子一錢，水煎濃汁頻頻飲之。或生脈

粥，人參三錢、麥冬三錢、老米五錢，煮成稀粥溫熱酌飲。古時候，生脈散是臨終很關鍵的搶救藥劑，現代，生脈散是養益心胃的重要茶飲，防治過勞，降低腦心血管疾病風險。

實證銀翹散加減方：
1. 「舌白」口渴，無汗者，銀翹散去牛蒡、元參加杏仁、滑石，邪在氣分而表實。（銀翹甘桔，薄竹葦、豉芥，杏滑）
2. 「舌赤」口渴無汗，銀翹散加生地、丹皮、赤芍、麥冬。邪在血分而表實。（銀翹甘桔，薄竹葦、豉蒡芥，丹麥芍地）
3. 「舌白」口渴有汗，銀翹散去牛蒡子、元參、芥穗，加杏仁、石膏、黃芩。邪在氣分而表實。（銀翹甘桔，薄竹葦、豉杏膏芩）

虛證白虎法與加減生脈散：
1. 脈洪大，渴甚汗多，用白虎法。邪在氣分而表虛。（知膏甘粳）
2. 脈虛大而芤者，用人參白虎法。邪在氣分而表虛。（知膏甘粳參）
3. 「舌赤」口渴汗多，加減生脈散主之。邪在血分而表虛。（沙麥味丹地）

小 博 士 解 說
　　《溫病條辨》加減生脈散治太陰伏暑，舌赤口渴汗多者。白虎加人參湯治太陰伏暑，脈虛大而芤者，太陰伏暑六方，實證虛證各有三方。

臨床應用

藥 方 ▶	生脈散
治 病 ▶	心肌梗塞、心絞痛。感染性休克、中毒性休克、失血性休克、心源性休克。低血壓。心律失常。肺心病流行性出血熱。慢性支氣管炎。內分泌疾病。化療後毒副反應
注意事項 ▶	(1) 若屬外邪未解或暑病熱盛，而氣陰未傷者，均不宜使用 (2) 若咳屬肺虛，而無邪氣者才可使用本方 (3) 若屬氣陰不足，陰虛有熱者，則以西洋參代替人參 (4) 若病情重者，則人參加重劑量使用；若津虧者，則重用麥冬；若需斂汗者，則重用五味子 (5) 急重證兼夾寒、熱、實者，不宜使用本方
功 用 ▶	益氣養陰、生津斂汗。具有強心、利尿、降血脂、擴張冠狀動脈、改善心肌代謝升壓、抗休克、降低心肌自律性延長不應期、抗心律失常、抗心絞增強功能、抗血栓形成、抗凝血、改變血液流變性、抗過氧化脂質、保肝、鎮靜、增加心肌糖原和核醣核酸的含量、預防缺血後腦損傷等作用
重 點 ▶	長期心律失常，與裝置心血管支架患者，夏日可當溫熱茶飲，養益心胃經脈，減少腦心血管硬化症候群的發作

✚ 知識補充站

　　西醫急救術之前，生脈散是臨終很重要的搶救藥劑。清宮帝妃在彌留之際常用生脈散強延最後生命。乾隆六十四年正月初三卯正一刻，乾隆帝臨終當日，太醫進生脈散加減搶救，以人參為君藥，用量達六錢之多，後於當日辰刻駕崩。同治十三年十二月初五日申刻，同治帝患天花病情危篤，彌留之際，太醫急用生脈飲（高麗參五錢、麥冬五錢、五味子一錢）後於當日酉時崩逝。光緒三十四年十二月二十一日子刻，光緒臨終前，太醫擬生脈飲（人參一錢、麥冬三錢、五味子一錢），以盡血忱。光緒三十四年四月初十日恭親王之臨終，太醫擬人參三錢、麥冬三錢、老米五錢，水煎濃汁頻頻飲之。

4-9 補氣劑：玉屏風散

組　　成：防風一兩、黃耆蜜炙、白朮各二兩。

煮 服 法：⑴上嚼咀，每服三錢，用水一盞半，加大棗一枚煎至七分去渣食分去渣食後熱服。

　　　　　⑵研末溫開水送服。

主　　治：表虛自汗，亦治易感風邪。證見汗出惡風，面色晄白，舌淡苔薄白，脈浮虛。

用藥重點：外感自汗與陰虛益汗忌用、濕熱體質慎用。

- 自汗較重者，宜加浮小麥、煅牡蠣、麻黃根。
- 表虛受邪，惡風寒汗出者，宜加桂枝湯。
- 體虛自汗易感冒者，宜加浮小麥、紅棗。
- 兼經期感冒，周身酸痛，咳嗽痰白，鼻塞流涕加羌活、杏仁、桔梗、枳殼、蒼耳子、辛夷、葛根。
- 兼多涕加縮泉丸。
- 肺虛咳喘，面色晄白，形體羸瘦，食慾不振，脈濡軟，苔白舌邊有齒印加六君子湯。
- 晨起面浮較甚加防己黃耆湯。
- 中老年人預防感冒，本方加桂枝湯、淫洋藿、五味子。
- 兼四肢關節，肌肉遊走性疼痛加雞血籐、威靈仙、川芎當歸、片薑黃。
- 兼頭痛加白芷、蔓荊子。

　　《方劑學》「胃下垂」相關八方，其中有五方治虛證，三方治實證，補益劑兩方，溫裏劑三方，理氣劑一方，消導劑一方，表裏雙解劑一方。大柴胡湯「舌苔黃，脈弦數有力」外，其他七方多「舌質淡苔薄白，脈虛軟無力」。

補益劑：

1. 玉屏風散（耆防朮）治胃下垂、慢性氣管炎、腎炎、過敏性鼻炎、小兒夏季熱、風疹、脫肛、子宮下垂、類風濕性關節炎。「面色晄白，舌淡苔薄白，脈浮虛」。
2. 補中益氣湯（參草朮歸陳、耆升柴薑棗）治胃下垂、慢性氣管炎、子宮脫垂、脫肛、重症肌無力、習慣性流產、崩漏、遺尿、白血球減少。「面色晄白、脈洪而虛、舌質淡苔薄白，脈虛軟無力」。

溫裏劑：

3. 理中丸（參朮甘薑蜜）治胃下垂、胃炎、胃及十二指腸潰瘍、胃擴張、慢性腎炎、慢性口腔潰瘍。「舌淡苔白，脈沉細」。
4. 大建中湯（參椒薑）治胃下垂、胃腸炎、腸疝痛、腸管狹窄、各種心力衰竭、高血壓、肺心病、中毒性休克、關節炎、神經性頭痛。「舌苔白滑、脈細緊」。
5. 四逆湯（甘薑附）治胃下垂、心衰、水腫、急慢性腸胃炎、關節炎、肺炎、肺心病、中毒性休克。「舌苔白滑，脈沉細如無」。

理氣劑：

6. 旋覆代赭石湯 （旋代夏參薑甘棗）治胃下垂、胃炎、胃潰瘍、胃擴張、妊娠惡阻。「舌淡，苔白滑，脈弦而虛」。

消導劑：

7. 枳朮丸（枳朮荷）治胃下垂、胃腸炎、肝炎、子宮脫垂、脫肛。「胸脘痞滿，不思飲食」。

裏雙解劑：

8. 大柴胡湯（柴夏軍芩枳芍薑棗）治胃下垂、胰腺炎、急性膽囊炎、胃及十二指腸潰瘍、急性扁桃腺炎、急慢性肝炎、急慢性闌尾炎、皮脂溢出症。「舌苔黃，脈弦數有力者」。

臨床應用

藥 方 ▶	玉屏風散
治 病 ▶	感冒。慢性氣管炎、小兒肺炎。腎炎。過敏性鼻炎。蕁麻疹。自汗。小兒夏季熱。眩暈。行痺。風疹。風水。腎小球腎炎。久瀉、久利、脫肛、子宮下垂、胃下垂。過敏性紫癜。類風濕性關節炎
注意事項 ▶	(1) 外感自汗與陰虛盜汗者忌用 (2) 本方安全性大且無副作用，宜長期服用，以提高免疫作用而達到預防感冒及提高人體耐受力的作用。副作用：輕度口乾 (3) 臨床應用時，氣虛以黃耆為主藥；脾虛濕勝以白朮為主藥；風邪偏勝以防風為主藥 (4) 戒酒，慎食辛辣香燥之食物。忌生冷，油膩飲食。避風寒
功 用 ▶	益氣固表止汗 雙向調節及增強機體免疫功能，通過保護和恢復氣管黏膜正常結構，起抗菌黏復作用，促進腎臟病理修復，中和過敏原、抑制流感病毒、抗疲勞、耐低溫、耐缺氧、抗衰老及具補鋅的作用
重 點 ▶	過敏性鼻炎、子宮下垂、胃下垂、類風濕性關節炎

玉屏風散加減方

胃的位置

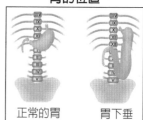

正常的胃　　胃下垂

方名	組成	治病	重點
三奇散	玉屏風散去白朮加枳殼	下利後裏急後重	胃下垂

✚ 知識補充站

　　〈望切診〉（參考後記）「胃下垂」視診胸膺與首面為主，即頭腦與胸腔的問題較多。門診以左宮門為多，腹腔多虛弱無力。

1.玉屏風散：(1)觀診肺與脾，(2)視診首面與咽喉，(3)三門診：①左宮門、②右空門

2.補中益氣湯：(1)觀診肺與肝，(2)視診胸膺與首面，(3)三門診：①左宮門、②右空門

3.理中丸：(1)觀診脾與胃，(2)視診胸膺與咽喉，(3)三門診：①左宮門、②右空門

4.大建中湯：(1)觀診脾與胃，(2)視診胸膺與首面，(3)三門診：①左宮門、②右空門

5.四逆湯：(1)觀診腎與脾，(2)視診胸膺與首面，(3)三門診：①左宮門、②右空門

6.旋覆代赭石湯：(1)觀診胃與肝，(2)視診胸膺與咽喉，(3)三門診：①右宮門、②左宮門

7.枳朮丸：(1)觀診脾與胃，(2)視診胸膺與首面，(3)三門診：①右宮門、②左宮門

8.大柴胡湯：(1)觀診肝與膽，(2)視診胸膺與咽喉，(3)三門診：①右宮門、②左空門

4-10 補陽劑：腎氣丸

組　　成：乾地黃八兩、山藥四兩、山茱萸四兩、澤瀉三兩、茯苓三兩、丹皮三兩、桂枝
　　　　　一兩、炮附子一兩。

煮 服 法：⑴ 上八味，研末，煉蜜和丸，梧桐子大，酒下十五丸加至二十五丸，日再服。
　　　　　⑵ 研為粉末，煉蜜為丸或用水煎服。

主　　治：證見腰痠腳軟、下半身常有冷感、少腹拘急、小便不利、或小便反多，尺脈沉細，
　　　　　舌質淡而胖，苔薄白不燥，及腳氣、痰飲、消渴、轉胞等。

用藥重點：腎虛火大忌用、濕熱體質慎用。

● 兼痿者，加淫羊藿、巴戟天、補骨脂。
● 晚上頻尿者，加五味子。

《金匱要略》條文 181.：「心下有痰飲，胸脅支滿，目眩，苓桂朮甘湯主之。」

《金匱要略》條文 182.：「夫短氣有微飲，當從小便去之，苓桂朮甘湯主之，腎氣丸亦主之。」

《傷寒論》條文 521.：「脈浮而緊者，名曰弦也。弦者，狀如弓弦，按之不移也。脈緊者，如轉索無常也。」脈浮而細滑是傷飲，傷飲多見胃脹氣，膈間支飲脈沉緊，多見胸悶氣短。短氣有微飲當從小便去之，宜苓桂朮甘湯或腎氣丸。心下留飲宜甘遂半夏湯或瀉心湯類。溢飲當發其汗，宜大青龍湯或小青龍湯。懸飲宜十棗湯。

《金匱要略》條文 333.：「婦人懷娠六七月，脈弦發熱，其胎愈脹，腹痛惡寒者，少腹如扇，所以然者，子臟開故也，當以附子湯溫其臟。」「子臟開」子宮血液循環有礙，小腹如扇子在搧風，腎氣丸也有溫其臟的效果。

▌虛勞症狀及診治代表方

虛勞症狀	代表藥方	診治要穴	治療重點
四肢痠疼	補中益氣湯	豐隆	長期消化道慢性疾病
腰痛、小便不利	腎氣丸	飛揚	長期泌尿道道慢性疾病
諸不足	補陽還五湯	內關	長期腦心血管慢性疾病
不得眠	酸棗仁湯	光明	長期腦神經衰弱疾病
五勞，虛極羸瘦	歸脾湯	絕骨	長期自律神經失調疾病

▍臨床應用

藥　　方 ▶	腎氣丸
治　　病 ▶	糖尿病。神經衰弱。慢性腎炎。慢性支氣管炎哮喘。甲狀腺功能低下。男性不孕和精子減少症。頑固性遺尿、前列腺肥大、產後尿瀦留。婦女帶下病
注意事項 ▶	(1) 腎陰不足，虛火上炎者，不宜使用本方 (2) 方中乾地黃現今已改為熟地黃，桂枝已改為肉桂，以加強溫補腎陽之作用
功　　用 ▶	溫補腎陽，化氣行水，消腫止渴，引火歸元，納氣固本 有降血糖、提高體液和細胞免疫、提高穀胱肽含量、防止動脈粥樣硬化、改善末梢循環，類性激素樣，對內分泌代謝有一定的影響，並有強心、利尿和降血壓等作用
重　　點 ▶	(1) 腎氣丸治神經衰弱 (2) 濟生腎氣丸治腳重腳腫 (3) 濟生十補丸治面色黑，肢體羸瘦

▍腎氣丸加減方

方名	組成	治病	重點
濟生腎氣丸	腎氣丸加牛膝、車前子	溫補腎陽，利水消腫，治腎陽不足，腳重腳腫，小便不利	腳重腳腫，強膝健腰
濟生十補丸	腎氣丸加鹿茸、五味子	溫補腎陽，治氣不足，面色黑，足冷，足腫，耳鳴耳聾，肢體羸瘦，足膝軟弱，小便不利，腰脊疼痛	肢體羸瘦，強精壯陽

> **＋ 知識補充站**
>
> 　　《金匱要略》最後四章妊娠病、產後病與雜病，診斷與治療充分呈現人性，內服藥、外用藥與針灸，各有效益，同時又提高對五勞、七傷、六極之療效。蛇床子散方溫陰中坐藥，狼牙湯洗之，膏髮煎導之，都是外用藥；小柴胡湯助益肝膽循環，腎氣丸養護肝腎真陰，桂枝湯養和營衛氣血，桂枝茯苓丸通暢腹腔，附子湯溫養腹腔。寒令脈急，桂枝湯是《傷寒論》第一方，也是妊娠養胃藥方；極寒傷經，宜附子湯或腎氣丸等。

4-11 補陽劑：右歸丸

組　　成：熟地八兩、山藥炒四兩、山茱萸三兩、枸杞三兩、炙甘草、杜仲薑製四兩、肉桂二兩、製附子二兩、當歸三兩、鹿角膠炒珠四兩、菟絲子製四兩。

煮服法：⑴上將熟地蒸爛杵膏，餘為細末，加煉蜜為丸如彈子大，每嚼服二、三丸，以滾白湯送下。
　　　　⑵水煎服。

主　　治：證見年老、久病氣怯神疲、畏寒腰痠肢冷、陽痿遺精或陽衰無子或飲食減少、小便自遺、大便不實，舌淡苔白、脈沉而遲。

用藥重點：腎虛有濕忌用，濕熱體質慎用。

● 陽虛精滑或帶濁、大便溏者，加補骨脂。
● 兼五更泄瀉者，加五味子、肉豆蔻。
● 兼納差或嘔惡吞酸者，加乾薑。
● 兼腹痛者，加吳茱萸。
● 陽痿者，加巴戟天、肉蓯蓉。
● 腰膝痠者，加胡桃肉。

　　肝腎陰虛之性機能減退，剛開始多時輕時重，日久，纏綿不癒，多併見頭暈目眩、兩目乾澀、視物不清、顴紅口乾、煩熱盜汗、耳鳴耳聾、腰膝痠軟、月經不調等症狀，舌紅少苔，脈沉細數。治宜補益肝腎，滋陰清熱，方用右歸丸、腎氣丸等。

　　西醫腹診性機能減退，是觸及腹部內部臟器之病變狀況；漢方腹診是辨證虛與實，如「小腹硬滿」，考量「瘀血」，處方以大黃蟅蟲丸、桂枝茯苓丸、當歸芍藥散、桃仁承氣湯、大黃牡丹皮湯等。「小腹較弱無力」有「虛弱」之狀，處方以薯蕷丸、小建中湯、右歸丸、腎氣丸、酸棗仁湯等。

小博士 解說

　　右歸丸與左歸丸都含有地、茱、藥、杞、菟、鹿等六味藥，右歸丸加桂、附、歸、杜，治腎陽不足；左歸丸加龜、牛，治真陰不足。雖云：「男多服左歸丸，女多服右歸丸」，然男人工作過勞或老弱多真陰不足，應是要服左歸丸；若腎陽不足，性功能障礙，則是要服右歸丸。女人家事過勞或個性強悍，多腎陽不足，當是要服右歸丸；若真陰不足，孕事功能障礙，則是要服左歸丸。

臨床應用

藥　方	▶	右歸丸
治　病	▶	腎陽不足引起的性機能減退。精子缺乏症。婦女赤白帶過多症。慢性支氣管炎。坐骨神經痛。腎病綜合症。老年骨質疏鬆。貧血。白血球減少症
注意事項	▶	腎虛有濕者，不宜使用
功　用	▶	溫補腎陽，填精益髓。有增強機體免疫、調節性激素含量等作用，對肝損傷有保護、恢復和再生等作用，延緩心臟及泌尿系統老化的作用
重　點	▶	右歸丸治性機能減退、精子缺乏症、婦女赤白帶過多症。右歸飲溫腎填精，治氣怯神疲

右歸丸加減方

方名	組成	治病	重點
右歸飲	右歸丸去鹿角膠、菟絲子、當歸，加甘草	溫腎填精，治氣怯神疲，腹痛腰痠，肢冷脈細，舌淡苔白，或陰盛格陽，真寒假熱者	溫腎填精，腹痛腰痠

虛勞症候群

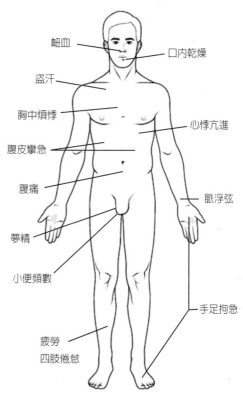

衄血
口內乾燥
盜汗
胸中煩悸
心悸亢進
腹皮攣急
腹痛
脈浮弦
夢精
小便頻數
手足拘急
疲勞
四肢倦怠

4-12 補陰劑：六味地黃丸

組　　成：熟地黃八錢、山茱萸、山藥各四錢、澤瀉、茯苓去皮、丹皮各三錢。
煮 服 法：上藥為末、煉蜜為丸，如梧桐子大。空心溫水化下三丸。
主　　治：腰膝痠軟，頭目眩暈，耳鳴耳聾，盜汗遺精，以及小兒囟門閉不合，或虛火上
　　　　　炎致骨蒸潮熱、手足心熱，或消渴、虛火牙痛、口燥咽乾、足跟作痛，小便淋漓，
　　　　　舌紅少苔、脈沉細數。
用藥重點：濕熱體質忌用、脾虛泄瀉慎用。

● 腰膝痠痛者，宜加杜仲、續斷、牛膝。
● 小便頻者，去澤瀉加益智仁。

　　麥味地黃丸、杞菊地黃丸和知柏地黃丸等，都有治勞損而去體內水氣滯留，《金匱要略》「肺水者小便難。脾水者小便難。腎水者不得溺」，都是腰以下腫，當利小便。《金匱要略》「諸有水者，腰以下腫，當利小便；腰以上腫，當發汗乃愈」，幾乎是慢性疾病、生活習慣疾病的指示燈。水腫是體內間質液異常聚積，久站久坐，間質液聚積在下半身，會逐漸產生水腫，促進淋巴循環可降低聚積的程度；麥味地黃丸助益中焦淋巴循環，杞菊地黃丸、麥味地黃丸助益上焦淋巴循環，知柏地黃丸、麥味地黃丸助益下焦淋巴循環。

　　六味地黃丸滋陰補腎，改善血液流變性、促進皮質激素樣、擴張血管等作用。助腰升靜脈、髂腰靜脈、髂總靜脈、髂內靜脈與腎靜脈的生理作業。髂腰靜脈之間有縱行的交通支相連，稱腰升靜脈。腰升靜脈下「腰以下腫，當利小便」，與髂腰靜脈、髂總靜脈及髂內靜脈（絡膀胱）相連；上「腰以上腫，當發汗乃愈」，與腎靜脈（屬腎）、肋下靜脈相通，經橫膈腳入後縱膈（從腎上貫肝膈）。左側移行於半奇靜脈，右側移行於奇靜脈，最後匯入上腔靜脈。腰升靜脈是溝通上、下腔靜脈系統間側支循環的途徑之一。

　　金匱腎氣丸、右歸丸、六味地黃丸與左歸丸都是治療腎虛常用藥，只是四者主治證候不同。六味地黃丸與左歸丸較適宜長期服用；金匱腎氣丸和右歸丸，方中有附子，含烏頭類生物鹼，對心臟毒性大，用量稍大即可致心律失常，甚至引起室顫而死亡，因此金匱腎氣丸和右歸丸不宜長期服用。

小博士 解說

　　《方劑學》「糖尿病」相關的十四方中，補益劑占九方。《圖解方劑學》依筆者多年臨床實證，建議治「糖尿病」可再增加7-6半夏瀉心湯，14-4麥門冬湯兩方，其效並不亞於此4-12六味地黃丸及5-1白虎湯。「糖尿病」多見於過勞與壓力過大，飲食營養控制不良，進而影響胰臟無法生產足夠的胰島素，或細胞對胰島素不敏感，造成「糖尿病」。

臨床應用

藥 方 ▶	六味地黃丸
治 病 ▶	食道上皮增生、防止癌變。腎炎、慢性腎功能衰竭。婦女更年期綜合症。糖尿病。高血壓、抗心律失常。慢性前列腺炎、遺尿症。紅斑性狼瘡。神經衰弱、視神經炎。嗜酸性細胞增多症。周期性麻痺。慢性肝炎。腦血栓。中風後遺症。化療毒副反應。黃褐斑。痤瘡。陽痿。慢性喉喑。小兒頻尿。乳糜尿。無排卵性功能性子宮出血
注意事項 ▶	(1) 藥物的選擇須選道地藥物，且其炮製也須注意 (2) 熟地黃的劑量是山藥與山茱萸之和，以達補腎陰的作用 (3) 脾胃虛弱者，須配伍白朮、砂仁、陳皮或香砂六君子湯以健脾和胃 (4) 脾虛泄瀉者慎用
功 用 ▶	滋陰補腎。有調節免疫功能、改善血液流變性、抗腫瘤、抗心腎缺血、抗低溫、抗疲勞、耐缺氧、促進皮質激素樣作用、降血壓、降血脂、降血糖、增強性功能、抗心律失常、擴張血管等作用，含多種微量元素如鋅、銅、錳、鉻等
重 點 ▶	中風後遺症、視神經炎、化療毒副反應、黃褐斑

《圖解方劑學》「糖尿病」相關 14 方

方劑名稱	常用順序
3-9 麻子仁丸	
4-5 參苓白朮散	
4-6 升陽益胃湯	
4-7 益氣聰明湯	
4-10 腎氣丸	第三常用的藥方
4-12 六味地黃丸	第一常用的藥方
4-13 左歸丸	第五常用的藥方
4-14 大補陰丸	第七常用的藥方
4-16 百合固金湯	第六常用的藥方
4-16 益胃湯	
5-1 白虎湯	第二常用的藥方
5-17 玉女煎	第四常用的藥方
14-5 增液湯	
16-1 二陳湯	

4-13 補陰劑：左歸丸

組　　成：熟地八兩、山藥炒四兩、山茱萸四兩、菟絲子製四兩、枸杞四兩、牛膝酒蒸熟，三兩、鹿角膠敲碎，炒珠四兩、龜板膠切碎，炒珠四兩。

煮服法：(1)上述藥物先將熟地蒸爛，杵膏，煉蜜為丸，如梧桐子大。每食前湯或淡鹽湯送下百餘丸。

(2)改作湯劑、水煎服。

主　　治：身體瘦弱，腰膝痠軟、頭目眩暈耳聾、自汗盜汗、遺精、滑泄，口燥舌乾，舌紅少苔，脈細而數。

用藥重點：脾虛泄瀉忌用、胃弱痰多者慎用。

- 若火煉肺金，乾咳少痰者，加百合。
- 若夜熱骨蒸者，加地骨皮。
- 若小便不利，不清者，加茯苓。
- 若氣虛者，加人參。
- 若大便燥結者，去菟絲子，加肉蓯蓉。
- 若真陰不足，虛火上炎者，去枸杞、鹿角膠，加女貞子、麥冬。
- 若血虛微滯者，加當歸。
- 若腰膝痠痛者，加杜仲。
- 若腎陽虛者，加補骨脂。
- 若頻尿者，加桑螵蛸、益智仁、白朮、牡蠣。
- 兼帶下者，加樁根白皮、白芷。

右歸丸（桂附地茱、藥歸鹿、菟杜杞）可提高巨噬細胞的吞噬能力，增強免疫力，促進造血機能。治性功能障礙、慢性淺表性胃炎、坐骨神經痛、乳腺增生、白細胞減少症、慢性腰肌勞損、非特異性潰瘍性結腸炎、假肥大型進行性肌營養不良等。右歸丸治腎陽不足、命門火衰、早洩，神疲乏力，畏寒肢冷，腰膝痠軟，陽衰無子，大便不實，小便自遺，下肢浮腫。表現為舌淡，苔薄白，脈沉遲。

左歸丸（地茱藥杞、牛菟龜鹿）調整水液代謝，降血糖，增強性功能，營養神經。治慢性腎炎、慢性肝炎、功能性子宮出血、不孕症、功能性閉經、再生障礙性貧血、神經衰弱、老衰、腰肌勞損、腰痛、原發性骨質疏鬆症、疲勞綜合症、性功能障礙、中風後遺症、糖尿病。滋陰補腎、填精益髓。真陰不足、精髓虧損。治頭暈目眩、腰膝痠軟、遺精滑泄、自汗盜汗、口燥咽乾，舌光少苔，脈細或數。

右歸丸，腎虛而有濕濁者不宜應用。左歸丸，脾胃虛弱消化吸收功能不良者慎用。《方劑學》臨床上治「重症肌無力」相關藥方有四方，補益劑有三方，固澀劑有一方，臨床上常常會並見甲狀腺機能亢進的問題，兩者多見於過勞與壓力過大，飲食營養控制不良，進而影響甲狀腺機能。固澀劑部分之處方，不是病情嚴重，就是本身體質很虛弱；理血劑補陽還五湯，與補益劑補肺阿膠湯，對證下藥，常有奇蹟般效益。補陽還五湯的黃耆與地龍，補肺阿膠湯的阿膠與糯米，都可以出奇制勝。

臨床應用

藥　方 ▶	左歸丸	
治　病 ▶	慢性腎炎。慢性肝炎。婦女萎縮性外陰炎、功能性子宮出血、功能性閉經和不孕、崩漏。再生障礙性貧血。神經衰弱。腰肌勞損。多發性神經炎。重症肌無力。糖尿病。慢性前列腺炎。甲狀腺功能亢進	
注意事項 ▶	(1) 久服易脘悶、消化不良、飲食不振，宜酌加陳皮、砂仁 (2) 若脾虛泄瀉者慎用 (3) 若胃弱痰多者慎用	
功　用 ▶	滋陰補腎，填精益髓。對血漿環甘酸及腎上腺素 B 受體 -CAMP 反應系統有調節作用。改善物質代謝，如對核酸、蛋白質合成有調理作用及降血脂與降血糖等作用。增強非特性免疫功能、抗炎、鎮靜、鎮痛、保肝、調節心血管功能等作用	
重　點 ▶	左歸丸治功能性閉經和不孕、再生障礙性貧血、神經衰弱。左歸飲治腰痠遺精，盜汗，口燥咽乾	

左歸丸加減方

方名	組成	治病	重點
左歸飲	左歸丸去牛膝、菟絲子、鹿角膠、龜板膠加炙甘草、茯苓	補益腎陰，治腰痠遺精，盜汗，口燥咽乾，口渴欲飲，舌尖紅、脈細數	補益腎陰，治腰痠遺精

《圖解方劑學》「重症肌無力」相關：4 方

方劑名稱	常用順序
4-5 參苓白朮散	
4-6 補中益氣湯	第一常用的藥方
4-13 左歸丸	第二常用的藥方
8-3 金鎖固精丸	

4-14 補陰劑：大補陰丸、一貫煎

大補陰丸

組　　成：黃柏炒褐色、知母酒浸炒，各四兩、熟地黃酒蒸、龜板酥炙各四兩。

煮服法：(1) 上為末、豬脊髓蒸熟，煉蜜為丸。每服七十丸，空心鹽白湯送下。
　　　　(2) 亦可作湯劑服。

主　　治：證見骨蒸潮熱、盜汗遺精、咳嗽咯血、心煩易怒、足膝疼熱、痿軟、舌紅少苔、尺脈數而有力。

用藥重點：脾胃虛弱忌用、食少便溏慎用。

● 陰虛盜汗者，加地骨皮、牡蠣、五味子。
● 咯血、吐血者，加仙鶴草、旱蓮草、白茅根。
● 遺精者，加金櫻子、芡實、桑螵蛸。
● 大補陰丸加生地、石膏、牛膝、小薊、生白茅根、生側柏葉、黃芩炭（或黑山柏），治血液病、血友病、肝病、脾功能亢進，

而證見鼻衄、吐血、牙出血不止者。
● 大補陰丸加生地、石膏、小薊、白茅根、桑寄生、續斷碳、阿膠珠、仙鶴草、茯苓、澤瀉、炒白朮、治子宮出血、尿血、血淋。
　　大補陰丸：針對長期抗戰自體免疫疾病的患者，藉由此可以用心調理身體的根本問題。

一貫煎

組　　成：北沙參、麥冬、當歸身各三錢、生地黃六錢至一兩五錢、枸杞子三錢至六錢、川楝子一錢半。

煮服法：水煎服。

主　　治：胸脘脅痛，吞酸吐苦，咽乾口燥，舌紅少津，脈細弱或虛弦及治疝氣瘕聚。

用藥重點：停痰積飲忌用、發熱泄瀉及外感未解慎用。

● 虛熱或汗多者，加地骨皮。
● 痰多者，加貝母。
● 舌紅而乾，陰虛甚者，加石斛。
● 脅脹痛，按之硬者，加鱉甲以軟堅散結。
● 煩熱而渴者，加知母、石膏。
● 腹痛者，加芍藥、甘草。
● 兩足痿軟者，加牛膝、苡仁。
● 不寐者，加酸棗仁。
● 口苦燥者，加黃連。
● 食後脹者，加砂仁、雞內金。
　　一貫煎（沙麥地、歸杞楝）：對慢性肝炎、慢性胃炎患者的養護功效極佳。
　　益胃湯（沙麥地玉冰）：大益新陳代謝功能，特益糖尿病患者。

小博士解說

　　一貫煎緩解慢性肝炎與慢性胃炎，改善內分泌異常，包含甲狀腺機能亢進。臨床上，慢性肝炎與慢性胃炎患者的主要問題，經常是飲食與起居作息不正常。《方劑學》臨床上治「甲狀腺機能亢進」相關藥方有十一方，補益劑有六方，祛痰劑有兩方；甲狀腺機能亢進，多發生在過勞與壓力過大，飲食營養控制不良者身上，進而影響甲狀腺機能；至於用到祛痰劑部分之處方，多已經是病情嚴重的時候。

臨床應用

藥　　方	大補陰丸	一貫煎
治　　病	甲狀腺功能亢進。肺結核。腎炎、腎盂腎炎。尿血。更年期綜合症。心悸。血栓閉塞性脈管炎。糖尿病	慢性肝炎。慢性胃炎、萎縮性胃炎。胃及十二指腸潰瘍、消化性潰瘍。肋間神經痛、精神官能症。功能性消化不良。甲狀腺功能亢進症。閉經、痛經、經前期緊張綜合症、卵巢功能早衰。原發性肝癌、癌性發熱。皮膚病。痛證。喉炎。梅核氣
注意事項	(1) 熟地、龜板的劑量較重，與知母、黃柏的比例為 3：2，係取其以滋陰培本為主，降火清源為次 (2) 若屬脾胃虛弱，證見食少便溏，舌苔白厚者，不宜使用	(1) 若停痰積飲，舌苔白膩，脈沉弦者則不宜使用 (2) 若無陰虛者忌用 (3) 若陽虛發熱泄瀉及外感未解者，忌用
功　　用	滋陰降火。有增強免疫、抗結核桿菌、抗菌、抗炎、降血糖、強心、利尿、解熱等作用	滋陰疏肝。具有保肝、抗胃潰瘍、降壓、抗炎及增加巨噬細胞的吞噬功能等作用
重　　點	治肺結核、血栓閉塞性脈管炎	治慢性肝炎、慢性胃炎、肋間神經痛、精神官能症、梅核氣

《圖解方劑學》治「甲狀腺機能亢進」相關 11 方

方劑名稱	常用順序
4-13 左歸丸	
4-14 大補陰丸	第一常用的藥方
4-14 一貫煎	第二常用的藥方
4-18 炙甘草湯	第三常用的藥方
4-19 地黃飲子	第四常用的藥方
8-2 當歸六黃湯	
9-3 天王補心丹	第六常用的藥方
13-9 大定風珠	第五常用的藥方
14-5 增液湯	
16-6 消瘰丸	第七常用的藥方
16-6 海藻玉壺湯	

重要造血骨骼

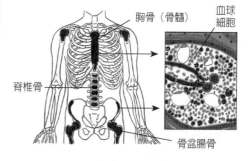

4-15 補陰劑：補肺阿膠湯

組　　成：阿膠麩炒一兩五錢、牛蒡子炒香，二錢五分、炙甘草二錢五分、馬兜鈴焙，五錢、杏仁去皮尖，七個、糯米炒，一兩。

煮服法：上為細末。每服一、二錢，水煎，食後溫服。

主　　治：咳嗽氣喘，咽喉乾燥，咯痰不多，或痰中帶血，舌紅少苔，脈細數。

用藥重點：外感或內有痰濁忌用、肺虛無熱慎用。

● 陰虛甚者加生地、玄參、麥冬。

● 咳血者加仙鶴草。

● 舌紅少苔者宜加麥門冬、五味子、地骨皮、太子參。

● 食少便溏者宜加神麴、穀芽、白朮、茯苓。

● 舌苔白厚者加半夏、茯苓、陳皮、膽星。

　　《溫病條辨》大小定風珠二方源起於《傷寒論》條文 292.：「少陰病心中煩，不得臥，黃連阿膠湯（連膠芩芍雞）」，最關鍵是雞子黃（完全蛋白質），其氣焦臭補心，其味甘鹹補腎；雞子黃合阿膠熄內風之震動，養益肝腦，是過勞者的救命雙寶。阿膠甘平，滋陰潤燥，含多種胺基酸，能促進血中血紅蛋白生成，優於鐵劑，養護神經讓腸道神經系統（ENS）正常活性化，消化道的分泌與蠕動隨之和諧。

　　《內經》只有 13 方藥方，半夏秫米湯是較為完整的，桂枝湯與熱稀粥，十棗湯與糜粥自養，三物白散與熱粥、冷粥，以及白虎湯、竹葉石膏湯的米熟湯成，都是「米」與「藥」的協同作業，為求最高療效，方法簡單但不得輕忽，否則差之毫釐，失之千里。《溫病條辨》條文 4-8 熱飲復脈湯，《溫病條辨》條文 2-19 冷服香薷飲，熱服作瀉，是極端對比的例子。此二藥方之熱飲與冷服之法，相對於補肺阿膠湯食後溫服，饒富旨趣。

　　服藥的方法，是很重要的，尤其在西藥盛行的現代，中藥治病與調理，如果注意服藥方法，常見奇妙療效。補肺阿膠湯重用阿膠一兩五錢與糯米一兩，其他四味藥牛蒡子二錢五分、炙甘草二錢五分、馬兜鈴五錢與杏仁七個等，阿膠與糯米藥占約七成，更重要的是每服一、二錢細藥粉，水煎食後溫服，阿膠與糯米都磨成細粉，煮熟的時間比白虎湯與竹葉石膏湯短很多，吸收效果與助益胸腔生理作業更優。

小博士解說

　　補肺阿膠湯（膠馬牛、糯杏甘）與龜鹿二仙膠（龜鹿杞參）都有補血作用，對頭顱骨和脛骨的骨髓與脊髓的造血機能而言，龜鹿二仙膠較優勢；對肩胛骨與肋骨的骨髓造血機能而言，補肺阿膠湯較優勢。肺勞與環境空氣污染嚴重者，依照情況斟酌，補肺阿膠湯以少量熱開水沖泡，頻頻漱口多次後緩緩嚥下，可以減緩肺功能老化，尤其是慢性肺梗塞與慢性間質肺炎患者，可舒暢身心與延壽。

臨床應用

藥　方	➤	補肺阿膠湯
治　病	➤	肺結核。慢性支氣管炎。支氣管擴張。哮喘。內痔出血。慢性扁桃腺炎。喉源性咳嗽
注意事項	➤	(1) 肺虛無熱，不宜使用 (2) 若有外感或內有痰濁者，不宜使用 (3) 本方應用多年心得而認為其主要作用為治咳非治喘，因此以久咳無痰或咳痰甚少，咽喉乾癢，氣梗無表證者即可應用
功　用	➤	養陰補肺，清熱止血 具有補血、止血、鎮咳祛痰、解熱、利尿等作用
重　點	➤	治肺結核、內痔出血、慢性扁桃腺炎

✚ 知識補充站

　　阿膠類藥方，滋陰潤燥，養護神經讓腸道神經系統正常活性化。《溫病條辨》阿膠共有八方，條文49.清燥救肺湯（參草麥膏，杏枇麻桑膠），條文144.救逆湯（龍牡，麥地膠芍甘），條文146.一甲復脈湯（牡，麥地膠芍甘），條文147.黃連阿膠湯（連膠芩芍雞），條文149.二甲復脈湯（鱉牡，麥地膠芍甘），條文150.三甲復脈湯（龜鱉牡，麥地膠芍甘），條文151.小定風珠（龜淡膠雞便），條文152.大定風珠（膠龜鱉牡雞，麻麥地芍甘味）。其中，小定風珠、大定風珠與黃連阿膠湯等三方，都有阿膠與雞子黃，雞子黃為血肉有情，生生不已，為安中焦之聖品，其性和平，配合阿膠能預熄內風之震動也，養益陰陽氣血最全。

4-16 補陰劑：百合固金湯、益胃湯

百合固金湯

組　　成：百合一錢半、熟地、生地、當歸身各三錢、白芍、甘草各一錢、桔梗、玄參各八分、貝母、麥冬各一錢半。

煮服法：水煎服。

主　　治：咳痰帶血，咽喉燥痛，手足心熱，骨蒸盜汗，舌紅少苔，脈細數。

用藥重點：脾虛便溏忌用、忌疲勞過度。

- 咳喘甚者，加杏仁、五味子、款冬花。
- 痰多色黃者，加膽星、黃芩、栝蔞皮。
- 咳血重者，去桔梗加白芨、白茅根、仙鶴草。
- 咽喉乾燥疼痛甚者，將生地、玄參劑量加重，且加青果以清熱。
- 本方加石膏、知母、栝蔞、蘇子、沙參，減熟地、當歸，治肺陰咳嗽、口渴痰黃、痰中帶血、面晦消瘦。

　　百合固金湯與生脈散都治療慢性支氣管炎，百合固金湯與生脈散望切三門診（參考後記）一模一樣：⑴左宮門、⑵右宮門、⑶右液門。視診也一模一樣：咽喉。不一樣的是，百合固金湯觀診是：腎～下巴的色澤最差；生脈散觀診是：肺～兩眉間的色澤最差。慢性咽喉炎除了百合固金湯外，還有血府逐瘀湯擴張血管祛瘀血，黃連解毒湯增加腦血容量瀉熱毒，半夏厚朴湯增進胃腸功能以降逆化痰，與增液湯調節血管通透性以滋陰清熱，共五方。

益胃湯

組　　成：沙參三錢、麥冬五錢、冰糖一錢、生地五錢、玉竹炒香，一錢五分。

煮服法：以水五杯，煮取二杯，分二次服，渣再煮一杯服。

主　　治：不能食，口乾咽燥，舌紅少苔，脈細數者。

用藥重點：忌疲勞過度、感冒發燒慎用。

　　養天地之正氣，順節氣之養生，治病於未然。春分、秋分、夏至和冬至是古人最初確立的節氣，四季寒暑與節氣，四立二分二至感應人體氣血運行，五臟因應日夜十二時辰，腹腔也如是，珍情惜命是從養天地之和氣開始。

- 生脈散（參麥味）：夏至至立秋，暑熱時候用得多。
- 增液湯（元麥地）：立秋至秋分，秋燥時用得多。
- 益胃湯（沙麥地玉冰）：夏至至秋分，暑熱與秋燥時用得多。
- 一貫煎（沙麥地、歸杞楝）：夏至至立冬，暑熱與秋燥和初冬時用得多。

　　《溫病條辨》護胃承氣湯（元麥地知丹大）得結糞止後服，與多地三黃湯（元麥地連芩柏銀葦甘）小便通利為度；護胃承氣湯與多地三黃湯都有元麥地，兩方用以利導二便。增液湯之元麥地三者合用，作增水行舟之計，故湯名增液，但非重用不為功。增液湯治溫病體虛之當下者，不可行承氣者。服增液湯後週十二時（24小時）大便不下者，增液湯合調胃承氣湯以微和。益胃湯沙麥地三者合用，以益肺氣增腎水，加玉冰以和胃，合之為益胃湯。

　　腦內間腦前端部分的視丘叉上核，影響腎上腺素與褪黑激素的分泌週期，把身體各種節律同步化為24小時的白天—黑夜週期，人體基礎體溫36.5~37.5℃，通常最高是早晨5~6時，最低是下午5~6時。睡前服增液湯合調胃承氣湯，與睡前服益胃湯，都要考慮生理時鐘的影響。

臨床應用

藥　方	百合固金湯	益胃湯
治　病	肺結核、肺癌。慢性支氣管炎、支氣管擴張咯血。自發性氣胸。慢性咽喉炎。糖尿病。遺精。咯血。鼻咽癌放療後咽乾失音	慢性胃炎、糖尿病、小兒厭食
注意事項	(1) 本方藥物大部分屬於甘寒滋潤，因此脾虛便溏，飲食減少者，須慎用或忌用 (2) 忌食辛辣炙烤之食物及蘿蔔、忌菸酒及疲勞過度	感冒發燒慎用
功　用	滋腎潤肺，化痰止咳。有祛痰、止咳、平喘、抗菌、抗炎、解熱、鎮靜、鎮痛等	養陰益胃，生津潤燥
重　點	治肺癌、自發性氣胸、慢性咽喉炎、鼻咽癌放療後咽乾失音	治慢性胃炎

增液湯、益胃湯之組成及煮服法

藥方	組成	煮服法
增液湯（鹹寒苦甘法）	元參一兩、麥冬連心八錢、細生地八錢	水八杯，煮取三杯，口乾則與飲，令盡，不便，再作服。(元麥地)
益胃湯（甘涼法）	方沙參三錢、麥冬五錢、冰糖一錢、細生地五錢、玉竹炒香一錢五分	水五杯，煮取二杯，分二次服，渣再煮一杯服。（沙麥地玉冰）

二分二至方向移動

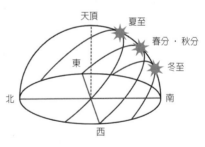

+ 知識補充站

　　《溫病條辨》益胃湯治溫病下後汗出，復其陰。溫熱傷陰之病，當復其胃陰。欲復其陰，非甘涼不可，湯名益胃者，胃體陽而用陰，取益胃用之義也。溫病治法，分別可與不可與、可補不可補之處，養護津液三段曲：(1)增液湯合調胃承氣湯以微和之，(2)小陷胸湯合承氣湯清理三焦，(3)益胃湯復其陰；此對消化道癌瘤等化療或放療後的養護調理，彌足珍貴。陽明下證有三法：(1)熱結液乾大承氣湯，(2)熱結旁流液不乾者調胃承氣湯，(3)液乾多熱結少者增液湯。

4-17 氣血雙補劑：八珍湯

組　　成：人參、白朮、茯苓、當歸、川芎、白芍藥、熟地各一錢、炙甘草五分。

煮　服　法：加生薑三片，大棗五枚，水煎服。

主　　治：面色蒼白或萎黃，頭暈，目眩，四肢倦怠，氣短懶言，心悸怔忡，飲食減少，
舌淡苔薄白，脈細無力。

用藥重點：熱證者忌用、慎房事。

- 崩漏者去川芎，加阿膠、茜草炭、陳棕炭以止血。
- 若氣虛甚者，再加黃耆以補氣攝血。
- 血虛月經不調、經期不準、行經腹痛者，加益母草。

補血劑的四物湯治面色無華、心悸、失眠、頭暈、目眩，多見呼吸器官與循環器官出現大問題。體質陰虛或體弱者，冬至節氣四物湯證多。補氣劑的四君子湯治面色痿白、語聲低微、氣短乏力、四肢無力，多消化吸收排泄器官失調。體質陽虛或體弱者，夏至節氣四君子湯證多。體質陰陽俱虛或體弱者，春分與秋分節氣八珍湯證多，多是胃（消化）經脈與大腸（排泄）經脈循環不良，日久則面色蒼白或萎黃。

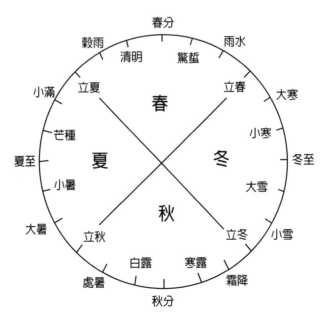

四季與二十四節氣

臨床應用

藥　　方 ▶	八珍湯
治　　病 ▶	貧血。月經不調、習慣性性流產、胎位不正。慢性萎縮性胃炎。乳腺增生。病後虛及各種慢性病
注意事項 ▶	(1) 忌過勞、寒涼、辛辣 (2) 慎房事 (3) 屬熱證者忌用
功　　用 ▶	益氣補血。有興奮造血系統、強心、改善肝功能、調整子宮機能、緩解平滑肌痙攣、興奮中樞神經系統等作用
重　　點 ▶	病後虛弱及各種慢性病

八珍湯加減方

方名	組成	治病	重點
十全大補湯	八珍湯加黃耆、肉桂	溫補氣血，治氣血不足，飲食減少，久病體虛，腳膝無力，面色萎黃，精神倦怠，以及瘡瘍不斂，婦女崩漏。一切病後氣不如舊，憂愁思慮，傷動血氣，喘咳中滿，脾腎氣弱，五心煩悶者	久病體虛，腳膝無力，面色萎黃；一時過勞，精神倦怠
人參養榮湯	八珍湯加黃耆、肉桂、五味子、遠志、陳皮、生薑、大棗去川芎	益氣補血，養心安神，治積勞虛損，氣血不足，四肢沉滯，骨肉痠痛，行動喘咳，小便拘急，腰背強痛，心虛驚悸，咽乾唇燥，飲食無味，形體瘦削等	飲食無味，形體瘦削，掉髮嚴重，改善長期自體免疫系統失調
泰山磐石散	八珍湯加黃耆、續斷、黃芩、砂仁、糯米去茯苓	益氣健脾，養血安胎，治婦人氣血兩虛，或肥而不實，或瘦而血熱，或肝脾素虛，倦怠少食，屢有墮胎之患	肝脾素虛，屢有墮胎之患，防治習慣性流產

4-18 氣血雙補劑：炙甘草湯

組　　成：炙甘草四兩、生薑三兩，切、桂枝三兩，去皮、人參二兩、生地黃一斤、阿膠二兩、麥門冬半升，去心、麻仁半升、大棗三十枚。

煮服法：⑴上述藥物以清酒七升，水八升，先煮八味，取三升，去渣，內膠熔消盡，溫服一升，日三服。

⑵除阿膠，餘各藥，混合煎煮，取汁倒出，加入清酒 10 毫升。另將阿膠略加水燉化，分三次入藥汁攪勻服。一劑煎服三次，一天服完。

主　　治：⑴陰血不足，心氣虛弱證。脈結代，心動悸，虛羸少氣，舌光少苔，或質乾而瘦小者。

⑵虛勞肺痿。乾咳無痰，或咯痰不多，痰中帶有血絲，形瘦氣短，虛煩眠差，自汗或盜汗，咽乾舌燥，大便難，或虛熱時發，脈虛數。

用藥重點：胃腸虛弱忌用、腹瀉下利者慎用。

● 炙甘草湯（又名復脈湯）加酸棗仁、柏子仁以增強養心安神定悸之作用。

《傷寒論》條文 66.：「心中悸而煩，小建中湯。」《傷寒論》條文 67.：「脈結代，心動悸，炙甘草湯（桂薑棗、麻麥地參膠酒）主之。」脈結代，脈來去時一止，結脈、代脈就是間歇脈，持續正常韻律脈動下，出現一時疏離的休止現象，主因是心臟期外收縮（高頻率）與心臟傳導阻斷（短頻率）。

《傷寒論》從桂枝湯開始，由簡而繁，小建中湯與炙甘草湯都是養益心臟、助益血脈循環之要藥。炙甘草湯治心動悸及肺痿咳唾多，甘草乾薑湯治肺痿之冷及心中溫溫液液者。復脈湯以桂枝湯作本。《溫病條辨》加減復脈湯（麻麥地膠芍甘）治脈虛大，手足心熱甚於手足背者，更養益心臟，加減復脈湯以芍藥甘草湯作本。孫思邈《千金方》用炙甘草湯（復脈湯）治虛勞。

小博士解說

　　炙甘草湯又名復脈湯，養護心臟血脈。黃連阿膠湯的組成有黃連、阿膠、黃芩、芍藥、蛋黃，前四味煮後待稍涼，傾入蛋黃攪勻，睡前服下，治心煩不眠。炙甘草湯一日三服，養護肝臟與交感神經系統，增進肝臟消耗能量的功能。黃連阿膠湯一夜一服，養護肝臟與副交感神經系統，增進肝臟儲藏能量的功能。

臨床應用

| 藥 方 ▶ | 炙甘草湯 |

| 治 病 ▶ | 冠心病、心律不整、期外收縮。風濕性心臟病。病毒性心肌炎。甲狀腺功能亢進 |

| 注意事項 ▶ | (1) 胃腸虛弱或腹瀉下利者不宜使用，因本方具有潤燥通便作用
(2) 若偏於心氣不足，則以炙甘草為主藥，且重用人參
(3) 若偏於陰血虛損者，以地黃、麥冬為主藥
(4) 若認為全方入陰的藥物多，而強心陽之藥物少，即可將桂枝改為肉桂
(5) 若陰虛生內熱比較顯著，可將人參改為南沙參，且去桂、薑、棗、酒，並加知母、黃柏，以滋陰液，降心火之作用 |

| 功 用 ▶ | 益氣滋陰，補血復脈。具有增強免疫、強心、抗心律失常、擴張冠狀動脈、增加冠狀動脈血流量、抗菌、抗炎、抑制胃酸分泌、促進潰瘍癒合等作用 |

| 重 點 ▶ | 冠心病而心律不整 |

炙甘草湯加減方

方名	組成	治病	重點
加減復脈湯	炙甘草湯去人參、桂枝、生薑、大棗加白芍	養血斂陰生津潤燥。治陽明腑實證，經下法後，實熱已除，惟陰液猶虧，證見脈虛大，手足心熱甚於手足背者	手足心熱甚於手足背者

＋ 知識補充站

　　《傷寒論》小建中湯與炙甘草湯治心悸，小建中湯證只有心悸與煩躁，乃因肝門靜脈的營養回流不良。小建中湯（桂枝湯加芍藥、膠飴）促進膽囊、胰臟、十二指腸間的生理作業。炙甘草湯證之心動悸，是心臟缺乏充分營養，才會有「動悸」，炙甘草湯去芍藥，去其「苦酸微寒」，加優質蛋白質的阿膠，與含脂肪的麻子仁、麥門冬、人參，再加生地，助「消瘀血，通經脈」，關鍵是加清酒煮藥，所以又名復脈湯，養益心臟，促進血脈循環。

4-19 陰陽並補劑：地黃飲子

組　　成：熟地黃、巴戟天去心、山茱萸、石斛、肉蓯蓉浸酒，焙、附子炮、五味子、肉桂、茯苓、麥門冬去心、石菖蒲、遠志去心，各等分。

煮服法：⑴上為粗末，每服三錢，水一盞半，加生薑五片，大棗一枚，薄荷五至七葉，同煎至八分，不計時服。
　　　　⑵加生薑、薄荷、大棗適量，水煎服。

主　　治：瘖痱，舌強不能言，足廢不能用，口乾不欲飲，脈沉細。

用藥重點：氣火上升，肝陽偏亢之證忌用、本方不宜久服。

● 足廢兼氣虛者，加人參、黃耆。
● 足廢偏腎陽虛，證見腰膝冷感者，加淫羊藿、天仙茅。
● 足廢偏腎陰虛，證見骨節煩熱者，加桑枝、地骨皮、鱉甲。
● 足廢不用，其餘無症狀者，則去石菖蒲、遠志、薄荷。
● 陰虛，且痰火盛者，則去附子、肉桂加貝母、膽星、天竺黃。

　　河間地黃飲子（地桂附蓉巴遠、萸斛麥味菖苓、薄薑棗）治瘖痱，舌強不能言，足廢不能用，口乾不欲飲；並治療腦心血管疾病，口乾舌燥而不渴，口渴也喝不多，不宜久服。相對來說，補陽還五湯也治療腦心血管疾病，卻是以久服取勝。易簡地黃飲子也稱地黃飲子，改善新陳代謝作用而治療消渴。

　　氣溫的高低取決於地面儲存熱量的多少，地面儲存熱量最多的時期，就是氣溫最高值出現的時間，人的生活型態上，多以為中午時分（午時辰，心經脈）最熱，事實是，一日內最高氣溫是出現在 14~15 時（未時辰，小腸經脈），這是易簡地黃飲子改善新陳代謝而治消渴的最佳時間。儲存熱量最少的時期，就是氣溫最低值出現的時間，通常最低氣溫出現在早晨 5~6 時（卯時辰，大腸經脈），而不是半夜時分（子時辰，膽經脈）最冷。

　　正常體溫高低取決於體內儲存熱量多少，肛溫（直腸溫）是生理的基礎體溫，約 36.5~37.5℃（或 36.0~37.5℃），有 1~1.5℃ 的變化，通常肛溫最高溫是上午 5~6 時（寅卯—肺、大腸經脈）。春宜吐，夏宜汗，是交感神經起動時間；人體肛溫最低溫是下午 5~6 時（申酉—膀胱、腎經脈），為河間地黃飲子治瘖痱，舌強不能言，足廢不能用的最佳時間。

小博士 解說

　　易簡地黃飲子（人參、黃耆蜜炙、生地黃、熟地黃、天門冬、麥門冬、枇杷葉蜜炙、石斛、澤瀉、枳殼麩炒，等分，每服三錢）生精補血，潤燥止渴，小腸清利心火下降，大腸流暢肺經潤澤。除宿熱而止渴，治消渴煩躁，咽乾面赤。

臨床應用

藥　方 ▶	地黃飲子
治　病 ▶	腦動脈硬化、中風後遺症、脊髓炎、晚期高血壓病、小兒麻痺後遺症、腦栓塞。神經衰弱、三叉神經痛。貧血。不孕症。尿崩症。全身性搔癢。甲狀腺功能亢進
注意事項 ▶	(1) 氣火上升，肝陽偏亢之證，不宜使用 (2) 忌食油膩食物 (3) 本方不宜久服，如須久服則須以天仙茅、淫羊藿代附子、肉桂 (4) 本方所治中風係屬腎陰陽俱虛，而不是因肝陽上亢之類中風、腦溢血或六經證的真中風 (5) 對心血管、肝、肺、血液等系統疾病者，宜慎使用，以防滲出性出血或小灶性出血，及肝臟的萎縮性改變
功　用 ▶	具有抗血栓、擴張冠狀動脈、抗炎、鎮痛、中樞興奮、抗心肌缺血及耐缺氧等作用
重　點 ▶	治腦動脈硬化、中風後遺症

腦性麻痺及涉及腦損傷的種類

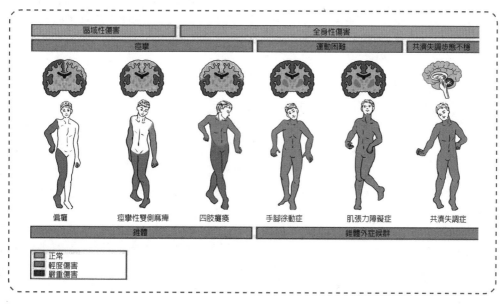

4-20 陰陽並補劑：龜鹿二仙膠、七寶美髯丹

龜鹿二仙膠

組　　成：鹿角用新鮮麋鹿殺，角解不用，馬鹿角不用，去角膠梢角二寸絕斷，劈開淨用，十斤、龜板去弦，洗淨，五斤，捶碎、人參十五兩、枸杞子三十兩。

煮 服 法：(1) 先將鹿角、龜板鋸截、刮淨、水浸，桑柴火熬煉成膠，再將人參枸杞熬膏和入。每晨酒調服三錢。
　　　　　(2) 每晨取 3 克，清酒調化，淡鹽開水送服。
　　　　　(3) 劑型根據需要而改變，長期服用以膏劑為宜，短期服用，可改湯劑服用。

主　　治：全身瘦削，陽痿遺精，兩目昏花，腰膝痠軟，久不孕育。

用藥重點：脾胃虛弱忌用、忌生冷油膩及辛辣食物。

● 兼眩暈者，加菊花、天麻。

● 遺精頻作者，加金櫻子、潼蒺藜。

● 本方加栝蔞皮、水蛭以治絕經後婦女不穩定型心絞痛。

　　脾胃虛弱而食少者不宜服用龜鹿二仙膠，效果不好，且會傷胃腸。必要服用時，一定要配合調理消化道功能的補益劑，如白天三餐前服用六君子湯，晚餐後再酌量服龜鹿二仙膠。目前，台灣製作的龜鹿二仙膠（龜板與鹿角膠）品質都很好，其養護療效優於傳統古方的龜鹿二仙膠（龜鹿杞參）。

七寶美髯丹

組　　成：赤、白何首烏各一斤、米泔水浸三四日，瓷片刮去皮，用淘淨黑豆二升，以砂鍋木甑，鋪豆及首烏，重重鋪蓋，蒸之。豆熟取出，去豆曬乾，換豆再蒸，如此九次，曬乾，為末、赤、白茯苓各一斤，去皮，研末，以水淘去筋膜及浮者，以人乳十碗浸勻，曬乾，研末、牛膝八兩，去苗，酒浸，一日同何首烏第七次蒸之，至第九次上，曬乾、枸杞子八兩，酒浸，曬、菟絲子八兩，酒浸生芽，研爛，曬、補骨脂四兩，以黑脂麻炒香、當歸八兩，酒浸，曬。

煮 服 法：上藥石臼搗為末，煉蜜和丸，如彈子大。每次一丸，一日三次，清晨溫酒下，午時薑湯，臥時鹽湯下。

主　　治：鬚髮早白，脫髮，牙齒動搖，腰膝痠軟，夢遺滑精，崩帶，腎虛不育，消渴，痔腫。

用藥重點：熱證者忌用、忌鐵器。

　　七寶美髯丹觀診為下巴的色澤最差；益氣聰明湯（參耆升葛、蔓柏芍甘）觀診則兩眉間的色澤最差。七寶美髯丹與益氣聰明湯額頭色澤都不好；觀望第二個視診色澤，七寶美髯丹第二個視診色澤差是股膝，即下巴外側下頜角區域。益氣聰明湯第二個視診色澤差是咽喉，即兩眉頭上緣的區域。

　　七寶美髯丹有增加蛋白質合成、抗凝血等作用，從補益肝腎著手。生脈飲與理血劑的丹參飲和補陽還五湯等，也有抗凝血作用，生脈飲保肝益心肺，預防缺血後腦損傷；丹參飲用力於心胃的黏膜組織，與擴張主動脈。補陽還五湯改善血液流變性，與擴張腦動脈血管。

臨床應用

藥　　方 ▶	龜鹿二仙膠
治　　病 ▶	白血病、白血球減少症。神經衰弱。發育不良、性功能減退。再生障礙性貧血
注意事項 ▶	(1) 脾胃虛弱而食少便溏者，不宜使用 (2) 忌生冷油膩及辛辣食物，宜平性食物 (3) 虛實錯雜證或虛證而有陰陽之偏時，需加強或減弱本方的某一作用時，宜加藥物或調整藥物劑量，不需要減味 (4) 未成年人尤其兒童於應用本方時，應中病即止，因其生機蓬勃，過用本方則生長發育過快而導致早熟 (5) 衰老年齡人以本方防病延年，宜長期服用，使其逐漸衰退的腎中精氣持續得到補充
功　　用 ▶	滋陰填精，益氣壯陽，具有補血作用
重　　點 ▶	治性功能減退、再生障礙性貧血

藥　　方 ▶	七寶美髯丹
治　　病 ▶	牙周病。白髮、脫髮。男子不育症。再生障礙性貧血
注意事項 ▶	忌鐵器
功　　用 ▶	補益肝腎，烏髮壯骨。有增加蛋白質合成、抗凝血等作用
重　　點 ▶	治男子不育症、再生障礙性貧血

＋ 知識補充站

　　七寶美髯丹與益氣聰明湯都是治療頭面部的病證，七寶美髯丹以烏黑柔順髮鬚為主，是現代醫美的妙方。益氣聰明湯治療耳不聰目不明的病證，是調節自律神經失調的要方，很適合時下諸多文明病症。

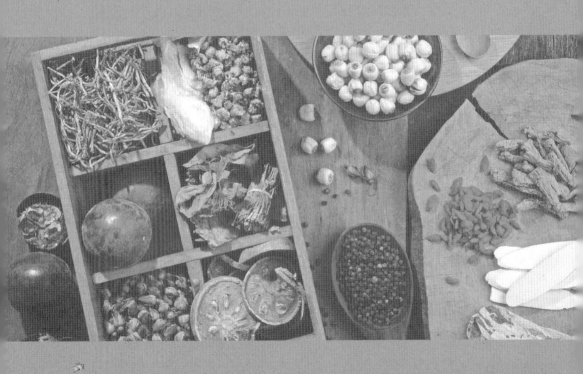

清熱劑

5

清熱劑性味分苦寒、甘寒、鹹寒等三類，以苦寒藥物最多。歸經入肝膽脾經最多，其次是肺經，入腎經的最少，多為清虛熱的藥物。清氣劑 2 方與清營涼血劑 2 方，以肺經脈為主。清熱解毒劑 5 方與清虛熱劑 3 方，以肝經脈為主。清臟腑熱劑 10 方以心經脈為主。

5-1 清氣劑：白虎湯

組　　成：石膏、知母、粳米、甘草。

煮 服 法：(1) 上四味，以水一斗，煮米熟，湯成去渣，溫服一升，日三服。

　　　　　(2) 水煎煮至米熟湯成，去渣溫服。

主　　治：陽明熱盛證或外感病的氣分熱證。證見高熱、口乾舌燥、煩渴引飲、面赤惡熱、大汗出、舌苔黃或白而乾燥、脈洪大有力或滑數。

用藥重點：表證未解忌用、脾胃虛寒慎用。

《溫病條辨》：「手太陰暑溫，煩渴而喘，脈洪大有力（汗多），白虎湯治邪在氣分而表虛；脈（虛）洪大而芤（而喘），人參白虎湯（知膏甘粳參）治邪在氣分而表很虛；汗多脈散大（脈芤面赤多言），喘喝欲脫者，加減生脈散（沙麥味丹地）治邪在血分而表虛。」臨床上，白虎湯加減方使用的機會比較高。清疹湯清熱解毒透疹；銀翹白虎湯清熱解表；化斑湯涼血解毒，氣血兩清；犀羚白虎湯兼涼肝熄風止痙，治抽搐。兩方有羚羊角與犀角的助陣，提升腦脊髓液分泌能力，對自體免疫疾病初期有神昏譫語症狀，效果不錯。脾胃虛寒的人，清熱劑不宜久服或劑量過大。

▌臨床應用

藥　　方	▶	白虎湯
治　　病	▶	流行性乙型腦炎。流行性出血熱。肺炎、麻疹、牙齦炎。外障、急性虹膜睫狀體炎。糖尿病。尿崩症。腫瘤熱、產後發熱、不明原因高熱。風濕性關節炎、風濕性心肌炎。老年口腔乾燥症、小兒麻疹性口腔炎
注意事項	▶	(1) 表證未解的無汗發熱口渴者；脈浮弦而細或沉者；血虛發熱，脈洪不勝重按者；陰盛格陽表現為真寒假熱者，此四項均忌用本方 (2) 不渴者 (3) 脾胃虛寒的人，不宜久服或劑量過大 (4) 小兒及婦女產後，石膏的劑量不可過重 (5) 臨診時以面赤，鼻竅熱灼，唇舌乾燥，口乾渴欲飲，舌紅，苔黃，尿赤等屬陽明裏熱證，即可應用
功　　用	▶	清熱生津。具有解熱、抗病毒、抗炎、鎮靜、降血糖、提高免疫、抑菌等作用
重　　點	▶	外障、急性虹膜睫狀體炎、尿崩症、腫瘤熱（積象日久，即潮熱惡寒）、產後發熱

白虎湯加減方

方名	組成	治病	重點
白虎加人參湯	白虎湯加人參或西洋參	清熱、益氣、生津，治汗、吐、下後，裏熱熾盛，煩渴不止，汗多，脈浮大無力。白虎湯證見有背微惡寒，或飲不解渴，或脈浮大而芤，以及暑熱病身大熱屬氣津兩傷者	煩渴不止，汗多，脈浮大無力
白虎加桂枝湯	白虎湯加桂枝	調營衛通經絡而清熱治溫瘧兼表邪，經絡痹阻，脈如平，身無寒但熱，骨節疼煩，時嘔。及風濕熱痹，壯熱，氣粗煩躁，關節腫痛，口渴苔白，脈弦數	脈如平，身無寒但熱，骨節疼煩
銀翹白虎湯	白虎湯加銀花、連翹、大青葉	疏風清熱解表	清熱解表
清疹湯	白虎湯加連翹、薄荷、蟬蛻、僵蠶	清熱解毒透疹治麻疹初起，表裏壯熱，疹點欲出不出	清熱解毒，疹點欲出不出
白虎加蒼朮湯	白虎湯加蒼朮	治濕溫邪在氣分，或濕熱搏於筋骨，證見關節腫痛發熱	關節腫痛發熱
化斑湯	白虎湯加犀角、玄參、生地	涼血解毒，氣血兩清，治溫病邪入營血，證見高熱口渴、身發紅斑、神昏譫語、汗出脈洪	身發紅斑、神昏譫語、汗出脈洪
犀羚白虎湯	白虎湯加天麻、犀角、鉤藤、羚羊角	兼涼肝熄風止痙，治抽搐	抽搐
柴胡白虎湯	白虎湯加柴胡、黃芩、鮮荷葉	治少陽陽明合病，寒熱往來，寒輕熱重，心煩汗出，口渴引飲，脈弦數有力	心煩口渴，脈弦數有力
鎮逆白虎湯	白虎湯去粳米、甘草加半夏、竹茹	治傷寒邪傳胃腑，燥渴身熱，白虎證俱，其人胃氣上逆，心下滿悶	心下滿悶

5-2 清氣劑：竹葉石膏湯

組　　成：竹葉二把、石膏一斤、半夏半升，洗、麥冬一升，去心、人參二兩、甘草炙，二兩、
　　　　　粳米半升。

煮服法：以水煎七味藥去渣，納粳米、煮米熟、湯成去米，溫服，日三服。

主　　治：傷寒、溫熱、暑病之後，餘熱未清，氣津兩傷證。身熱多汗、心胸煩悶、氣逆
　　　　　欲嘔、口乾喜飲、或虛煩不寐、脈虛數、舌紅苔少。

用藥重點：陽虛寒甚忌用、脾胃虛弱慎用。

● 胃火熾盛，消穀易飢，舌紅脈數者，加知母、花粉。

● 胃陰不足，胃火上逆，口舌糜爛，舌紅而乾者，加石斛、玉竹。

● 氣分熱仍盛者，加知母、黃連。

退火以白虎湯為最，其次為白虎加人參湯。不用白虎湯或白虎加人參湯，可以竹葉石膏湯代之。竹葉石膏湯以白虎加人參湯去知母，加麥冬、半夏、竹葉，益虛清熱以降逆氣。白虎湯與白虎加人參湯急治暑熱渴甚汗多，竹葉石膏湯緩理病後臟腑功能虛弱。

《金匱要略》：「火逆上氣，咽喉不利，止逆下氣者，麥門冬湯主之。」屬治燥劑，麥門冬湯（麥門冬、粳米、大棗、人參、半夏、甘草）作用在口腔、咽喉及上食道括約肌，使之緩和順暢。《傷寒論》：「傷寒解後，虛羸少氣，氣逆欲吐，竹葉石膏湯主之。」屬清熱劑，竹葉石膏湯作用在下食道括約肌，養益消化道黏膜。竹葉石膏湯證多伴有麥門冬湯證的咽喉不利，常是治療麥門冬湯證的後續發展，如大病初癒的後遺症。

《傷寒論》361.：「傷寒解後，虛羸少氣，氣逆欲吐，竹葉石膏湯主之。」麥門冬湯治咽喉不利，兩方主治類似，都治食道方面的症狀，麥門冬湯主治上食道括約肌症候群，竹葉石膏湯治下食道括約肌症候群，皆有粳米養胃氣，調節胃的蠕動不良。

麥門冬湯（麥門冬、粳米、大棗、人參、半夏、甘草）以水一斗二升煮取六升，溫服一升，日三夜一，一帖藥喝一天半。竹葉石膏湯（竹葉、石膏、麥冬、人參、半夏、炙甘草）以水一斗煮取六升，去藥渣後，再下粳米半升，煮米熟湯成，約剩下二至三升。麥門冬湯用甘草，且不需米熟湯成，六味藥化學作用完成後即服用，其湯潤喉暢咽，直接作用在口腔、咽喉及上食道括約肌，使之緩和順暢。竹葉石膏湯用炙甘草不用甘草，煮取一半後去石膏等藥渣，再用此藥汁煮粳米，煮成竹葉石膏粥以後，去粳米，喝米汁，從口腔、食道一直到胃，竹葉石膏粥汁除了能緩和消化道之緊張壓力外，養益消化道黏膜的效益更彰顯。

臨床應用

藥　　方 ▶	竹葉石膏湯
治　　病 ▶	敗血症。慢性支氣管擴張、咳血。神經衰弱。膽道術後嘔吐、化療後毒副反應。癌症發熱、各種手術後發熱、流行性出血熱
注意事項 ▶	陽虛寒甚者忌用
功　　用 ▶	清熱生津、益氣和胃。有解熱、抗菌、鎮吐、抗病毒、抗炎、降糖等作用
重　　點 ▶	化療後毒副反應、癌症發熱、各種手術後發熱

+ 知識補充站

《備急千金要方》竹葉湯（竹葉15克、甘草、茯苓、人參各3克、小麥15克、生薑9克、大棗14枚、半夏9克、麥門冬15克），用水900毫升，煮竹葉、小麥，取700毫升，去渣，納諸藥更煎，取300毫升，分二次溫服。治產後虛渴，少氣力。《金匱要略》溫服竹葉湯，並溫覆使汗出，以祛風邪。竹皮大丸方中竹茹、石膏清胃熱，止嘔逆；白薇清虛熱；桂枝平衝逆；甘草、大棗安中益氣（中虛不用石膏），調和諸藥，共奏清熱止嘔，安中益氣之功。

5-3 清營涼血劑：清營湯

組　　成：犀角三錢、生地五錢、元參三錢、竹葉心一錢、麥冬三錢，丹參二錢、黃連一
錢五分、銀花三錢、連翹二錢，連心。

煮 服 法：(1) 上藥，水八杯，煮取三杯，日三服。

(2) 水煎服，犀角磨為粉末沖服或磨汁配服。

主　　治：身熱夜甚，口渴或不渴，時有譫語，神煩少寐或斑疹隱隱，舌絳而乾，脈細數。

用藥重點：外感風寒忌用、脾胃虛弱慎用。

- 氣分熱邪猶盛者，則加重銀花、連翹之劑量，或加石膏、知母化，大青葉、板藍根、貫眾。

- 營分熱盛者，則加重犀角、生地、玄參。

- 營熱逆傳心包者，證見竅閉神昏者，則加安宮牛黃丸，或至寶丹。

- 熱盛引動肝風者，證見痙厥抽搐者，則加紫雪丹，或酌加羚羊角、地龍。

- 兼熱痰者，則加竹瀝、天竺黃、川貝母。

清營湯（元麥竹、翹犀連、銀丹地）與犀角地黃湯（犀地甘芍）都重用生地黃以之為君藥，兩方都有犀角。

《溫病條辨》：「清營湯去黃連治太陰溫病，寸脈大，舌絳而乾，法當渴，今反不渴者，熱在營中。」清營湯清營分之熱，去黃連者，不欲其深入也。相對於舌上白苔滑者，屬於難治傷寒，就不可以用清營湯。高溫環境中燥熱難耐時，服用清

絡飲、清宮湯或清營湯三方，可減少身心傷害。寸口脈的寸口，左心右肺，寸脈浮是左右寸脈皆浮，是心肺的運作有礙，辛涼芳香法的清絡飲是夏熱退暑熱良方，其次是酸寒甘苦法的清宮湯，再來是鹹寒苦甘法的清營湯。

《溫病條辨》「清」共有六方，上焦篇四方：清宮（胸腔—肺臟）、清絡（脈絡）、清營（營衛—心臟）、清燥救肺（胸腹腔—肺臟與心臟）。中焦篇一方：清燥（胸腹腔—肺臟與胃腸）。下焦篇一方：宣清導濁（腹腔）。進一步比較這六方，(1)清宮湯，(2)清絡飲，(3)清營湯，(4)清燥救肺湯，(5)清燥湯，(6)宣清導濁湯。清濁之間，清宮湯適合右寸脈（肺）較浮或大，與清營湯適合左寸（心）脈較浮或大，藥味相去不多，脈象則大不一樣，臨床施治時不可不慎。

小博士 解說

《溫病條辨》清宮湯與清營湯的組成，共同的成分是「元麥竹翹犀」，「蓮」與「連銀丹地」是不一樣的成分，「蓮子」為果實類，「黃連」是根莖類，蓮子心營養豐富，養益心血，黃連富含礦物質，能清理腸胃。清燥湯、清宮湯和清營湯，三者共同成分是「元麥」。清絡飲清肺絡中餘邪，清營湯清營分之熱，清宮湯清包中之熱邪；清燥救肺湯以養胃氣為主，宣清導濁湯以通快大便為度。

臨床應用

藥　　方 ▶	清營湯
治　　病 ▶	流行性腦膜炎。過敏性紫癜。皮膚病。敗血症及其它熱性病者。流行性出血熱。腸傷寒
注意事項 ▶	若舌質絳而苔白滑，是挾有濕邪，忌用本方，當於濕溫中求
功　　用 ▶	清營解毒，透熱養陰活血 具降溫、抗病原微生物、抗菌、抗病毒、解熱、抗炎、強心、止血、鎮靜等作用
重　　點 ▶	敗血症及其他熱性病

✚ 知識補充站

　　《溫病條辨》「清」是要從寒法、涼法或淡法中三法擇一。清宮、清絡、清營、清燥救肺、清燥、宣清導濁，六方依序是先寒法，再涼法，最後是淡法。六個「清」方，逐一抽絲剝繭，比較異同，自能得其法：

　　1.酸寒甘苦法的清宮湯（組成：元麥竹翹犀蓮）是清寒法。

　　2.辛涼芳香法的清絡飲（組成：西絲荷竹銀扁）是清涼法。

　　3.鹹寒苦甘法的清營湯（組成：元麥竹翹犀連銀丹地）是清寒法。

　　4.辛涼甘潤法的清燥救肺湯（組成：桑膏麥草麻膠杏枇）是清涼法。

　　5.甘涼法的清燥湯（組成：元麥地知人）是清涼法。

　　6.苦辛淡法的宣清導濁湯（組成：二苓寒蠶皂）是清淡法。

5-4 清營涼血劑：犀角地黃湯

組　　成：犀角一兩、牡丹皮二兩、生地黃八兩、芍藥三兩。
煮 服 法：⑴上藥四味嚼咀，以水九升，煮取三升，分三服。
　　　　　⑵水煎服，犀角磨為粉末沖服或磨汁和服。
主　　治：⑴熱傷血絡，吐血，衄血，便血，溲血。
　　　　　⑵蓄血留瘀，善忘如狂，漱水不欲咽，胸中煩痛，自覺腹滿，大便色黑易解。
　　　　　⑶熱擾心營，昏狂譫語，斑色紫黑，舌絳起刺。
用藥重點：脾胃虛弱忌用、體虛氣弱慎用。

- 血分熱毒重者，則加青黛、紫草。
- 蓄血甚者，則加大黃、黃芩。
- 熱迫血妄行，則酌加仙鶴草、白茅根、側柏炭、小薊，或蒲黃、茜根炭、黃連、黃芩，梔子、花蕊石或槐花，地榆。
- 出血又兼有瘀血者，則酌加大黃、桃仁、牛膝。

　　《圖解方劑學》治血小板減少性紫癜症四方，⑴補益劑歸脾湯，⑵補益劑當歸補血湯，⑶清熱劑犀角地黃湯，⑷理血劑桃仁承氣湯。四方中歸脾湯與當歸補血湯是補益劑的代表方，血小板的問題多日久生病，非一時興起的感染性疾病，以補益劑為主導，來加強血小板良好的更新率，正面影響加強血小板修補受損組織，減少血小板凝血而造成血管硬化，降低呼吸道感染或過勞誘發急性發作的機率，犀角地黃湯與桃仁承氣湯以反補益與溫養作業，來助益腸道中黏膜淋巴相關組織循環，讓外周血小板不要過度減少，讓血小板壽命不要過度縮短。犀角地黃湯與黃連解毒湯都可以防治過敏性紫癜，犀角地黃湯尤有甚者，可防治血小板減少性紫癜症。

　　慢性血小板減少性紫癜症，多為二十～三十歲，女性為男性的三～四倍。起病常無明顯誘因。持續性出血或反覆發作，局部出血如反覆鼻衄或月經過多。任何部位皮膚與黏膜出現瘀點及瘀斑，以四肢遠端較多。嚴重者可有消化道、顱內出血及泌尿道出血。病程較長可反覆發作遷延數年，自行緩解者少見。一般起病隱襲，多數在確診前數月甚至數年已有易發紫癜、鼻衄、牙齦滲血、月經過多、小手術或外傷後出血時間延長等病史，出血程度不一，一般較輕，紫癜色淡，多發生在下肢，很少出現血腫或血皰、泌尿系出血，甚至顱內出血或失血性休克，其病死率<1%，多因上呼吸道感染或過勞誘發急性發作，每次發作可延續數週甚至數月。緩解期出血不明顯，僅有血小板計數減少。歸脾湯與當歸補血湯等補益劑為主，犀角地黃湯與桃仁承氣湯為輔，採補多攻少，日小攻夜大補為維護要領。

臨床應用

藥　方 ▶	犀角地黃湯
治　病 ▶	過敏性紫癜、血小板減少性紫癜。尿毒症。鼻出血、消化道、肺、子宮等之出血。藥物性皮炎。走馬疳。急性黃色肝萎縮,肝昏迷。再生障礙性貧血。斑疹傷寒。急性白血病
注意事項 ▶	(1) 若屬陽虛失血,脾胃虛弱者,忌用 (2) 犀角可以水牛角代替,但用量宜大 (3) 若熱甚者,芍藥宜用赤芍,如熱傷陰血甚者,則宜用白芍
功　用 ▶	清熱解毒,涼血散瘀。有解熱、抗菌、抗病毒、止血、鎮靜、抗驚厥等作用
重　點 ▶	藥物性皮炎、肝昏迷、再生障礙性貧血、急性白血病

犀角地黃湯加減方

方名	組成	治病	重點
清瘟敗毒飲	犀角地黃湯加石膏、川連、梔子、桔梗、黃芩、知母、玄參、連翹、甘草、鮮竹葉	清熱解毒,涼血瀉火,治溫疫熱毒,氣血兩燔證。大熱渴飲、頭痛如劈,乾嘔狂躁;譫語神昏或發斑或吐血衄血,四肢或抽搐或厥逆,脈沉數,舌絳唇焦	吐血衄血,四肢或抽搐或厥逆

✚ 知識補充站

清營湯觀診是兩眼之間與耳前色澤最差。〈望切診〉(參考後記)

1.觀診:(1)心、(2)肝。

2.視診:(1)咽喉、(2)脊背。(眼耳,清營湯)

犀角地黃湯則是下巴與額頭下緣的色澤最差。〈望切診〉

1.觀診:(1)肝、(2)腎。

2.視診:(1)咽喉、(2)首面。(頤額,犀角地黃湯)

5-5 清熱解毒劑：黃連解毒湯

組　　成：黃連三兩、黃芩、黃柏各二兩、梔子十四枚擘。
煮　服　法：(1) 上四味切，以水六升，煮取二升，分二服。
　　　　　　(2) 水煎服。
主　　治：一切實熱火毒，充斥三焦，證見大熱煩躁，口燥咽乾，錯語不眠，或熱病吐血，衄血，或熱甚發斑，身熱下痢，濕熱黃疸；癰疽疔毒，小便黃赤，舌紅苔黃，脈數有力。
用藥重點：脾胃虛弱忌用、中病即止，不宜久服。

● 大便秘結者，則加大黃、芒硝。
● 小便短赤不利者，則加木通、滑石、車前子。
● 痢疾裏急後重者，則加木香、檳榔、白芍。
● 若吐衄發斑者，則加生地、玄參、白茅根。
● 疔瘡腫毒者，則加蒲公英、銀花、連翹。
● 瘀熱發黃者，則加茵陳、大黃。

《圖解方劑學》治過敏性紫癜，在二十章中有解表劑、瀉下劑、補益劑、清熱劑、固澀劑、理血劑與祛濕劑共七章九方，清熱劑有清營湯與黃連解毒湯兩方，祛濕劑也有兩方當歸拈痛湯與三仁湯。

過敏性紫癜九方：(1)解表劑升麻葛根湯。(2)瀉下劑增液承氣湯。(3)補益劑玉屏風散。(4)清熱劑清營湯。(5)清熱劑黃連解毒湯。(6)固澀劑當歸六黃湯。(7)理血劑槐花散。(8)祛濕劑當歸拈痛湯。(9)祛濕劑三仁湯。

治過敏性紫癜，清熱劑與祛濕劑臨床上使用的時候較多。過敏性紫癜症數日後自癒或成為了嚴重病證的情況，取決於自體免疫力的強弱，清熱劑的清營湯與黃連解毒湯，有助改善免疫球蛋白 A（IgA）等抗體結合成免疫複合物沉積於皮膚、消化道、關節腔、腎臟等部位引起的血管炎症反應。當歸拈痛湯防治遊走性關節腫痛及活動障礙，特別是踝、膝、肘、腕等大關節。三仁湯對消化道障礙、嘔吐、腹瀉、黏液便、腸鳴音亢進有緩和與改善的效果。

過敏性紫癜症，是種兒童多發的血管炎，出現紫癜、消化道障害、關節痛和腎損害。病原體細菌以 β 溶血性鏈球菌為多。病毒如麻疹、水痘、風疹等，以呼吸道傳播發疹為多。寄生蟲以蛔蟲最多見。常常會被誤以為是感冒，一～三週後出現典型臨床表現。(1)噁心、嘔吐、腹瀉、黏液便、腸鳴音亢進。消化道出血與腹痛最常見，多為臍周圍或腹部陣發性絞痛，或有壓痛，多無腹肌緊張。兒童常見腸套疊，偶見腸穿孔、腸壞死。(2)遊走性關節腫痛及活動障礙，多累及踝、膝、肘、腕等大關節，數日後自癒。(3)過敏性紫癜最嚴重是在紫癜出現後的一～八週，出現急性腎炎綜合症、腎病綜合症，可演變為慢性或腎衰竭或終末期腎病。

✚ 知識補充站

瀉心湯（夏連芩），半夏瀉心湯去乾薑、甘草加枳實杏仁（夏連芩，實杏，虛參棗），加減人參瀉心湯（參連芩，薑芍實）治滯下由於濕熱內蘊，以致中痞，但以瀉心治痞結，而滯自止，多因胃蠕動不良，食道與胃黏膜下淋巴組織開始出現問題。

▌臨床應用

藥 方 ▶	黃連解毒湯	
治 病 ▶	敗血症，膿毒血症。腎盂腎炎，慢性咽喉炎。肺炎。痢疾。乙型肝炎，乙型腦炎。膿皰瘡，癤瘡。乳腺炎。髓膜炎，流行性腦炎。膽囊炎。感染性炎症。過敏性紫癜	
注意事項 ▶	(1) 本方大苦大寒，宜中病即止，不宜久服或過量，易傷脾胃陽氣 (2) 陰虛者如必須使用，應配伍滋陰藥，以免傷陰 (3) 非體壯證實者，不宜使用	
功 用 ▶	瀉火解毒 有抗菌、抗病毒、解熱、鎮靜、鎮痛、抗炎、催眠、抗驚厥、抗脂質過氧化、耐缺氧、抗自由基、增強記憶力、利膽、降壓、降酶、止血、增加腦血流量、防止實驗性潰瘍、保護胃黏膜、保肝、促進抗體形成、促進巨噬細胞吞噬功能等作用	
重 點 ▶	敗血症、膿毒血症、感染性炎症	

▌黃連解毒湯加減方

方名	組成	治病	重點
三黃瀉心湯	黃連解毒湯去黃柏、梔子加大黃	治三焦實熱，高熱煩躁，神昏便秘，面紅，目赤，口舌生瘡，濕熱黃疸	口舌生瘡，濕熱黃疸
梔子金花湯	黃連解毒湯加生大黃	寢汗咬牙、夢語驚悸、淋泌、勞嗽骨蒸	寢汗咬牙、夢語驚悸

▌《溫病條辨》瀉心湯、半夏瀉心湯去乾薑甘草加枳實杏仁、加減人參瀉心湯

藥方	組成	煮服法及禁忌
瀉心湯 （即三黃瀉心湯）	大黃二兩、黃連一兩、黃芩一兩	水三升（600cc），煮取一升（200cc），頓服之
半夏瀉心湯去乾薑甘草加枳實杏仁（苦辛寒法）	半夏一兩、黃連二錢、黃芩三錢、枳實二錢、杏仁三錢（夏連芩，實杏，虛參棗）	水 8 杯，煮取 3 杯，分 3 次服
加減人參瀉心湯（苦辛寒兼甘法）	人參6克、乾薑6克、黃連4.5克、黃芩4.5克、枳實3克、生白芍6克（參連芩，薑芍實）	水一升，煮取 400 毫升，分二次服，渣再煮 200 毫升服

5-6 清熱解毒劑：普濟消毒飲

組　　成：黃芩酒炒、黃連酒炒各五錢、連翹、板藍根、馬勃、薄荷各一錢、升麻七分、
　　　　　玄參二錢、陳皮去白，二錢、牛蒡子一錢、甘草二錢、桔梗二錢、僵蠶七分、
　　　　　柴胡二錢。
煮 服 法：⑴上藥為末，湯調，時時服已，或蜜拌為丸，嚼化。
　　　　　⑵水煎服。
主　　治：大頭瘟，風熱疫毒之邪，壅於上焦，發於頭面，惡寒發熱，頭面紅腫焮痛，目
　　　　　不能開，咽喉不利，舌燥口渴，舌紅苔黃，脈數有力。
用藥重點：外感風寒忌用、氣虛、陰虛慎用。

　　《圖解方劑學》治帶狀疱疹有兩方，普濟消毒飲與龍膽瀉肝湯。普濟消毒飲有抗炎、抗病毒、解熱等作用。腮腺炎、扁桃腺炎、流行性出血熱、丹毒、天行赤眼等。普濟消毒飲治帶狀疱疹以黃連與僵蠶取勝，防治帶狀疱疹後神經痛有奇功。

　　帶狀疱疹急性期多皮疹和疼痛，皮疹出現兩三天，就開始局部疼痛和類似感冒等症狀，正是普濟消毒飲清熱解毒、疏風散邪、抗炎、抗病毒、解熱以緩急證。年輕人的帶狀疱疹當皮疹痊癒之後，疼痛也隨著消失，而老年人和免疫力弱的人則往往繼續痛下去，配合補益劑的歸脾湯、當歸補血湯、補中益氣湯或腎氣丸等，有助改善老年人和免疫力弱者的繼續疼痛。這類帶狀疱疹雖然程度較急性期為輕，但疼痛會持續多久，因人而異，也無法預測，一般是數個月，也有長達數年，甚至十年以上者也發生過。

　　普濟消毒飲治腮腺炎，併發睪丸炎加川楝子、龍膽草。睪丸炎多由細菌或病毒引起，病毒性睪丸炎直接侵犯睪丸，以流行性腮腺炎病毒為主，主要侵犯兒童腮腺引起「大嘴巴」病，這種病毒也嗜好侵犯睪丸，所以流行性腮腺炎發病後不久，常出現病毒性睪丸炎。在兒童時期即注射「麻疹」、「風疹」、「腮腺炎」疫苗，本病發病率近年來有明顯減少的趨勢。該病在青春期前較少見，睪丸炎常於腮腺炎出現四至六天後發生，但也可無腮腺炎症狀。約70%為單側，50%受累的睪丸發生萎縮。睪丸炎是可以治癒的，發現本病後進行及時有系統、有效的治療，防止引發睪丸傷害，還是完全可以做到的。

小博士解說

　　附睪睪丸炎，患者常常出現睪丸疼痛，並向腹股溝放射，有明顯的下墜感覺，並伴有高熱、噁心、嘔吐、白細胞升高等，同時睪丸腫大、壓痛非常明顯，陰囊皮膚紅腫。發現這種情況，需要及時到醫院診治，這種細菌性睪丸炎，普濟消毒飲功能有限。

臨床應用

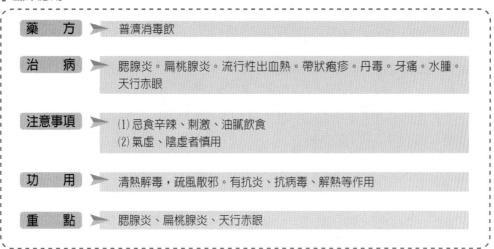

藥　　方	普濟消毒飲
治　　病	腮腺炎。扁桃腺炎。流行性出血熱。帶狀疱疹。丹毒。牙痛。水腫。天行赤眼
注意事項	(1)忌食辛辣、刺激、油膩飲食 (2)氣虛、陰虛者慎用
功　　用	清熱解毒，疏風散邪。有抗炎、抗病毒、解熱等作用
重　　點	腮腺炎、扁桃腺炎、天行赤眼

睪丸結構

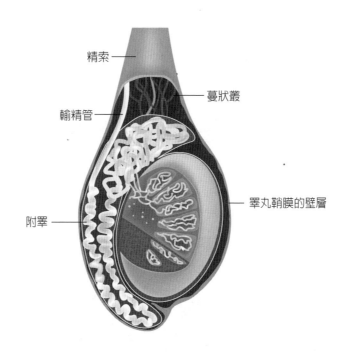

精索

蔓狀叢

輸精管

睪丸鞘膜的壁層

附睪

5-7 清熱解毒劑：龍膽瀉肝湯、五味消毒飲

龍膽瀉肝湯

組　　成：龍膽草酒炒、黃芩、梔子酒炒、澤瀉、木通、車前子、當歸酒洗、柴胡、生甘草。

煮 服 法：原方咀，清水三大碗煮至一杯，食遠熱服，更以美膳壓之。（水煎飯前服）。

主　　治：肝膽實火上擾，頭痛目赤，脅痛口苦，耳聾耳腫，或濕熱下注，陰腫，陰汗，陰癢，筋痿，小便淋濁，婦女濕熱帶下。

用藥重點：中病即止、脾胃虛弱慎用。

● 肝膽實火重者，則去木通、車前子加黃連。
● 濕熱偏重者，則加重木通、澤瀉、車前子。
● 頭痛目赤重者，則加決明子、菊花、穀精草。
● 陰部瘡腫者，則加銀花、連翹、蒲公英。
● 濕盛熱輕者，去生地、黃芩，加滑石、苡仁。
● 黃疸者，則加茵陳、黃柏、生大黃。
● 納差者，則加麥芽、陳皮。
● 右肋下痛者，則加川楝子、延胡索。

　　《圖解方劑學》治帶狀疱疹有兩方，普濟消毒飲與龍膽瀉肝湯。龍膽瀉肝湯治帶狀疱疹以龍膽草與當歸取勝，治療重點是緩和帶狀疱疹急性期疼痛。老年和免疫力弱者帶狀疱疹若繼續痛，則宜普濟消毒飲清熱解毒疏風散邪，配合補益劑的歸脾湯、當歸補血湯、補中益氣湯或腎氣丸等，長期調理從根本治療。頭頸部（三叉神經節、頸髓神經）上肢的帶狀疱疹宜補肺阿膠湯（膠馬牛、糯杏甘）來強化補血作用，加強肩胛骨與肋骨的骨髓造血機能。腰部、大腿部、下肢帶狀疱疹宜龜鹿二仙膠（龜鹿杞參）來強化頭顱骨和脛骨的骨髓與脊髓的造血機能。

五味消毒飲

組　　成：金銀花三錢、野菊花、蒲公英、紫花地丁、紫背天葵各一錢二分。

煮 服 法：⑴ 水一盅，煎八分，加無灰酒半盅，再滾二、三沸時，熱服，蓋被出汗為度。
　　　　　　⑵ 水煎，加酒少量和服。

主　　治：各種疔毒，癰瘡，瘤腫。證見初起局部紅腫熱痛或發熱惡寒，瘡形如粟，堅硬根深狀如鐵釘，舌紅，苔黃，脈數。

用藥重點：陰疽忌用、脾胃素虛慎用。

● 熱毒重者，則加黃連、半枝蓮以加強清熱解毒之作用。
● 腫甚者，則加蟬衣、防風、連翹以散滯消腫。
● 血熱甚者，則加生地、丹皮、赤芍以涼血解毒。
● 屬乳癰初期者，則加栝蔞、貝母、青皮以散結消癰。

　　《圖解方劑學》治結膜炎五味消毒飲、防風通聖散、消風散、桑菊飲、龍膽瀉肝湯、導赤散、白頭翁湯、蒿芩清膽湯與甘露消毒丹等九方，其中有解表劑桑菊飲，和解劑蒿芩清膽湯，治風劑消風散，祛濕劑甘露消毒丹，表裏雙解劑防風通聖散等五方，其他五味消毒飲、龍膽瀉肝湯、導赤散、白頭翁湯等四方都屬於瀉熱劑，結膜炎是結膜發炎，就是紅眼睛。

臨床應用

藥　　方	龍膽瀉肝湯	五味消毒飲
治　　病	肝炎，肝膿瘍，急性黃疸型肝炎，急性膽囊炎。急性腎盂腎炎，急性膀胱炎，尿道炎。帶狀疱疹。急性結膜炎。高血壓。急性盆腔炎，陰部白斑病，外陰搔癢症。尿道炎。鼻炎。頑固性偏頭痛。頭部濕疹。外耳道癤腫。白血病	皮和皮下組織的化膿性炎症，如癤癰，急性蜂窩組織炎，丹毒，膿腫，急性淋巴結炎。急性扁桃腺炎，扁桃腺周圍炎，外耳道節腫，結膜炎等五官科感染性疾病。急性腎盂腎炎。大葉性肺炎。骨和骨關節感染。子宮頸炎，產後感染、乳腺炎。其他外科感染。急性腎炎
注意事項	(1) 脾胃虛弱者慎用，恐苦寒傷中敗胃，因此宜中病即止 (2) 陰虛陽亢證，不宜使用本方	(1) 陰疽忌用，以免攻伐傷正 (2) 脾胃素虛者慎用。疔無散法，忌用發散藥
功　　用	瀉肝膽實火，清下焦濕熱。具有提高和調整免疫、抗炎、抗過敏、抑菌、利尿等作用	清熱解毒，消散疔瘡。具有抗病原微生物、抗炎、解熱、增強免疫、解毒、利膽等作用
重　　點	急性盆腔炎，陰部白斑病、外陰搔癢症、尿道炎、鼻炎、頑固性偏頭痛	皮和皮下組織的化膿性炎症，如癤癰，急性蜂窩組織炎，丹毒，膿腫，急性淋巴結炎

結膜炎

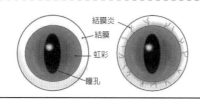

結膜炎
結膜
虹彩
瞳孔

✚ 知識補充站

　　結膜是眼白（鞏膜）外的一層薄薄的膜蓋。結膜可產生黏液，蓋住眼球表面並潤滑之。結膜含有微小血管，結膜發炎或受刺激，這些微小的血管會變得粗大充血，眼白看起來就變紅。結膜是種單純組織，對感染、過敏及環境刺激物刺激的反應，就是結膜由無色變紅，並分泌一些黏液或膿樣物質。某些細菌感染結膜發炎較慢性，只產生少量甚或沒有分泌物，而只有在早上睡醒時，可見到一些輕微的結痂黏在眼睫毛上。病毒感染是結膜炎常見原因，春夏交接時節，腺病毒感染之急性流行性結膜炎，除紅眼睛外，多併有喉嚨痛、流鼻水、發燒等症狀。這種結膜炎通常產生水樣分泌物而非膿樣物，病程持續一至二星期。

5-8 清熱解毒劑：仙方活命飲

組　　成：白芷、貝母、防風、赤芍、當歸尾、生甘草節、皂角刺炒、穿山甲炙、天花粉、乳香、沒藥各一錢、金銀花、陳皮各三錢。

煮 服 法：(1) 用酒一大碗，煎五、七沸服。
　　　　　(2) 水煎服或水酒各半煎服。

主　　治：癰瘍腫毒初起，熱毒壅聚，氣滯血瘀，紅腫焮痛，或身熱凜寒，苔薄白或黃，脈數有力。

用藥重點：癰腫已潰忌用、脾胃素虛慎用。

● 肺系疾病兼咳嗽者，加百部、紫菀、前胡、麻黃。
● 泌尿系統疾病者，加木通、澤瀉。
● 舌質淡或虛證者，加黃耆。
● 大便秘結者，加大黃。
● 紅腫痛熱毒重者，去當歸、白芷、陳皮，加連翹、蒲公英、菊花、紫花地丁。
● 舌苔厚膩，易嘔心，疼痛不甚者，去乳香、沒藥。
● 腫毒僵硬紅腫不易消散者，加白僵蠶、紫花地丁、莪朮。
● 膿已成者清熱解毒排膿，兼氣陰不足者，加沙參、黃耆。

《圖解方劑學》治乳腺炎有五方(1)黃連解毒湯治敗血症、慢性咽喉炎、過敏性紫癜、乳腺炎。(2) 五味消毒飲治急性蜂窩性組織炎、急性扁桃腺炎、子宮頸炎、乳腺炎、急性腎炎。(3) 仙方活命飲治急性化膿性扁桃腺炎、膿皰瘡、乳腺炎。(4) 四逆散治慢性肝炎、急性胃炎、輸卵管阻塞、痛經、急性乳腺炎。(5) 防風通聖散治習慣性便秘、高血壓、肥胖症、高脂血症、急性結膜炎、急性乳腺炎。

乳腺炎最常見是哺乳期乳腺炎，好發在 32~34 歲女性，發炎位置多在乳暈旁及乳房周圍，時而有瘻管產生。非哺乳期乳腺炎與抽菸有關，香菸中諸多物質造成乳管表皮細胞變化及阻塞而發炎；缺乏維生素 A 也會引發非哺乳期乳腺炎。再者，乳腺炎多發生在糖尿病及風濕性關節炎等自體免疫疾病的病患身上，常會用到類固醇，會使得身體免疫力下降因而感染發炎。

小博士解說

人體約有500到600個淋巴結，其中有三處重要的淋巴結最能反應人的健康狀況，主要散布在頸部、腋下與腹股溝。淋巴小節則在耳鼻咽喉部與盲腸部，是全身臟器最重要的防衛組織；腸胃道黏膜有黏膜下相關淋巴組織（MALT），耳鼻咽喉部的淋巴小節與相關淋巴組織（BALT），最先感應體外病毒與反應體內臟器功能不良情形，諸如咽喉炎、乳腺炎、扁桃腺炎、子宮頸炎、乳腺炎等。

臨床應用

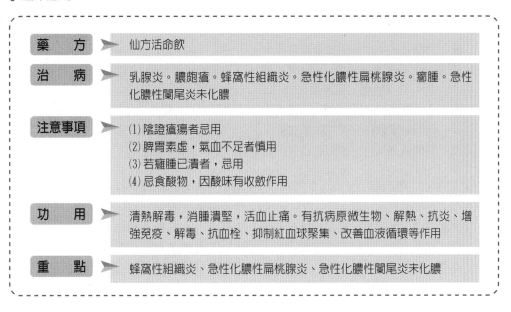

藥　　方 ➤	仙方活命飲
治　　病 ➤	乳腺炎。膿皰瘡。蜂窩性組織炎。急性化膿性扁桃腺炎。癰腫。急性化膿性闌尾炎未化膿
注意事項 ➤	(1) 陰證瘡瘍者忌用 (2) 脾胃素虛，氣血不足者慎用 (3) 若癰腫已潰者，忌用 (4) 忌食酸物，因酸味有收斂作用
功　　用 ➤	清熱解毒，消腫潰堅，活血止痛。有抗病原微生物、解熱、抗炎、增強免疫、解毒、抗血栓、抑制紅血球聚集、改善血液循環等作用
重　　點 ➤	蜂窩性組織炎、急性化膿性扁桃腺炎、急性化膿性闌尾炎未化膿

三叉神經示意圖

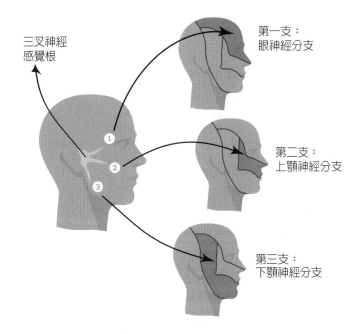

三叉神經
感覺根

第一支：
眼神經分支

第二支：
上頜神經分支

第三支：
下頜神經分支

5-9 清臟腑熱劑：導赤散

組　　成：生地黃、木通、生甘草梢各等分。

煮 服 法：⑴上藥為末，每服三錢，水一盞，入竹葉同煎至五分，食後溫服。

　　　　　⑵竹葉（適量）水煎服。

主　　治：心經熱盛，心胸煩熱，口渴面赤，意欲飲冷，及口舌生瘡，或心移熱於小腸，小溲赤澀刺痛，舌紅，脈數。

用藥重點：外感風寒忌用、脾胃虛弱慎用。

● 心火旺甚者，加黃連。

● 陰虛甚者，加麥冬。

● 小便淋澀甚者，加扁蓄、瞿麥、滑石。

● 血淋者，加白茅根、小薊、旱蓮草。

● 兼便秘者，加大黃。

　　《圖解方劑學》導赤散加減方（赤芍、羌活、防風、甘草、燈蕊、黑豆）治眼目赤腫，就是要治療急性卡他性結膜炎，病菌為肺炎雙球菌、結膜炎桿菌、流行性感冒桿菌、金黃色葡萄球菌和鏈球菌等，金黃色葡萄球菌和鏈球菌平常寄生於結膜囊內，不引起結膜炎，但在其他結膜病變及局部或全身抵抗力降低時，也可引起急性結膜炎的發作。

▎紅眼症（急性結膜炎）

病原	腸病毒、腺病毒
傳播途徑	接觸病人眼睛分泌物或受污染毛巾、臉盆、水龍頭、門把、電梯按鈕、大眾運輸工具拉環或手扶桿之後，又碰觸自己眼睛
症狀	眼睛刺痛、灼熱、異物感、產生黏性分泌物。嚴重時會結膜下水腫或出血，病程約4-6天
西醫治療	使用類固醇、抗生素等藥物
注意事項	患者不下水游泳，不泡大眾溫泉池或洗三溫暖，避免到公共場所 不以手揉眼睛，以乾淨毛巾、手帕、棉花棒或衛生紙擦拭眼部分泌物，不與人共用毛巾、手帕 加強門把、手扶梯、水龍頭清潔與消毒

▌臨床應用

藥　方 ▶	導赤散
治　病 ▶	口腔炎，鵝口瘡，小兒夜啼。尿路結石，血尿，慢性前列腺炎。急性結膜炎。急性泌尿系感染
注意事項 ▶	(1)忌辛辣、刺激、油膩 (2)本方性苦寒又滋膩，脾胃虛弱者慎用
功　用 ▶	清心養陰，利水通淋。具有利尿、解熱、抗炎、解毒及促進凝血等作用
重　點 ▶	慢性前列腺炎、急性結膜炎

▌導赤散 加減方

方名	組成	治病	重點
導赤散（一）	赤芍、羌活、防風、甘草、燈蕊、黑豆	心熱、小便赤、眼目赤腫	眼目赤腫
導赤散（二）	生地、木通、黃芩、甘草	小兒血淋	血淋
導赤散（三）	黃連、麥冬、半夏、地骨皮、茯神、赤芍、木通、黃芩、甘草	心臟實熱，口乾煩渴或口舌生瘡、驚怖不安	口舌生瘡、驚怖不安
導赤散（四）	生地、木通、麥門冬、甘草、淡竹葉為引，水煎、送安神丸	麻疹後熱不除而作搐者	熱不除而作搐者
導赤散（五）	木通、甘草、梔子、黃柏、生地、知母、淡竹葉、燈蕊草同煎	清熱利便	清熱利便
導赤散（六）	生地、木通、薄荷、防風、炙甘草、辰砂	痘初起，發熱作搐	發熱作搐

5-10 清臟腑熱劑：左金丸

組　　成：黃連六兩、吳茱萸一兩。
煮 服 法：為末，水泛為丸，每服 2-3 克，溫開水送服。亦可作湯劑，用量參考原方比例
　　　　　酌定。
主　　治：肝經火旺，脅肋疼痛，噯氣嘔吐，吞酸嘈雜，口苦咽乾，舌紅苔黃，脈弦數。
用藥重點：虛寒及孕婦忌用、忌生冷，辛辣，油膩飲食。

● 吞酸甚加烏賊骨。
● 脅痛甚加四逆散。

　　左金丸一名回令丸，《醫方集解》又名萸連丸，重用黃連為君兩清肝胃，少佐辛熱之吳茱萸疏肝解鬱，二藥合用，共收清瀉肝火，降逆止嘔之效。左金丸與龍膽瀉肝湯，皆瀉肝火、脅痛口苦等證。左金丸用於肝火犯胃之嘔吐吞酸等證，降逆和胃無清利濕熱作用，瀉火較弱；龍膽瀉肝湯用於肝火上攻之目赤耳聾，或濕熱下注之淋濁陰癢等，清利濕熱無和胃降逆作用，瀉火較強。左金丸、戊己丸、香連丸皆苦降辛開。左金丸黃連六倍於吳茱萸，清肝瀉火，和胃降逆，治脅肋脹痛、嘔吐吞酸；戊己丸連、萸等量，清熱開鬱並重，加白芍和中緩急，治胃痛吞酸、腹痛泄瀉；香連丸連、萸同炒後去吳茱萸，清熱燥濕，加木香以行氣止痛，治濕熱痢疾，腹痛裏急後重。

　　《圖解方劑學》二十章中治胃炎四十方，其中補益劑四方，溫裏劑四方，和解劑五方，理氣劑九方，祛濕劑四方。共有二十六方，分別在五章之中。左金丸治脅肋疼痛，是不容穴區疼痛，屬於消化附屬器官（肝、膽、胰臟）功能問題。左金丸加木香是香連丸，治赤白痢下，腹痛裏急，是中脘穴區疼痛，屬於消化器官（胃腸）功能問題。

　　抑青丸是黃連一味吳茱萸湯浸一宿為丸，大瀉肝火，治左脅作痛，以一般突發性急性胃炎為主。慢性胃炎則宜治心熱的單味黃連煎。生活壓力的型態改變不了，多常伴見慢性胃炎，意志堅強的人，多無明顯症狀，只見飯後飽脹、泛酸、噯氣、無規律性腹痛等消化不良症狀。燥熱不安者的慢性胃炎以《傷寒論》中的大黃黃連瀉心湯，當茶溫熱酌飲，緩和壓力，改善因自律神經失調引起的慢性胃炎。體虛乏力的慢性胃炎以《傷寒論》中的附子瀉心湯，當茶溫熱酌飲，強化心腎經脈循環，改善與自體免疫功能失調有關的慢性胃炎。

小博士解說

　　大黃黃連瀉心湯、附子瀉心湯煮服要點是「麻沸湯」，麻沸湯的「麻」微微麻麻的感覺，激活口腔黏膜、口腔的唾液腺、口咽與舌咽的淋巴小節，溫潤生體，沸騰生命氣息，對常常有急性胃炎和慢性胃炎問題的人，是優質的養生茶品。左金丸、戊己丸、香連丸也可以酌量配服以「麻沸湯」。

臨床應用

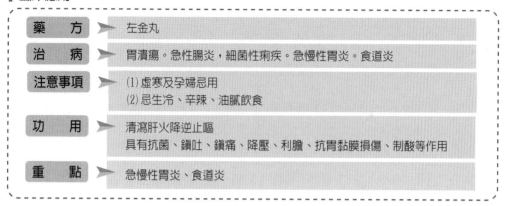

藥　　方	左金丸
治　　病	胃潰瘍。急性腸炎，細菌性痢疾。急慢性胃炎。食道炎
注意事項	(1) 虛寒及孕婦忌用 (2) 忌生冷、辛辣、油膩飲食
功　　用	清瀉肝火降逆止嘔 具有抗菌、鎮吐、鎮痛、降壓、利膽、抗胃黏膜損傷、制酸等作用
重　　點	急慢性胃炎、食道炎

左金丸加減方

方名	組成	治病	重點
戊己丸	左金丸加白芍且劑量各等分，以麵糊為丸	肝脾不和，胃痛吐酸，泄瀉，運化不力，及熱瀉熱痢	熱瀉熱痢
香連丸	左金丸加木香	濕熱痢疾，胸膈痞悶。赤白痢下，腹痛裏急	腹痛裏急
抑青丸	黃連一味吳茱萸湯浸一宿為丸	大瀉肝火，治左脅作痛。單黃連煎治心熱	左脅作痛

左金丸方義表解

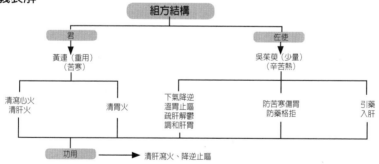

組方結構

君 — 黃連（重用）（苦寒）

佐使 — 吳茱萸（少量）（辛苦熱）

清瀉心火
清肝火 — 清胃火 — 下氣降逆
溫胃止嘔
疏肝解鬱
調和肝胃 — 防苦寒傷胃
防藥格拒 — 引藥
入肝

功用 → 清肝瀉火、降逆止嘔

✛ 知識補充站

　　胃炎是胃黏膜炎症的統稱。消除致病因子如戒菸、糾正不良飲食習慣、停用對胃黏膜有損傷的藥物。對證治療助消化藥物、解痙、補充維生素B、C、E等。飲食上以食用質地較柔和、質量高、易消化的食物為原則。胃氣虛弱宜龍眼糯米粥、糯米紅棗粥、四神豬肚湯；胃寒氣重多見萎縮性胃炎，宜溫胃醋浸生薑飲、生薑半夏湯。

5-11 清臟腑熱劑：瀉青丸

組　　成：當歸去蘆頭，切，焙、龍膽草、川芎、梔子、大黃濕紙裹煨、羌活、防風去蘆頭，切，
　　　　　焙，各等分、蜜丸、淡竹葉煎湯下。

煮服法：上藥為末，煉蜜為丸，雞頭大，每服半丸至一丸，竹葉煎湯，同砂糖，溫開水化下。

主　　治：肝經鬱火，目赤腫痛，煩躁易怒，不能安臥，尿赤便祕，脈洪實，以及小兒急驚，
　　　　　熱盛抽搐等。

用藥重點：中病即止、脾虛氣弱慎用。

- 加青黛、薄荷、荊芥治療小兒發熱、抽風、
  驚痛。
- 兼不寐者加鉤藤、酸棗仁以柔肝安神。
- 加蒼耳子、辛夷、白芷、苡仁以排膿通竅，
  治療鼻竇炎。
- 加蒲公英、土茯苓、大黃以加強清熱瀉火
  解毒之作用，治療帶狀疱疹。

《圖解方劑學》治失眠六方(1)瀉青丸、
(2)溫膽湯、(3)血府逐瘀湯、(4)柴胡疏肝散、
(5)朱砂安神丸、(6)磁朱丸等。現代人睡不著，
多吃安眠藥或鎮靜劑快速解決，但也不少人
不敢嘗試。除了少數先天就睡不好的人之外，
失眠多因壓力大、煩惱多、睡眠環境困難等，
運動可改善睡眠，有人會靠喝酒入睡，酒癮
比安眠藥癮嚴重，喝酒的後半段睡眠品質會
更差。一星期有五天睡得不錯，只有一兩天

睡不好，身體機能還是可以自然調整。

1. 瀉青丸：瀉肝經鬱火，目赤腫痛，煩躁易怒，
   尿赤便秘，而治失眠。
2. 溫膽湯：具有袪痰與鎮靜之作用，而治失
   眠。
3. 血府逐瘀湯：治心絞痛、腦動脈硬化症、
   肝硬化、慢性肝炎、盆腔炎、痛經、更年
   期綜合症、子宮內膜異位、血栓閉塞性脈
   管炎、慢性咽喉炎、視網膜病等而治失眠。
4. 柴胡疏肝散：促進膽汁分泌、改善腦肝血
   液循環、增強心搏出量、改善心肌收縮力
   之作用而治失眠。
5. 朱砂安神丸：治神經衰弱而治失眠。
6. 磁朱丸：具有鎮靜催眠、抗心律失常，幫
   助消化、補血以及使變異之晶狀體物質逐
   漸恢復功能等作用而治失眠。

小博士解說

　　褪黑激素是由視網膜、眼部晶狀體、胃腸道及松果體中的松果體細胞製造的，松果體產生
的褪黑激素是內分泌荷爾蒙，會進入血液；視網膜和胃腸道則產生旁泌性荷爾蒙。下丘腦的視
交叉上核會由視網膜接收每日光暗的規律，從而影響褪黑激素的製造。有些植物，例如稻米，
也會製造褪黑激素，哺乳類動物進食含有褪黑激素的食物後，褪黑激素會被吸收，溶入體內。

　　麥門冬湯治咽喉不利，竹葉石膏湯治氣逆欲吐，兩者皆有粳米養胃氣，緩和胃的蠕動不
良，養益消化道黏膜。麥門冬湯與竹葉石膏湯緩和緊張壓力外，米之褪黑激素，具改善心情、
降低焦慮、修復失調的自律神經系統，間接改善失眠，治療輕度失眠。

臨床應用

藥　方 ▶	瀉青丸
治　病 ▶	血管神經性頭痛（包括偏頭痛、後枕痛、目眶痛）、高血壓頭痛。小兒高熱驚厥。帶狀疱疹。失眠
注意事項 ▶	(1) 若屬脾虛弱者，慎用 (2) 忌食辛辣油膩食物 (3) 本方中龍膽草若改為冰片（龍腦）則能治肝熱抽搐。因龍腦味辛苦性寒涼，能入心經，有清熱開竅，醒腦寧神之功用，且善長於治神昏痙厥之證
功　用 ▶	清肝瀉火
重　點 ▶	血管神經性頭痛、帶狀疱疹、失眠

生理時鐘的調整

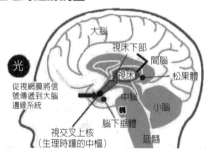

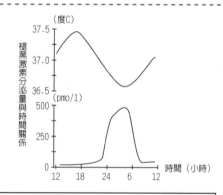

✚ 知識補充站

　　褪黑激素訊號是晝夜節律的一部分，中央神經系統才是控制內分泌系統及旁泌性系統的生理時鐘的主要組織。正常情形下，視網膜感知環境的藍光亮度，傳遞光暗信號給松果體，令其在黑暗情況下製造褪黑激素，褪黑激素亦稱「黑暗荷爾蒙」，其分泌於晚間中段時間最多（膽肝子丑時辰），在晚間後段時間較少（肺大腸寅卯時辰），隨時間逐漸減少至天明。現代人廣泛使用日光燈，身處黑暗的時間減至八小時或以下，影響微弱的燈光下褪黑激素的產生。現代於晚間亮燈的習慣，被認為是發達國家越來越多人得癌症的原因之一。「自覺睡眠品質不好」，而且經睡眠實驗室證實，一天睡不到六小時的男性，死亡率比平均值高了四倍。

5-12 清臟腑熱劑：當歸龍薈丸

組　　成：當歸一兩、龍膽草五錢、蘆薈五錢、青黛五錢、山梔子、黃連、黃芩、黃柏各一兩、
　　　　　大黃五錢、木香一錢五分、麝香五分。

煮　服　法：⑴上為末，煉蜜為丸，如小豆大，小兒如麻子大，生薑湯下，每服二十丸。
　　　　　⑵水煎服。

主　　治：治肝膽實火引起的頭暈目眩，神志不清甚則驚悸抽搐，譫語發狂或胸腹脹痛，大便
　　　　　秘結，小便赤澀。

用藥重點：孕婦忌服、陰虛火旺，體虛便溏慎用。

　　《圖解方劑學》治膽囊炎與膽石症有十方⑴瀉下劑：大陷胸湯、大黃附子湯兩方，⑵清熱劑：當歸龍薈丸，⑶和解劑：小柴胡湯、消遙散、四逆散三方，⑷理氣劑：柴胡疏肝散、越鞠丸兩方，⑸祛濕劑：茵陳蒿湯，⑹表裏雙解劑：大柴胡湯（急性膽囊炎）。十方中和解劑三方、瀉下劑兩方、理氣劑兩方、清熱劑與祛濕劑及表裏雙解劑各一方。

　　大陷胸湯、大黃附子湯、當歸龍薈丸、茵陳蒿湯與大柴胡湯等五方，都有大黃，其中的大陷胸湯、大黃附子湯、茵陳蒿湯都只有三味藥，藥力精專善於救急，最重要的是治急性膽囊炎的大柴胡湯。因應膽結石併發症，對證下藥確實大有助益改善症狀。緩急之後，對證運用和解劑小柴胡湯、消遙散和四逆散，理氣劑柴胡疏肝散與越鞠丸，此五方是減少膽固醇結石形成的常用藥方，可以逐漸改善體質。

　　膽固醇結石形成的危險因子：⑴遺傳、⑵性別、⑶年齡、⑷懷孕、⑸藥物、⑹肥胖、⑺糖尿病、⑻胰臟疾病、⑼腸道手術後、⑽飲食形態。

小博士 解說

　　膽囊炎發病以膽結石為主，高齡者多膽道感染問題；急性膽囊炎因膽囊無法正常排泄，膽汁鬱滯結石造成了膽囊管閉塞。手術後及長期接受中央靜脈營養療法患者，因缺乏膽囊收縮、弛緩的荷爾蒙，膽汁鬱滯引起無石性膽囊炎。膽汁鬱滯造成化學性的炎症，若加上細菌感染可能成為急性膽囊炎。慢性膽囊炎是潛在的炎症，持續性急性膽囊炎，造成膽結石機會多。

臨床應用

藥　方 ▶	當歸龍薈丸	
治　病 ▶	慢性粒細胞型白血病。狂症。膽道蛔蟲及膽囊炎，膽石症。便秘。痤瘡	
注意事項 ▶	(1) 孕婦忌服 (2) 陰虛火旺，體虛便溏者慎用 (3) 副作用為腹瀉、腹痛、噁心、胃部不適、頭昏、乏力，但無血小板下降及骨髓抑制之作用	
功　用 ▶	清瀉肝膽實火	
重　點 ▶	非實火不可輕投	

肝、膽與十二指腸之循環運作

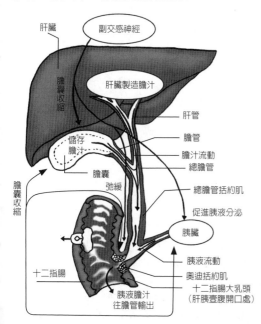

＋ 知識補充站

　　膽囊運作功能失調，可能引發急性膽囊炎，多右季肋部至心窩部疼痛，或痛向右背與肩胛骨區域。桂枝湯與葛根湯之治太陽病頸項強痛，大陷胸丸與大黃黃連瀉心湯之治陽明病胃家實，柴胡加芒硝湯與柴胡桂枝湯之治少陽病口苦咽乾目眩，或一經病，或二經病，或三經合病，有可能出現右上腹部肌肉性的防衛，造成右腹部肌肉抽筋（痙攣），類此症狀亦多見有膽囊問題，臨證可觸知膽囊腫大，右側的不容、承滿穴是診察穴點，常會波及幽門穴區。

5-13 清臟腑熱劑：瀉白散

組　　成：地骨皮、桑白皮炒各一兩、甘草炙、粳米一撮。

煮 服 法：(1) 上藥搓散，入粳米一撮，水二小盞，煎七分，食前服。

　　　　　(2) 上述藥物，研磨為細粉，食前服，亦可水煎服。

主　　治：肺熱咳嗽，甚則氣急欲喘，皮膚蒸熱，日晡尤甚，舌紅苔黃，脈細數。

用藥重點：風寒咳嗽，及虛寒咳嗽者忌用、體虛氣弱慎用。

- 肺熱重者，則加黃芩、知母，以增強瀉肺之作用。
- 咳而有痰黏稠者，則加栝蔞、貝母以化痰止咳。
- 陰虛潮熱者，則加銀柴胡、鱉甲以滋陰退熱。
- 熱傷陰津，煩熱口渴者，則加花粉、蘆根以清熱生津。

　　《圖解方劑學》治百日咳八方 (1) 麻黃湯治外感風寒，(2) 小青龍湯治老年性肺氣腫，(3) 麻杏石甘湯治小兒夏季熱，(4) 葦莖湯治肺膿瘍，(5) 桑杏湯治秋感溫燥而乾咳無痰，(6) 三仁湯宣上暢中滲下而清熱利濕，(7) 甘露消毒丹化解濕熱毒邪，(8) 止嗽散治初感風寒而表邪不甚之咳嗽喉癢。百日咳最明顯特徵為咳嗽聲。百日咳分：

1. 黏膜期：傳染力強，持續約 1-2 週。宜麻黃湯、小青龍湯、桑杏湯或甘露消毒丹。
2. 陣發期：咳嗽持續 1-2 個月或更長。宜麻杏石甘湯、桑杏湯或葦莖湯。
3. 恢復期：持續數週至數月發作漸減而輕微，可能繼續 2-3 週後自行痊癒。宜三仁湯、甘露消毒丹、止嗽散或麻杏石甘湯。

小博士 解說

　　孩童時期百日咳與慢性過敏症，都與腸胃道的健康有關，尤其是微量礦物質含量的問題，嚴重腸胃道疾病者有礦物質硒缺乏的風險。硒缺乏會惡化碘缺乏的症狀，體內含鉛量增加時會出現硒濃度下降的現象；銅不足則間接引發硒的不足；鐵缺乏也會減少組織中硒的濃度。硒和維生素E常一起作用，彼此也有互補功能。硒除了能抗氧化之外，還能調控甲狀腺的代謝和維他命C的氧化還原反應，也被提及能抗癌，與自體免疫力的狀況更是息息相關。

臨床應用

藥　方 ▶	瀉白散
治　病 ▶	支氣管炎。小兒肺炎初期。小兒麻疹初期。百日咳。結核病。眼結膜充血。鼻衄
注意事項 ▶	風寒咳嗽，及虛寒咳嗽者忌用
功　用 ▶	清瀉肺熱，止咳平喘。具有解熱、抗炎、解毒、祛痰、鎮咳等作用
重　點 ▶	結核病、眼結膜充血

瀉白散加減方

方名	組成	治病	重點
瀉白散（一）	升麻、地骨皮、桔梗、栝蔞仁各五分，半夏、桑白皮、杏仁各七分，甘草三分，以水一盅，生薑三片，煎至五分，食後服	小兒肺臟氣實，心胸壅悶，咳嗽煩喘，大便不利	大便不利
瀉白散（二）	桑白皮炒二錢、地骨皮、炙甘草、貝母去心、紫菀、桔梗炒、當歸酒拌各一錢、栝蔞仁一錢半。以水一盅，薑三片，煎八分，食遠服	肺癰	呼吸道疾病
瀉白散（三）	蜜桑白皮、地骨皮、炒黃芩、酒黃連、馬兜鈴、淡竹葉、桔梗、山梔、燈蕊、大青葉、元參、連翹	疹子	皮膚問題

百日咳菌進入體內的感染途徑

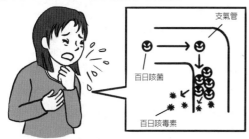

百日咳菌侵入體內產生百日咳毒素，百日咳毒素進入支氣管細胞，連續刺激引起持續性咳嗽

百日咳感染途徑

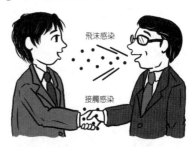

百日咳菌隨著患者的口水，或咳嗽、噴嚏的飛沫飄散，或是與患者直接接觸而廣為傳染

5-14 清臟腑熱劑：葦莖湯

組　　成：葦莖切，二升，以水二斗，煮取五升，去渣、苡仁半升、冬瓜仁半升、桃仁三十枚。
煮 服 法：(1) 嚼咀，內葦汁中，煮取二升，服一升，再服，當吐如膿。
　　　　　(2) 水煎服。
主　　治：肺癰。身有微熱，咳嗽痰多，咯吐黃痰，甚則咳吐臭痰膿血，胸中隱隱作痛，咳時
　　　　　尤甚，舌紅苔黃膩，脈滑數。
用藥重點：外感風寒忌用、孕婦慎用。

● 肺熱甚者加魚腥草、銀花。
● 胸痛者加栝蔞皮、薤白、延胡索。
● 氣虛者加黃耆、黨參。
● 脅痛者加柴胡、青皮。
● 內有伏熱者加白茅根、桑白皮。
● 膿已成且痰量多者，加桔梗、甘草、貝母。

　　《圖解方劑學》治肺炎八章二十方中，頭是解表劑治風寒感冒為多，以冬春季居多；尾是祛暑劑治中暑症狀為多，以夏秋季居多；肺炎除了自體免疫力差的人容易被感染外，四季日夜溫差變化大，常常是導因。(1) 解表劑麻黃湯、小青龍湯、銀翹散、桑菊飲、麻杏石甘湯等五方。(2) 瀉下劑大承氣湯。(3) 清熱劑白虎湯、黃連解毒湯、葦莖湯等三方。(4) 溫裏劑大建中湯、四逆湯等二方。(5) 和解劑蒿芩清膽湯。(6) 潤燥劑清燥救肺湯。(7) 祛痰劑溫膽湯、清金化痰丸、清氣化痰丸、小陷胸湯、栝蔞貝母散、止嗽散等六方。(8) 祛暑劑清暑益氣湯。

　　《圖解方劑學》治肺炎二十方，最多是祛痰劑六方，其次是解表劑五方、清熱劑三方、溫裏劑二方、瀉下劑、和解劑、潤燥劑與祛暑劑各一方。肺炎以痰飲問題最大，解表其次，痰飲問題越大自體免疫能力越弱，感染肺炎鏈球菌的機率就越大，表虛而風寒或風熱感冒，常常與肺炎的關係密切。死於「肺炎」的人比「肺癌」多。肺炎可能跟著感冒而來，尤其是在身心疲憊，或免疫力很低的時候；肺炎常是二次感染（繼發性細菌感染），先得感冒而免疫力弱，寄生耳鼻咽喉部的肺炎鏈球菌或其他致病菌趁機侵犯肺部，引起肺炎。

　　治肺炎的清熱劑三方、溫裏劑二方，從五臟六腑清熱或溫裏，治感冒與咳嗽，如白虎湯有粳米米熟湯成，服桂枝湯後熱稀粥與覆被微微汗出，就是要除惡務盡，讓人覺得通體舒暢。否則會感冒、咳嗽還沒好，又感染肺炎，這就意味著肺炎多在感冒後發生，不是感冒直接變成肺炎。

　　寄生耳鼻咽喉部肺炎鏈球菌或其他致病菌，趁免疫力弱時侵犯肺部病變成肺炎，治肺炎祛痰劑六方與解表劑五方，最重要的是讓寄生耳鼻咽喉部的致病菌，沒有造次的機會。葦莖湯有抗菌、抗炎、解熱及增強身體免疫等作用，以清肺化痰，逐瘀排膿，減少飛沫傳染與接觸傳染，在火燥濕熱的工作環境中，白天酌飲白虎湯或葦莖湯，晚上虛累，則宜酌飲大建中湯或四逆湯。

臨床應用

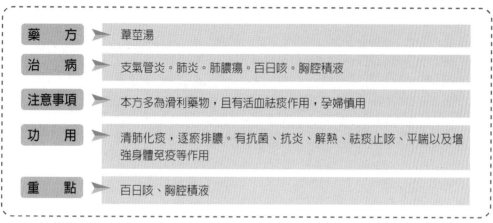

藥　方	葦莖湯
治　病	支氣管炎。肺炎。肺膿瘍。百日咳。胸腔積液
注意事項	本方多為滑利藥物，且有活血祛痰作用，孕婦慎用
功　用	清肺化痰，逐瘀排膿。有抗菌、抗炎、解熱、祛痰止咳、平喘以及增強身體免疫等作用
重　點	百日咳、胸腔積液

中耳炎症

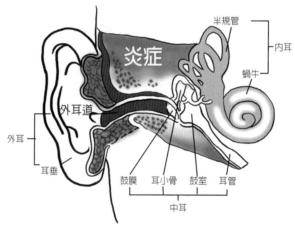

滲出性中耳炎

中耳內部壓力將滲出液從
鼓膜流回耳腔側

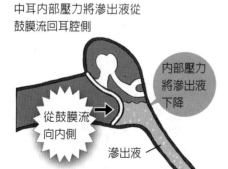

急性中耳炎

中耳腔蓄膿從鼓膜
腫向外耳道

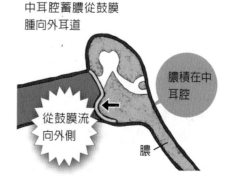

5-15 清臟腑熱劑：清胃散

組　　成：生地、當歸各三分、牡丹皮半錢、黃連六分，夏月倍之、升麻一錢。
煮 服 法：⑴上藥為末，水盞半，煎至七分，去渣，放冷服之。
　　　　　⑵上述藥物研為細粉，每服 3 克以冷開水配服。亦可用水煎服。
主　　治：胃有積熱，牙痛牽引頭痛，面頰發熱，其齒惡熱喜冷；牙齦潰爛；或牙宣出血；
　　　　　或唇舌頰腮腫痛；或口氣熱臭，口舌乾燥，舌紅苔黃，脈滑大而數。

用藥重點：風寒牙痛、陰虛牙痛忌用，體虛氣弱慎用。

- 胃火盛者，加石膏。
- 熱毒重者，則加犀角、銀花、連翹、石膏。
- 大便祕結者，則加大黃、厚朴。
- 齒齦腫痛出血潰爛者，加生石膏、黃芩、蒲公英、連翹、白茅根。
- 脅痛甚者，加乙金、柴胡。
- 苔膩黃口渴者去當歸加玄參、花粉。

　　《圖解方劑學》治口腔潰瘍有兩方，清胃散與瀉黃散，皆治口腔疾病，清胃散清胃涼血及增強機體非特異性免疫等功能。

瀉黃散瀉脾胃伏火及調節免疫功能。口腔黏膜疾病發生在口腔黏膜和軟組織，和全身系統疾病有著密切關係，「嘴破」反復發生稱為「復發性口腔潰瘍」，甚至新舊病變交替出現，宜治頑固性口腔潰瘍的清胃散。身體有許多病痛，從口腔反應出來，如細菌或病毒的感染、藥物過敏、缺乏鐵質、缺 B_{12}、葉酸等等，會出現唇炎、嘴角炎、舌炎等症狀，傷口久潰不癒，就要小心有癌變的潛在可能性。

小博士解說

　　《傷寒論》、《金匱要略》和《溫病條辨》的治療除了藥物處方之外，都十分重視病人的起居作息與飲食禁忌，例如服用一升的桂枝湯，要搭配一升餘(甚至二升)的熱稀粥；又，服用桂枝湯，禁忌生冷、黏滑、肉麵、五辛、酒酪、臭惡等物品，開宗明義即提挈到「藥」、「食」同源，更喻及「民以食為天」、「病從口入」、「營養吸收有出斯有入」等衛生保健觀念，清胃散正能呼應「有出斯有入」的營養學概念，是用以養脾胃、維護消化吸收功能的藥方。

臨床應用

藥　　方	清胃散
治　　病	牙周炎，頑固性口腔潰瘍，復發性口瘡，口腔黏膜及齒齦炎，胃火牙痛。尋常痤瘡。膽囊炎，細菌性痢疾，尿血。扁桃腺炎，腮腺炎。舌炎。蕁麻疹。銀屑病。針眼
注意事項	(1) 風寒牙痛忌用 (2) 陰虛牙痛忌用 (3) 忌食牛、羊、魚肉等腥味食物
功　　用	清胃涼血。具有解熱、抑菌、止血、鎮靜、鎮痛、抗炎以及增強機體非特異性免疫等作用
重　　點	頑固性口腔潰瘍、尿血、扁桃腺炎、腮腺炎、針眼

唾液腺

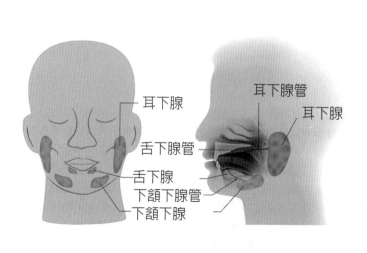

耳下腺

耳下腺管

耳下腺

舌下腺管

舌下腺

下頷下腺管

下頷下腺

5-16 清臟腑熱劑：瀉黃散

組　　成：藿香七錢、山梔子一錢、石膏五錢、甘草三兩、防風四兩去蘆，切，焙。

煮 服 法：⑴上藥銼碎同蜜酒微炒香，為細末，每服一至二錢，水煎至五分，溫服清汁，
　　　　　無時。

　　　　　⑵上述藥物共研磨為細粉末，每服 3 克以開水配服，亦可用水煎服。

主　　治：脾胃伏火，口瘡口臭，煩渴易飢，口燥唇乾，舌紅脈數以及脾熱弄舌。

用藥重點：脾胃陰虛有熱禁用、大腦發育不全慎用。

● 心經熱盛者，則加木通、黃連。

● 兼濕熱者，則加滑石、木通、車前子。

● 便秘者，則加大黃。

● 口瘡者，配合外敷冰硼散。

● 糖尿病者，加花粉、葛根。

● 貧血者，去石膏，加當歸、白芍、枸杞子。

　　《醫方集解》：「香薷飲冷服之，熱服則作瀉。」《溫病條辨》：「復脈湯熱飲之。五汁飲涼服之，五汁飲沃之。」清胃散與瀉黃散則都是無時無刻少量頻服，激活口腔黏膜組織，養護黏膜下淋巴組織。

　　清胃散（連地歸升牡）「放冷服之」，以升麻為君，黃連為臣，重提升以瀉火。清胃散養護咽部淋巴小結與唾液腺，瀉胃熱之「口氣熱臭」、「口舌乾燥」、「苔黃」。

　　瀉黃散（防梔甘藿膏）「溫服清汁，無時」，以防風為君，甘草為臣，重溫散以瀉火。瀉黃散尤益養護初期耳鼻咽喉癌，瀉脾胃火之「口瘡口臭」、「煩渴易肌」、「唇乾弄舌」，尤有效於手指濕癬、青春痤瘡、顏面濕疹。

小博士 解說

　　牙齦腫痛除了牙齦炎或牙周炎或齲齒外，因智齒冠周炎，智齒萌出不全而異位或阻生，牙冠部分外露被牙齦覆蓋；或上呼吸道感染（感冒或上火）引起急性牙齦炎，致牙齦腫痛；或內分泌原因，月經期、妊娠都可能牙齦充血、腫脹。牙齦腫痛要注意生活作息，正常口腔保健，避免感冒，平日補充維生素C、益生菌等，瀉黃散（防梔甘藿膏）非常適合調理一般牙齦腫痛。針對菸酒檳榔族，有養護耳鼻咽喉部黏膜下淋巴組織的效果。醒來的時候，溫服瀉黃散清汁，或少量瀉黃散加一點蜂蜜酒或甜酒，漱漱口令後腦勺發熱，再緩緩嚥下，反覆三、五次。午餐後，冷服清胃散，少量緩緩嚥下。若是科學中藥，則改三餐前瀉黃散，三餐後清胃散，1~3克，因症狀而異，兩週為一療程。

臨床應用

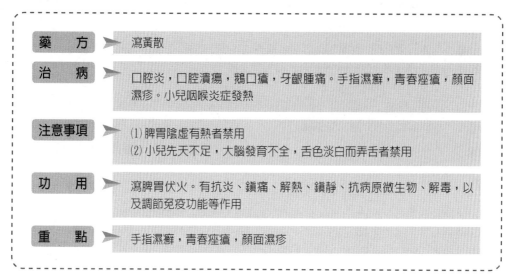

藥　　方	▶	瀉黃散
治　　病	▶	口腔炎，口腔潰瘍，鵝口瘡，牙齦腫痛。手指濕癬，青春痤瘡，顏面濕疹。小兒咽喉炎症發熱
注意事項	▶	(1) 脾胃陰虛有熱者禁用 (2) 小兒先天不足，大腦發育不全，舌色淡白而弄舌者禁用
功　　用	▶	瀉脾胃伏火。有抗炎、鎮痛、解熱、鎮靜、抗病原微生物、解毒，以及調節免疫功能等作用
重　　點	▶	手指濕癬，青春痤瘡，顏面濕疹

牙齒結構

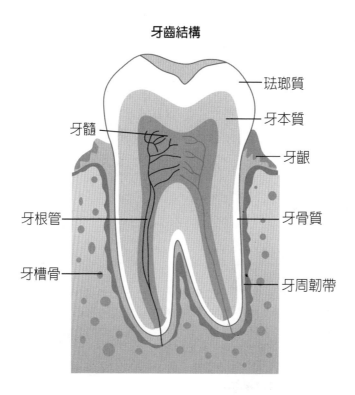

牙髓

琺瑯質

牙本質

牙齦

牙根管

牙骨質

牙槽骨

牙周韌帶

5-17 清臟腑熱劑：玉女煎

組　　成：石膏三至五錢、熟地三至五錢，或一兩、麥冬二錢、知母、牛膝各一錢半。

煮 服 法：(1) 上藥用水一盅半，煎七分，溫服或冷服。
　　　　　(2) 水煎服，早晚各服一次。

主　　治：頭痛，牙痛，牙齦出血，齒牙鬆動，煩熱乾渴，舌紅苔黃而乾亦治消渴，消穀善飢。

用藥重點：脾胃虛弱忌用、胃火旺盛慎用。

● 火盛者，則加梔子、地骨皮。

● 血分熱盛者，則去熟地加生地、玄參。

● 腎陰虛重者，則熟地劑量加重，且加女貞子、玄參、黃柏。

● 脾虛者減石膏劑量，並加白朮。

● 口舌生瘡者，加兒茶、黃柏、大黃、石斛、赤芍。

● 齒衄者，加丹皮、生地榆、地骨皮。

● 心火亢盛者，加黃連、淡竹葉。

《溫病條辨》：「燥傷胃陰，五汁飲，牛乳，玉女煎。」玉女煎（知膏牛麥地）治燥證氣血兩燔者。燥證惟喜柔潤，最忌苦燥。有濕未退而燥已起，或上燥下濕，或上濕或燥。患者與其調理不善，莫若靜以待動養胃為貴。

五汁飲（梨荸葦麥藕）治胃液乾燥，外感已淨，吐白沫黏滯不快者。牛乳飲治胃液乾燥，外感已淨者。五汁飲與牛乳飲治常思飲不欲食，因胃陽獨亢，胃陰不降，以甘潤法救胃，雖說是可以治胃液乾燥，與養護胃陰，也是要因證服飲，量之多少與冷熱之宜，因人而異，不可不慎。

玉女煎（知膏牛麥地）治「燥症，氣血兩燔」，用牛膝（苦甘酸而平），入肝腎經活血通經，利水通淋引火下行，關元穴（小腸與降結腸）與中極穴（直腸）壓按較疼痛。竹葉玉女（竹知膏元麥地）治「太陰溫病，氣血兩燔」，用元參（苦甘鹹而寒），入肺胃腎經清熱涼血，滋陰解毒，中脘穴（胃）壓按較疼痛。

小博士 解 說

《溫病條辨》：「玉女煎治燥證，氣血兩燔。」又「玉女煎去牛膝熟地加細生地元參方，治太陰溫病，氣血兩燔。」氣血兩燔不可專治一證，以氣血兩治之玉女煎去牛膝者，牛膝趨下，不合太陰證之用；改熟地為細生地者，取其輕而不重，涼而不溫，且細生地能發血中之表；加元參者，取其壯水制火，預防咽痛、失血等證也。

《溫病條辨》：「竹葉玉女煎治婦女溫病，經水適來，脈數耳聾，乾嘔煩渴，辛涼退熱，兼清血分，甚至十數日不解，邪陷發痙者。」

臨床應用

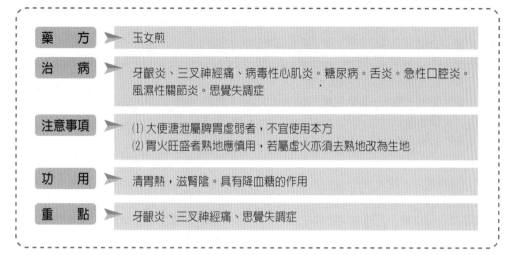

藥　方	玉女煎
治　病	牙齦炎、三叉神經痛、病毒性心肌炎。糖尿病。舌炎。急性口腔炎。風濕性關節炎。思覺失調症
注意事項	(1) 大便溏泄屬脾胃虛弱者，不宜使用本方 (2) 胃火旺盛者熟地應慎用，若屬虛火亦須去熟地改為生地
功　用	清胃熱，滋腎陰。具有降血糖的作用
重　點	牙齦炎、三叉神經痛、思覺失調症

《溫病條辨》玉女煎去牛膝熟地加細生地元參之煮服法

藥方	組成	煮服法
玉女煎去牛膝熟地加細生地元參（辛涼合甘寒法）	生石膏一兩、知母四錢、元參四錢、細生地六錢、麥冬六錢	水八杯，煮取三杯，分二次服，渣再煮一鍾服。（知膏元麥地）

《溫病條辨》玉女煎三方之主治症狀比較

條文	藥方	主治症狀
2-7	玉女煎去牛膝加元參	太陰溫病，氣血兩燔者
3-40	玉女煎	燥證，氣血兩燔者
4-12	竹葉玉女煎	婦女溫病，經水適來，脈數耳聾，乾嘔煩渴，辛涼退熱，兼清血分，甚至十數日不解，邪陷發痙者

5-18 清臟腑熱劑：白頭翁湯

組　　成：白頭翁二兩、黃柏三兩、黃連三兩、秦皮三兩。

煮　服　法：⑴上藥四味，以水七升，煮取二升，去渣，溫服一升，不愈再服一升。
　　　　　　⑵水煎服，早晚各服一次。

主　　治：熱利。腹痛，裏急後重，肛門灼熱，瀉下膿血，赤多白少，渴欲飲水，舌紅苔黃，脈弦數。

用藥重點：寒濕下利忌用、不宜久服。

● 少腹疼痛加香附。
● 裏急後重甚加木香、檳榔、枳殼。
● 膿血多加赤芍、牡丹皮、地榆。
● 兼風熱表邪加銀花、連翹、葛根。
● 兼食滯加山楂、神麴、枳實。
● 濕偏重加蒼朮、茯苓、白芷、苡仁、苦參。
● 血熱偏重加赤芍、忍冬、生地。
● 兼脾虛者，加白朮。
● 膿多者，加茯苓、苡仁。
● 黏液多者，加乳香、沒藥。
● 泄瀉重者，加赤石脂。

《傷寒論》：「熱利下重者，白頭翁湯主之。」《溫病條辨》：「氣虛下陷，加減補中益氣湯（補中參草歸廣耆升防芍）。內虛下陷，加味白頭翁湯（白秦連柏芩芍）。」白頭翁湯能降低過亢的體液免疫，以及減少由細胞因子介導的免疫反應；通過降低脂質過氧化反應及提升過氧化酶的活性，對抗氧自由基的損傷，以及抗炎殺菌和修復潰瘍作用，因此能應用於治潰瘍性結腸炎與急性結膜炎。

《圖解方劑學》治結膜炎有五味消毒飲、防風通聖散、消風散、桑菊飲、龍膽瀉肝湯、導赤散、白頭翁湯、蒿芩清膽湯與甘露消毒丹等九方。白頭翁湯治急性菌痢、阿米巴痢疾、急性腸炎、滴蟲性及黴菌性陰道炎、月經過多、急慢性子宮頸炎、急慢性盆腔炎、潰瘍性結腸炎、急性結膜炎。

▎腸炎的症狀

腸炎	直腸炎型	左側大腸炎型	全大腸炎型
圖示	橫結腸、升結腸、降結腸、脾彎曲部、直腸、肛門、乙狀結腸		
原因	病變侷限於直腸，輕度至中度症為多	病變超過脾彎曲，包括降結腸與直腸	病變於整個大腸，包括升結腸、橫結腸、降結腸、乙狀結腸、直腸
治療	⑴多排便4回以下 ⑵大承氣湯、當歸四逆湯	白頭翁湯、柴胡加芒硝湯、白朮附子湯	⑴多排便6回以上 ⑵桂枝人參湯、四逆湯、甘草瀉心湯、烏梅丸、生薑瀉心湯

臨床應用

藥　　方 ▶	白頭翁湯
治　　病 ▶	急性菌痢。阿米巴痢疾。急性腸炎。滴蟲性及黴菌性陰道炎。月經過多。急慢性子宮頸炎。急慢性盆腔炎。潰瘍性結腸炎。急性結膜炎
注意事項 ▶	(1) 寒濕下利者，忌用 (2) 凡久病血少，脾胃虛弱者，或帶下清冷者，均慎用之 (3) 本方屬陰寒性，久服能損人陽氣，因此，不宜久服，宜中病即止 (4) 本方對大腸桿菌無抑菌作用，因此，若長期服用，不會產生機體腸道菌群失調的副作用
功　　用 ▶	清熱解毒，涼血止痢。有抗菌、抗病毒、抗阿米巴、抗炎、抗潰瘍、解痙、鎮痛促凝血、收斂以及增強免疫功能等作用
重　　點 ▶	滴蟲性及黴菌性陰道炎、急慢性子宮頸炎、急慢性盆腔炎、潰瘍性結腸炎、急性結膜炎

白頭翁湯加減方

方名	組成	治病	重點
白頭翁加甘草阿膠湯	白頭翁湯加阿膠、甘草	清熱解毒，燥濕涼血止痢，養血滋陰，治產後熱痢	產後熱痢

腸道免疫的機制

- 腸道是人體最大的免疫器官，全長 7 公尺
- 腸道是人體免疫的關鍵，人體免疫系統 70% 在腸道
- 黏膜表面積約一個網球場大
- 全身的免疫細胞、抗體 60% 集中在此
- 常在腸內共生菌約 100 兆個

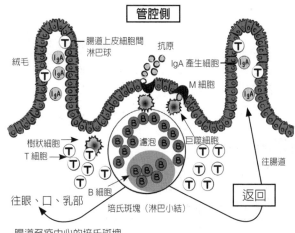

腸道免疫中心的培氏斑塊

5-19 清虛熱劑：青蒿鱉甲湯

組　　成：青蒿二錢、鱉甲五錢、生地四錢、丹皮三錢、知母二錢。
煮 服 法：⑴ 上藥以水五杯，煮取二杯，日再服。
　　　　　⑵ 水煎服，早晚各服一次。
主　　治：溫病後期，陰液耗傷，邪伏陰分之夜熱早涼，熱退無汗，舌紅苔少，脈細數。
用藥重點：陰虛欲抽搐忌用、外感風寒慎用。

● 虛熱甚者，則加白薇、地骨皮、胡黃連以加強清熱作用。

● 暮熱早涼，汗解渴飲者，去生地，加天花粉以清熱生津止渴。

● 兼肺陰虛者，加麥冬、沙參以滋陰潤肺。

　　《金匱要略》少陽瘧如傷寒少陽證，乃偏於寒重而熱輕，故仍從小柴胡法。若內燥渴甚，則去半夏之燥，加栝蔞根生津止渴。脈弦遲則寒更重矣，當溫之，故於小柴胡湯內，加乾薑、陳皮溫中，逐邪外出也。少陽瘧偏於寒重而熱輕，仍從小柴胡法。少陽瘧偏於熱重而寒輕，則宜青蒿鱉甲湯（蒿鱉桑花知丹），治脈左弦，暮熱早涼，汗解渴飲。

　　青蒿鱉甲湯以青蒿領邪，青蒿較柴胡力軟，且芳香逐穢開絡之功，則較柴胡有獨勝。寒邪傷陽，柴胡湯中之人參、甘草、生薑，皆護陽者也；暑熱傷陰，故改用鱉甲護陰，且能入陰絡搜邪。柴胡湯以脅痛、乾嘔為飲邪所致，故以薑、半通陽降陰而清飲邪；青蒿鱉甲湯以邪熱傷陰，則用知母、花粉以清熱邪而止渴，丹皮清少陽血分，桑葉清少陽絡中氣分。

　　1950 年代，瘧疾抗藥性在北越造成的死亡人數，高過戰爭本身。治療瘧疾的藥物氯喹自 1960 年晚期逐漸失效，屠呦呦發現西元 340 年東晉醫學家葛洪在其著作《肘後備急方》中寫到：「以兩公升的水加入一點青蒿，攪出汁一口喝下去。」她隨即了解若加熱萃取可能會破壞植物原有的活性成分，因此使用低溫製程而獲得成功，最後也因而獲得諾貝爾醫學獎。每年全球超過 2 億人感染瘧疾，青蒿素大大降低了死亡率達 20%，兒童死亡率降低 30%。根據諾貝爾獎方面的聲明，屠呦呦的發現每年拯救非洲 10 萬人性命，世界衛生組織表示現代瘧疾療法包括青蒿素，自 2000 年以來拯救了超過 300 萬人。《溫病條辨》有兩個青蒿鱉甲湯，青蒿鱉甲湯（蒿鱉地知丹）與青蒿鱉甲湯（蒿鱉桑花知丹）。

小博士解說

　　間質性肺炎會造成肺萎縮（塌陷），發生結構上的變化，甚至形成蜂巢肺，以肺臟來說，間質是肺泡與肺泡之間的結構體，在發病初期，是從間質開始發炎，但一般在臨床上所見到的病情比這個更嚴重。麻黃附子細辛湯專治初期間質性肺炎，秦艽鱉甲散與黃耆鱉甲散則緩解後期間質性肺炎的痛苦症狀，尤其是黃耆鱉甲散。

臨床應用

藥　　方 ▶	青蒿鱉甲湯
治　　病 ▶	急性熱病後期。活動性肺結核、腎結核。慢性腎盂腎炎，小兒夏季熱。不明原因久熱不退。癌症晚期化療後低熱不退。肝硬化合併低熱者。腎結石兼低熱。婦科術後低熱。肺炎病後餘熱未清
注意事項 ▶	(1) 本方之毒性及不良反應有噁心、嘔吐、腹痛和腹瀉等消化道症狀，但停藥後會消失 (2) 若陰虛欲抽搐者，不宜使用本方 (3) 凡高熱已解，低熱未除，熱伏陰分，夜熱早涼者，均可應用本方
功　　用 ▶	養陰透熱 具有解熱、抗炎、鎮靜、抗病原微生物及防止腎上腺萎縮的作用
重　　點 ▶	不明原因久熱不退、癌症晚期化療後低熱不退

《溫病條辨》兩方青蒿鱉甲湯、小柴胡湯之比較

藥方	組成	煮服法
青蒿鱉甲湯 （辛涼合甘寒法）	青蒿二錢、鱉甲五錢、細生地四錢、知母二錢、丹皮三錢	水五杯，煮取二杯，日再服。（蒿鱉地知丹）
青蒿鱉甲湯 （苦辛鹹寒法）	青蒿三錢、鱉甲五錢、桑葉二錢、花粉二錢、知母二錢、丹皮二錢	水五杯，煮取二杯。瘧來前，分二次溫服。（蒿鱉桑花知丹）
小柴胡湯 （苦辛甘溫法）	柴胡三錢、黃芩一錢五分、半夏二錢、人參一錢、炙甘草一錢五分、生薑三片、大棗去核，二枚	水五杯，煮取二杯，分二次，溫服

＋ 知識補充站

　　夜熱早涼青蒿鱉甲湯（蒿鱉地知丹），暮熱早涼青蒿鱉甲湯（蒿鱉桑花知丹），兩方都有青蒿、鱉甲、知母與丹皮等四味藥，是「法中有方」；差異在於地黃取代桑葉與花粉。兩方同名是法似而方不一。法是動的而方是靜的，法中有方，方中有法，如鱉甲領青蒿入陰分，青蒿領鱉甲出陽分，是青蒿鱉甲湯方「方中有法」。夜行陰分而熱或冷，日行陽分而涼或溫，其間變化，也是「瘧」在其間。

5-20 清虛熱劑：秦艽鱉甲散、清骨散

秦艽鱉甲散

組　　成：地骨皮、柴胡、鱉甲去裙，酥炙，用九肋者，各一兩、秦艽、知母、當歸各半兩、青蒿五葉、烏梅一個。

煮 服 法：(1)上藥爲粗末，每服五錢，水一盞，青蒿五葉，烏梅一個，煎至七分、去渣溫服，空心臨臥各一服。

　　　　　(2)上述藥物研磨略細粉末，空腹睡前服，亦可用水煎服。

主　　治：風勞病。骨蒸盜汗，肌肉消瘦，唇紅頰赤，午後潮熱，咳嗽困倦，脈細數。

用藥重點：脾虛便溏者忌用、外感風寒慎用。

● 陰虛甚加生地、麥多。
● 熱邪甚加黃連。
● 咳嗽甚加百部、款多花。

　　《圖解方劑學》治間質性肺炎有兩方，解表劑的麻黃附子細辛湯與清熱劑的秦艽鱉甲散。淡淡的異於正常臉色的光澤，就是外感風邪或濕邪，心臟血液送到臉上的較弱，兩眉之間色出現薄澤為風（血脈開始不順暢），適麻黃附子細辛湯（脈沉弱）。若是色澤濃滯而蠢蠢欲動，動笑之間的濁色動彈不得，是氣血凝滯、麻而不仁或痺痛，適秦艽鱉甲散（脈細數）。慢性間質性肺炎患者的治療，可考慮科學中藥，午前麻黃附子細辛湯，午後秦艽鱉甲散或黃耆鱉甲散。

清骨散

組　　成：銀柴胡一錢五分、胡黃連、地骨皮、青蒿、秦艽、知母、鱉甲醋炙，各一錢、甘草五分。

煮 服 法：(1)水二盅，煎八分，食遠服。

　　　　　(2)上述藥物共研磨為細粉末，亦可水煎服。

主　　治：陰虛內熱，虛勞骨蒸，午後或夜間潮熱，肢蒸口渴心煩，困倦盜汗，舌紅少苔，脈細數。

用藥重點：外感風寒忌用、忌食烤炸食物及溫熱食物。

● 血虛加當歸、白芍、生地。
● 咳嗽無痰加阿膠、麥門冬、五味子。
● 咳嗽，咳痰加杏仁、貝母。
● 高熱加石膏、丹皮。
● 便溏、納呆去秦艽、胡黃連、知母加扁豆、山藥。
● 聲音低、少氣、懶言、面色白者，則配伍黃耆。
● 午後潮熱、顴紅盜汗、虛羸少氣、舌紅少苔配伍黃耆、牡蠣。
● 陰虛甚加玄參、何首烏、山萸肉。

　　《圖解方劑學》治白血病有五方，補益劑龜鹿二仙膠之外，清熱劑犀角地黃湯、龍膽瀉肝湯、當歸龍薈丸與清骨散四方。(1)龜鹿二仙膠治白血病，白血球減少症與再生障礙性貧血。(2)犀角地黃湯治急性白血病與急性黃色肝萎縮。(3)龍膽瀉肝湯治肝膿瘍，急性黃疸型肝炎、急性膽囊炎、急性腎盂腎炎、急性膀胱炎、急性結膜炎、急性盆腔炎、白血病。(4)當歸龍薈丸治慢性粒細胞型白血病、膽石症。(5)清骨散治白血病與慢性消耗性疾病。

　　夜熱早涼青蒿鱉甲湯（蒿鱉地知丹），暮熱早涼青蒿鱉甲湯（蒿鱉桑花知丹），與清骨散（蒿鱉知艽骨銀胡甘）組成相似，三方都有緩解白血病的呼吸道癥狀。

臨床應用

藥　方 ➤	秦艽鱉甲散
治　病 ➤	原因不明發熱。熱性病後期。肺結核。間質性肺炎。風濕性關節炎。淋巴結炎
注意事項 ➤	陽虛發熱及脾虛便溏者忌用
功　用 ➤	滋陰養血、清熱除蒸。具有解熱、抗結核、鎮靜以及補血等作用
重　點 ➤	間質性肺炎、風濕性關節炎、淋巴結炎

藥　方 ➤	清骨散
治　病 ➤	結核病發熱。慢性消耗性疾病。癌症發熱。低熱、白血病
注意事項 ➤	(1) 忌食烤炸食物及溫熱食物 (2) 於臨診應用時常將銀柴胡改為柴胡，胡黃連改為黃連，使本方達到養陰透熱之作用，以治難治之發熱
功　用 ➤	清虛熱，退骨蒸
重　點 ➤	慢性消耗性疾病、癌症發熱

秦艽鱉甲散加減方

方名	組成	治病	重點
黃耆鱉甲散	秦艽鱉甲散去當歸、青蒿、烏梅加炙黃耆、天冬、茯苓、桑白皮、紫菀、半夏、白芍、生地、炙甘草、人參、桔梗、肉桂等	男女虛勞客熱，五心煩熱，四肢倦怠，咳嗽咽乾，自汗食少或日晡發熱	五心煩熱，四肢倦怠，日晡發熱

＋ 知識補充站

　　慢性白血病多要好好照顧胃腸與情緒，豬（鴨或鵝）血粥、豬肝粥或桂圓薏米粥，偶而輪換當正餐，養胃寬心，提高機體抗癌免疫功能。(1)豬（鴨或鵝）血粥：豬（鴨或鵝）血100克，粳米50克。將新鮮豬（鴨或鵝）血隔水蒸熟備用，粳米煮熟，加入豬（鴨或鵝）血、少量的食鹽煮開飲服，常服有效，至少養胃寬心。(2)豬肝粥：粳米50克，蓮子20克（水泡），熟豬肝（切成丁）30克，加水適量熬粥，早晚分服，有防治貧血的作用。(3)桂圓薏米粥：大棗5個去核，桂圓肉10克，薏米40克，加水適量熬成粥，早晚食用，大棗、桂圓，經常食用可增強體質，提高機體抗癌功能。

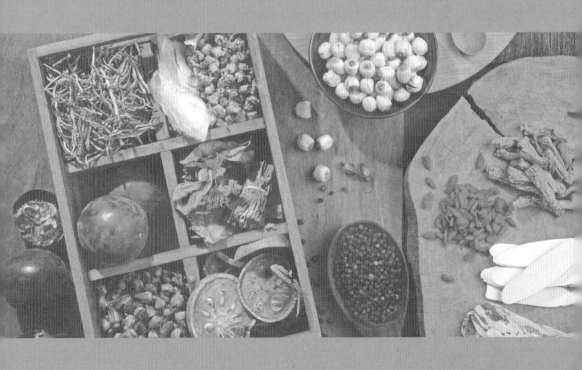

溫裏劑

6

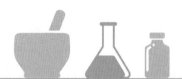

辰是脾經脈時辰（7：00~9：00），是一天開始工作、讀書的時間，第 2、5、7、9、12、13、14 章等所列藥方，如栝蔞桂枝湯、葛根湯、防己黃耆湯、桂枝附子湯、頭風摩散方、桂枝芍藥知母湯、甘草乾薑湯、越婢加半夏湯、桂枝生薑乾薑湯、苓桂朮甘湯、大青龍湯、小青龍湯、五苓散、越婢加朮湯、桂枝加黃耆湯、桂枝去芍藥加麻辛附子湯……等，適證啓動交感神經，最適合活動能力不足的人。

辰時的重要性，一方面在於服藥加強五臟六腑的循環功能與活動能力，一方面則排除體內的障礙。

亥是膽經脈時辰（21：00~23：00）也非常重要，尤其是腦部與心臟、肝臟，過度勞累的人，一是服藥讓五臟六腑休養生息的時辰，再者這也是熬夜的極限，該睡覺了！

譬如我們很生氣時，心肌會跳得很快；很累時，又會跳得很慢。心臟定律「有進斯有出」，靜脈血回右心房多少，左心室的動脈血才能送出多少。右心房有三條靜脈回來，冠狀靜脈竇很小卻很重要，是生命的關鍵，一旦無法順利輸送靜脈血，生命就結束了。上腔靜脈竇，上半身的血液由此進，以頭、手及胸管的乳糜池為主。下腔靜脈竇，下半身的血液由此進，以肝靜脈為主。（肺臟定律是「有出斯有進」，能吐氣才能吸氣。）

6-1 溫中袪寒劑：理中丸

組　　成：人參、乾薑、炙甘草、白朮各三兩。

煮 服 法：(1) 上四味，搗篩，蜜和為丸，如雞子黃大，以沸湯數合和一丸，研碎，溫服之。
　　　　　　日三服，夜二服。腹中未熱，益至三四丸，然不及湯。湯法：以四味依兩數切，
　　　　　　用水八升，煮取三升，去渣，溫服一升，日三服。服湯後，如食頃，飲熱粥一升
　　　　　　許，微自溫，勿發揭衣被。

　　　　　(2) 以蜜為丸，日二至三服，配溫開水服。或作湯劑，水煎服。

主　　治：(1) 中焦虛寒，證見自利不渴，嘔吐，脘腹痛，喜溫欲按，不欲飲食，畏寒肢冷，
　　　　　　舌淡苔白，脈沉細以及霍亂吐利等。(2) 陽虛失血。(3) 小兒慢驚，或病後喜唾涎沫，
　　　　　　以及胸痹等係因中焦虛寒所致者。

用藥重點：陰虛內熱及實熱忌用、外感發熱忌用。

- 腹痛重者加白芍。
- 下利甚者重用土炒白朮，加肉豆蔻、扁豆、山藥、訶子。
- 水腫者加茯苓、澤瀉、冬瓜皮。
- 出血者，乾薑改為炮黑，加阿膠、艾葉炭、三七。
- 氣滯脹滿者，加厚朴、草果。
- 痰飲，臍上動悸，加桂枝、茯苓。
- 寒濕帶下，加菟絲子、茯苓、鹿角霜。
- 脾氣虛甚者，人參劑量加重。
- 嘔吐甚者，減白朮，加生薑、半夏，或丁香、白豆蔻。
- 氣滯停飲者，理中丸加枳實、茯苓、煉蜜為丸、名枳實理中丸。

理中丸與附子理中丸專治寒證急性腸胃炎。「腸躁症」與「下利虛極」多有慢性消化道疾病，與胃腸長期功能失調有關，時而腹痛或腹脹，有胃潰瘍與十二指腸潰瘍等症狀，多肇因於生活作息不良。胃食道逆流、消化性潰瘍，以及非潰瘍性消化道運動感覺異常等，可能引起上腹部強烈不快感或疼痛，只要非出血狀況下，中藥與針灸調理可改善腸道神經系統機能，透過調節腸道神經系統與自律神經系統，腦神經衰弱者可以增強抗壓力，也可改善產婦產後自律神經失調。

《圖解方劑學》二十章中，治胃及十二指腸潰瘍有十八方，以理氣劑、補益劑、理血劑與清熱劑居多。胃潰瘍疼痛多出現於飲食之後，多消化能力不良，理中化痰丸與理氣劑金鈴子散、越鞠丸、天台烏藥散與良附丸等，是初期與症狀輕者治良方。十二指腸潰瘍疼痛多出現於空腹時或夜間，多吸收能力不良，桂枝人參湯與補益劑歸脾湯、四君子湯、一貫煎等是初期與症狀輕者的良方。

小博士 解 說

《傷寒論》桂枝人參湯與桂枝新加湯，都有桂枝與人參，桂枝人參湯是理中湯加桂枝，養護消化道黏膜。桂枝新加湯是桂枝湯加人參，調和呼吸道黏膜。桂枝新加湯治急證多，服法與桂枝湯一樣，少量多餐，配合熱稀粥與溫覆取微汗；桂枝人參湯養護功能較大，與理中湯一樣，分日二夜一服用。

臨床應用

藥　方 ▶	理中丸
治　病 ▶	急、慢性胃炎，胃及十二指腸潰瘍。胃擴張，胃下垂。痢疾，泄瀉，便血，吐血，衄血。黃疸。頑固性呃逆，小兒多涎症。慢性腎炎，慢性口腔潰瘍
注意事項 ▶	(1) 若屬陰虛內熱及實熱證者，忌用本方，因本方藥性溫燥 (2) 外感發熱者，忌用本方 (3) 本方含有豐富的鋅、鈷、銅、鐵和錳等多種微量元素
功　用 ▶	溫中祛寒，補氣健脾 具有抗氧化抑制脂質過氧化反應而保護細胞免受損傷。有改善腎衰竭防止腎功能減退，對腹部寒冷具有保溫但不會升高體溫的作用。抗潰瘍、調整腎上腺皮質、促進腸胃功能之恢復，調整機體耐受力，及提高機體的抵抗力等作用
重　點 ▶	頑固性呃逆、小兒多涎症、慢性腎炎、慢性口腔潰瘍

理中湯（丸）加減方

方名	組成	治病	重點
桂枝人參湯	理中湯加桂枝	脾胃虛寒，兼有外感表證，瀉利不止，心下痞硬，發熱惡寒，表裏不解，脅熱下利者	心下痞硬、脅熱下利
理中化痰丸	理中湯加半夏、茯苓	脾胃虛寒，痰涎內停咳唾痰涎、飲食不化、嘔吐食少、或大便不實	咳唾痰涎、嘔吐食少
附子理中丸	理中湯加附子	脾胃陽虛，陰寒較重，霍亂吐利轉筋，脘腹冷痛脈微肢厥，舌淡苔白滑者	吐利轉筋，脘腹冷痛

6-2 溫中祛寒劑：吳茱萸湯

組　　成：吳茱萸一升湯洗、人參三兩、大棗十二枚、生薑六兩。

煮 服 法：(1) 以水七升，煮取二升，去渣，溫服七合，日三服。

　　　　　(2) 水煎溫服法水煎。

主　　治：(1) 胃中虛寒、食穀欲嘔、胸膈滿悶，或胃脘痛、吞酸嘈雜。

　　　　　(2) 厥陰頭痛，乾嘔吐涎沫。

　　　　　(3) 少陰吐利，手足厥冷，煩躁欲死。

用藥重點：肝陽上亢頭痛禁用、外感慎用。

●嘔吐甚者，加陳皮、半夏、砂仁。

●頭痛者，加川芎、當歸。

●寒甚者，加乾薑。

●吞酸者，加烏賊骨、煆瓦楞子。

　　吳茱萸湯從《傷寒論》登堂，入室《金匱要略》。《傷寒論》：「食穀欲嘔，屬陽明也，吳茱萸湯主之。」「少陰病，吐利，手足逆冷，煩躁欲死者，吳茱萸湯主之。」《金匱要略》：「乾嘔，吐涎沫，頭痛者，吳茱萸湯主之。」

　　吳茱萸湯之於角膜炎；五苓散之於眼病之青光眼、中心性視網膜病、視神經乳頭炎；豬苓湯之於繼發性口眼乾燥症。三方對角膜與視網膜之養護作用大不相同，吳茱萸湯溫中補虛，五苓散保健肝腎功能，

豬苓湯改善血液循環，三方都有補益與溫養的功能，現代人的眼睛過勞耗損者眾，三方皆是防治眼勞至寶。

　　天氣變熱易患紅眼睛：五苓散保護肝腎與眼睛。春季性和異位性角結膜炎：白天，酌服豬苓湯改善血液循環；夜晚來臨，酌飲吳茱萸湯溫中補虛。

　　乾燥症早期好發於乾眼症、乾口症、外分泌腺腫、關節炎等為主，暴飲暴食者宜吳茱萸湯溫中補虛，菸酒族宜五苓散保護肝腎功能，勞累過度者宜豬苓湯改善血液循環。晚期侵犯內臟器官，包括肺臟、腎臟、肝臟等，少數病人可能罹患惡性腫瘤，尤其是淋巴瘤。長期對證服用五苓散保護肝腎功能，或豬苓湯改善血液循環，或吳茱萸湯溫中補虛。

小博士 解說

　　《傷寒論》有112個藥方（若再加通脈四逆湯加豬膽汁，為113方，再加土瓜根散與陽旦湯，為115方），桂枝湯與吳茱萸湯皆治頭痛。桂枝湯治頭項強痛（外感與周圍神經），吳茱萸湯治嘔吐頭痛（內傷與自律神經），兩方皆有生薑與紅棗，這是發揮療效的關鍵，生薑生於地下，紅棗長於樹上，兩者皆因土地而富含微量礦物質，諸多微量礦物質是人體不可或缺的，一旦失調常會導致頭痛。生薑一年四季都有，春天嫩薑、冬天老薑，不論是生薑或乾薑都是以春季或夏季為多；紅棗所含之微量礦物質，其質量是果實中很少見的。均衡攝取含有薑和紅棗的膳食，保健與治病效益極佳，理中丸與大建中湯之於薑如是，小建中湯之於薑和紅棗更如是。

臨床應用

藥　　方 ▶	吳茱萸湯
治　　病 ▶	急慢性胃炎，消化性潰瘍，妊娠嘔吐，化療後嘔吐。神經性頭痛，梅尼爾氏綜合症。尿毒症之嘔吐。角膜炎。心臟病，高血壓。肝炎，膽囊炎
注意事項 ▶	(1) 若嘔逆嚴重者，宜冷服，以免導致格拒嘔吐 (2) 若服後胸中難受嘔吐、頭痛、眩暈反應者，約半小時即消失，因此於服藥後宜休息，以減輕反應 (3) 若屬鬱熱胃疼，熱性吞酸吐苦，肝陽上亢之頭痛者，應禁用，因本方藥性溫燥
功　　用 ▶	溫中補虛、降逆止嘔。有鎮吐、抑制胃酸、緩解胃腸痙攣性收縮、調節中樞、健胃驅風等作用
重　　點 ▶	妊娠嘔吐、化療後嘔吐、神經性頭痛、尿毒症之嘔吐、角膜炎

頭頸部淋巴結分布圖

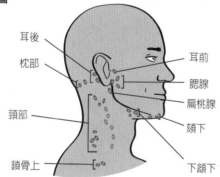

眼睛的結構

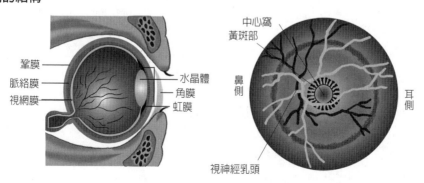

6-3 溫中祛寒劑：大建中湯

組　　成：蜀椒二合，炒去汗、乾薑四兩、人參二兩。
煮 服 法：⑴以水四升，煮取二升，去渣，納膠飴一升，微火煎取一升半，分溫再服，如
　　　　　一炊頃，如飲粥二升，後更服，當一日食糜粥，溫覆之。
　　　　　⑵水煎二次，去渣取汁，納飴糖微溶化，分二次溫服。
主　　治：心中大寒痛、嘔不能食、腹中寒氣上衝皮起、見有頭足、上下痛而不可觸近、
　　　　　舌苔白滑、脈細，甚則肢厥脈伏，或腹中轆轆有聲。
用藥重點：實熱、濕熱、陰虛之腹痛忌用、不宜久服，中病即止。

● 腹痛甚，加木香、延胡索。
● 兼腹脹，加厚朴、小茴香。
● 裏寒甚，加吳茱萸。
● 嘔吐甚，加半夏、生薑。
● 脾虛甚，加白朮。
● 兼血虛，加當歸、白芍。
● 加桂枝、白朮治療頑固性風濕性關節炎。
● 加黨參、茯苓、澤瀉治療脾腎虛寒水腫
　及白帶。

　　肝病，多是飲食出問題，或是休息、睡眠不足，源自於先天體質、基因不良或是感染的比例相對較低。肝臟是人體最大的器官，是設備完整的化學工廠（分泌膽汁、代謝、解毒、免疫），人在休息階段（尤其是在睡眠狀態），身體有約半的血液都歸於肝臟與脾臟。「心胸中大寒痛嘔不食飲，腹中滿上下痛不可觸近，大建中湯」與「按之心下滿痛為實，下之宜大柴胡湯」、「腹滿不減，減不足言，下之宜大承氣湯」是實與虛的對比，按中脘穴與關元穴不會疼痛，因為「上下痛而不可觸近」大建中湯證之患者疼痛的不能碰觸，此多為假象，若醫者緩和碰觸壓按，多能舒緩疼痛。大柴胡湯、大陷胸湯與半夏瀉心湯，對於治療心下的證候，

壓按中脘穴與關元穴都會疼痛，疼痛程度與範圍大有差異。
　　《金匱要略》腹滿寒疝宿食病的八條文五步曲「虛虛實實，補不足，損有餘」⑴溫之宜附子粳米湯，⑵下之宜大柴胡湯，⑶下之宜大承氣湯，⑷溫之宜大建中湯，⑸溫藥下之大黃附子湯。除了附子粳米湯外，其他四方都是不宜久服，中病即止。五方之搭配使用，補（附子粳米湯）攻（其他四方）養護得宜。
　　《金匱要略》：「病者腹滿，按之不痛為虛，痛者為實」是診病知虛實的第一要領，比脈診與問診還重要。《金匱要略》：「腹不滿便難，兩脅疼痛，虛寒從下上也，當與溫藥服之。」「腹滿時減，復如故，此為寒，當與溫藥。」「腹中寒氣，雷鳴切痛，胸脅逆滿，嘔吐，附子粳米湯主之。」「心胸中大寒痛，嘔不能飲食，腹中滿，上下痛而不可觸近，大建中湯主之。」「脅下偏痛，發熱，其脈緊弦，此寒也，以溫藥下之，宜大黃附子湯。」全都是溫藥，附子粳米湯有米類，大建中湯有蜀椒，腸道的黏膜組織需要溫養，始能保護其黏膜，提升免疫防病機制。

臨床應用

藥　方 ▶	大建中湯
治　病 ▶	急慢性胃腸炎，胃下垂，泄瀉，腸疝痛，腸管狹窄，消化性潰瘍。各種心力衰竭、心肌梗塞、高血壓。肺心病，肺炎。中毒性休克。關節炎。神經性頭痛，神經性嘔吐，偏頭痛。妊娠嘔吐
注意事項 ▶	(1) 若屬實熱內結、濕熱積滯、陰虛氣滯之腹痛者，忌用 (2) 不宜久服，宜中病即止，以免口乾舌燥 (3) 服藥後痛止病減，宜食糜粥以養胃氣 (4) 宜注意衣被，以防外寒入裏而復發
功　用 ▶	溫中補虛，降逆止痛。有抗胃潰瘍、止嘔、強心、抗休克、促進消化液分泌、健胃、驅風止痛、改善胃腸功能、驅蛔、增強機體抵抗力及促進單核巨噬細胞系統功能恢復等作用
重　點 ▶	腸疝痛、腸管狹窄、神經性嘔吐、偏頭痛、妊娠嘔吐

中脘穴、關元穴

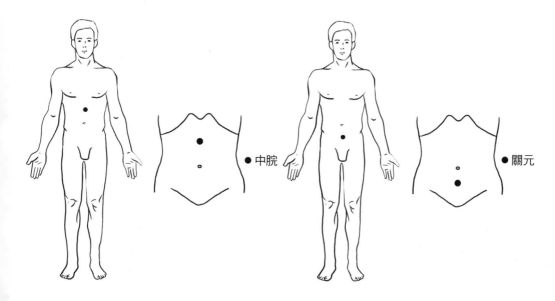

6-3 溫中祛寒劑：大建中湯（續）

《金匱要略》大建中湯等治療腹滿腹痛藥方

藥方	組成	煮服法	治療重點
大柴胡湯	柴胡半斤、黃芩三兩、芍藥三兩、半夏半升（洗）、枳實四枚（炙）、大黃二兩、大棗十二枚、生薑五兩（柴芩芍夏枳大棗薑）	水一斗二升，煮取六升，去渣，再煎，溫服一升，日三服	按之心下滿痛者，此為實也，當下之
大承氣湯	大黃四兩（酒洗）、厚朴半斤（炙去皮）、枳實五枚、芒硝三合（朴枳大芒）	水一斗，先煮枳朴，取五升，去渣，內大黃，煮取二升，去渣，內芒硝，更上微火一二沸，分溫再服，得下止服	腹滿不減，減不足言，當須下之
大建中湯	蜀椒二合（去汗）、乾薑四兩、人參二兩（椒薑參膠粥糜覆）	水四升，煮取三升，去渣，內膠飴一升，微火煎取一升半，分溫再服；如一炊頃，可飲粥二升，後更服，當一日食糜，溫覆之	心胸中大寒痛，嘔不能飲食，腹中滿，上衝皮起，出見有頭足，上下痛而不可觸近
大黃附子湯	大黃三兩、附子三枚（炮）、細辛二兩（大附辛）	水五升，煮取二升，分溫三服；若強人煮取二升半，分溫三服，服後如人行四、五里，進一服	脅下偏痛，發熱，其脈緊弦，此寒也，以溫藥下之

➕ 知識補充站

　　五味以酸味入肝。肝臟要將血液送回心臟，肝臟的肝門靜脈要靠消化道吸收了營養，消化道就是廣義的脾臟，肝臟未病將要生病時，營養不良者，要從飲食著手；五臟肝、心、脾、肺、腎的生理作業，主要靠心臟與肝臟來帷幄運作新陳代謝，從調整飲食與均衡營養以實脾。心窩部疼痛，為心下痞，宜小承氣湯、大黃黃連瀉心湯；心下硬痛，宜大承氣湯、大陷胸湯、大柴胡湯；十二指腸潰瘍空腹痛或夜間痛，宜附子粳米湯、小建中湯、大建中湯；潰瘍部位受到食糜擠壓而疼痛，宜半夏瀉心湯、大黃甘草湯。

▋《內經・九宮八風》之腹診分九區

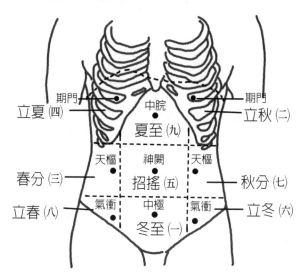

▋食道靜脈循環

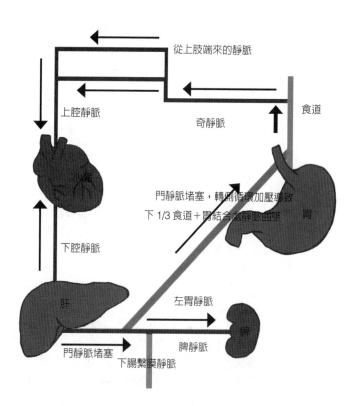

6-4 溫中祛寒劑：小建中湯

組　　成：芍藥六兩酒炒、桂枝三兩去皮、灸甘草二兩、生薑三兩、大棗十二枚、飴糖一升。

煮 服 法：⑴上六味，以水七升，先煮五味，取三升，去渣，內飴，更上微火消解，溫服
　　　　　一升，日三服。

　　　　　⑵先將前五味藥水煎二次，取汁，而後加入飴糖，微火溶解，分二次溫服。

主　　治：虛勞裏急腹中時痛，溫按則痛減，舌淡苔白，脈細弦或緩；或心中動悸，虛煩
　　　　　不寧，面色無華；或四肢痠楚，手足煩熱，咽乾舌燥。

用藥重點：實熱忌用、外感慎用。

- 氣虛較甚，或氣虛自汗，時時發熱者，加黨參、黃耆。
- 營血虛甚，或出血者，加當歸、熟地、阿膠。
- 腹痛較甚，加五靈脂。
- 氣滯者加木香、檳榔。
- 食積者加山楂、神麴。
- 嘔者，重用生薑。
- 泛酸者去飴糖加炒白朮、烏賊骨。
- 濕熱偏重者，加茵陳、蒲公英、蒼朮。

　　《傷寒論》運用複方典範的執行要則，是條文 241.：「無犯胃氣及上二焦自愈。」就是要養益三焦，上焦以呼吸（天）氣為主，中焦以消化吸收（人）營養為主，下焦以排泄（地）二便為主。條文 229.：「傷寒『陽脈濇陰脈弦』法當腹中急痛者，先與小建中湯（暖中）。不差者，與小柴胡湯（舒脅）主之。」230.：「傷寒胸中有熱，胃中有邪氣，腹中痛，欲嘔吐者，黃連湯主之。」231.：「『脈浮細』而嗜臥者，胸滿脅痛者，與小柴胡湯；『脈但浮者』與麻黃湯（解表）。」236.：「自下利『脈和者』調胃承氣湯（調中）。」

　　《傷寒論》運用複方典範的要領，是條文中「先與」之後，以「後以」與「不差者」跟進治療，我們可以透過這些要領，廣泛使用於其他藥方。《傷寒論》脈和與脈但浮，臨床上，很難輕易辨識，腹中急痛小建中湯或小柴胡湯，或胸滿脅痛小柴胡湯，或腹中痛欲嘔吐黃連湯；調胃承氣湯與麻黃湯都沒有以上三方的疼痛症狀，調胃承氣湯有大黃，有瀉下之能，麻黃湯有麻黃桂枝，有發汗之能，調胃承氣湯與麻黃湯的藥性較專而猛，非對證下藥不可。三方藥性較廣而柔，用來養生保健大有可為。《傷寒論》運用複方典範的要領絕美無比。

小博士解說

　　《傷寒論》98.：「傷寒五、六日，嘔而發熱者，柴胡湯證具，而以他藥下之，柴胡證仍在者，復與柴胡湯。此雖已下之不為逆，必蒸蒸而振，卻發熱、汗出而解。若心下滿而硬痛者，此為結胸也，大陷胸湯主之。但滿而不痛者，此為痞，柴胡不中與之，宜半夏瀉心湯。」虛勞症狀及診治代表方，就是要運用複方典範的執行要則，與運用複方典範的要領，確實用於臨床。

臨床應用

藥　方	小建中湯
治　病	胃、十二指腸潰瘍，慢性肝炎，溶血性黃疸。神經衰弱、功能性發熱，遺精。自汗，盜汗，泄瀉，發熱，暈眩，婦女虛勞，腹痛，習慣性便秘。再生障礙性貧血
注意事項	(1) 若屬虛勞病氣血陰陽兩虛者，宜使用本方，其他證型不宜使用 (2) 本方所治腹痛是屬於脾虛肝乘而引起，其疼痛部位是上腹部，且喜溫喜按 (3) 因本方藥性甘溫，故嘔吐、吐蛔及中滿者，忌用，且嘔不喜甘，蛔得甘則逆上，而甘令人滿
功　用	溫中補益，和裏緩急 具有解痙、鎮痛、抗胃潰瘍、保護胃黏膜、抑制胃酸分泌等作用
重　點	婦女虛勞腹痛、習慣性便秘、再生障礙性貧血

小建中湯加減方

方名	組成	治病	重點
黃耆建中湯	小建中湯加黃耆	治虛勞裏急，諸不足	諸不足
當歸建中湯	小建中湯加當歸	治產後虛羸不足，腹中疞痛不止，呼吸減少或者小腹拘急，痛引腹背，不能飲食	虛羸不足
歸耆建中湯	小建中湯加當歸、黃耆、高良薑、煅瓦楞	治十二指腸潰瘍	十二指腸潰瘍

虛勞症狀及診治代表方

虛勞症狀	代表藥方	診治要穴	治療重點
四肢痠疼	小建中湯	豐隆	長期消化道慢性疾病
腰痛、小便不利	腎氣丸	飛揚	長期泌尿道道慢性疾病
諸不足	黃耆建中湯	內關	長期腦心血管慢性疾病
不得眠	酸棗仁湯	光明	長期腦神經衰弱疾病
五勞，虛極羸瘦	歸耆建中湯	絕骨	長期自律神經失調疾病

6-5 回陽救逆劑：四逆湯

組　　成：附子一枚先去皮破八片、乾薑一兩半、炙甘草二兩。

煮服法：(1)以水三升，煮取一升三合，去渣，分溫再服。強人可大附子一枚，乾薑三兩。

　　　　(2)附子先煎一小時，再加餘藥同煎，取汁溫服。

主　　治：(1)太陽病誤汗亡陽。(2)證見四肢厥逆，惡寒倦臥，嘔吐不渴，腹痛下痢，神衰欲寐，舌苔白滑，脈沉細如無。

用藥重點：眞熱假寒者禁用、熱厥者禁用。

● 若屬寒濕外泛，證見陰黃，舌苔灰滑，四肢逆冷，則配伍茵陳、白朮，以溫陽祛寒，利濕退黃。

● 若脾腎陽虛，寒濕下注，證見水腫、白帶則配伍黨參、白朮、茯苓，以溫脾補腎，去寒滲濕。

　　《圖解方劑學》二十章中，治胃下垂有八方，胃下垂多瘦者，若是肥胖胃下垂的人，大柴胡湯改善血液黏稠性，或枳朮丸調節胃腸機能，多有助益；長期受慢性疾病困擾的胃下垂，補中益氣湯與理中丸或四逆湯是上選，四逆湯用於急證，補中益氣湯與理中丸用來緩急治本。

　　胃下垂八方：

1. 補中益氣湯：治子宮脫垂、耳鳴、耳聾、習慣性流產、遺尿、白血球減少、脫肛、胃下垂。

2. 玉屏風散：調節及增強機體免疫。治慢性氣管炎、小兒肺炎、腎炎、眩暈、類風濕性關節炎、脫肛、子宮下垂、胃下垂。

3. 理中丸：治急慢性胃炎、胃及十二指腸潰瘍、胃擴張、胃下垂。

4. 大建中湯治急慢性胃腸炎、泄瀉、腸疝痛、腸管狹窄、消化性潰瘍、心力衰竭、胃下垂。

5. 四逆湯：治心肌梗塞、心衰、肺心病、急慢性腸胃炎、胃下垂。

6. 旋覆代赭石湯：治慢性胃炎、胃潰瘍、胃擴張、胃下垂。

7. 枳朮丸：具有調節胃腸機能、增強肌力、促進白蛋白的合成。治肝炎、子宮脫垂、脫肛、胃神經官能症、慢性胃腸炎、胃下垂。

8. 大柴胡湯：具利膽、抗炎、改善血液黏稠性、預防胃黏膜損傷等作用。治急性胰腺炎、急性膽囊炎、胃及十二指腸潰瘍、急性扁桃腺炎、急慢性肝炎、急慢性闌尾炎、胃下垂。

小博士 解說

　　《傷寒論》運用複方典範的要領，是條文368.：「惡寒，腳攣急厥逆，咽中乾煩燥吐逆，甘草乾薑湯以復其陽（溫上焦）。厥逆愈足溫者，芍藥甘草湯與之其腳即伸（舒下焦）。胃氣不和讝語者，少與調胃承氣湯（和中焦），若重發汗四逆湯主之（調理三焦）。」「甘草乾薑湯」調理上焦；「芍藥甘草湯」調理下焦；「調胃承氣湯」調理中焦；「四逆湯」調理三焦。《傷寒論》條文368.所言四個藥方，調理得宜，可改善循環系統的問題。甘草乾薑湯助益胸腔循環；芍藥甘草湯助益腹腔循環；調胃承氣湯助益胃腸循環；四逆湯助益心腎循環。

▌臨床應用

藥　　方 ▶	四逆湯
治　　病 ▶	心肌梗塞，心衰，水腫。急慢性腸胃炎吐瀉過度，胃下垂。急性病大汗而造成虛脫。關節炎。肺炎，肺心病。中毒性休克
注意事項 ▶	(1) 若熱厥者禁用 (2) 若陰寒內盛，如熱藥入口即吐，格拒不納者，宜冷服 (3) 真熱假寒者禁用
功　　用 ▶	回陽救逆。有強心、升血壓、鎮痛、消炎、抗休克、增加冠脈流量促進腎上腺皮質功能、鎮靜、解熱、抗脂質過氧化、免疫調節活性的綜合反應等作用
重　　點 ▶	心肌梗塞、急慢性腸胃炎、胃下垂、肺心病、中毒性休克

▌四逆湯加減方

方名	組成	治病	重點
朮附湯	四逆湯加白朮、大棗湯	風濕相搏，身體煩疼，及中寒發厥心痛	身體煩疼，胸口冷痛
乾薑附子湯	四逆湯除甘草	下後復汗，晝躁夜靜，不嘔不渴無表證，脈沉微，無大熱者，也治中寒厥逆，眩仆無汗或自汗淋漓，及外熱煩躁，陰勝格陽	晝躁夜靜，嚴重的黃昏症候群
白通湯	四逆湯除甘草加蔥四莖	以復陽通脈 白通湯加人尿、豬膽汁，即為白通加人尿、豬膽汁湯，治少陰病下利脈微者。與白通湯，利不止、厥逆、無脈、乾嘔而煩，服此湯後，脈暴出者死，為續者生	乾嘔而煩，胸口冷痛
四逆加人參湯	四逆湯加人參	惡寒、脈微、腹利、利止亡血。再加茯苓即為茯苓四逆湯，治汗下後病不解而煩躁	清晨煩躁不安
芍藥甘草附子湯	四逆湯除乾薑加芍藥	傷寒發汗不解，反惡寒者，虛也	惡寒，腳攣急
甘草乾薑湯	四逆湯除附子，用甘草、乾薑	傷寒脈浮、自汗、小便數、心煩、微惡寒、腳攣急，厥逆，咽中乾，煩躁吐逆	咽中乾，煩躁吐逆
當歸四逆湯	四逆湯加當歸、木通	感寒手足厥冷，脈細欲絕，及另婦寒疝，臍下冷，引腰胯而痛	小腹冷痛，腰胯痠痛
茵陳四逆湯	四逆湯加茵陳	陰黃	陰黃，夜晚來臨時，面目黯黃

6-6 回陽救逆劑：參附湯

組　　成：人參一兩、炮附子五錢。
煮 服 法：水煎溫服。
主　　治：手足厥逆、汗出、呼吸微弱、脈微、或腹痛自利。
用藥重點：不宜久服、外感慎用。

● 汗出肢厥較重，加龍骨、牡蠣、白芍、灸甘草或五味子、山萸肉。

● 參附湯加龍骨、牡蠣，即為參附龍牡湯，主治同參附湯，但汗出多者。

參附湯（參附）是四逆湯（甘薑附）加減方乾薑附子湯（薑附）的姊妹方，兩者之間不一樣的是，參附湯治清晨症候群如起床困難等，以及養護長期困擾的心力衰竭、雷諾氏病、慢性肝炎、肝硬化、腦梗塞等。參附湯（參附）養益宗氣、肺經脈和呼吸功能，改善腰以上的虛弱無力。乾薑附子湯治晝躁夜靜，嚴重的黃昏症候群，如傍晚的時候疲憊不堪。乾薑附子湯（薑附）養益中氣、胃經脈和消化功能，改善腰以下的虛弱沉重無力。

附子湯（參附芍朮苓）是眞武湯（薑附芍朮苓）去生薑加人參、治血栓閉塞性脈管炎、慢性支氣管炎，溫經助陽，祛寒除濕，治陽虛寒濕內侵，身體骨節疼痛，惡寒肢冷，舌苔白，脈沉無力。參附湯（參附）不宜久服，乃急救之方，即便是肝硬化或腦梗塞也一樣不宜久服；附子湯（參附芍朮苓）適用於較長期的調理，尤其對於服用類固醇的慢性疾病，可透過配合附子湯（參附芍朮苓）或眞武湯（薑附芍朮苓）來改善自體免疫功能。

《圖解方劑學》二十章中，治「肝硬化」有七章十六方，理血劑血府逐瘀湯、鱉甲煎丸、補陽還五湯與黃土湯等四方，鱉甲煎丸、補陽還五湯都是對證長期調理的藥方，血府逐瘀湯與黃土湯則多是用在急證。祛濕劑五苓散、豬苓湯、五皮散與實脾飲等四方，和解劑小柴胡湯、消遙散與半夏瀉心湯等三方，此七方都是臨床上防治肝硬化的藥方。參附湯雖是肝硬化十六方中最簡單的藥方，只有兩味藥，可是危急時刻救命之功尤勝大劑獨參湯。

1. 瀉下劑：十棗湯、舟車丸。
2. 清熱劑：青蒿鱉甲湯。
3. 溫養劑：參附湯。
4. 和解劑：小柴胡湯、消遙散、半夏瀉心湯。
5. 理血劑：血府逐瘀湯、鱉甲煎丸、補陽還五湯、黃土湯。
6. 祛濕劑：五苓散、豬苓湯、五皮散、實脾飲。
7. 消導劑：枳實導滯丸。

臨床應用

藥 方	▶	參附湯
治 病	▶	心力衰竭，休克，心律失常。產後或月經暴行崩注、血脫。雷諾氏病。慢性肝炎，肝硬化。腦梗塞
注意事項	▶	(1) 病情穩定，當辨證調治，不可久服 (2) 方中人參不可以黨參代替，以免延誤病情
功 用	▶	回陽、益氣、救脫 具有強心、抗心律失常、抗血小板聚集、抗心肌缺血、改善血液流變性、抗休克、促進細胞免疫和體液免疫等作用
重 點	▶	心力衰竭、雷諾氏病、慢性肝炎、肝硬化、腦梗塞

肝硬化常見病徵

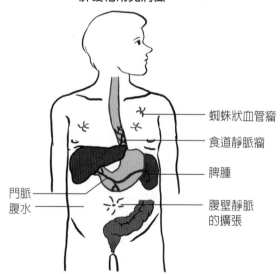

蜘蛛狀血管瘤

食道靜脈瘤

脾腫

腹壁靜脈的擴張

門脈

腹水

➕ 知識補充站

　　「肝臟移植手術前，未出現合併症狀的肝硬化初期患者，如何敗部復活呢？」未出現合併症狀的肝硬化初期患者，早期肝硬化：和解劑半夏瀉心湯。祛濕劑五苓散、豬苓湯、五皮散。枳實導滯丸。早期肝硬化的腹脹下肢水腫和輕度腹水：祛濕劑實脾飲。肝硬化引起水腫：瀉下劑舟車丸。肝硬化食道靜脈曲張出血：理血劑黃土湯。

6-7 回陽救逆劑：回陽救急湯

組　　成：熟附子、乾薑、肉桂、人參、白朮、茯苓、陳皮、半夏、甘草、五味子、麝香。
煮 服 法：水盅，薑三片，水煎，臨服入麝香0.1克調服。中病以手足溫和即止，不得多服。
主　　治：證見惡寒倦臥，四肢厥冷，吐瀉腹痛，口不渴，神衰欲寐，或身寒戰慄，或指
　　　　　甲口唇青紫，或吐涎沫，舌淡苔白，脈沉微，甚或無脈。
用藥重點：外感忌用、中病即止。

● 嘔吐涎沫或少腹痛，則配伍吳茱萸。
● 無脈加豬膽汁。
● 瀉泄不止加升麻、黃耆。
● 嘔吐不止加薑汁。

　　長期攝入高脂肪食物，缺乏運動鍛鍊，抽煙，壓力大，運動或活動時腰腳部反應遲鈍、出現疼痛，休息後可緩解，此為周邊血管疾病的典型症狀，稱為間歇性跛行。

　　血府逐瘀湯、陽和湯、當歸拈痛湯、補陽還五湯、真武湯、防己黃耆湯、玉屏風散、小活絡丹與當歸四逆湯等，中病即止，相較於不得多服的回陽救急湯，更適合防治間歇性跛行，尤其是婦女更年期，或衰老或有家族心臟病史的男性，只要是發病概率高的人，都可以透過這些藥方治療改善。

回陽救急湯加減方

方名	組成	治病	重點
加味回陽救急湯	回陽救急湯去茯苓加麥冬、辰砂	治少陰病，下利脈微，甚則利不止，肢厥無脈，乾嘔心煩	肢厥無脈

小博士 解說

　　《傷寒論》之「桂枝湯配合大量的熱稀粥」與「十棗湯得快下利後，糜粥自養」，吳茱萸湯可比照桂枝湯與十棗湯的調理方式，加強治療「乾嘔吐涎沫、頭痛」與「久利」的長效。「熱稀粥」（湯汁多米粒少），吳茱萸湯若是治久利，則宜下利後頻服「糜粥」（米粒多湯汁少），前者溫胃暖小腸，後者健胃整腸。下利不一定是嚴重的泄瀉，通常只要排便次數多又不成形，就要考慮服用科學中藥烏梅丸、桃花湯、四逆加人參湯、四逆湯等藥方，此四方都用乾薑。

臨床應用

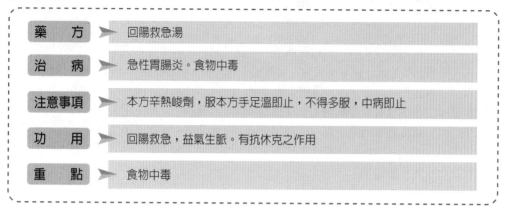

藥　方	▶	回陽救急湯
治　病	▶	急性胃腸炎。食物中毒
注意事項	▶	本方辛熱峻劑，服本方手足溫即止，不得多服，中病即止
功　用	▶	回陽救急，益氣生脈。有抗休克之作用
重　點	▶	食物中毒

足部穴道　　　　　　　　常見動脈栓塞部位

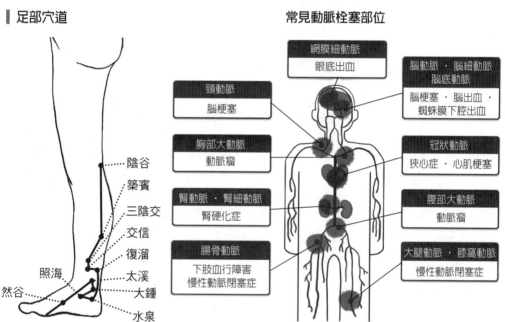

足部穴道：陰谷、築賓、三陰交、交信、復溜、太溪、大鍾、水泉、照海、然谷

常見動脈栓塞部位：

網膜細動脈　眼底出血

頸動脈　腦梗塞

腦動脈・腦細動脈　腦底動脈　腦梗塞・腦出血・蜘蛛膜下腔出血

胸部大動脈　動脈瘤

冠狀動脈　狹心症・心肌梗塞

腎動脈・腎細動脈　腎硬化症

腹部大動脈　動脈瘤

腸骨動脈　下肢血行障害　慢性動脈閉塞症

大腿動脈・膝窩動脈　慢性動脈閉塞症

＋ 知識補充站

　　《傷寒論》331.：「手足厥寒，脈細欲絕者，當歸四逆湯主之。若其人內有久寒者，宜當歸四逆加吳茱萸生薑湯。」《傷寒論》：「真武湯下利加乾薑，嘔加生薑，理中丸吐多加生薑，小柴胡湯咳加乾薑。」日常生活中，養益胃腸者多用生薑，助益小腸大腸者多用乾薑；觀念上，肺與胃多用生薑，胃與腸多用乾薑，麻油雞就是老薑、乾薑，薑絲炒肉片就是生薑，依此類推。

6-8 回陽救逆劑：黑錫丹

組　　成：川楝子蒸去皮核、胡蘆巴酒浸、木香不見火、附子炮，去皮筋肉豆蔻麵裏煨、破故紙酒浸、沉香不見火、茴香舶上者，炒、陽起石酒煮一日焙乾，研各一兩、肉桂不見火者半兩、黑錫去渣淨稱、硫磺透明者，焙砂子，各二兩。

煮 服 法：(1)用黑盞或新鐵銚內，如常法結黑錫、硫黃砂子，地上出火毒，研極細，餘藥並搗羅為細末，都一處和勻入研，自朝至暮，以黑光色為度，酒糊丸如梧桐子大，陰乾入布袋內，擦令光瑩。每服三、四十粒，空心薑鹽湯棗湯下，婦人艾醋湯下。

　　　　　(2)每服 3 克，溫水配服。

主　　治：(1)證見痰壅胸中，上氣喘促，四肢厥逆，冷汗不止，舌淡苔白，脈沉微。(2)奔豚，氣從小腹上衝胸，胸脅脘腹脹痛，或寒疝腹痛，腸鳴滑瀉，或男子陽痿精冷，女子血海虛寒，月經不調，帶下清稀，不孕。

用藥重點：孕婦及下焦陰虧禁用、不宜久服。

● 搶救虛陽暴脫之危重證，需配服人參湯。

　　血栓閉塞性脈管炎在中醫學中屬「脫疽」範疇，又稱為「脫癰」，與周邊血管疾病一樣都會出現間歇性跛行，血栓閉塞性脈管炎更可能出現肢體壞疽。脈管炎治療上，總結出了活血化瘀、清熱解毒、溫經散寒等治則，特別是活血化瘀防治血栓閉塞性脈管炎，血府逐瘀湯、陽和湯、當歸拈痛湯、補陽還五湯、真武湯、防己黃耆湯、玉屏風散、小活絡丹與當歸四逆湯等可臨證考量，回陽救急湯與黑錫丹是急救之劑，只宜暫用，不宜久服。

　　《傷寒論》321.：「厥少熱多者，其病當愈，寒多熱少，陽氣退，故為近也。」從《內經‧熱論》到《傷寒論》都是論析陽與陰，人是陽，天地就是陰。生命的生理作業，評估心臟的脈動是很個人化（當事人）的觀點，體溫寒熱變化必受外界影響，是涉及太陽、宇宙的觀點；就是從當事人與宇宙的協調觀點，甚至自律神經方面的疾病，也可靠診斷心率回饋儀看出病徵。近年來生理回饋儀，腦波（EEG，2-32Hz），心率變異性（HRV，1~300 次／分），EM克肌電（3~32Uv）回饋等都與生理時鐘相關，腦下垂體前葉釋出的褪黑激素是 24 小時律動的分泌，關係著睡眠及皮膚的品質。

小博士解說

　　厥與熱是體溫調節與腦下垂體、下視丘等的互動結果，尤其是自律神經方面的調節，賦予人體一定的免疫機能。腦下視丘視交叉核（生理時鐘中心的中樞時鐘）送指令給松果體，調節褪黑激素的分泌，另一方面從松果體分泌出來的褪黑激素也對腦的中樞時鐘作用，互為抗拮協調，調整紊亂的生理韻律。隨著年齡增長，褪黑激素分泌量逐漸減少，70歲以後，褪黑激素的分泌量只有年輕時的1/10。褪黑激素不足，睡眠品質會低下，會出現夜間血壓高，可以服用黃連阿膠湯、豬苓湯、炙甘草湯等來調理，以上湯方都有阿膠，養陰作用大，可以提升夜間睡眠品質。

臨床應用

藥　方 ➤	黑錫丹
治　病 ➤	支氣管哮喘。急性腸胃炎，神經性皮炎，慢性濕疹。休克，收斂瘡口
注意事項 ➤	(1) 孕婦及下焦陰虧者，應禁用 (2) 本方係屬暴病急救之劑，只宜暫用，不宜久服，因含鉛以免鉛中毒之副作用發生，其證見口渴，咽喉及食道燒灼感，噁心，嘔吐，頭痛，肢麻及腹疼痛腹瀉，尿少等應即時停用本方
功　用 ➤	慢性濕疹、收斂瘡口
重　點 ➤	溫壯下元，鎮納浮陽

血栓閉塞性脈管炎

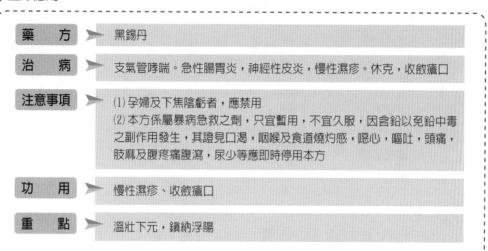

正常血管　血管橫切面

發炎血管

動脈瘤

＋ 知識補充站

　　「陷下」主要是看靜脈回流，診斷周邊血管疾病，考慮補陽還五湯、真武湯、防己黃耆湯、玉屏風散、小活絡丹或當歸四逆湯等。少陰脈最實用的是(1)照海穴、(2)太溪、大鍾穴、(3)復溜、交信穴、(4)築賓穴，脛骨後動脈是由(4)而(3)、(2)、(1)，大隱靜脈是由(1)而(2)、(3)、(4)。六經病中偏重於三陰病，尤其是腎經脈與脾經脈，特別是脾經脈的三陰交也是診斷與治療的重點，臨床診治，上述所有穴道都是最常用也最好用的穴道，比較左右腳的「寒、熱、陷下」，特別是觸壓感的彈性、結實、鬆弛、滑濇，更能了然於心，得心應手。

6-9 溫經散寒劑：當歸四逆湯

組　　成：當歸三兩、桂枝三兩去皮、白芍三兩、炙細辛三兩、炙甘草二兩、通草二兩、大棗二十五枚。

煮 服 法：⑴ 上七味，以水八升，煮取三升，去渣，溫服一升，日三服。
　　　　　⑵ 水煎溫服。

主　　治：⑴ 厥陰傷寒，手足厥冷，舌淡苔白，脈細欲絕或沉細。
　　　　　⑵ 寒侵經絡、腰、股、腿、足疼痛。

用藥重點：不宜久服、實熱忌用。

● 頭痛較劇加川芎。
● 內有寒飲，頭痛吐涎沫加吳茱萸、生薑。
● 睪丸鞘膜積液屬寒凝氣滯加烏藥、小茴香、橘核。
● 腰、股、腿、足疼痛，屬血虛寒凝加牛膝、雞血藤、木瓜、續斷。

　　《圖解方劑學》二十章中，治「雷諾氏病」有兩章四方。雷諾氏綜合症是血管功能性疾病，雙手雙腳遇冷或情緒激動時，出現蒼白、紫紺、潮紅、正常的間歇性皮色變化。當手指呈蒼白和紫紺時，手指末端伴有麻木、刺痛、發涼和感覺遲鈍，保暖後逐漸恢復正常。

1. 溫裏劑參附湯：治心力衰竭、雷諾氏綜合症。
2. 溫裏劑當歸四逆湯：治血栓閉塞性脈管炎、雷諾氏綜合症。
3. 溫裏劑黃耆桂枝五物湯：治周圍神經炎、雷諾氏綜合症。
4. 理氣劑柴胡疏肝散：治慢性萎縮性胃炎、雷諾氏綜合症。

小博士 解說

　　脾胃主四肢，四肢活動量大則脾胃健康；反之，脾胃出問題，四肢活動量勢必減少。上肢六手經脈，反映胸腔心肺功能與上肢活動度。下肢足六經脈，反映腹腔的消化、排泄、生殖等功能與下肢活動度。胸腔或腹腔循環不良，會胸悶、腹脹；相對的，上肢與下肢出現不靈活或不舒服，多胸腔與腹腔的體液不當積滯，《傷寒論》從條文3.桂枝湯治鼻鳴乾嘔，到條文470.當歸四逆湯治腸鳴，其治療範圍幾乎涵蓋了胸水與腹水的前期徵兆。

▌臨床應用

藥　　方	當歸四逆湯
治　　病	血栓閉塞性脈管炎。偏頭痛。新生兒硬腫症。小兒睪丸鞘膜積液。雷諾氏病，肩周炎。小兒下肢麻痺。痛經，不孕症，月經不調，閉經，子宮內膜異位症。胸痺。凍瘡。風濕性關節炎，坐骨神經痛，慢性盆腔炎
注意事項	本方只使用於血虛寒凝之寒厥，餘厥逆不宜使用
功　　用	溫經散寒，養血通脈 有擴張末梢血液循環而改善血液循環、抗菌等作用
重　　點	血栓閉塞性脈管炎、新生兒硬腫症、坐骨神經痛、慢性盆腔炎

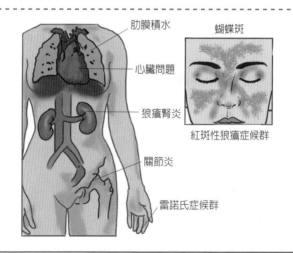

肋膜積水
心臟問題
狼瘡腎炎
關節炎
雷諾氏症候群

蝴蝶斑
紅斑性狼瘡症候群

✚ 知識補充站

　　《傷寒論》：「手足厥寒，脈細欲絕者，當歸四逆湯主之。若其人內有久寒者，宜當歸四逆加吳茱萸生薑湯。」「嘔而脈弱，小便復利，身有微熱，見厥者，難治，四逆湯主之。」雷諾氏綜合症延誤治療，最終的發展與血栓閉塞性脈管炎的末期相似，會出現指（趾）端的潰瘍、壞死。此病多為氣虛血瘀，陽虛陰盛。發病多為女性，病情常在月經期加重，在妊娠期減輕。多見於寒冷的地區，好發於寒冷季節，發病的初期，有明顯的季節性，即寒冷季節發作頻繁和動脈痙攣持續時間較長，在溫熱季節發作的次數減少，動脈痙攣持續時間較短，甚或很少發作。病情較重者對寒冷更為敏感，冬季不能在室外活動和工作。

6-10 溫經散寒劑：黃耆桂枝五物湯

組　　成：黃耆三兩、芍藥三兩、桂枝三兩、生薑六兩、大棗十二枚。
煮 服 法：⑴上述五味藥物，以水六升，煮取二升，溫服七合，日三服。
　　　　　⑵水煎溫三服。
主　　治：肌膚麻木不仁，脈微濇而緊者。
用藥重點：陰虛忌用、麻木不仁，屬熱證慎用。

● 產後、月經後之血虛甚，加當歸、雞血藤、川芎。
● 有瘀血，則加川芎、紅花、桃仁。
● 痰濕加南星、白附子、白芥子、半夏。
● 麻木甚加全蠍、僵蠶，屬寒邪者，再加川芎。
● 風邪甚加荊芥、防風、防己。
● 氣虛甚加黨參，並加重黃耆。
● 腿膝軟，而無力加牛膝、杜仲、續斷。
● 筋攣難以屈伸加木瓜。
● 周身或左或右經絡不通加炮附子。
　　《圖解方劑學》二十章中，治「血栓閉塞性脈管炎（thromboangiitis obliterans）」有四章六方：
1. 補益劑：大補陰丸治肺結核、血栓閉塞性脈管炎。
2. 溫裏劑：⑴當歸四逆湯治小兒睪丸鞘膜積液、雷諾氏病、血栓閉塞性脈管炎。⑵陽和湯治骨結核、血栓閉塞性脈管炎。
3. 理血劑：⑴血府逐瘀湯治視網膜病、血栓閉塞性脈管炎。⑵補陽還五湯治心力衰竭、血栓閉塞性脈管炎。
4. 祛濕劑：真武湯治尿毒症、血栓閉塞性脈管炎。

小博士解說
　　黃耆桂枝五物湯、血府逐瘀湯、陽和湯、當歸拈痛湯、補陽還五湯、真武湯、防己黃耆湯、玉屏風散、小活絡丹與當歸四逆湯等，都有助改善周邊血管性疾病，這是嚴重的血液流通問題。

臨床應用

藥　方 ➤	黃耆桂枝五物湯
治　病 ➤	周圍神經炎，坐骨神經痛，血管神經性水腫。腦血管意外後遺症，關節炎。硬皮病，皮膚炎，蕁麻疹，褥瘡。五十肩，雷諾氏病。頸性眩暈。橈神經損傷
注意事項 ➤	(1) 若麻木不仁，屬熱證者，則不宜使用 (2) 若屬陰虛者，不宜使用
功　用 ➤	有鎮痛、抗炎、增強免疫、促進細胞代謝、擴張血管、增加血流量等作用
重　點 ➤	坐骨神經痛、腦血管意外後遺症

勞宮、中渚穴

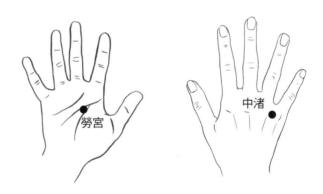

勞宮

中渚

➕ 知識補充站

　　麻木不仁與厥冷都從手腳末端開始，厥陰是兩陰交盡，手大拇指是手太陰，手小指是手少陰，兩陰交盡手厥陰是手中指，手厥陰勞宮穴區與手少陽中渚穴區的冷熱比較，診察表裏之異，勞宮穴區冰冷是四逆湯、通脈四逆湯，中渚穴區冰冷是四逆散、黃耆桂枝五物湯。腳大拇趾內側是足太陰，小腳趾下是足少陰，兩陰交盡足厥陰是腳大拇趾與第二趾之間，太衝穴區與絕骨穴區的塌陷比較，診察陰陽之異，太衝穴區較塌陷是當歸四逆湯、真武湯，絕骨穴區較塌陷是四逆湯、通脈四逆湯。

6-11 溫經散寒劑：陽和湯

組　　成：熱地一兩、肉桂一錢，去皮，研粉、麻黃五分、鹿角膠三錢、白芥子二錢、薑炭五分、生甘草一錢。

煮服法：水煎服。

主　　治：陰疽。患處漫腫無頭，皮色不變，痠痛無熱，口中不渴，舌淡苔白，脈沉細或遲細。或貼骨疽、脫疽、流注、痰核、鶴膝風。

用藥重點：陽證者忌用、破潰已久慎用。

● 氣虛加黨參、黃耆。
● 陽虛陰寒甚加附子。

　　《圖解方劑學》二十章中，治「類風濕性關節炎」有五章六方，⑴瀉下劑十棗湯、⑵補益劑玉屏風散、⑶溫裏劑陽和湯、⑷治風劑小活絡丹、⑸祛濕劑防己黃耆湯、當歸拈痛湯。治風與祛濕占三方，補益與溫裏有兩方，瀉下只有罕用的十棗湯。西醫的「類風濕性關節炎」不是因為先有一個「風濕性關節炎」的疾病，才有一個「類」風濕性關節炎。西醫沒有「風濕痛」這個名詞，「風濕痛」是受傷或老化的退化性關節炎疾病。退化性關節疾病常在下雨或是刮風等氣壓、濕度改變下，特別感覺關節痠痛，中醫稱之為「風濕痛」。

　　退化性關節炎多發生在負重的關節，如膝關節和髖關節，或是過度使用及受過傷的關節，如手關節等。類風濕性關節炎愈是不用、愈易腫痛，增加活動後，反而減輕腫痛和僵硬，可考慮小活絡丹與當歸四逆湯。類風濕性關節炎本身就是一個骨質疏鬆的危險因子，加上病人多會使用到類固醇，因此骨質疏鬆症的預防非常重要。「慢性期」來說，當關節炎已經控制住，除了運動外，可考慮陽和或當歸拈痛湯。

　　類風濕性關節炎引起疼痛未及時治療，可能受到自體免疫細胞的攻擊，造成心臟、肺臟等器官受損。類風濕性關節炎，多會有早晨僵硬疼痛症狀，稱為「晨僵」，醒來服用血府逐瘀湯或陽和湯或當歸拈痛湯，睡前服用補陽還五湯或真武湯或防己黃耆湯，多可以順暢血脈與關節。類風濕性關節炎愈不活動愈腫痛，晨僵常超過一小時。僵直性脊椎炎也有晨僵，以身體中軸關節的脊椎僵直為主，與類風濕性關節炎以周邊關節為主不同。

　　血府逐瘀湯、補陽還五湯、真武湯、玉屏風散、小活絡丹、當歸拈痛湯、當歸四逆湯等，多是改善自體免疫功能的臨床要方。類風濕性關節炎是自體免疫細胞攻擊身體的組織而發炎，主要影響身體小關節，尤其是手指關節；侵犯的手指關節先是接近手掌的近端指間關節、掌指關節、手腕關節，而且腫痛關節常有左右對稱性。退化性關節炎主要損傷的是靠近指尖部的「遠端指關節」，補陽還五湯、真武湯、玉屏風散與當歸四逆湯等，對證下藥多見效。國內外的研究都發現，牙周病也會增加罹患類風濕性關節炎，或腦心血管疾病的風險，控制好牙周病也是預防方式之一。

臨床應用

藥　方	▶	陽和湯
治　病	▶	慢性支氣管炎，慢性支氣管哮喘。慢性關節炎，類風濕性關節炎。婦女痛經。血栓閉塞性脈管炎，肌肉深部潰瘍。骨結核，骨膜炎，慢性骨髓炎
注意事項	▶	(1) 屬於陽證者，忌用 (2) 陰虛及破潰已久者，均不宜使用 (3) 本方於應用時須注意麻黃與熟地之劑量，因本虛所以熟地重用以補血固本，而麻黃以發越陽氣，故劑量輕 (4) 已潰者，不宜再用麻黃，以免衛氣失固而更傷營血
功　用	▶	溫陽補血，散寒通滯
重　點	▶	血栓閉塞性脈管炎、肌肉深部潰瘍、骨結核、骨膜炎、慢性骨髓炎

手部類風濕關節炎病化示意圖

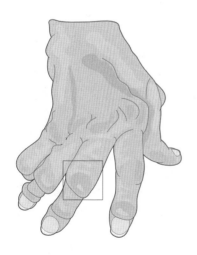
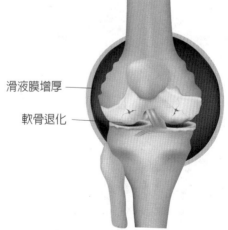

滑液膜增厚

軟骨退化

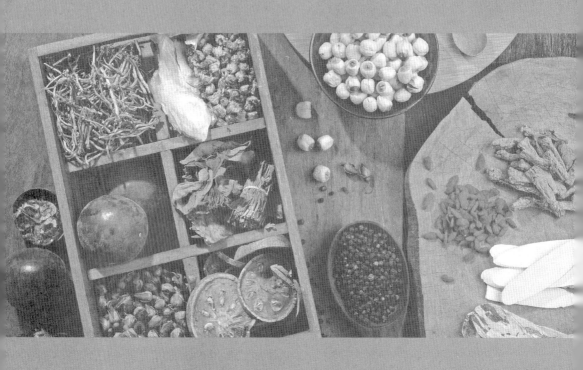

和解劑

7

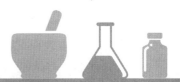

和緩解決虛實寒熱以致和諧，桂枝甘草湯益胃腸養心肝。甘草桔梗湯治咽喉腫痛。芍藥甘草湯治脘腹及四肢攣急作痛。小建中湯用甘草配伍白芍、飴糖等治脾胃虛寒，營血不能溫養。炙甘草湯配伍人參、阿膠、桂枝等，治心氣不足心動悸，倦怠乏力。調胃承氣湯用甘草緩和硝、黃之性，使瀉下不致太猛。半夏瀉心湯以甘草與半夏、乾薑、黃芩、黃連同用協和寒熱，平調升降和胃腸。

7-1 和解少陽劑：小柴胡湯

組　　成：柴胡半斤、半夏洗，半升、黃芩三兩、人參三兩、生薑切，各三兩、大棗擘，十二枚、甘草炙。

煮 服 法：(1)上七味，以水一斗二升，煮取六升，去渣，再煎，取三升，溫服一升，日三服。(2)水煎溫服。

主　　治：(1)往來寒熱，胸脅苦滿，默默不欲飲食，心煩喜嘔。口苦，咽乾，眩，舌薄白，脈弦者。(2)婦人傷寒熱入血室，以及瘧疾、黃疸等。

用藥重點：肝陽偏亢禁用、不宜大量久服。

● 胸中煩而不嘔吐，去半夏人參加栝蔞仁。
● 渴者，去半夏加花粉。
● 腹中痛者，去黃芩，加芍藥。
● 脅下痞硬者，去大棗，加牡蠣。
● 心下痞，小便不利者，去黃芩，加茯苓。
● 不渴，外有微熱者，去人參，加桂枝。
● 咳者去人參、生薑、大棗，加桑白皮、杏仁。
● 本經頭痛加川芎。
● 發黃加茵陳。

《傷寒論》小柴胡湯的條文「汗出而解」與「得屎而解」是服小柴胡湯後的結果，相關搭配「小建中湯與小柴胡湯」、「小柴胡湯與麻黃湯」。

胸脅腹方面的條文：

(1)「頸項強，脅下滿，小柴胡湯」，(2)「大便溏，胸脅滿，小胡柴湯」，(3)「脅下硬滿，不大便而嘔，小柴胡湯，汗出而解」，(4)「胸滿脅痛者，與小柴胡湯；脈但浮者與麻黃湯」，(5)「腹中急痛者，先與小建中湯，不差者，與小柴胡湯」，(6)「胸痛，欲嘔，微溏者，此非柴胡證」，(7)「脅下滿痛，渴而飲水嘔者，柴胡湯不中與也」，(8)「服柴胡湯已，渴者，屬陽明，以法治之」。

發熱方面的條文：

(1)「潮熱者，先小柴胡解外，後以柴胡加芒硝湯主之」，(2)「熱入血室，其血必結，使如瘧狀發作有時，小柴胡湯」，(3)「往來寒熱，默默不欲飲食，邪高痛下而嘔，小柴胡湯」，(4)「嘔而發熱者，小柴胡湯」，(5)「與柴胡湯必發熱汗出而解」，(6)「頭汗出，與小柴胡湯，得屎而解」。

《傷寒論》「熱入血室。刺期門，隨其實而瀉之」，刺太衝瀉實效果更好。「熱入血室，小柴胡湯主之」，單服用小柴胡湯效果就很好，如果配合刺太衝，再服小柴胡湯效果更彰顯。

小博士解說

20世紀70年代初期，日本津村順天堂製成小柴胡湯顆粒製劑，有地滋教授發表「津村小柴胡湯顆粒對慢性肝炎有治療效果」的報告，小柴胡湯成了暢銷藥，出現百萬肝病患者同服「小柴胡湯」的盛況。90年代初，不斷爆出小柴胡湯有副作用的新聞，1991年4月日本厚生省向醫師、藥劑師下達了要注意小柴胡湯導致間質性肺炎的通告。自1994年1月～1999年12月報導因小柴胡湯顆粒的副作用發生188例間質性肺炎，其中22人死亡。 急病最怕亂投醫，慢病最怕諱疾忌醫或亂服藥。

▌臨床應用

藥　方 ►	小柴胡湯
治　病 ►	感冒，傳染性肝炎，膽囊炎，胸膜炎，中耳炎，慢性肝炎，肝硬化，膽結石，腎炎，腎盂腎炎。瘧疾，胸膜炎，急性胰腺炎，淋巴腺炎，胃潰瘍。扁桃腺炎，流行性腮腺炎，肋膜炎，膽汁反流性胃炎。睪丸炎，產褥熱，敗血症，小兒腹瀉。更年期功能性子宮出血，產後發熱，經前期綜合症，產後發熱
注意事項 ►	(1) 若肝火偏盛，陰虛吐血，上盛下虛，肝陽偏亢等，均不宜使用 (2) 應用時黃芩的量不可大於柴胡，且黃芩重用時易腹瀉 (3) 本方毒性很低
功　用 ►	和解少陽 有抗炎、解熱抗菌、抗病毒、調節機體免疫功能、抗血小板聚集、鎮靜、鎮痛、鎮吐、祛痰、促消化、改善血機能障礙、雙向調節腦下垂體－腎上腺功能、抗實驗性肝損害、抗腫瘤、抑制癲癇、雙向調節血壓、防止胃黏膜損傷、促進造血幹細胞自我複製能力的恢復、預防和改善動脈血管硬化等作用
重　點 ►	睪丸炎、產褥熱、敗血症、小兒腹瀉、更年期功能性子宮出血

▌小柴胡湯加減方

方名	組成	治病	重點
柴胡桂枝湯	小柴胡湯合桂枝湯	治寒熱交作，寒多熱少或但寒不熱，定時發作	肢體沉重，關節疼痛（寒熱交作，寒多熱少）
柴胡白虎湯	小柴胡湯合白虎湯	治寒熱交作，熱多寒少或但熱不寒，定時發作	傍晚的時候，燥渴不已（寒熱交作，熱多寒少）
柴胡飲子	小柴胡湯去半夏加當歸、白芍、大黃	治肌熱，蒸熱，積熱，汗後餘熱，脈洪、實、弦、數者，亦治瘧疾	晚餐後躁擾不安（汗後餘熱）
柴胡加龍骨牡蠣湯	小柴胡湯去甘草，加桂枝、茯苓、龍骨、牡蠣、鉛丹、大黃	即為傷寒八九日下之，胸滿煩驚，小便不利，譫語，身重不可轉側	為肢體沉重，關節活動不良（身重不可轉側）
柴胡加芒硝湯	小柴胡湯加芒硝	治本方證兼有裏實潮熱者	醒來的時候，胸悶氣短（裏實潮熱）
柴胡羌活湯	小柴胡湯加羌活、防風	治瘟疫少陽證	旅遊時期，混身不舒服（瘟疫）
厚朴生薑半夏甘草人參湯	小柴胡湯去柴胡、黃芩加厚朴	治發汗後腹脹滿者	居家飯後，渾身不輕鬆（汗後腹脹）
大柴胡湯	小柴胡湯去人參、甘草加芍藥、枳實、大黃	治少陽、陽明合病，證見往來寒熱，胸脅苦滿，嘔不止，鬱鬱微煩，心下痞硬或心下滿痛，大便秘結，或邪熱下痢，大便不暢，舌苔黃厚，脈弦而有力	醒來時口乾苦臭（心下滿痛，大便秘結）

7-2 調和肝脾劑：白朮芍藥散

組　　成：土炒白朮二兩、炒白芍二兩、炒陳皮一兩五錢、防風一兩。
煮服法：⑴上細切，分作八服，水煎或丸服。
　　　　⑵水煎服。
主　　治：肝強脾弱，痛瀉不止，腸鳴腹痛，大便泄瀉，瀉必腹痛，舌苔薄白，脈兩關不調，
　　　　　弦而緩。
用藥重點：傷食腹痛忌用、脾虛氣弱慎用。

● 濕盛加蒼朮。
● 尿少小便不利加車前子、滑石。
● 消化不良者，加焦山楂、神麴。
● 大便水樣加車前子、茯苓、乾薑。
● 兼裏急後重加木香、檳榔。
● 腹痛較甚加香附、青皮、倍白芍。
● 腹瀉久加炒升麻。

　　白朮芍藥散（陳朮芍風）又稱痛瀉藥方，調理腹腔腸胃功能。治急性腸炎、神經性腹瀉、小兒泄瀉、慢性腸炎、慢性結腸炎、過敏性腸炎、急性菌痢。胃之上口為賁門，水穀於此而入，胃之下口為幽門，水穀之滓穢自此而入小腸，自小腸下一十六曲，順時針運轉，水穀下小腸下口闌門，水穀自此泌別，凡穢為濁，入於大腸；自大腸下一十六曲，逆時針運轉；水之清，入於胱膀；如水穀不分，清濁不別，則皆入於大腸而成。故病屬陰虛，血少精不足，內熱骨蒸，口乾唇燥，便秘滯下者，皆忌白朮芍藥散。

　　《傷寒論》從單味的芍藥三兩（條文 53.腹中痛與芍藥三兩）到芍藥甘草湯（條文 368.、369.）、芍藥甘草附子湯（條文 61.）、桂枝湯（條文 3.~414.）、桂枝新加湯（條文 64.）、桂枝加芍藥湯（條文 255.）、小建中湯（條文 70.、229.）、四逆散（條文 289.），芍藥都能改善肝門靜脈系統與大循環系統不良的狀況；這些代替路徑因為肝門靜脈沒有靜脈瓣，才可能逆流進入下腔靜脈。消化機能發生障礙時，從食道到肛門管的黏膜下，甚至臍旁部位與腹膜後器官的後面（無漿膜領域），以及在肝臟都會形成代替路徑，因為肝門靜脈循環系統中的臟器出現疾病或腫瘤，產生物理性壓迫，為了減少肝門靜脈循環系統的閉塞（才能夠輸送營養入循環系統），消化道的血液就必須設法從這些的側副路或短路通過下腔靜脈進入心臟。

小博士解說

　　白朮芍藥散（陳朮芍風）與玉屏風散（耆防朮）都有防風與白朮，白朮芍藥散有陳皮與防風，治肝實侵犯脾胃，脾虛氣弱慎用。玉屏風散有黃耆專治肺脾氣虛，玉屏風散安全性大且無副作用，可長期服用，提高免疫力而達到預防感冒的作用。氣虛以黃耆為主藥；脾虛濕勝以白朮為主藥；風邪偏勝以防風為主藥。玉屏風散改善胸腔心肺功能，治感冒、慢性氣管炎、小兒肺炎、過敏性鼻炎、腎炎、久瀉、胃下垂、過敏性紫癜、類風濕性關節炎。

臨床應用

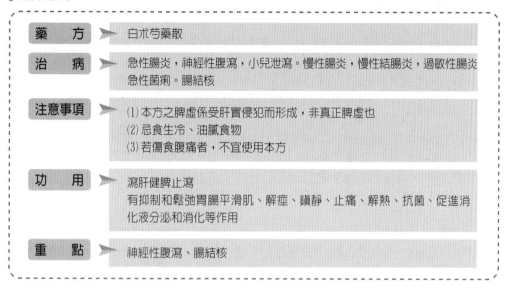

藥　方	白朮芍藥散
治　病	急性腸炎，神經性腹瀉，小兒泄瀉。慢性腸炎，慢性結腸炎，過敏性腸炎急性菌痢。腸結核
注意事項	(1) 本方之脾虛係受肝實侵犯而形成，非真正脾虛也 (2) 忌食生冷、油膩食物 (3) 若傷食腹痛者，不宜使用本方
功　用	瀉肝健脾止瀉 有抑制和鬆弛胃腸平滑肌、解痙、鎮靜、止痛、解熱、抗菌、促進消化液分泌和消化等作用
重　點	神經性腹瀉、腸結核

食道靜脈

食道靜脈	路徑	回流路徑
上部與中部	從胸腔的鎖骨下靜脈與胸大靜脈入奇靜脈	上腔靜脈，回流心臟
下部	從腹腔靜脈回歸左胃靜脈輸入肝門靜脈	下腔靜脈，回流心臟

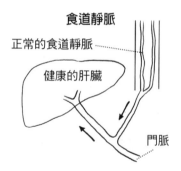

食道靜脈

正常的食道靜脈

健康的肝臟

門脈

＋ 知識補充站

　　白朮芍藥散之脾虛係受肝實侵犯而形成，非真正脾虛也。脾虛而無濕邪，用白朮味苦甘燥溫，反燥脾家津液損脾陰，白朮專補脾陽而益陰之效虧，芍藥味苦酸甘，性微寒，養血調經，舒調大腸吸收功能。芍藥味酸性微寒而大大緩和白朮燥脾，白朮與芍藥協調性高，於白朮芍藥散建功，更大力加持於消遙散和加味消遙散。

7-3 調和肝脾劑：消遙散

組　　成：柴胡去苗、當歸去苗，銼，微炒、茯苓去皮，白者、白芍、白朮各一兩、甘草微炙赤，半兩、薄荷少許、煨薑一塊切破。

煮 服 法：⑴上述諸藥研為粗末，每服二錢，水一大盞，燒生薑一塊切破，薄荷少許，同煎至七分，去渣熱服，不拘時候。

　　　　　⑵作湯劑，水煎服。

主　　治：兩脅作痛，頭痛目眩，口燥，咽乾，神疲食少，或往來寒熱，或月經不調，乳房脹痛，舌淡紅，脈弦而虛者。

用藥重點：孕婦忌服、肝腎陰虛慎用。

- 肝鬱甚，則加香附、青皮。
- 肝鬱頭痛者，加川芎、白芷。
- 肝鬱乳房脹痛者，則加穿山甲、王不留行、青皮。
- 肝鬱成塊，脅下有塊作痛者，則加丹參、鱉甲、生牡蠣。
- 子宮出血，血崩不止加桑寄生、黨參、赤石脂、川斷、補骨脂。
- 月經淋漓不斷加阿膠、杜仲、黨參、續斷、枳殼。

《圖解方劑學》二十章中，治子宮肌瘤有三章六方，「子宮肌瘤」治療分成三部分，定期觀察、藥物治療和手術治療。生活不堪壓力很大，適消遙散或鱉甲煎丸，體質較虛弱，適當歸補血湯或四君子湯，抑鬱寡歡，宜消遙散或桂枝茯苓丸，舒解壓抑外，宜白天酌飲消遙散，晚餐後酌飲四君子湯。此六方治子宮肌瘤外 (1) 補益劑當歸補血湯治慢性腎衰貧血，四君子湯治慢性呼吸衰竭。(2) 和解劑消遙散治更年期綜合症。(3) 理血劑鱉甲煎丸治肝硬化，生化湯治慢性子宮內膜炎，桂枝茯苓丸治不孕症。

消遙散加減方

方名	組成	治病	重點
丹梔消遙散或加味消遙散	消遙散加丹皮、梔子	肝鬱血虛，骨蒸潮熱，治怒氣傷肝，血少目暗。亦治煩躁易怒，或自汗盜汗，或頭痛目澀，或頰赤口乾，或月經不調，小腹脹墜，小便澀痛	怒氣傷肝
黑消遙散	消遙散加熟地或生地	治肝鬱血虛，臨經腹痛，脈弦虛者	臨經腹痛

小博士解說

　　子宮肌瘤臨床症狀最常見是月經血量增加，可能會有骨盆腔的慢性疼痛，若是肌瘤發生扭轉，可能造成急性疼痛；若肌瘤太大，壓迫泌尿系統，可能頻尿或解尿困難，或是腎積水；壓迫到腸子可能造成阻塞或便秘。臨床上，加味消遙散搭配腎氣丸或附子五苓散常有療效。子宮肌瘤也會造成不孕，占不孕症婦女的百分之三。

▎臨床應用

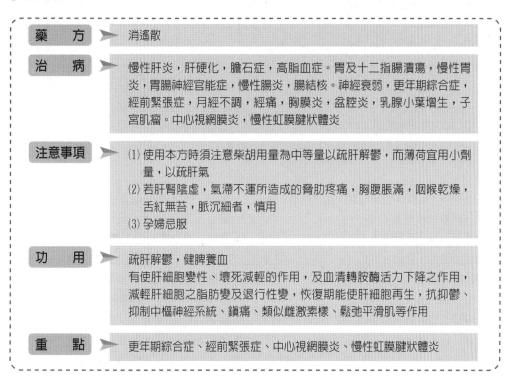

藥　　方	▶ 消遙散
治　　病	▶ 慢性肝炎，肝硬化，膽石症，高脂血症。胃及十二指腸潰瘍，慢性胃炎，胃腸神經官能症，慢性腸炎，腸結核。神經衰弱，更年期綜合症，經前緊張症，月經不調，經痛，胸膜炎，盆腔炎，乳腺小葉增生，子宮肌瘤。中心視網膜炎，慢性虹膜腱狀體炎
注意事項	▶ (1) 使用本方時須注意柴胡用量為中等量以疏肝解鬱，而薄荷宜用小劑量，以疏肝氣 (2) 若肝腎陰虛，氣滯不運所造成的脅肋疼痛，胸腹脹滿，咽喉乾燥，舌紅無苔，脈沉細者，慎用 (3) 孕婦忌服
功　　用	▶ 疏肝解鬱，健脾養血 有使肝細胞變性、壞死減輕的作用，及血清轉胺酶活力下降之作用，減輕肝細胞之脂肪變及退行性變，恢復期能使肝細胞再生，抗抑鬱、抑制中樞神經系統、鎮痛、類似雌激素樣、鬆弛平滑肌等作用
重　　點	▶ 更年期綜合症、經前緊張症、中心視網膜炎、慢性虹膜腱狀體炎

▎子宮肌瘤可能生長的位置

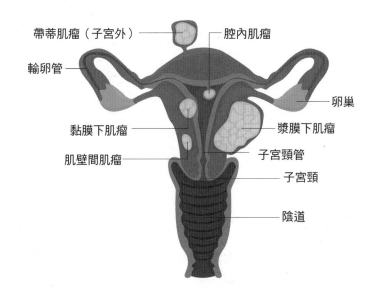

帶蒂肌瘤（子宮外）
腔內肌瘤
輸卵管
卵巢
黏膜下肌瘤
漿膜下肌瘤
肌壁間肌瘤
子宮頸管
子宮頸
陰道

7-4 調和肝脾劑：四逆散

組　　成：炙甘草、枳實、柴胡、芍藥各等分。

煮 服 法：(1) 上四味，各十分，共為散，白飲和服方寸匕，日三服。

　　　　　(2) 上述諸藥研成粉末，每次 3 克，早中晚配白開水服，亦可作湯劑，水煎服。

主　　治：(1) 四肢厥逆，手足不溫，或身微熱，或咳、或悸、或小便不利、或腹中痛、或下利下重，脈弦。

　　　　　(2) 肝脾不和，脅肋脹悶，脘腹疼痛，脈弦。

用藥重點：陽虛寒厥禁用、肝血虛者不宜。

● 兩脅脹痛，脘腹痛噯氣則舒，或痛甚嘔逆，脈弦有力加延胡索、乙金。

● 兼食滯加麥芽、雞內金。

● 發黃加茵陳、鬱金。

● 咳者加五味子、乾薑。

● 小便不利加茯苓。

● 腹中痛，加炮附子。

● 瀉利下重者加薤白。

　　四逆散（柴芍枳甘）作用於腹腔疏肝理脾，改善微循環與胃腸功能，適夏熱手腳冰冷。四逆湯（甘薑附）作用於胸腔潤肺養心，改善心胃功能、增加冠脈流量、促進腎上腺皮質功能，適冬冷四肢厥逆。

　　逍遙散治肝氣鬱結悶悶不樂，加味逍遙散專治怒氣沖沖。自律神經失調，宜瀉心湯族群（中脘穴區壓痛）與逍遙散族群（右不容穴區壓痛），瀉心湯族群主要是黃連與黃芩，逍遙散族群主要是白朮與芍藥，黃連與黃芩瀉心火，多見口乾舌燥，逍遙散解肝鬱舒膽，多見口乾苦舌燥。

▎四逆散加減方

方名	組成	治病	重點
四左湯	四逆散加黃連、吳茱萸、青皮、木香、良姜、大棗	十二指腸潰瘍	半夜腹痛
枳實芍藥散	四逆散去柴胡、甘草	產後腹痛滿不得臥者，並主癰腫，以麥粥下之	產後腹痛
稜莪四逆散	四逆散加青皮、陳皮、三稜、莪朮、大腹皮、木香、白通草、郁李仁、決明子	腹脹，上下氣不通，消化不好，口乾氣少，大便乾結，小便，正常，舌紅無苔少津，脈沉細澀	胸悶腹脹，煩躁不安
疏肝四逆散	四逆散加香附、山萸肉、栝蔞皮、丹參、赤芍，並將枳實以枳殼易之	治慢性肝炎，遷延性肝炎，證見右脅肋脹痛，胃納不佳，腹部脹滿或肝脾腫大，舌紅苔微黃者	脅肋脹痛，腹部脹滿

臨床應用

藥　方 ►	四逆散
治　病 ►	慢性肝炎，膽囊炎，膽石症。急性胃炎，急性關節炎，胃潰瘍，急性胰腺炎，痢疾。輸卵管阻塞，月經不調，痛經，急性乳腺炎。癲癇。肋間神經痛，胃腸神經官能症。食道痙攣
注意事項 ►	(1) 肝血虛者，不宜用 (2) 陽虛寒厥者禁用 (3) 屬陰虛氣鬱之脘腹脅肋疼痛者，不宜使用本方
功　用 ►	透邪解鬱，疏肝理脾。改善微循環，抗病毒、抗炎、鎮痛、解痙攣、抗潰瘍肝、解毒、抗血小板聚集、抗缺氧、增加腦血流量、升血壓、抗休克、抗心律失常、強心、鎮靜、降溫
重　點 ►	輸卵管阻塞、癲癇、食道痙攣

不容穴、中脘穴

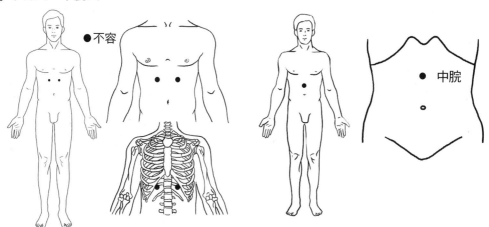

+ **知識補充站**

《金匱要略》：「產後腹痛，煩滿不得臥，枳實芍藥散主之。」枳實芍藥散是四逆散去柴胡、甘草。除了治產後腹痛，腹滿不得臥外，並主癰腫，以麥粥下之。「枳朮湯（枳實白朮，溫服，腹中軟即當散也）治氣分，心下堅，大如盤，邊如旋杯，水飲所作（桂枝去芍藥加麻辛附子湯亦主之）。」

7-5 調和膽胃劑：蒿芩清膽湯

組　　成：青蒿錢半至二錢、淡竹茹三錢、半夏錢半、赤茯苓三錢、黃芩三錢、枳殼錢半、
　　　　　陳皮錢半、碧玉散（滑石、甘草、青黛）包三錢。
煮 服 法：水煎服。
主　　治：寒熱如瘧、寒輕熱重、口苦胸悶、吐酸苦水、或嘔黃涎而黏，甚則乾嘔呃逆、
　　　　　胸脅脹疼、舌紅苔白、間現雜色、脈數而右滑左弦者。
用藥重點：氣血不足忌用、陰虛陽亢慎用。

● 嘔酸多加左金丸。
● 濕重加草果、肉豆蔻。
● 全身肌肉痠困痛楚加苡仁、桑枝、蠶砂。
● 陽黃去半夏、陳皮加茵陳、梔子、黃柏。
● 胃熱脹滿加厚朴、黃連。
● 嘔逆甚加代赭石。
● 眩暈加白芍、澤瀉、天麻。
● 耳鳴耳聾加菊花、石菖蒲、澤瀉。
● 小便赤澀淋痛加大小薊、梔子、車前子。
　　《圖解方劑學》二十章中，治高血壓有十章十八方，改善生活機能多可根治高血壓 (1) 解表劑：麻黃湯。(2) 瀉下劑：麻子仁丸、增液承氣湯、溫脾湯。(3) 補益劑：六味地黃丸、地黃飲子。(4) 清熱劑：龍膽瀉肝湯、瀉青丸。(5) 溫裏劑：吳茱萸湯、大建中湯。(6) 和解劑：蒿芩清膽湯。(7) 安神劑：磁朱丸。(8) 理血劑：血府逐瘀湯。(9) 治風劑：鎮肝熄風湯、天麻鉤藤飲、羚角鉤藤湯。(10) 表裏雙解劑：大柴胡湯、防風通聖散。

　　小柴胡湯改善肝門脈系統循環障礙，小柴胡湯基本加減藥味來自《傷寒論》條文 217.：「傷寒五、六日中風，往來寒熱，『胸脅』苦滿，默默不欲飲食，心煩喜嘔，或胸中煩而不嘔，或渴或腹中痛，或脅下痞硬，或心下悸，小便不利，或不渴，身有微熱，或欬者，小柴胡湯主之。」其中去人參加桂枝，溫服微汗愈，與桂枝湯、麻黃湯等服後溫覆取微似汗有相同的意義。

小博士 解說

　　肝臟是人體內最大的腺體，是僅次於皮膚的最大器官，《傷寒論》幾乎可視之為《養肝論》。胎生後期肝臟占體重5%，出生後，經過時間成長幾乎占據了右季肋部與心窩部，並擴張到左季肋部，在橫膈膜下方；橫膈膜分開胸膜、肺、心膜與心臟，除了脂肪是透過胸管回上腔靜脈之外，肝臟吸收其他來自胃腸道的營養素，經過肝門靜脈系統，再從肝臟經肝靜脈回下腔靜脈，肝門靜脈無異是供應肝臟養分的主命脈。

臨床應用

藥　方	▶ 蒿芩清膽湯
治　病	▶ 急慢性膽囊炎。急慢性肝炎。慢性胰腺炎。胃炎。肺炎。支氣管擴張咯血。高血壓，冠心病。腎盂腎炎。高熱。瘧疾。盆腔炎。急性結膜炎。鼻竇炎
注意事項	▶ (1)若氣血不足之時寒時熱者，不宜使用 (2)陰虛陽亢之頭暈頭痛，不宜使用 (3)忌辛辣、刺激、油膩性食物
功　用	▶ 清膽利濕，和胃化痰。有抗菌、利膽、解熱、抗瘧等作用
重　點	▶ 盆腔炎、急性結膜炎、鼻竇炎

扁鵲七衝門

口唇是飛門，牙齒是戶門，氣管與食道交會處的會厭是吸門，食道與胃之間是賁門，胃與小腸之間是幽門，小腸與大腸之間是闌門，肛門是魄門。

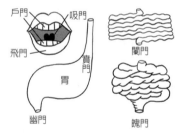

戶門　吸門
飛門
賁門
胃
幽門
闌門
魄門

七衝門中任何一門發生病變，都會影響到飲食的受納、消化、吸收和排泄。

✚ 知識補充站

　　《傷寒論》條文46.:「傷寒十餘日，熱結在裏，復往來寒熱者，與大柴胡湯。但結胸無大熱者，此為水結在『胸脅』也，但頭微汗出者，大陷胸湯主之。」現代科學中藥大陷胸湯、大陷胸丸都不太可能有「得快利止後服」、「一宿乃下」之效，因為所含的藥物劑量比原方比例少很多，但對調節腦部壓力與整頓消化道功能是值得肯定的。

　　大陷胸丸針對有「項強」的症狀，多屬延腦方面問題。大陷胸湯、小陷胸湯與大陷胸丸都治療「結胸」，即胸悶或胸痛等症狀；小陷胸湯侷限於食道與胃，以及腦神經等功能問題；大陷胸湯可擴及迷走神經，含括整個消化道的運作，但仍是以在胸脅下與心下的器官為主。

7-6 調和膽胃劑：半夏瀉心湯

組　　成：半夏半升，洗、黃芩、乾薑、人參、甘草炙各三兩、黃連一兩、大棗擘十二枚。
煮服法：(1) 上七味，以水一斗，煮取六升，去渣再煎，取三升，溫服一升，日三服。
　　　　(2) 水煎分二次溫服。
主　　治：脾胃不和、心下痞滿不痛、乾嘔或嘔吐、腸鳴下利、舌苔薄黃而膩、脈弦數。
用藥重點：陰虛痞忌用、實痞慎用。

● 痞滿較重去大棗，加枳實。
● 濕濁較重者，加藿香、滑石、茯苓。
● 邪較重者，去黃芩加桂枝或肉桂。

　　半夏瀉心湯、甘草瀉心湯、生薑瀉心湯、黃連湯等，與小柴胡湯是同族，甘草瀉心湯沒有人參，其餘四方皆有人參，五方皆有薑，小柴胡湯與生薑瀉心湯用生薑，其他三方用乾薑。黃連湯沒有黃芩，其他四方都有黃芩。小柴胡湯沒黃連，其他四方有黃連。五方皆溫服，黃連湯日三夜二，其他四方也一天五服，黃連湯去掉黃連、桂枝，換以柴胡、黃芩就是小柴胡湯。

　　《傷寒論》：「下利，日數十行，穀不化，腹中雷鳴，心中痞硬而滿，乾嘔，心煩不得安，以胃中虛，客氣上逆，甘草瀉心湯主之。」「胃中不和，心下痞硬，乾噫食臭，脅下有水氣，腹中雷鳴下利者，生薑瀉心湯主之。」胃中虛用甘草瀉心湯以補養，胃中不和用生薑瀉心湯養護。三黃瀉心湯、半夏瀉心湯、甘草瀉心湯、生薑瀉心湯、調胃承氣湯、理中湯等，都有不同的對證，如逆行性食道炎，出現胸口灼熱，宜「食已即吐」的大黃甘草湯或小半夏湯等，嚴重就要瀉心湯群。

　　人體陰陽不和，必然會影響下部食道括約肌的結構與機能，即使下部食道括約肌的靜止壓正常（通常下部食道括約肌壓較正常低，腹壓上升就會造成胃食道逆流），只要食道體部無法正常蠕動收縮，即會使下部食道括約肌擴張而鬆弛，除了會胃食道逆流之外，還會出現胸悶、心下痞悶等等；所以，心下痞悶在《傷寒論》中，三黃瀉心湯、半夏瀉心湯、甘草瀉心湯、生薑瀉心湯、調胃承氣湯、理中湯等，都有不同的對證。胃黏膜具有防禦力，消化力強的胃液（鹽酸）存在胃裡面，胃黏膜不會受傷。可是，食道的重層扁平上皮的防禦機制弱，長時間接觸胃液，會傷害食道黏膜上皮，出現胸口灼熱感，即食道炎，如形成瀰漫性潰瘍的話，將造成逆行性食道炎，一出現胸口灼熱，適合服用已即吐的大黃甘草湯或小半夏湯、小半夏加茯苓湯等，稍嚴重就要瀉心湯群。

小博士解說

　　吞嚥困難不是食道的問題，就是口腔咽頭的問題。食道性的問題常見有五類：①食道網、②逆流性食道炎潰瘍、③食道癌、④瀰漫性食道痙攣、⑤自體免疫疾病造成食道炎或賁門痙攣症。

臨床應用

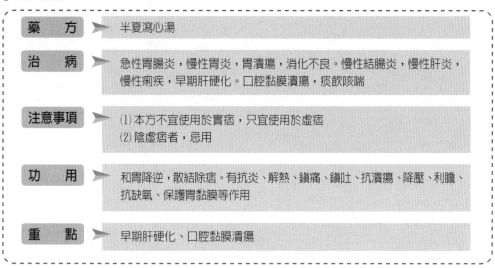

藥　方	半夏瀉心湯
治　病	急性胃腸炎，慢性胃炎，胃潰瘍，消化不良。慢性結腸炎，慢性肝炎，慢性痢疾，早期肝硬化。口腔黏膜潰瘍，痰飲咳喘
注意事項	(1) 本方不宜使用於實痞，只宜使用於虛痞 (2) 陰虛痞者，忌用
功　用	和胃降逆，散結除痞。有抗炎、解熱、鎮痛、鎮吐、抗潰瘍、降壓、利膽、抗缺氧、保護胃黏膜等作用
重　點	早期肝硬化、口腔黏膜潰瘍

半夏瀉心湯加減方

方名	組成	治病	重點
生薑瀉心湯	半夏瀉心湯減乾薑加生薑	水熱互結心下痞硬、乾噫食臭、腸中雷鳴下利者	腸中雷鳴下利，乾噫食臭
黃連湯	半夏瀉心湯去黃芩，加桂枝	胸中有熱、胃中有寒、胸中煩悶、欲嘔吐、腹中痛、或腸鳴泄瀉、舌苔白滑、脈弦者	腸中雷鳴下利，胸中鬱悶
甘草瀉心湯	半夏瀉心湯加甘草	腹中雷鳴下利、水穀不化、心下痞硬而滿、嘔心煩不得安	腸中雷鳴下利，心煩不安

胃的結構

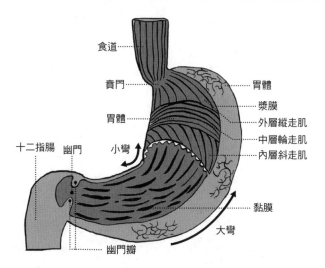

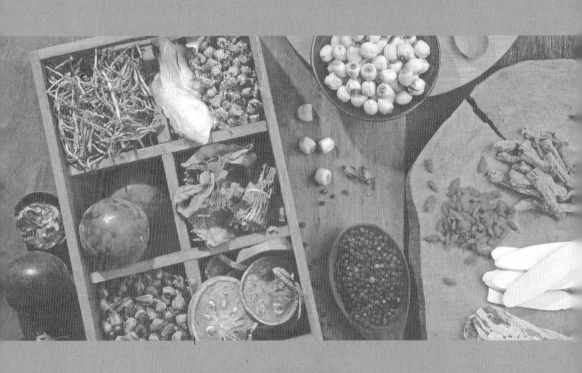

固澀劑

8

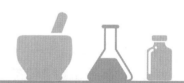

仲景從「臟腑經絡先後病」開始，就是養生強種護根本，「桂枝湯主之」除了「喝熱稀粥和覆蓋薄被子」之外，延伸出來的小建中湯、桂枝加附子湯、柴胡桂枝湯等都是強種護本的養生良方，對證下藥，舉一反三，效益必好。年輕人與健壯者的腎上腺皮質醇，在壓力消除後幾小時內可下降到正常水準，不吃藥可自癒；老弱羸病的人卻需要好幾天才能恢復。男女感情問題多的時候，「男子失精，女子夢交，宜桑螵蛸散、桂枝加龍骨牡蠣湯」、「虛勞裏急，四肢痠疼，手足煩熱，咽乾口燥，宜當歸六黃湯、小建中湯」，在此情況下，補眠與營養的補充是非常重要的。

8-1 固表止汗劑：牡蠣散

組　　成：黃耆去苗土、麻黃根洗、牡蠣米泔浸，刷去土，火燒通赤，各一兩、浮小麥。

煮 服 法：⑴上三味為粗散，每服三錢，水一盞半，小麥百餘粒，同煎至八分，去渣熱服，
　　　　　　日二服，不拘時候。

　　　　　⑵為粗末，每服 3 克，以小麥 30 克，水煎服。也可水煎服。

主　　治：諸虛不足身常汗出、夜臥尤甚、久而不止、心悸、驚惕、短氣煩倦。

用藥重點：濕熱所致盜汗忌用、陰虛火旺慎用。

● 若陽虛者，加附子、白朮，以助陽固表。
● 若氣虛者，加重黃耆，並加人參、白朮以健脾益氣固表。
● 若陰虛者，加生地、白芍、地骨皮、麥冬、當歸以養陰斂汗。
● 若氣陰兩虛者，加黨參、白朮、當歸、麥冬、大棗以滋陰補氣。
● 若血虛者，加熟地、何首烏，以滋養陰血。
● 若以自汗為主者，加白朮、防風以加強益氣固表止汗。
● 若陰虛陽亢，心腎衰弱者，加熟地、山萸肉、酸棗仁以補心腎。

● 若虛熱內蒸，肺受熱灼者，加葦莖、苡仁以清熱排痰。

夜間睡眠中出現的流汗現象稱為盜汗，身體為了調節體溫，當房間溫度太高或者我們穿的衣服太厚時，出現的輕微出汗是正常現象，如果房間溫度不高、身上的衣物也很輕薄時還在大量流汗，輕微：不需要換衣或洗澡，就能繼續睡覺。輕微的夜間出汗可能是被子太厚或房間太熱。中度：不用換衣，但需要擦一擦出汗過多的部位。嚴重：必須要洗澡、換衣服和床單。中度或嚴重者，經常如此，出汗可能是某種疾病的表徵。

▌牡蠣散加減方

方名	組成	治病	重點
⑴ 牡蠣散	加知母	諸虛不足及新病暴虛等	新病暴虛
⑵ 牡蠣散	去麻黃根、黃耆、浮小麥，加白朮、防風	臥即盜汗，風虛頭痛	臥即盜汗
⑶ 牡蠣散	去麻黃根、黃耆、浮小麥加寒水石、鉛霜、朱砂、甘草、故扇灰	治心熱汗出不止	心熱汗出不止
⑷ 柏子仁丸	去黃耆、麻黃根、浮小麥加川芎、當歸、熟地、人參、茯苓、五味子、艾葉、龍骨、續斷、地榆、甘草	產後惡露不絕，心悶短氣，不思飲食，頭目昏重，五心煩熱，面黃體瘦	五心煩熱
⑸ 柏子仁丸	去黃耆加柏子仁、黨參（或人參）、白朮、半夏、五味子	陰虛盜汗，證見陰虛煩躁，夜難入睡，睡時盜汗出，舌質微紅，脈細而數	睡時盜汗

臨床應用

藥　方 ➤	牡蠣散	
治　病 ➤	手術後、病後、產後、身體虛弱，以及自律神經功能失調引起的自汗和盜汗。肺結核之自汗和盜汗	
注意事項 ➤	(1) 本方雖可以治盜汗，但以陰虛而火不盛，而衛虛表不固者為宜 (2) 濕熱所致盜汗忌用 (3) 陰虛火旺，不宜使用	
功　用 ➤	固表斂汗。具有收斂止汗，促進組織代謝、增強機體免疫功能等作用及含有 17 種人體必需的胺基酸和 8 種人體必需的微量元素，其中鋅、銅、鐵可促進上皮細胞的修復	
重　點 ➤	自律神經功能失調引起的自汗和盜汗	

魚際穴、迎香穴、地倉穴

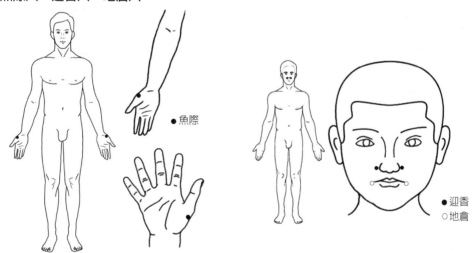

●魚際

●迎香
○地倉

✚ 知識補充站

　　(2)牡蠣散（牡蠣、白朮、防風）治臥即盜汗（剛睡著時）。(5)柏子仁丸（牡蠣、麻黃根、浮小麥、柏子仁、黨參、白朮、半夏、五味子）治睡時盜汗（半夜醒來）。兩方可改善初期的盜汗，當歸六黃湯則專治結核病、更年期與病毒性心肌炎的盜汗。此三方於患者的生活壓力過大時，加上了其他相關的療法，對證下藥，效果更好。

8-2 固表止汗劑：當歸六黃湯

組　　成：當歸、生地、熟地、黃芩、黃柏、黃連各等分、黃耆加一倍。
煮 服 法：⑴上藥為粗末，每服五錢，水二盞，煎至一盞，食前服，小兒減半服。
　　　　　⑵水煎服。
主　　治：陰虛火旺盜汗證。潮熱、盜汗、面赤、心煩、口乾唇燥、便結、溲黃、舌紅
　　　　　苔黃、脈數。
用藥重點：脾胃虛弱忌用、外感慎用。

● 若汗多者，加龍骨、牡蠣、五味子以收
　澀止汗。
● 若陰虛甚者，加麥冬、西洋參以滋陰。
● 若陰虛陽亢，潮熱煩赤甚者，加白芍、
　龜板以滋陰潛陽。
　　更年期症狀分腎虛、陰虛和肝鬱三類。
腎虛症狀，包括頻尿、尿失禁、尿急、骨
質疏鬆，以及退化性關節炎等。陰虛伴有
亢奮的虛熱，如面潮紅、潮熱、盜汗、陰

道乾澀、皮膚變薄、容易出現皺紋、血壓
上升、心痛或心悸等。肝鬱會情緒鬱悶、
焦慮、易怒及失眠。當歸六黃湯、龜鹿二
仙膠和腎氣丸是治療更年期症候群的良方，
龜鹿二仙膠富有膠質及鈣質，改善更年期
的提早老化與不適，可預防骨質疏鬆和關
節退化。腎氣丸補腎養陰，改善更年期婦
女的乾燥症，如口乾舌燥、大便乾硬、陰
道乾澀、皮膚乾燥等，都能適時舒緩。

小博士 解 說
　　《醫宗金鑒》：「用當歸以養液，二地以滋陰，令陰液得其養也。用黃芩瀉上焦火，黃連
瀉中焦火，黃柏瀉下焦火，令三火得其平也。又於諸寒藥中加黃耆，庸者不知，以為贅品，且謂
陽盛者不宜，抑知其妙義正在於斯耶！蓋陽爭於陰，汗出營虛，則衛亦隨之而虛。故倍加黃耆
者，一以完已虛之表，一以固未定之陰。」當歸六黃湯之組成中黃耆倍於其他藥，是有其立意。
　　李東垣創製當歸六黃湯，稱之為「治盜汗之聖藥」，主治陰虛火旺所致的盜汗；臨床上，
對甲狀腺機能亢進、結核病、糖尿病、更年期綜合症候群等屬陰虛火旺之證都見一定療效，惟脾
胃虛弱，納食減少，便溏腹瀉者不宜。

臨床應用

藥　　方	▶ 當歸六黃湯
治　　病	▶ 甲狀腺功能亢進。結核病。黃疸性肝炎。腎病綜合症。更年期。缺鐵性貧血。病毒性心肌炎。慢性牙齦炎。口腔炎。慢性咽炎。過敏性紫癜
注意事項	▶ (1) 脾胃虛弱，納差，便溏者忌用 (2) 傷寒盜汗多為半表半裏之邪未盡，表裏失和，因此，須以和表裏為主 (3) 肝血不足所造成的心虛盜汗者，以酸棗仁湯為主 (4) 本方於應用時，以三黃劑量宜小量，取其苦寒堅陰之作用，餘甘溫之藥物宜量大，取其甘溫補虛之作用
功　　用	▶ 滋陰瀉火，固表止汗
重　　點	▶ 結核病、黃疸性肝炎、腎病綜合症、慢性牙齦炎、口腔炎

當歸六黃湯加減方

方名	組成	治病	重點
生地黃煎	去熟地、減黃耆為同量，加麻黃根、浮小麥亦同量	治陰虛火旺盜汗	盜汗

✚ 知識補充站

　　《Harrison內科學，2012年日文版》女性醫學提及女人的閉經平均年齡是51.4歲，停經後雌激素急遽下降，引起各種生理反應，伴隨著很多疾病罹患率上升，尤其是心臟血管疾病的發生率，骨質密度也開始急遽低下。通常女性最擔心的乳癌，1990年代以來死亡率持續下降，任何年齡層都是34人中不會超過1人的罹患率，但是，85歲以上則9人中約有1人。雌激素直接作用於血管內皮而擴張血管，具有保護心臟的功能，停經後靠腎上腺皮質素及皮下脂肪分泌的微量雌激素，不敷保護心臟的功能，還可能造成原來的子宮肌瘤繼續長大，身體的問題如雪上加霜。Harrison內科學敘述：「接受冠狀動脈繞道手術的女性，惡化狀態比男性嚴重，同時手術中死亡率高；此外，手術後狹心症的症狀減輕也不多。」更年期後的女性胸悶、胸痛，幾乎都與心臟相關。因此，婦科藥方與針灸療法彌足珍貴。

8-3 澀精止遺劑：金鎖固精丸、桑螵蛸散

金鎖固精丸

組　　成：沙苑蒺藜炒、芡實蒸、蓮鬚各二兩、龍骨酥炙、牡蠣鹽水煮一日一夜，煅粉，各一兩。

煮 服 法：⑴ 蓮子粉糊為丸，淡鹽湯或開水送下。

　　　　　⑵ 每日 1-2 次，每次 3 克，淡鹽湯或開水送下，也可水煎服。

主　　治：腎虛精虧。遺精滑泄，神疲乏力，四肢痠軟，腰痠耳鳴，舌淡苔白，脈細弱。

用藥重點：下焦濕熱忌用、心肝火旺慎用。

● 腎陽虛加補骨脂、山萸肉，以溫補腎陽。

● 腎陰虛加龜板、女貞子，以滋腎陰。

● 腰痠痛加狗脊、杜仲、川斷，以補腎強壯筋骨。

● 陽痿加鎖陽、巴戟天、淫羊藿、天仙茅，以補腎壯陽。

● 大便乾結加熟地、肉蓯蓉，以補精血，通大便。

● 大便溏泄加補骨脂、山藥，以補腎固澀。

● 兼濕熱下注加二妙散以清濕熱。

● 小兒遺尿加六味地黃丸以滋陰補腎。

　　金鎖固精丸與腎氣丸可改善無精症問題。下視丘腦垂體疾病造成的次發性性腺功能低下症，金鎖固精丸與水陸二仙丹會有療效，但原發性睪丸衰竭不是金鎖固精丸等可以改善的。

桑螵蛸散

組　　成：桑螵蛸、遠志、菖蒲、龍骨、人參、茯神、當歸、龜板，以上各一兩。

煮 服 法：⑴ 研末，夜臥人參湯調下二錢。

　　　　　⑵ 研末，睡前人參湯調下 3 克，也可水煎服。

主　　治：小便頻數或尿如米泔色、心神恍惚、健忘食少，以及遺尿、滑精。

用藥重點：濕熱下注溺赤澀痛忌用、外感慎用。

● 氣虛甚，加黃耆，以補氣。

● 兼健忘、心悸、失眠、滑精，加五味子、酸棗仁、沙苑蒺藜以補心腎，澀精安神。

● 糖尿病，小便頻數屬心腎不足，加山藥、山茱萸以固腎澀精。

● 體質不太弱，去人參、當歸。

　　老人氣血日衰，充分的活動與蛋白質和維生素 C 的攝取，是助眠要事，宜桑螵蛸散、腎氣丸，配合灸少陰脈照海、太溪、大鍾、復溜、交信或築賓等穴。

▌金鎖固精丸加減方

方名	組成	治病	重點
水陸二仙丹	金鎖固精丸去龍骨、牡蠣、蓮鬚、蓮子、沙苑蒺藜加金櫻子	補腎澀精，治男子遺精白濁，小便頻數，女子帶下，純屬腎虧者	腎虧

臨床應用

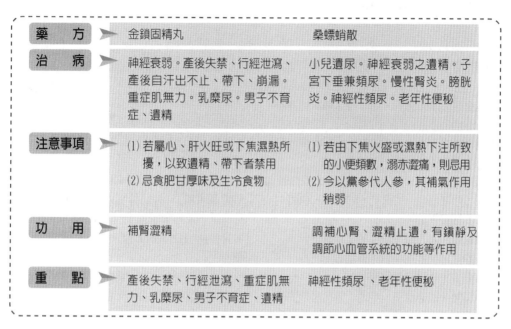

藥　方	金鎖固精丸	桑螵蛸散
治　病	神經衰弱。產後失禁、行經泄瀉、產後自汗出不止、帶下、崩漏。重症肌無力。乳糜尿。男子不育症、遺精	小兒遺尿。神經衰弱之遺精。子宮下垂兼頻尿。慢性腎炎。膀胱炎。神經性頻尿。老年性便秘
注意事項	(1) 若屬心、肝火旺或下焦濕熱所擾，以致遺精、帶下者禁用 (2) 忌食肥甘厚味及生冷食物	(1) 若由下焦火盛或濕熱下注所致的小便頻數，溺赤澀痛，則忌用 (2) 今以黨參代人參，其補氣作用稍弱
功　用	補腎澀精	調補心腎、澀精止遺。有鎮靜及調節心血管系統的功能等作用
重　點	產後失禁、行經泄瀉、重症肌無力、乳糜尿、男子不育症、遺精	神經性頻尿、老年性便秘

肝經脈循行　　　下丘腦─腎上腺分泌路徑

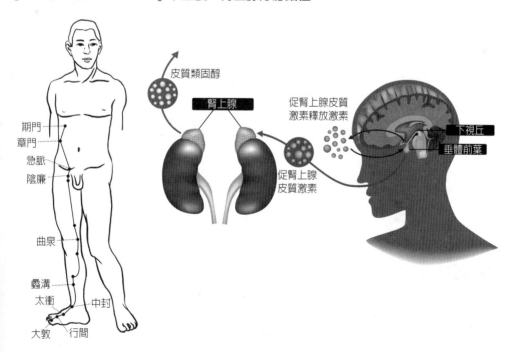

期門
章門
急脈
陰廉
曲泉
蠡溝
太衝　　中封
大敦　行間

皮質類固醇
腎上腺
促腎上腺皮質激素釋放激素
下視丘
垂體前葉
促腎上腺皮質激素

8-4 澀精止遺劑：縮泉丸

組　　成：益智仁、烏藥、山藥等分。
煮　服　法：上為末，酒煎山藥末為糊，丸如桐子大，每服七十丸，鹽、酒或米飲下。
主　　治：小便頻數或遺尿不止，舌淡，脈沉弱。
用藥重點：外感忌用，忌辛辣、刺激性食物。

● 頻尿或遺尿重，加桑螵蛸、菟絲子、枸杞子、覆盆子、五味子等補腎固澀。
● 小兒遺尿、夜間尿床，本方去山藥加覆盆子、炒雞內金、煅龍骨、炒白芍、山萸肉、澤瀉補腎固澀。
● 兼氣虛，加黃耆、白朮補氣健脾。
● 兼陰虛，加生地、白芍滋陰養血。
● 兼陽虛，加附子補腎陽。
● 兼濕熱，加車前子、澤瀉、黃柏清熱去濕。
　　引起遺尿疾病有器質性、炎症性、代謝性和外傷性等，有癲癇、腦病、脊髓的炎症及腫瘤等。常用藥方(1) 縮泉丸、理中湯或六君子湯，治胃納不佳；(2) 桑螵蛸散、四神丸及腎氣丸，治生長緩慢或智力低；(3) 消遙散、八正散或抵當丸治下焦濕熱；(4) 補中益氣，湯治肺虛失宣降。

　　《傷寒論》條文 14. 論及頭痛傳經者 (任何類型頭痛)，針足陽明 (衝陽穴放血，或針足三里，或兩者併施)，使經不傳則愈，腦病與脊髓的炎症造成頭痛，多伴小便方面的問題。

　　《內經 · 厥病》關於頭痛之診治，「厥頭痛，面若腫起而煩心，取之足陽明太陰。」顏面腫，因顏面靜脈回流頸靜脈不良，屬胃足陽明經脈路線，腎臟功能也較不良；臨床上，以取足三里、衝陽、地機、陰陵泉最見效。「厥頭痛，意善忘，按之不得，取頭面左右動脈，後取足太陰。」

小博士解說

　　《內經 · 刺節真邪》對頭痛之治法「視足陽明及大絡取之」，先取臉部顏面靜脈之血絡，以足陽明經脈為主，即頭維、大迎等穴區；一時性頭痛，多數是頭顱骨的外側硬膜與上矢狀靜脈循環不良所造成，配合內關穴，多能獲得即時之紓緩。

臨床應用

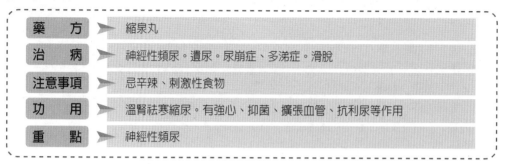

藥　　方	➤	縮泉丸
治　　病	➤	神經性頻尿。遺尿。尿崩症、多涕症。滑脫
注意事項	➤	忌辛辣、刺激性食物
功　　用	➤	溫腎袪寒縮尿。有強心、抑菌、擴張血管、抗利尿等作用
重　　點	➤	神經性頻尿

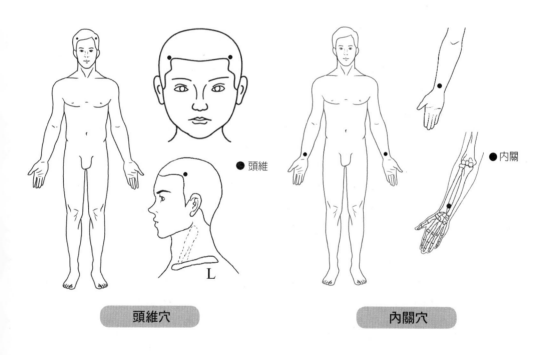

● 頭維

L

頭維穴

● 內關

內關穴

8-5 澀腸固脫劑：桃花湯

組　　成：赤石脂一斤，一半全用，一半篩末、乾薑一兩、粳米一斤。
煮 服 法：(1)上三味，以水七升，煮米令熟，去渣，溫服七合，內赤石脂末方寸匕，日三服。
　　　　　(2)用水煎服。
主　　治：久利不止，便膿血，色暗不鮮，小便不利，腹痛喜按喜溫，舌淡苔白，脈遲弱或微細。
用藥重點：濕熱證禁用、痢疾初起慎用。

● 若氣虛者，加人參、白朮以益氣固脫。
● 若血虛者，加當歸、白芍以養血和營。
● 若脾腎陽虛、陰寒內盛者，加肉桂、附子，以加強溫腎暖脾之作用。
● 若腹痛甚者，加桂枝、白芍以通陽，緩急止痛。
● 若久瀉滑脫者，酌加黨參、煨肉豆蔻，以益氣澀腸固脫。

《傷寒論》桃花湯是仲景的急證藥方，溫中澀腸止痢。治虛寒血痢，即現代慢性細菌性痢疾、胃及十二指腸潰瘍出血等陽虛陰盛，下焦不固者。過去西醫治療霍亂史上，穀類治療是很重要的，「其人素盛今瘦，水走腸間，瀝瀝有聲謂之痰飲」，腸道的體液循環不良，腸鳴而消瘦。

《圖解溫病學》：「久利陽明不闔人參石脂湯、加減附子理中湯、附子粳米湯：(1)人參石脂湯（參脂薑粳）治久利陽明不闔。自利日久，九竅不和，皆屬胃病，久痢胃虛，虛則寒，胃氣下溜，人參石脂湯堵截陽明為法。痞證而利不止五苓散復利其小便，以補赤石脂禹餘糧丸之不足。(2)加減附子理中湯

（附薑朮苓厚）治自利腹滿，小便清長，脈濡而小，病在太陰，勿事通腑。此偏於濕，合臟陰無熱之證，故以附子理中湯，去甘守之人參、甘草，加通運之茯苓、厚朴。(3)附子粳米湯（甘薑附粳參）治自利不渴者，屬太陰，甚則噦（呃逆），衝氣逆，急救土敗。附子粳米湯較加減附子理中湯更嚴重，加減附子理中湯陰濕與臟陰相合，而臟之真陽未敗，故加減附子理中湯猶屬通補，則臟陽結而邪陰與臟陰毫無忌憚，故純用守補以扶陽抑陰。」

《傷寒論》：「腹中寒氣，雷鳴切痛，宜附子粳米湯（附粳參夏棗）。若下利便膿血者，桃花湯主之（脂薑粳）。」粳米就是含有醋類的穀類，廣義來說，就是一般三餐的食用米。《傷寒論》用糯米主要以「腹痛，小便不利，下利不止」為主治。另外，下利便膿血者，可刺照海穴或絕骨穴。含有醋類的穀類飲食，治療腸鳴是很有效的。臨床上，如果快速轉換身體為側躺之際，腹部有水連續跳動聲音，可能是胃功能不全、麻痺或胃幽門閉塞。

小博士 解說
　　長期便秘、慢性腸炎、便膿血、子宮頸糜爛、咳嗽患者、攝護腺肥大者，因常增加腹部用力，而加速下肢靜脈曲張的發生。桃花湯溫中治虛寒，有助腹部虛寒者的下肢靜脈回流，降低靜脈曲張的機率。

臨床應用

藥　方 ▷	桃花湯
治　病 ▷	慢性細菌性痢疾。慢性阿米巴痢疾。慢性腸炎、慢性結腸炎。腹瀉、腹痛、便膿血。子宮頸糜爛、月經淋漓不盡、白帶清稀量多。痔瘡出血
注意事項 ▷	(1) 痢疾初起者，不宜使用本方 (2) 若屬濕熱證者禁用
功　用 ▷	溫中澀腸止痢 有收斂、止血、抑菌、抗炎、鎮痛、鎮靜、鎮吐等作用。 粳米含維他命B1、粗蛋白、鈣、鎂、鉀、磷、鐵等元素，能維持心臟、神經及消化系統的正常功能，促進碳水化合物在人體內的代謝
重　點 ▷	慢性阿米巴痢疾、慢性腸炎、便膿血、子宮頸糜爛

桃花湯加減方

方名	組成	治病	重點
赤石脂禹餘糧湯	去乾薑、粳米加禹餘糧	收斂澀腸止瀉，主治瀉痢不止	腸癰之為病，其身甲錯，腹皮急，按之濡，如腫狀，腹無積聚，身無熱，脈數，此為腹內有癰膿
訶子散	去赤石脂、粳米加訶子、粟殼、陳皮	治虛寒下利，泄瀉，日久不愈，食穀不化，腹痛腸鳴，或有脫肛，舌質淡苔白，脈沉細者	腸癰者，少腹腫痞，按之即痛如淋，小便自調，時時發熱，自汗出，復惡寒，其脈遲緊者，膿未成，可下之

8-6 澀腸固脫劑：四神丸、真人養臟湯

四神丸

組　　成：肉豆蔻二兩、補骨脂四兩、五味子二兩、吳茱萸浸炒一兩。

煮　服　法：⑴為末，生薑八兩、紅棗一百枚煮熟取棗肉，和末為丸如桐子大，每服五至七十丸，
　　　　　　　空心或食前白湯送下。
　　　　　　⑵每日3次，睡前1次，每次3克，空腹或食前開水送下，也可水煎服。

主　　治：五更泄瀉，不思飲食，食不消化，或久瀉不愈，腹痛腰痠肢冷，神疲乏力，舌淡，
　　　　　苔薄白，脈沉遲無力。

用藥重點：胃腸實熱泄瀉及腹痛忌用、忌生冷食物。

- 五更泄瀉久，脾腎陽氣虛弱，飲食少，加人參、白朮、炮薑、炙甘草以加強溫中止瀉。
- 畏寒肢冷較甚加附子、肉桂以溫腎陽。
- 久瀉兼脫肛加黨參、黃耆、升麻以升提中氣。

　　腹瀉是潰瘍型腸結核的主要症狀，因腸曲炎症和潰瘍的刺激，使腸蠕動加速、排空過快以及繼發性吸收不良所致。排便每日多次，多為糊狀便，便中有黏液及膿液，血便較少見。或腹瀉與便秘交替出現。或有腸外結核，特別是結核性腹膜炎、肺結核等，潰瘍型腸結核很少引起大出血。四神丸以生薑八兩與紅棗一百枚煮熟取棗肉，生薑與紅棗最益營衛，可改善腹瀉與便秘交替出現。

　　結核菌感染較輕，機體免疫力（主要是細胞免疫）較強時，病變常為增生型，以肉芽組織增生為主，增殖型腸結核多無結核中毒症狀，病程較長，全身情況較好。增生型腸結核，均可於右下腹形成腫塊，中等硬度，有輕壓痛。二神丸治脾腎虛弱，全不進食與孩童發育不良，助益盲腸和升結腸機體免疫力。五味子散治腎泄與久瀉兼脫肛，助益降結腸機體免疫力。

真人養臟湯

組　　成：人參、當歸去蘆、白朮焙，各六錢、肉豆蔻麵裏煨，半兩、肉桂去粗皮、甘草炙各
　　　　　八錢、白芍藥一兩六錢、木香不見火，一兩四錢、訶子去核一兩二錢、罌粟殼去蒂
　　　　　蕚，蜜炙，三兩六錢。

煮　服　法：⑴銼為粗末，每服二錢，水一盞半，煎至八分，去渣，食煎溫服。⑵水煎服。

主　　治：久瀉久痢、脾腎虛寒。大便滑脫不禁，腹痛喜按喜溫、或下利赤白、或便膿血，日
　　　　　夜無度、裏急後重、臍腹疞痛、倦怠食少，舌淡苔白脈遲。

用藥重點：濕熱泄瀉忌用、脾胃未虛慎用。

- 脾腎虛寒甚，手足不溫加附子、乾薑以溫腎暖脾。
- 脫肛加升麻、黃耆以益氣升陷。
- 脾胃虛寒兼熱去肉桂加白頭翁、黃連以清熱。

　　真人養臟湯治腸功能紊亂與脫肛，配合針砭承山穴、絕骨穴與足三里穴。臨床上常用補中益氣湯，治氣虛下陷脫肛，多為長時間拉肚子不癒，或久病臥床傷氣、糞便乾結造成，有熱則加連翹、梔子；陰虛則加玄參、生地。配合針灸百會穴、長強穴、足三里穴，更有長效。真人養臟湯重用蜜炙罌粟殼三兩六錢。

▋臨床應用

| 藥 方 ▶ | 四神丸 |

| 治 病 ▶ | 慢性腹瀉、慢性阿米巴痢疾。過敏性結腸炎。遺尿。慢性結腸炎。腸結核。胃十二指腸潰瘍便血 |

| 注意事項 ▶ | (1) 若屬胃腸實熱泄瀉及腹痛者忌用
(2) 忌生冷食物 |

| 功 用 ▶ | 溫補脾腎，澀腸止瀉。有抑制腸痙攣、抑菌、促進膽汁分泌、促進胃腸道吸收芳香健胃等作用 |

| 重 點 ▶ | 腸結核、胃十二指腸潰瘍便血 |

| 藥 方 ▶ | 真人養臟湯 |

| 治 病 ▶ | 慢性結腸炎。慢性痢疾。腸功能紊亂。脫肛 |

| 注意事項 ▶ | (1) 下痢或泄瀉初起邪實積滯未去，脾胃未虛者，忌用
(2) 因濕熱引起的泄瀉忌用本方
(3) 久治不癒的慢性菌痢而仍有膿血者，禁用本方
(4) 忌酒、生冷、魚腥、油膩食物 |

| 功 用 ▶ | 澀腸固脫、溫補脾腎。有促進身體代謝能力、改善中樞神經系統機能、免疫功能、促進消化液的分泌以加強消化功能、收斂止瀉、抗炎、鎮痛、抑制胃腸平滑肌蠕動、抑制應激性潰瘍等作用 |

| 重 點 ▶ | 腸功能紊亂、脫肛 |

▋四神丸加減方

方名	組成	治病	重點
澹療四神丸	四神丸去吳茱萸、五味子加木香、小茴香	治五更瀉，腹痛較甚者	五更瀉腹痛
二神丸	四神丸去吳茱萸、五味子（即肉豆蔻、補骨脂）	治脾腎虛弱，全不進食	全不進食。孩童發育不良，冬冷煮稀粥當早餐
五味子散	四神丸去肉豆蔻、補骨脂（即吳茱萸、五味子）	治腎泄	久瀉兼脫肛

➕ 知識補充站

四神丸有抑制腸痙攣、抑菌、促進膽汁分泌、促進胃腸道吸收、芳香健胃等作用，可緩和腸結核病症。

8-7 固崩止帶劑：易黃湯

組　　成：山藥炒，一兩、芡實炒，一兩、黃柏鹽水炒，一錢、車前子酒炒，一錢、白果十枚，碎。
煮 服 法：水煎服。
主　　治：帶下色黃或黏稠量多，其氣腥臭，頭眩且重，乏力，舌紅苔黃膩，脈濡數者。
用藥重點：實證濕熱忌用、外感慎用。

- 若濕甚者，加苡仁、土茯苓以祛濕。
- 若帶下不止者，加烏賊骨、煅牡蠣以加強收澀止帶之作用。
- 若兼陰癢者，加苦參、蛇床子以清熱去濕止癢。
- 若濕熱黃帶甚者，加茵陳、苦參、苡仁、茯苓以清熱祛濕。
- 若兼氣虛白帶者，加白朮、升麻、茯苓以健脾去濕，補氣升提。

　　慢性骨盆腔炎以濕熱型居多，應清熱利濕，易黃湯五藥以山藥與芡實為主藥，黃柏與車前子及白果三藥輔助，民間四神湯山藥、芡實、茯苓、薏仁等，多加豬肚或豬腸，對發育期少女的慢性骨盆腔炎，更有養護效益。急性骨盆腔炎病發後，下腹悶痛、肚子下墜感，分泌物增加、顏色異常，多會發燒、怕冷。嚴重惡化可能導致腹膜炎或併發敗血症。急性骨盆腔炎的症狀和盲腸炎、膀胱炎容易混淆；為防範腹膜炎或併發敗血症，應該是先西藥治急，中藥治本。慢性骨盆腔炎時有低熱、易感疲勞，病程長，多失眠、精神不振、全身不適等。下腹部墜脹或疼痛及腰部痠痛，常在勞累、性交後、月經前後加劇。寒凝氣滯慢性骨盆腔炎，適溫經湯或桃紅四物湯以行氣活血。氣弱血虛者適補中益氣湯或大建中湯。

　　慢性骨盆腔炎宜多按摩會陰穴與足五里穴，會陰穴在大陰唇後聯合與肛門的中點處。每天早上醒來的時候，與晚上睡覺前，用左右手交疊輪流按摩。「會」是會合、交匯，「會陰」則是人體的氣血化為陰部之液處，為陰氣匯聚之處，所以被叫做「會陰」，也被稱為「下極穴」與「海底穴」。足五里穴在腹股溝氣衝穴下三寸處，恥骨結節的下方，內收長收肌的外緣。有空就兩手抓拿足五里穴區的內收肌群，激活股動脈與股靜脈。宜配合針砭或灸治，再加上易黃湯，以山藥與芡實共二兩和白果十枚補脾腎，黃柏與車前子共二錢清濕熱，可縮短療程。

小博士解說

　　針灸治療慢性骨盆腔炎，佐以溫經湯或桃紅四物湯，補中益氣湯或大建中湯，易黃湯更好。小腿的皮膚會癢或枯黯，多見脛骨的營養動靜脈孔與神經孔老化，動脈進入脛骨營養動靜脈孔後，負責供給營養以造血，靜脈從原孔出來將廢物排出，老化嚴重的人，脛骨內堆積多量的三酸甘油脂與廢物，絕骨穴或豐隆穴與光明穴區就顯現枯黯。盆腔炎的輕重問題，可從絕骨穴、豐隆穴與光明穴區的枯黯程度，察知一二。

臨床應用

藥　　方	▶	易黃湯
治　　病	▶	子宮頸炎。陰道炎。乳糜尿。尿道炎。蛋白尿。盆腔炎。慢性腎炎。慢性結腸炎
注意事項	▶	若屬實證之濕熱帶下者，忌用本方
功　　用	▶	補腎清熱，祛濕止帶
重　　點	▶	子宮頸炎、蛋白尿、盆腔炎、慢性結腸炎

肛門肌肉群

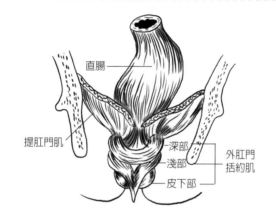

直腸

提肛門肌

深部
淺部
皮下部

外肛門
括約肌

✚ 知識補充站

　　女性激素（雌激素）來自卵巢，是主要的女性荷爾蒙之一；男性激素（雄激素）來自睪丸，全受控於腦下垂體，調和陰陽，影響健康及生命。女性停經後，雌激素分泌減少很多，影響健康及壽命甚大，罹患心臟與腦血管疾病的機率大增，養益心、肝、脾經脈和心臟，以及腦血管是很重要的。

　　肝經脈起始於大拇趾，上行入陰毛中，過生殖器（腹腔）進入體軀，挾著腸胃，歸屬於肝臟，聯絡著膽囊，上貫橫膈膜，再上行入頏顙（耳鼻咽喉），與督脈交會於巔（腦部），最後注入肺。

　　「產婦腹痛、腹中臍下有瘀血」與「婦人經水不利下，男子膀胱滿急有瘀血者」，兩者都是小腹有瘀血，腹診以石門與關元反應較強烈；如關元與中極反應較強烈，多併見左小腹靜脈問題。腹腔靜脈回流心臟的管道很複雜，陰道黏膜、直腸和膀胱是近鄰，三者有相結合共利害的結構關係，互通有無與支援之外，也有互相障礙的可能性。

8-8 固崩止帶劑：完帶湯

組　　成：白朮一兩，土炒、山藥一兩，炒、人參二錢、白芍五錢，酒炒、車前子三錢，酒炒、
　　　　　蒼朮三錢、製、甘草一錢、陳皮五分、黑芥穗五分、柴胡六分。
煮 服 法：水煎服。
主　　治：帶下色白或淡黃，清稀無臭，面色晄白，倦怠，大便溏，舌淡苔白，脈緩或濡弱。
用藥重點：肝鬱濕熱忌用、外感慎用。

● 帶下甚加煅烏賊骨、芡實、煅牡蠣以加
　強收澀止帶之作用。
● 兼虛寒加乾薑以溫中散寒。
● 兼腎虛腰痛加杜仲、續斷、狗脊以補腎
　壯骨。
● 兼濕熱加黃柏、澤瀉，苡仁、白花舌蛇
　草以清熱去濕。
● 完帶湯去白朮、黨參、蒼朮、陳皮、車
　前子、黑芥穗、柴胡、白芍、甘草加生
　龍骨、生牡蠣、海螵蛸、茜草等即為清
　帶湯，其功用為滋陰收澀，化瘀止帶，
　主治婦女赤白帶下，綿綿不絕者。
● 兼見血尿加琥珀、旱蓮草、小薊。
● 兼見頭暈、耳鳴、五心煩熱、潮熱盜汗、
　舌紅少苔，將人參改為太子參，加六味
　地黃丸以補腎陰之不足。
● 腎虛帶下者，證見色白清冷量多，腰痛
　肢冷，小便清長，舌淡苔白，脈沉者，

則完帶湯去柴胡、荊芥穗加續斷、鹿角
霜、覆盆子、金櫻子以溫腎止帶。
● 屬濕毒帶下，證見色偏黃綠如膿或赤白
　兼雜或如米泔，氣味腥臭，口苦咽乾，
　舌紅苔黃膩、脈數，陰道刺癢者，則完
　帶湯去人參、白朮加黃柏、白果、蒲公
　英、銀花、蛇床子、苦參、青蒿以清熱
　止帶。

　　完帶湯促進腹腔內臟器循環功能，減
少腹部壓力，緩解下肢靜脈回流的障礙，
治下肢靜脈曲張。常常站立者如廚師、裁
縫、外科醫師等，或舉重物者，或長跑者、
久坐缺乏運動者、長期便秘者、長期咳嗽
者、攝護腺肥大者，或婦女懷孕後、生產
後，或體重過重致靜脈瓣膜受損者。完帶
湯或四神丸或易黃湯等等，對證處方，配
合放血療法，改善下肢靜脈曲張外，有助
通暢臟腑經絡氣血。

┃臨床應用

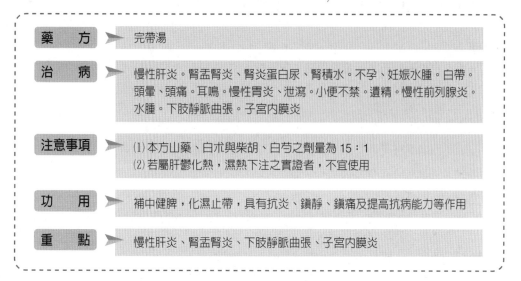

藥　　方 ▶	完帶湯
治　　病 ▶	慢性肝炎。腎盂腎炎、腎炎蛋白尿、腎積水。不孕、妊娠水腫。白帶。頭暈、頭痛。耳鳴。慢性胃炎、泄瀉。小便不禁。遺精。慢性前列腺炎。水腫。下肢靜脈曲張。子宮內膜炎
注意事項 ▶	(1)本方山藥、白朮與柴胡、白芍之劑量為 15：1 (2)若屬肝鬱化熱，濕熱下注之實證者，不宜使用
功　　用 ▶	補中健脾，化濕止帶，具有抗炎、鎮靜、鎮痛及提高抗病能力等作用
重　　點 ▶	慢性肝炎、腎盂腎炎、下肢靜脈曲張、子宮內膜炎

┃腦下垂體是人體最重要的腺體，前葉後葉分別主控不同的器官組織功能

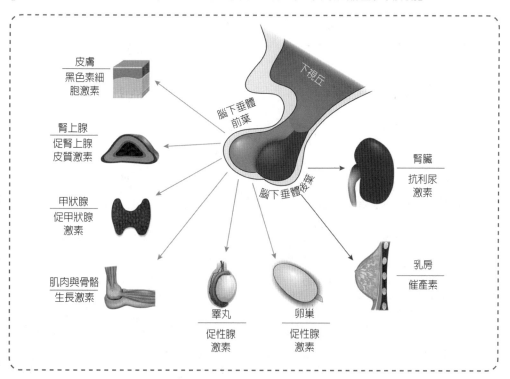

8-9 固崩止帶劑：固衝湯、固經丸

固衝湯

組　　成：白朮炒一兩、生黃耆六錢、龍骨炒，搗細八錢、牡蠣煅，搗細八錢、山萸肉去
　　　　　淨核八錢、生杭白芍四錢、海螵蛸細四錢、茜草三錢、棕櫚炭二錢、五倍子軋
　　　　　細、藥汁送服五分。

煮 服 法：水煎服。

主　　治：血崩或月經過多，色淡質稀，心悸氣短，舌質淡，脈細弱或虛大。

用藥重點：血熱妄行忌用、外感慎用。

固經丸

組　　成：黃柏炒，三錢、黃芩炒，一兩、椿根皮七錢半、白芍炒，一兩、龜板炙，一兩、
　　　　　香附二錢半。

煮 服 法：為末，酒糊丸，空心溫酒或白湯下五十丸。

主　　治：崩漏或月經量過多不止，血色深紅或紫黑黏稠，手足心熱，腰膝痠軟，舌紅，
　　　　　脈弦數。

用藥重點：陽虛禁用、忌食油炸辛辣食物。

●陰虛甚加女貞子、旱蓮草以養陰涼血止　　　●出血日久不癒加龍骨、牡蠣、烏賊骨、
　血。　　　　　　　　　　　　　　　　　　　茜草炭，以固澀止血。

小博士 解說

　　《金匱要略》論證婦人疾病的三篇章中，小柴胡湯與桂枝湯各出現兩次，產婦之小柴胡湯
與桂枝湯，非產婦之小柴胡湯與桂枝湯，小柴胡湯與桂枝湯合之為柴胡桂枝湯，是調理肢節與臟
腑循環的要方；藥方有效，貴在對證，不在藥多方眾。

　　擅長調治肝經脈的柴胡湯輩以小柴胡湯為首，「產婦鬱冒，其脈微弱，嘔不能食，大便反
堅，小柴胡湯主之」，與「婦人熱入血室，瘧狀發作有時，小柴胡湯主之」，是以小柴胡湯養護
肝經脈與膽經脈。「腔室症候群」是體內的脈管問題重重，慢性疾病的「腔室症候群」也是「腔
室」逐漸損壞，在「腔室」與「血室」尚未危及生命時，柴胡湯輩是養護新陳代謝功能的調理良
方。

　　桂枝湯養護腎經脈與膀胱經脈，亦是「腔室」與「血室」的養護良方，尤其是服湯後的
「熱粥」與「覆汗」，從皮表與末梢開始養護。「婦人得平脈，陰脈小弱，其人不渴，不能食，
名妊娠，桂枝湯主之」，與「產後風，頭微痛，心下悶，乾嘔，桂枝湯主之」。

臨床應用

藥　　方	固衝湯	固經丸
治　　病	功能性子宮出血。更年期綜合症、產後出血過多。月經過多。胃腸道出血	功能性子宮出血。慢性盆腔炎。人工流產後月經過多。惡露不絕。赤白帶下、遺精
注意事項	(1) 血熱妄行者，忌用 (2) 於月經先兆即經行前少腹、乳房脹痛或一見月經即使用本方	(1) 若屬陽虛者禁用本方 (2) 忌食油炸、辛辣食物 (3) 龜板亦可由元參代替，以色黑入腎，養陰而不斂邪
功　　用	益氣健脾，固衝攝血，具有止血、抗菌、鎮痛及抗腫瘤等作用	滋陰清熱，固經止血
重　　點	產後出血過多、胃腸道出血	惡露不絕、遺精

子宮在膀胱和直腸之間

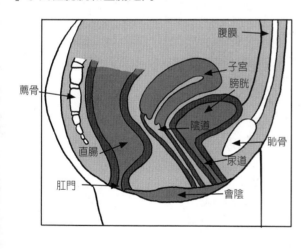

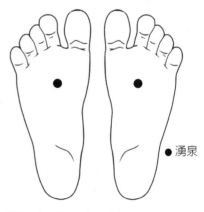

壓按腎經脈起始穴湧泉紓解手足心熱、
血崩、月經過多

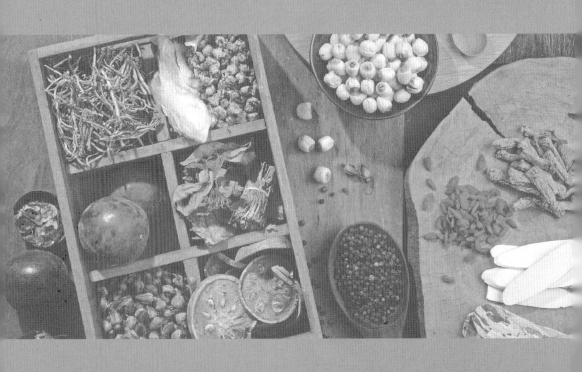

安神劑

9

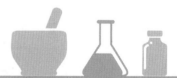

身體風水如何看五官，重點就在「鼻骨（明堂）高以起，平以直」；神經衰弱所造成之心悸、健忘、失眠，或是精神抑鬱引起的神志恍惚，多會兩眼無神，在明堂（鼻骨）、顴骨及上頜竇，以及鼻眼周圍發生情況。甘麥大棗湯治臟躁症狀，是紓解初期歇斯底里症的要方；酸棗仁湯改善睡眠品質；旋覆花湯治肝著，同時是治肝、膽、胰臟與胃腸功能初期症狀的良方；甘薑苓朮湯治腎著，改善腰腎功能。以上都著重於調理周邊的血液循環，進而改善相關組織器官的症狀。初期病患或一般民眾不宜重鎮安神劑（2方），以重補養神劑（3方）為主。長期病患，則因應病證，選方活用。

9-1 重鎮安神劑：硃砂安神丸、磁朱丸

硃砂安神丸

組　　成：硃砂半兩，黃連六錢，炙甘草五錢半，生地黃二錢半，當歸二錢半。

煮 服 法：⑴上四味為細末，另研硃砂，水飛如塵，陰乾為衣，湯浸蒸餅為丸，如黍米大，
　　　　　　每服十五丸，津唾咽之，食後。

　　　　　⑵上藥為丸，每次服 3 克，臨睡開水配服；亦可水煎服，硃砂研細水飛，以藥
　　　　　　湯沖服。

主　　治：心神煩亂，驚悸，怔忡，失眠，多夢，舌紅，脈細數。

用藥重點：胃脘嘈囃忌服，陰虛、脾弱忌用。

● 若心火盛甚者，加梔子、竹葉以清泄心　● 若兼肝氣鬱結而失眠者，加合歡皮、夜
　火。　　　　　　　　　　　　　　　　　交藤，以疏肝養神安神。

● 若失眠多夢除心火擾動而兼心血心陰不
　足者，加柏子仁、酸棗仁，以養心安神。

磁朱丸

組　　成：磁石二兩，硃砂一兩，神麴四兩。

煮 服 法：⑴ 三味末之，煉蜜為丸，如梧桐子大，飲服三丸，日三服。

　　　　　⑵ 上藥研為粉末，煉蜜為丸，如梧桐子大，每服 3 克，每日二次服，開水配服。

主　　治：視物昏花，耳鳴耳聾，心悸，失眠，癲癇。

用藥重點：瘀血阻滯肝氣不舒忌用、胃氣虛弱不可多服。

● 若腎陰虧損，證見腰痠，遺精等，宜配　● 若癲癇痰多者加膽星、半夏以祛痰。
　服六味地黃丸以滋補肝腎。

▎虛勞症狀及診治代表方

虛勞症狀	代表湯方	診治要穴	治療重點
四肢痠疼	小建中湯	豐隆穴	長期消化道慢性疾病
腰痛、小便不利	八味腎氣丸	飛揚穴	長期泌尿道慢性疾病
諸不足	薯蕷丸	內關穴	長期腦心血管慢性疾病
不得眠	酸棗仁湯	光明穴	長期腦神經衰弱疾病
五勞，虛極羸瘦	大黃蟅蟲丸	絕骨穴	長期自律神經失調疾病

臨床應用

藥　方	硃砂安神丸
治　病	神經衰弱所造成之心悸、健忘、失眠。精神抑鬱症引起的神志恍惚。精神官能症。思覺失調症。癲癇
注意事項	(1) 硃砂質重有毒，服後心清神安即不宜再服，本藥於 2005 年已禁用 (2) 硃砂含硫化汞，多服久服易汞蓄積中毒，只宜暫用，不宜久服 (3) 硃砂禁煅，煅後則析出水銀，有劇毒 (4) 陰虛、脾弱者忌用 (5) 忌食辛辣、油膩及刺激性食物、菸酒 (6) 孕婦忌服 (7) 因消化不良及胃脘嘈雜所造成失眠、怔忡不安者，忌服
功　用	重鎮安神，瀉火養陰。具有鎮靜催眠、抗心律失常、抗驚厥、解熱鎮痛、保肝、解毒、降血脂、降血壓、增加冠脈流量、抗貧血、抗血小板聚集、抗血栓、止血等作用
重　點	思覺失調症

藥　方	磁朱丸
治　病	神經衰弱。精神官能症。高血壓。視網膜、視神經、玻璃體、晶狀體等病變及房水循環障礙。耳源性眩暈。癲癇
注意事項	(1) 磁石、硃砂質重鎮潛，若胃氣虛弱，食納減少者，不可多服 (2) 腎陰虛有火，瘀血阻滯，肝氣不舒者不可妄投 (3) 硃砂獨用多用，令人呆悶，故應用本方時，宜慎用
功　用	益陰明目，重鎮安神。具有鎮靜催眠、抗心律失常，幫助消化、補血及能使變異之晶狀體物質逐漸恢復其功能等作用
重　點	精神官能症、視網膜、視神經、玻璃體、晶狀體等病變及房水循環障礙

呼吸肌肉群

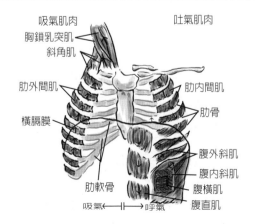

吸氣肌肉　　　　吐氣肌肉
胸鎖乳突肌
斜角肌
肋外間肌　　　　　肋內間肌
橫膈膜　　　　　　肋骨
　　　　　　　　　腹外斜肌
　　　　　　　　　腹內斜肌
肋軟骨　　　　　　腹橫肌
吸氣←—‖—→呼氣　腹直肌

9-2 重鎮安神劑：酸棗仁湯

組　　成：酸棗仁二升炒，茯苓二兩，知母二兩，川芎二兩，甘草一兩。

煮服法：(1)上五味，以水八升，煮酸棗仁得六升，內諸藥，煮取三升，分溫三服。
　　　　　(2)先煮酸棗仁後內諸藥，去渣，所得藥液，分三次溫服。

主　　治：虛煩不眠，心悸盜汗，頭目眩暈，咽乾口燥，脈細而弦。

用藥重點：脾虛氣弱禁用、外感慎用。

- 若睡眠時而驚醒，心悸夢多，舌淡，脈弦細等屬於心膽氣虛者，加人參、龍骨，以補氣安神。
- 若脈數，舌紅，心煩躁擾較甚者，加梔子、黃連以清泄肝火。
- 若鬱者，加適量合歡皮、夜交藤、石菖蒲、乙金以解鬱安神。

　　《金匱要略》第6章血痺虛勞病、第8章奔豚氣病、第10章腹滿寒疝宿食病、第15章臟腑風寒積聚病、第20章婦人產後病、第21章婦人雜病等，可說是以診治「過勞」與「自律神經失調」為多，其中的黃耆建中湯、八味腎氣丸、薯蕷丸、酸棗仁湯、大黃蟅蟲丸等，在入睡前1~2小時服藥效果更彰顯；附子粳米湯、當歸生薑羊肉湯、大建中湯，全天服用，晚上是最關鍵的服用時機；膠艾湯、溫經湯、當歸芍藥散也是全天服用，晚上服用再加強藥效，這都是在促進副交感神經運作，讓五臟六腑得到更好的養護。

　　天王補心丹與歸脾湯、酸棗仁湯均可養心安神，治心悸、失眠、健忘等神志不安證。天王補心丹是心腎陰虧血少，心火偏亢之心神不安諸證；歸脾湯是心脾兩虛兼神志不安及崩漏諸證；酸棗仁湯是肝血肝陰不足，虛火上擾心神之虛煩不眠諸證。

飛揚穴、內關穴

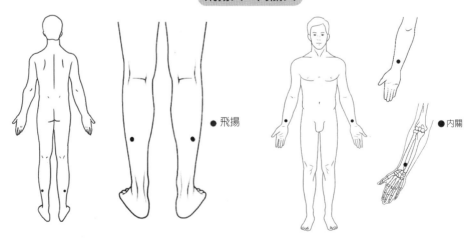

● 飛揚　　　● 內關

臨床應用

藥　方 ➤	酸棗仁湯	
治　病 ➤	更年期綜合症。神經衰弱、精神官能症。陣發性心動過速。妄想型思覺失調症	
注意事項 ➤	⑴ 川芎具舒肝調肝活血作用，且辛溫走竄，其量宜小 ⑵ 本方所治之證的病機雖與心、肝二臟有關，但主要在肝 ⑶ 從臨床應用及藥理實驗結果顯示，酸棗仁不論炒用或生用，治療失眠均有同樣效果，於應用時酸棗仁須打碎入煎，使有效成分易溶出，以提高療效，而於炒時須微炒，以免破壞成分	
功　用 ➤	養血安神，清熱除煩。具有鎮靜、催眠、鎮痛、降壓等作用	
重　點 ➤	陣發性心動過速、妄想型思覺失調症	

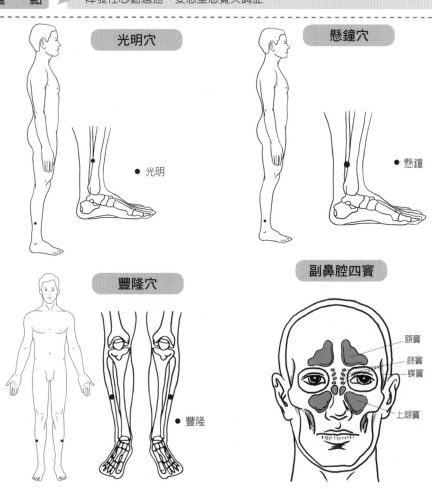

光明穴　光明

懸鐘穴　懸鐘

豐隆穴　豐隆

副鼻腔四竇　顳竇　篩竇　蝶竇　上頷竇

9-3 重補養神劑：天王補心丹

組　　成：酸棗仁，柏子仁炒，當歸身酒洗，天門冬去心，麥門冬去心各二兩，生地黃酒洗，
　　　　　四兩，人參去蘆，丹參微炒，玄參微炒，白茯苓去皮、五味子烘，遠志去心，炒，
　　　　　桔梗各五錢。

煮 服 法：⑴上藥為末，煉蜜丸如梧桐子大，硃砂三至五錢為衣，空心白滾湯下三錢，或
　　　　　桂圓湯俱佳。
　　　　　⑵為末，煉蜜為小，朱砂為衣，每服 3 克，溫開水配服。也可水煎服。

主　　治：虛煩少寐，心悸神疲，夢遺健忘，大便乾結，口舌生瘡，舌紅少苔，脈細而數。

用藥重點：不宜久服多服，忌胡荽、大蒜、蘿蔔、魚腥、燒酒。

● 若心悸怔忡，睡眠不安者，則加夜交藤、龍眼肉，以補血養心安神。

● 若遺精滑泄者，則加芡實、金櫻子、牡蠣以收澀止遺。

● 若心火盛甚者，加梔子，以清心火。

● 若失眠較重者，則加龍骨、磁石以加強安神作用。

　　十二經脈十二時辰在前（經脈生理時辰），六經欲解時辰在後（經脈病理時辰），前者領軍，後者亦步亦趨。天王補心丹不在《傷寒論》與《金匱要略》內，其源起是同道的，《傷寒論》與《金匱要略》用桂枝湯與小柴胡湯，分別是在傷寒與婦科，其理一也。《傷寒論》多與感染疾病與急性病的治療效果攸關，如真武湯等。《金匱要略》多與病本與慢性病的治療效果攸關，如甘麥大棗湯等。

小博士 解說

　　《傷寒論》13.：「夜半得病者，明日日中愈，日中得病者，夜半愈，以陰得陽則解也。」此與《內經・藏氣法時論》接軌。

　　1.十二時辰的第一個時辰為子時，「夜半」，夜11時至凌晨1時。
　　　張繼《楓橋夜泊》：「姑蘇城外寒山寺，夜半鐘聲到客船。」
　　2.十二時辰中的第二個時辰為丑時，「雞鳴」，夜半過後的1時～3時。
　　　《詩經・風雨》：「風雨如晦，雞鳴不已。」
　　3.十二時辰中的第七個時辰為午時，「日中」，即11時～13時。
　　　《易・繫辭下》：「日中為市，致天下之民，聚天下之貨，交易而退，各得其所。」

　　時下我們還是有「守夜」的習慣，但對罹病者而言，在半夜其腦下垂體前葉無法正常分泌生長激素、褪黑激素等，如果夜半不眠將使身體更虛、氣血更弱；待半夜過後再過雞鳴時分，腦下垂體前葉分泌的副腎皮質荷爾蒙如可增加分泌，才會漸漸恢復正常。

臨床應用

藥　　方	➤	天王補心丹
治　　病	➤	神經衰弱。思覺失調症。甲狀腺功能亢進。心臟病
注意事項	➤	(1) 忌胡荽、大蒜、蘿蔔、魚腥、燒酒 (2) 若脾胃虛寒，胃納不佳或寒濕痰滯者，不宜久服多服，以免寒涼滋膩，而脹腹納呆，甚或泄瀉
功　　用	➤	滋陰養血，補心安神。具有鎮靜、催眠、安定、降壓、抗心肌梗塞、增強機體免疫功能、抗心律失常、抗驚厥等作用
重　　點	➤	思覺失調症

築賓穴

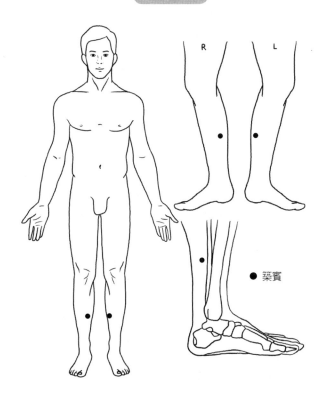

● 築賓

9-4 重補養神劑：甘麥大棗湯

組　　成：甘草三兩，小麥一升，大棗十枚。
煮　服　法：⑴ 上三味，以水六升，煮取三升，溫分三服。
　　　　　　⑵ 水煎服，去渣所得藥液，分三次溫服。
主　　治：臟躁。精神恍惚，常悲傷欲哭，不能自主，睡眠不安，甚則言行失常，呵欠頻作，
　　　　　　舌紅苔少，脈細微數。
用藥重點：體質濕熱忌用、忌食油炸烤辣的食物。

● 心煩不眠，舌紅少苔加麥冬、柏子仁、百合以養心安神。
● 煩躁不眠，脈弦細加酸棗仁以柔肝安神。
● 心悸加牡蠣，以鎮靜。

《金匱要略》：「婦人咽中如有炙臠，半夏厚朴湯。」「婦人臟躁，喜悲傷欲哭，象如神靈所作，數欠伸，甘麥大棗湯。」半夏厚朴湯《醫方集解》名為七氣湯，治梅核氣，起因於情緒不穩，影響了吸門（食道與氣管的交接口）功能，一旦飲食失序，梅核氣病症狀更加嚴重。

　　甘麥大棗湯之甘草甘緩和中、清熱解毒，小麥甘微寒，養心安神、除煩去躁，大棗養血安神、補中益氣，三物合用以甘潤滋養、養心寧神、鎮靜舒眠。多見於精神上的問題，帶來了一些身體上的症狀。

　　大半夏湯（夏參蜜）治胃反嘔吐者。王燾《外臺》茯苓澤瀉湯（苓瀉甘桂尤薑）加小麥一升，治消渴脈絕，胃反吐，以小麥加強療效；小麥性味甘微寒，亦用於治婦人臟躁症之甘麥大棗湯（甘麥棗），同時也補脾氣。

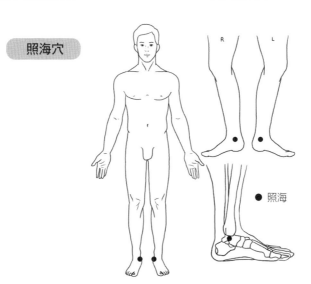

照海穴

照海

臨床應用

藥　　方 ➤	甘麥大棗湯
治　　病 ➤	癔病。更年期綜合症。神經衰弱。思覺失調症。癲癇。咽喉炎
注意事項 ➤	(1) 忌食油炸烤辣的食物 (2) 有下列任一項均可使用本方：喜怒不節或無故悲傷，或言行失常者；身如蟻走樣或心煩不得眠，或恍惚多夢，或坐臥不安者；口乾，多汗，不思飲食，大便秘結；獨居暗室，怕與人交談，怕聲光者；腹診有結塊、攣急、拘急者
功　　用 ➤	養心安神，和中緩急。具有鎮靜催眠、抗驚厥、解痙鎮痛、抗菌解熱等作用
重　　點 ➤	癔病、咽喉炎

半夏厚朴湯等治炙臠、臟躁等之煮服法及治療

藥方	組成	煮服法	治療重點
半夏厚朴湯	半夏一升、厚朴三兩、茯苓四兩、生薑五兩、乾蘇葉二兩（夏厚苓薑蘇）	水七升，煮取四升，分服四服，日三夜一服	咽中帖帖，如有炙臠，吐之不出，吞之不下
甘麥大棗湯	甘草三兩、小麥一升、大棗十枚（甘麥棗）	水六升，煮取三升，溫分三服，亦補脾氣	婦人臟躁，喜悲傷欲哭，象如神靈所作，數欠伸

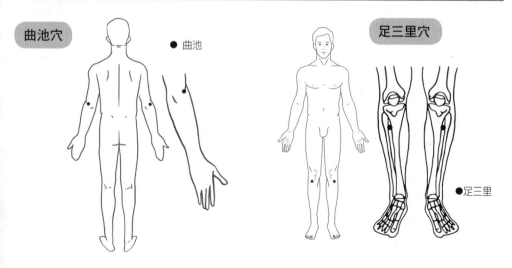

曲池穴　　●曲池

足三里穴　　●足三里

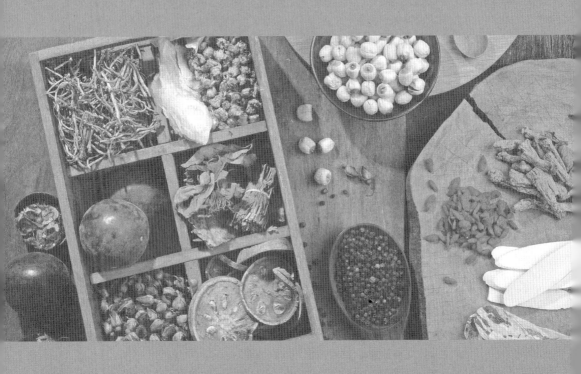

開竅劑

10

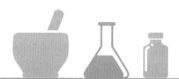

《內經‧憂恚無言》：「咽喉者，水穀之道也。喉嚨者，氣之所以上下者也。」「卒然憂恚而言無音者……兩瀉其血脈，濁氣乃辟。」原文是針刺腎足少陰之絡金津玉液，即舌下的兩條靜脈，瀉其瘀滯之血脈，可順暢咽扁桃體與咽喉的淋巴小結，進而改善咽喉與喉嚨氣血循環。卒然憂恚而言無音，如濕溫喉阻咽痛是喉嚨（氣管）堵塞，與咽喉（食道）疼痛，至於是呼吸道還是消化道的疾病造成，可檢視少商、商陽、中衝、關衝、少衝、少澤等穴，取六穴區顏色最不好的穴道放血。若是放出的血色稍黑，務必配合服用銀翹馬勃散或清宮湯、清營湯；如果黑如墨者，表示症狀已嚴重，就要施以安宮牛黃丸、紫雪丹與至寶丹。

10-1 涼開劑：安宮牛黃丸

組　　成：牛黃、鬱金、犀角、黃連、黃芩、梔子、硃砂、雄黃各一兩、冰片、麝香各二錢五分、珍珠五錢、金箔衣。

煮 服 法：將牛黃、犀角、麝香、冰片研細；硃砂、珍珠、雄黃分別水飛或粉碎為細粉；其餘黃連、黃芩、梔子、鬱金等研成細粉與上述粉末混合研勻、過篩。加適量煉蜜與水而製成水蜜丸、涼乾。每服一丸，一日一次。

主　　治：高熱煩躁，神昏譫語，口乾舌燥，痰涎壅盛，舌紅或絳，脈數以及中風昏迷，小兒驚厥屬邪熱內閉者。

用藥重點：脾虛氣弱禁用、陰虛液涸慎用。

　　《圖解溫病學》熱厥第一等邪在絡居多，陽明證少者，則從芳香，牛黃丸、紫雪丹；安宮牛黃丸、紫雪丹與至寶丹是同一類開竅藥方（清宮湯與清營湯也屬同一類藥方，辨證其輕重緩急，都可以透過這些藥方，改善腦心血管栓塞的症狀），清暢血液之濁邪，改善血管栓塞症狀，配合放血效果更好。《內經·熱病》五十九刺的兩手內外側各三穴，少商、商陽、中衝、關衝、少衝、少澤共六穴，濕溫喉阻咽痛，初患之際在這六穴放血，有立竿見影之效。

　　《圖解溫病學》熱厥邪搏陽明，陽明太實，上衝心包，神迷肢厥，甚至通體皆厥，當從下法，本論載入中焦篇（3-2）「陽明溫病，汗多譫語，舌苔老黃而乾者，宜小承氣湯。譫語者，先與牛黃丸；不大便，再與調胃承氣湯。神昏，不大便，喜涼飲者，大承氣湯主之。純利稀水無糞者，調胃承氣湯主之。」安宮牛黃丸芳香化穢濁而利諸竅，鹹寒保腎水而安心體，苦寒通火腑而瀉心用之方也。牛黃得日月之精，通心主之神。犀角主治百毒，邪鬼瘴氣。

真珠得太陰之精，而通神明，合犀角補水救火，鬱金草之香、梅片木之香（按冰片，洋外老杉木浸成）、雄黃石之香，麝香乃精血之香，合四香以為用，使閉固之邪熱溫毒深在厥陰之分者，一齊從內透出，而邪穢自消，神明可復也。黃連瀉心火，梔子瀉心火與三焦之火，黃芩瀉膽、肺之火，使邪火隨諸香一齊俱散也。硃砂補心體，瀉心用，合金箔墜痰而鎮固，再合真珠、犀角為督戰之主帥也。

　　《圖解溫病學》(1) 邪在絡居多，上焦篇（2-13）牛黃丸、紫雪丹，屬心與心包絡和肺之上焦病，都不需要用阿膠。(2) 有邪搏陽明，陽明太實，中焦篇（3-2）小承氣湯、牛黃丸、調胃承氣湯、大承氣湯、調胃承氣湯，多用大黃，屬中焦病不用阿膠用大黃。(3) 有日久邪殺陰虧，下焦篇（4-5）二甲復脈湯、三甲復脈湯，重用阿膠。三焦傳化盡在這裏面，屬下焦病，多需要用阿膠來滋陰。疾病的傳變與防治，三焦傳化於八綱辨證是很重要的。

臨床應用

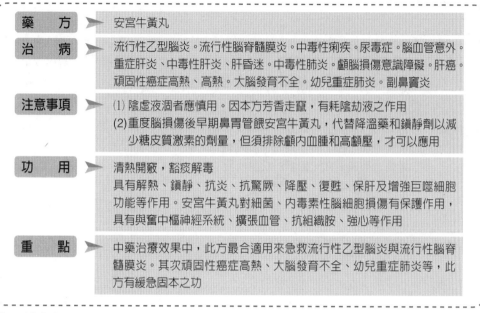

藥　方 ▶	安宮牛黃丸
治　病 ▶	流行性乙型腦炎。流行性腦脊髓膜炎。中毒性痢疾。尿毒症。腦血管意外。重症肝炎、中毒性肝炎、肝昏迷。中毒性肺炎。顱腦損傷意識障礙。肝癌。頑固性癌症高熱、高熱。大腦發育不全。幼兒重症肺炎。副鼻竇炎
注意事項 ▶	(1) 陰虛液涸者應慎用。因本方芳香走竄，有耗陰劫液之作用 (2) 重度腦損傷後早期鼻胃管餵安宮牛黃丸，代替降溫藥和鎮靜劑以減少糖皮質激素的劑量，但須排除顱內血腫和高顱壓，才可以應用
功　用 ▶	清熱開竅，豁痰解毒 具有解熱、鎮靜、抗炎、抗驚厥、降壓、復甦、保肝及增強巨噬細胞功能等作用。安宮牛黃丸對細菌、內毒素性腦細胞損傷有保護作用，具有興奮中樞神經系統、擴張血管、抗組織胺、強心等作用
重　點 ▶	中藥治療效果中，此方最合適用來急救流行性乙型腦炎與流行性腦脊髓膜炎。其次頑固性癌症高熱、大腦發育不全、幼兒重症肺炎等，此方有緩急固本之功

註：脈虛加人參湯，脈實者，宜加銀花薄荷飲。

安宮牛黃丸加減方

方名	組成	治病	重點
牛黃承氣丸	安宮牛黃丸加大黃粉末	治兼見神昏舌短，大便秘結，飲不解渴者	流行性乙型腦炎、流行性腦脊髓膜炎
牛黃清心丸	安宮牛黃丸去犀角、冰片、麝香、珍珠、金箔	治溫熱之邪，內陷心包，身熱，神昏譫語、煩躁不安	小兒高熱驚厥，中風竅閉等證

手六井穴

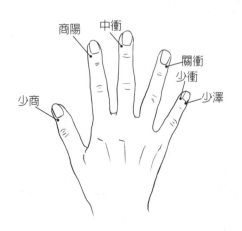

商陽　中衝　關衝　少衝　少澤　少商

10-2 涼開劑：至寶丹

組　　成： 水牛角濃縮粉、硃砂研飛、雄黃研飛、生玳瑁屑研、琥珀研，各一兩、麝香研、龍腦研，各一分、金箔半入藥，半為衣、銀箔研，各五十片、牛黃研，半兩、安息香一兩半，末，以無灰酒攪澄飛過，濾去沙土，約得淨數一兩，慢火熬成膏。

煮 服 法： (1)水牛角、玳瑁、安息香、琥珀分別粉碎成細粉；硃砂、雄黃分別水飛或粉碎成極細粉；將牛黃、麝香、冰片研細，與上述粉末配研，過篩，混勻，加適量煉蜜製成蜜丸，每日一次每次服 3 克（約 7-8 丸），小兒減量。

　　　　　　(2)昏迷不能吞咽者，鼻胃管餵。

主　　治： 神昏譫語，身熱煩躁，痰盛氣粗，舌紅苔黃垢膩，脈滑數，以及中風、中暑、小兒驚厥者。

用藥重點： 陽盛陰虛忌用、孕婦慎用。

　　《圖解溫病學》（2-30）：「清宮湯去蓮子麥多加銀花赤小豆皮方煎送至寶丹或紫雪丹治濕溫，邪入心包，神昏肢逆。」至寶丹於非必要手術治療的腦中風，有相當程度的療效。腦血管意外（腦中風）是供應腦部的血流受到阻礙，無法供應腦組織的需求，常見因素為血栓、栓塞及出血。

　　至寶丹去穢濁復神明，若無至寶，以紫雪代之。

　　《溫病條辨》條文：「2-11 太陰溫病，神昏譫語，清宮湯、牛黃丸、紫雪丹或局方至寶丹。」

　　《溫病條辨》條文：「2-15 溫毒神昏譫語者，先與安宮牛黃丸、紫雪丹之屬，繼以清宮湯。」神昏肢逆或神昏譫語，即使無喉阻咽痛，也會咽乾喉不爽暢。

　　《內經・憂恚無言》：「咽喉者水穀之道路，喉嚨者氣之所以上下者也。」肺主氣，濕溫者，肺氣不化，鬱極而一陰一陽（謂肺心與膽腸也）之火俱結。喉即肺系（喉嚨與氣管），閉在氣分即阻，閉在血分即咽痛（咽喉與食道），以銀翹馬勃散輕藥開之。

小博士 解說

　　咽扁桃體與咽喉的淋巴小結，是喉嚨與氣管，以及咽喉與食道疾病的感應部位，壓按人迎與扶突，疼痛反應強烈，即消化與排泄問題多，口咽的淋巴小結與扁桃體多腫。壓診天窗與天牖，疼痛反應強烈，即吸收與新陳代謝問題多，耳咽的淋巴小結與扁桃體多腫。

臨床應用

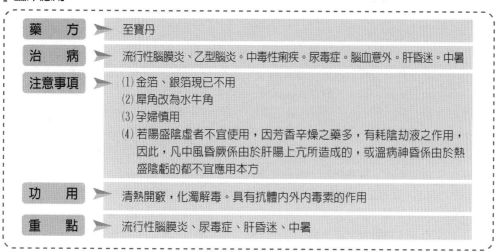

藥　　方 ➤	至寶丹
治　　病 ➤	流行性腦膜炎、乙型腦炎。中毒性痢疾。尿毒症。腦血意外。肝昏迷。中暑
注意事項 ➤	(1) 金箔、銀箔現已不用 (2) 犀角改為水牛角 (3) 孕婦慎用 (4) 若陽盛陰虛者不宜使用，因芳香辛燥之藥多，有耗陰劫液之作用，因此，凡中風昏厥係由於肝陽上亢所造成的，或溫病神昏係由於熱盛陰虧的都不宜應用本方
功　　用 ➤	清熱開竅，化濁解毒。具有抗體內外內毒素的作用
重　　點 ➤	流行性腦膜炎、尿毒症、肝昏迷、中暑

提示重點 ➤
- 若正氣虛弱者，加人參以益氣扶正，同時與芳香開竅藥物配伍，以甦醒神志，扶正祛邪，如配合加減銀翹散與安宮牛黃丸。
- 若邪熱亢盛而正不虛者，則以童便配服以滋陰降火，行瘀祛邪。

頭上要穴

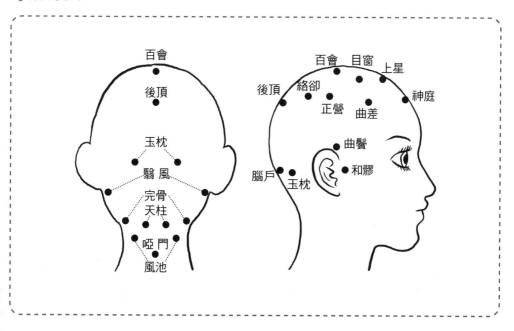

10-3 涼開劑：紫雪丹

組　　成：石膏、寒水石、滑石、磁石各三斤、犀角屑（水牛角屑）、羚羊角屑各五兩、沉香、青木香各五兩、玄參、升麻各一斤、炙甘草八兩、丁香一兩、朴硝精者十斤、硝石精製，四升、麝香五分、硃砂三兩、黃金一百兩。

煮 服 法：將石膏、寒水石、滑石、磁石砸成小塊，加水煎煮三次，所得藥液，加入玄參、木香、沉香、升麻、甘草、丁香等煎煮三次，所得藥液，濃縮成膏，朴硝、硝石粉碎入膏中，攪勻，乾燥，粉碎成細粉；犀角、羚羊角銼研成細粉，硃砂水飛成細粉；麝香研細，而後諸藥粉混合，過篩，混勻而成。病人強壯者，一般1.5-3克，以利熱毒；老弱人或熱毒微者，一服1-2克，以意節之。

主　　治：高熱煩躁，神昏譫語，斑疹吐衄，痙厥，口渴唇焦齒燥，尿赤便閉，舌質絳苔乾黃，脈數有力或弦數，以及小兒熱盛驚厥。

用藥重點：孕婦禁用、證非實火慎用。

　　紫雪丹之犀角與丹砂，現代已成為罕用藥物，可以取代方代之。從升麻葛根湯與益氣聰明湯之用升麻與葛根，藥方之權宜端視病證之變化。

　　《圖解溫病學》(1)「傷寒之厥，足厥陰病，溫熱之厥，手厥陰病。至寶丹去穢濁復神明，若無至寶，以紫雪代之。」(2)「太陰溫病，神昏譫語，清宮湯、牛黃丸、紫雪丹或局方至寶丹。」(3)「溫毒神昏譫語者，先與安宮牛黃丸、紫雪丹之屬，繼以清宮湯。」安宮牛黃丸、紫雪丹次之，局方至寶丹又次之，主治略同，而各有所長。

　　清宮湯、牛黃丸、紫雪丹與局方至寶丹是同一類的藥方，清暢血液之濁邪，都可以改善血管栓塞症狀，配合放血效果更好。

　　《內經・熱病》五十九刺的兩手外內側各三穴（少商、商陽、中衝、關衝、少衝、少澤等穴）共六穴。濕溫喉阻咽痛，初患之際，於少商、商陽、中衝、關衝、少衝、少澤等穴放血，有一針見血、立竿見影之效。

　　《內經・憂恚無言》：「咽喉者水穀之道路，喉嚨者氣之所以上下者也。卒然憂恚而言無音，兩瀉其血脈，濁氣乃辟。」原文是針刺腎足少陰之絡金津玉液，即舌下的兩條靜脈，兩瀉其瘀滯之血脈，可順暢咽扁桃體與咽喉的淋巴小結，進而改善咽喉與喉嚨氣血循環。

小博士 解說

　　喉是水穀道路的食道，喉嚨是氣之所以上下的氣管，濕溫喉阻咽痛是喉嚨（氣管）堵塞，與咽喉（食道）疼痛，至於是呼吸道還是消化道的疾病造成，檢視少商、商陽、中衝、關衝、少衝、少澤等穴，取六穴中顏色最不好的穴道放血。

臨床應用

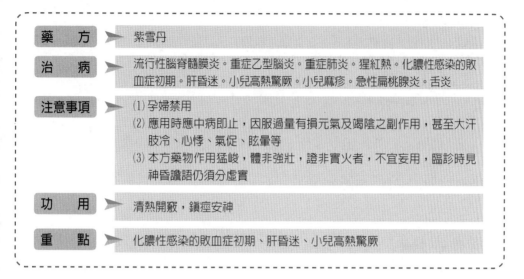

藥 方	▶	紫雪丹
治 病	▶	流行性腦脊髓膜炎。重症乙型腦炎。重症肺炎。猩紅熱。化膿性感染的敗血症初期。肝昏迷。小兒高熱驚厥。小兒麻疹。急性扁桃腺炎。舌炎
注意事項	▶	(1) 孕婦禁用 (2) 應用時應中病即止，因服過量有損元氣及竭陰之副作用，甚至大汗肢冷、心悸、氣促、眩暈等 (3) 本方藥物作用猛峻，體非強壯，證非實火者，不宜妄用，臨診時見神昏譫語仍須分虛實
功 用	▶	清熱開竅，鎮痙安神
重 點	▶	化膿性感染的敗血症初期、肝昏迷、小兒高熱驚厥

背部穴道

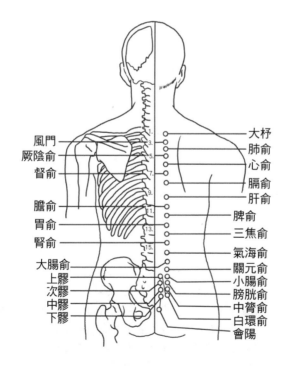

風門　厥陰俞　督俞　膽俞　胃俞　腎俞　大腸俞　上髎　次髎　中髎　下髎

大杼　肺俞　心俞　膈俞　肝俞　脾俞　三焦俞　氣海俞　關元俞　小腸俞　膀胱俞　中膂俞　白環俞　會陽

10-4 涼開劑：小兒回春丹

組　　成：川貝母，陳皮，木香，白豆蔻，枳殼，法半夏，沉香，天竹黃，僵蠶，全蠍，檀香各一兩二錢半，牛黃，麝香各四錢（各 12 克），膽南星二兩，鉤藤八兩，大黃二兩，天麻一兩二錢半，甘草八錢七分半，硃砂適量。

煮服法：上述藥物製成小丸，每丸 0.09 克。口服，滿週歲以下，每次 1 丸；1-2 歲，每次 2 丸，每日二、三次。

主　　治：發熱煩躁，神昏驚厥，或反胃嘔吐，夜啼吐乳，咳嗽哮喘、腹痛泄瀉，舌苔黃膩，脈濡數。

用藥重點：慢驚風忌用、脾胃虛弱慎用。

　　小兒回春丹和牛黃抱龍丸（天竹黃、牛黃、麝香、膽南星、甘草、雄黃、硃砂微量）與八寶粉（牛黃、珍珠、琥珀、熊膽、麝香和少許的冰片、硃砂、珠貝）當作「退胎毒」、「鎮驚、消脹……」含有硃砂，主要成分為硫化汞（96% 以上），剛出生的小孩吃這個粉末，產生汞中毒的毒性比成人還強，尤其硃砂經過加熱或加到牛乳中沖泡毒性更強（因為汞的游離量更多），血鉛濃度高也會傷害智力發展，幼兒吸收力是大人 5 至 10 倍。古方八寶散等需由醫師診斷給藥，唯因汞毒問題，現代醫學已禁用。

小博士解說

　　小兒更虛於大人，一得暑溫，血絡受火邪逼迫，火極而內風生，身熱，卒然痙厥，名曰暑癇，俗名急驚（似急性腦膜炎），混與發散消導，死不旋踵。《溫病條辨》以清營湯（元麥竹翹犀連，銀丹）清營分之熱而保津液，使液充陽和，胃腸與肝膽功能改善，心臟血管循環順暢，自律神經系統的交感神經隨之也興奮，自然汗出而解，斷不可強行發汗也。也可以給予少量紫雪丹之屬，以清包絡之熱而開內竅也，或先服清營湯治病，再少少給予紫雪丹調理。

　　大人暑癇，或手足痙攣，清營湯中，加鉤藤、丹皮、羚羊角。暑熱之季，勞動或運動量大而有手腳抽筋之症狀，可斟酌以清營湯或紫雪丹，調理腹腔循環，自能紓解手足抽筋之癥。

臨床應用

藥　　方	▶	小兒回春丹
治　　病	▶	氣喘。消化不良之嘔吐泄瀉屬氣滯而有熱者
注意事項	▶	小兒回春丹僅適用於急驚風,而屬於脾腎陽衰之慢驚風則不宜使用
功　　用	▶	開竅定驚,清熱化痰
重　　點	▶	急驚風

迎香穴與少商、商陽、中衝、關衝、少衝、少澤六穴

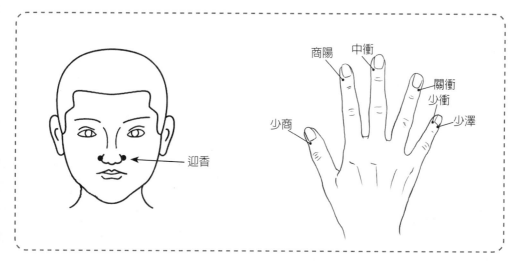

小兒回春丹加減方

方名	組成	治病	重點
牛黃抱龍丸	本方去貝母、橘皮、木香、白豆蔻、枳殼、法半夏、沉香、僵蠶、全蠍、檀香、鉤藤、大黃、天麻加雄黃	鎮驚熄風,化痰開竅。治小兒急驚抽搐,或咳喘痰多者	小兒急驚抽搐

10-5 涼開劑：蘇合香丸

組　　成：蘇合香、冰片各一兩、麝香、安息香用無灰酒一升熬膏、青木香、香附、白檀香、丁香、沉香、蓽撥各二兩、乳香製一兩、白朮、訶黎勒煨、硃砂各二兩、水牛角二兩。

煮 服 法：上述藥物除蘇合香、麝香、冰片、犀角外，硃砂水飛或粉碎成極細粉末，其餘粉碎為細末。將麝香、冰片、犀角研為細粉，再與上述粉末過篩、混勻，再將蘇合香純化，加適量煉蜜製成蜜丸陰乾。口服，一次一丸 1 日 1-2 次。

主　　治：突然昏倒，牙關緊閉，不省人事，苔白膩，脈遲或沉滑緩；中寒氣閉，心腹卒痛，甚則昏厥，亦治中風、中氣及感受時行瘴癘之氣，或痰壅氣阻突然昏倒。

用藥重點：孕婦忌用、脾胃虛弱慎用。

● 蘇合香丸去犀角、麝香、硃砂加極少量蟾酥，並加重蓽撥劑量，治冠心病心絞痛屬氣滯、血瘀、寒凝者。

小蘇合香丸（蘇合香、冰片、青木香、白檀香、乳香）臨床上較蘇合香丸實用。蘇合香丸僅應用於寒閉實證者，小蘇合香丸可暫時取代。蘇合香丸應用於寒閉實證，脈微欲絕時，宜回陽固脫法，服參附湯急救。

《內經・熱病》五十九刺中頭面部有三十一穴，是治中風要穴群：頭入髮一寸處（約上星穴）旁三分各三穴；更入髮三寸處（約前頂穴後半寸）邊各五穴；耳前後口下（聽會穴、完骨穴、承漿穴等），及廉泉、髮際（神庭穴）、囟會、巔上（百會穴）、項中（風府穴）、風池二穴、天柱二穴，共十五穴。回陽固脫最有效的是耳前後下者（聽會、完骨、天容等穴）。

《內經・水熱穴論》五十九個穴位的體部八穴，按摩缺盆與雲門，改善胸部與腋窩淋巴結生理作業；按摩橫骨與氣衝，改善腹部與腹股溝淋巴結生理作業。兒童熱痙攣出現前，腋窩與腹股溝淋巴結多或熱或腫。腋窩部位淋巴結熱、腫，或觸摸到硬塊或按之疼痛，多呼吸道問題；腹股溝淋巴結多、熱、腫，或觸摸到硬塊或按之疼痛，多消化道問題。

小博士 解說

　　小兒暑溫，身熱，卒然痙厥（抽筋、四肢冷），名曰暑癇。「痙」頸部或脊椎僵硬，「瘛」抽筋、搐搦。「瘛」時作時止者「癇」也。抽搐有可能是腦部發生嚴重問題，兒童熱痙攣多出現於6個月到6歲的腦部成熟過程中，對溫度高敏感性而有抽搐情形，熱痙攣不同於中樞神經系統感染。大部分熱痙攣只會發生一次，若是發作多次，時間很長，超過15分鐘，多是癲癇狀態；不抽搐卻意識狀態有異，多是中樞神經系統感染。

臨床應用

藥　方 ▶	蘇合香丸
治　病 ▶	流行性乙型腦炎。肝昏迷。冠心痛、心絞痛。腦血管意外。心肌梗死。癲癇。腦震盪
注意事項 ▶	(1) 孕婦忌用，因本方辛竄走泄，損胎氣 (2) 脫證、熱閉證不宜應用本方
功　用 ▶	芳香開竅，行氣溫中止痛
重　點 ▶	流行性乙型腦炎、肝昏迷、冠心痛、腦震盪

蘇合香丸加減方

方名	組成	治病	重點
小蘇合香丸	蘇合香丸去麝香、安息香、香附、丁香、沉香，蓽撥、白朮、訶黎勒、朱砂、水牛角	治心絞痛、胸悶憋氣屬於痰濁氣滯者者	流行性乙型腦炎、肝昏迷

角孫、耳門、聽宮、聽會穴

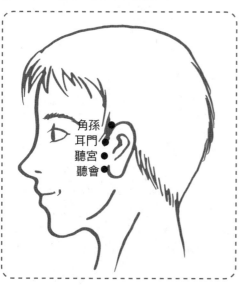

角孫
耳門
聽宮
聽會

風府、風池穴

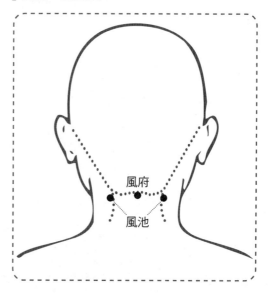

風府
風池

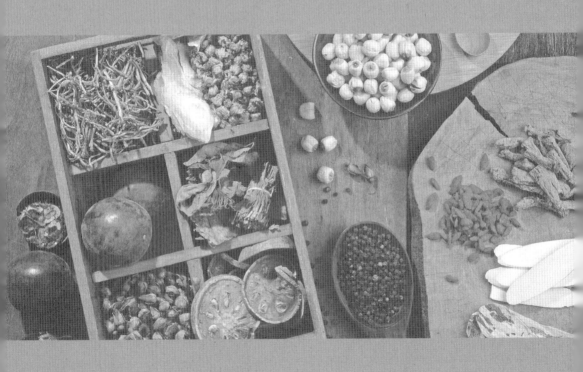

理氣劑

11

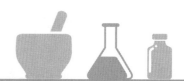

氣為血之帥，《內經》經脈的氣血循環，就是動脈、靜脈淋巴循環及神經系統的綜合，形臟四、神臟五，三部九候論中，就是頭角、耳目、口齒、胸中的氣為形臟四，肝、心、脾、肺、腎為神臟五。人體循環中，體循環（systemic circulation）即五臟六腑心為之主，它的循環路線，從左心室開始動脈帶含氧血到微血管，脫氧化之後，再由靜脈帶回右心房，所謂經脈就是聯絡臟腑與肢節，就是全身通暢。

心經脈起於心中，出屬心系，主動脈從心臟出來，體循環的動脈血是帶氧的鮮紅色，通過微血管的交流後，失去氧氣，取得二氧化碳，成了暗紅色，這在臉部及四肢末端望診上是有其生理意義。

11-1 行氣劑：柴胡疏肝散、金鈴子散

柴胡疏肝散

組　　成：陳皮醋炒、柴胡各一錢、川芎、香附、枳殼麩炒、芍藥各一錢半、炙甘草五分。
煮 服 法：⑴ 水一盞半，煎八分，食前服。
　　　　　⑵ 水煎服，食前服。
主　　治：脅助疼痛，或往來寒熱，噯氣太息，脘腹脹滿，脈弦。
用藥重點：肝膽濕熱忌用、脾胃虛弱慎用。

● 若痛甚者，加當歸、鬱金、烏藥以增強其行氣活血之作用。
● 若肝鬱化火者，加山梔、川楝子以清熱瀉火。
● 若急躁易怒者，去川芎加生石決明、生赭石，以平肝降火。
● 若食欲不振者，加麥芽、神麴以助消化。
● 若頭暈者，加白朮、澤瀉、鉤藤，以平肝。
● 若舌苔厚膩者，加厚朴、藿香，以行氣和胃止嘔。
● 若溢酸者，加吳茱萸、黃連以止酸。

　　肝臟趨向硬變，重量明顯下降，90 歲老年人，肝臟平均重量只有 30 歲左右人的 51.8%。血液重於護肝養肝，血流量減少，肝內血液循環功能下降，肝臟吸收營養、代謝和清除毒素的能力也相應減退。理中湯、補中益氣湯、小青龍湯、大青龍湯、小柴胡湯、五苓散、半夏瀉心湯、加味消遙散、安中散、芍藥甘草湯、柴胡疏肝散、越鞠丸等，對經常罹患呼吸道疾病而肝功能不理想者而言，不論老弱婦孺，都是病前病後調理良方。

金鈴子散

組　　成：金鈴子、延胡索各一兩。
煮 服 法：⑴ 為細末，每服三錢，酒調下。
　　　　　⑵ 為末，每服三克，溫酒或開水配服。
主　　治：心胸腹脅肋諸痛，時發時止，口苦，舌紅苔黃，脈弦數。
用藥重點：脾胃虛弱忌用、孕婦慎用。

　　金鈴子散與左金丸兩方都只有兩味藥，差異在於藥味全然不一樣。治療疾病還真的很相似，若金鈴子散調理腦、髓、骨、脈、膽、女子胞（尤其是膽、女子胞）；則左金丸調理胃大腸、小腸、三焦膀胱（尤其是胃、大腸、小腸）。

　　金鈴子散調理膽汁（消化飽和脂肪酸）的運作；左金丸調理胰液（消化碳水化合物、脂肪和蛋白質）的運作。慢性胃炎宜左金丸治脅肋疼痛，多是不容穴區疼痛，屬於消化附屬器官（肝膽胰臟）功能問題。金鈴子散治腹痛，是中脘穴區疼痛，屬於消化器官（胃腸）功能問題。

▌臨床應用

藥　方 ▶	柴胡疏肝散	金鈴子散
治　病 ▶	急慢性肝炎、膽囊炎、膽石症。肋間神經炎、頑固性失眠。慢性胃炎、慢性萎縮性胃炎。更年期綜合症。雷諾氏綜合症	胃及十二指腸潰瘍、慢性胃炎、消化性潰瘍。慢性肝炎。膽囊炎
注意事項 ▶	(1) 肝陽旺，肝膽有濕熱結聚，火熱上蒸之證，不宜使用本方 (2) 本方富含鋅、銅、鐵、錳等四種人體必須微量元素	(1) 孕婦慎用 (2) 若痛屬寒者，不能單獨應用
功　用 ▶	疏肝解鬱，行氣止痛。具有促進膽汁分泌、改善腦肝血液循環、增強心搏出量及調整心肌收縮力之作用	行氣疏肝泄熱，活血止痛。具止痛作用
重　點 ▶	肋間神經炎、頑固性失眠、慢性萎縮性胃炎	消化性潰瘍、慢性肝炎、膽囊炎

▌肝臟

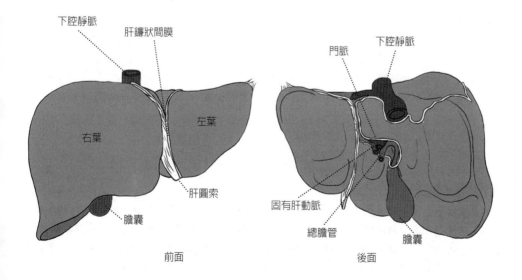

下腔靜脈　肝鐮狀間膜

右葉　　左葉

肝圓索

膽囊

前面

門脈　下腔靜脈

固有肝動脈

總膽管　膽囊

後面

11-2 行氣劑：越鞠丸、栝蔞薤白白酒湯

越鞠丸

組　　成：香附、川芎、蒼朮、神麴、梔子各等分。

煮 服 法：為末，水泛為丸如綠豆大，每服3克，溫開水配服，亦可作湯劑。

主　　治：胸膈痞悶，脘腹脹痛，噯腐吞酸，噁心嘔吐，飲食不消。

用藥重點：虛證禁用、脾胃虛弱慎用。

● 若氣鬱偏重者以香附為主藥，加木香、枳殼、厚朴以增加其行氣解鬱之作用。

● 若血鬱偏重者，以川芎為主藥，加桃仁、赤芍、紅花以加強其活血化瘀之作用。

● 若火鬱偏重者，以山梔子為主藥，加黃芩、黃連以清熱瀉火。

● 若痰鬱偏重者，加半夏、栝蔞以祛痰。

● 若兼寒者，加吳茱萸、乾薑以祛寒。

栝蔞薤白白酒湯

組　　成：栝蔞實一枚（3克）、薤白半升（1.5克）、白酒七升（適量）。

煮 服 法：水煎溫服。

主　　治：胸中悶痛，甚至胸痛徹背，喘息咳唾，短氣，舌苔白膩，脈沉弦或緊。

用藥重點：脾胃虛弱忌用、忌食油膩食物。

《金匱要略痹胸痹》：(1)「胸痹之病，喘息咳唾，胸背痛，短氣，寸口脈沉而遲，關上小緊數，栝蔞薤白白酒湯主之。」(2)「胸痹不得臥，心痛徹背者，栝蔞薤白半夏湯主之。」(3)「胸痹心中痞，留氣結在胸，胸滿，脅下逆搶心，枳實薤白桂枝湯主之；人參湯亦主之。」栝蔞薤白白酒湯、栝蔞薤白半夏湯、枳實薤白桂枝湯與人參湯，此四方之適用是標準的八綱辨證論治。

栝蔞薤白白酒湯、栝蔞薤白半夏湯、枳實薤白桂枝湯、人參湯，四方皆是與冠心病之心絞痛與肋間神經痛有關的病證問題。栝蔞薤白白酒湯與栝蔞薤白半夏湯，兩方都有白酒，救急迫的病證為多；枳實薤白桂枝湯與人參湯，兩方都沒有白酒，以緩和急證與治本為主。

小博士 解說

人類腸子長度不同。肉食為主的西方人，身高約1.8米，腸子長度平均約5.4米，差3倍；植物為主食的亞洲人，身高約1.7米，腸子長度平均約8.3米，差5倍。腸子長的人較文靜禮讓且理智；腸子短的人較粗獷與好鬥。肉食為主的人容易興奮，素食為主人多文靜。從腸子與飲食種類及秉性關係中得到啟示，飲食方式必會影響身體健康。越鞠丸對多冰飲與酒的人，多濕鬱偏重，以蒼朮為主藥，加茯苓、澤瀉以利濕。越鞠丸對肉食為主的人，多濕熱偏重，以神麴為主藥，加山楂、麥芽以消導食滯。

臨床應用

藥　方	越鞠丸	栝蔞薤白白酒湯
治　病	胃及十二指腸潰瘍、慢性胃炎、消化性潰瘍。胃腸神經官能症。肝炎。膽石症、膽囊炎。肋間神經痛。婦女痛經。月經不調、痛經、閉經、盆腔炎。精神抑鬱	冠心病心絞痛。肋間神經痛。非化膿性肋骨炎
注意事項	應用本方以實證為宜，若屬虛證如血虛、陰虛、津液不足等，禁用本方	(1) 應用本方治療冠心病心絞痛時，宜去白酒，但亦有認為水酒同煮酒已揮發，含量甚微，且有些中藥成分易溶於乙醇，故用之也無妨 (2) 忌食油膩食物
功　用	行氣解鬱。具有抑制胃腸蠕動，減少胃液分泌，抑制血小板聚集，改善冠脈循環，收縮子宮平滑肌，利膽，減輕肝損害等作用	通陽散結，行氣祛痰。具有擴張冠狀動脈，降低心率，降低心肌收縮，抑制血小板聚集以及提高耐缺氧等作用
重　點	胃腸神經官能症、肝炎、盆腔炎、精神抑鬱	冠心病心絞痛、肋間神經痛

《金匱要略・胸痹》治療胸痹湯方之比較

湯方	組成	煮服法	治療重點
栝蔞薤白白酒湯	栝蔞實一枚（搗）、薤白半斤、白酒七升	三味同煮，取二升，分溫再服	胸痹之病，喘息咳唾，胸背痛，短氣，寸口脈沉而遲，關上小緊數
栝蔞薤白半夏湯	栝蔞實一枚（搗）、薤白三兩、半夏半升、白酒一鬥	四味同煮，取四升，溫服一升，日三服	胸痹不得臥，心痛徹背
枳實薤白桂枝湯	枳實四枚、厚朴四兩、薤白半斤、桂枝一兩、栝蔞一枚（搗）	水五升，先煮枳實、厚朴，取二升，去渣，內諸藥，煮數沸，分溫三服	胸痹心中痞，留氣結在胸，胸滿，脅下逆搶心
人參湯	人參、甘草、乾薑、白朮各三兩	水八升，煮取三升，溫服一升，日三服	胸痹心中痞，留氣結在胸，胸滿，脅下逆搶心

11-3 行氣劑：天台烏藥散

組　　成：天台烏藥、木香、小茴香、青皮、高良薑各半兩、檳榔二個、川楝子十個、巴
　　　　　豆七十粒。
煮 服 法：上八味藥，先將巴豆微打破，同川楝子用麩炒黑，去巴豆及麩皮不用，合餘藥
　　　　　共研為末，和勻，每服一錢，溫酒配服。
主　　治：少腹牽引控睪丸而痛，偏墜腫脹，或少腹疼痛，舌淡苔白，脈弦。
用藥重點：久虛者忌用、濕熱者慎用。

● 若氣滯甚，偏墜腫脹者，則加荔枝核、橘核以行氣止痛。
● 若寒甚者，則加吳茱萸、肉桂以溫裏散寒。
● 若兼瘀血者，則加桃仁、紅花以活血化瘀。

《溫病條辨》：「吳鞠通治男年六十八歲，久疝不愈，受涼復發，堅結肛門，坐臥不得，脹痛不可忍，汗如雨下，七日不大便。疝本寒邪，凡結堅牢固，勢甚危急，非溫下不可。用天台烏藥散一錢，巴豆霜分許。下至三次始通，通後痛漸定。調以半硫黃丸，兼用《金匱要略》蜘蛛散，漸次化淨。」

天台烏藥散治少腹或臍旁痛下引睪丸或掣脅，或下掣腰。寒濕客於肝、腎、小腸而為病，方用溫通足厥陰手太陽之藥。烏藥祛膀胱冷氣，能消腫止痛；木香透絡定痛；青皮行氣伐肝；良薑溫臟劫寒；茴香溫關元，暖腰腎，又能透絡定痛；檳榔至堅，直達肛門散結氣，使堅者潰，聚者散，引諸藥逐濁氣，由肛門而出；川楝導小腸濕熱，由小便下行，炒以斬關奪門之巴豆，用氣味而不用形質，使巴豆帥氣藥散無形之寒，隨檳榔下出肛門；川楝得巴豆迅烈之氣，逐有形之濕，從小便而去，俾有形無形之結邪，一齊解散而病根拔矣。

小博士 解說

疝瘕之證多因於寒濕，《金匱要略》提及病至其年月日時復發者當下之例，從大黃附子湯將淋、帶、痔瘡、癃閉等證，悉收入疝門，蓋皆下焦寒濕、濕熱居多，婦科久病癥瘕則以通補奇經，溫養肝腎為主；臨證時，亦可與《內經·骨空論》：「任脈為病，男子內結七疝，女子帶下瘕聚。」互為參照。

大黃附子治脅下偏痛；椒桂湯治當臍痛，或脅下痛；天台烏藥治少腹或臍旁痛下引睪丸或掣脅，或下掣腰。病人的自訴症狀重要，腹痛的壓診更重要，脅下偏痛壓診期門、日月與不容，當臍痛壓診神闕，臍旁痛壓診天樞，以壓診穴道反應最痛的為主病證。

▌臨床應用

藥　方 ▶	天台烏藥散	
治　病 ▶	睪丸炎、副睪炎。痛經。胃及十二指腸潰瘍、慢性胃炎	
注意事項 ▶	⑴本方藥物性溫散克伐，若兼熱者不宜使用本方 ⑵久虛者不宜使用本方 ⑶濕熱下注之疝痛，不宜使用本方	
功　用 ▶	溫通足厥陰、手太陽經脈，祛膀胱冷氣，溫臟劫寒，溫關元，暖腰腎，透絡定痛	
重　點 ▶	睪丸炎、痛經、慢性胃炎	

▌《溫病條辨》椒桂湯、大黃附子湯、天台烏藥散之組成與煮服法

藥方	組成	煮服法
椒桂湯（苦辛通法）（椒桂青陳，吳茴良柴薑）	川椒炒黑，六錢、桂枝六錢、良薑三錢、柴胡六錢、小茴香四錢、廣皮三錢、吳茱萸泡淡，四錢、青皮三錢	急流水八碗，煮成三碗，溫服一碗，覆被令微汗佳；不汗，服第二碗，接飲生薑湯促之；得汗，次早服第三碗，不必覆被再令汗
大黃附子湯（苦辛溫下法）（大附細）	大黃五錢、熟附子五錢、細辛三錢	水五杯，煮取兩杯，分溫二服。原方分量甚重，此則從時改輕，臨時對證斟酌
天台烏藥散（苦辛熱急通法）（烏木茴青良檳，巴麩楝酒薑）	烏藥五錢、木香五錢、小茴香炒黑，五錢、良薑炒，五錢、青皮五錢、川楝子十枚、巴豆七十二粒、檳榔五錢	先以巴豆微打破，加麩數合，炒川楝子，以巴豆黑透為度，去巴豆、麩子不用，但以川楝同前藥為極細末，黃酒和服一錢。不能飲者，薑湯代之。重者日再服，痛不可忍者，日三服

11-4 行氣劑：暖肝煎、橘核丸

暖肝煎

組　　成：當歸三錢、枸杞三錢、小茴香二錢、肉桂一至二錢、烏藥二錢，沉香一錢、茯苓二錢。

煮 服 法：水煎，食遠溫服。

主　　治：睪丸冷痛，或小腹疼痛，畏寒喜暖，舌淡苔白，脈沉遲。

用藥重點：實熱者忌用、濕熱者慎用。

● 寒甚加吳茱萸、乾薑以溫中祛寒。
● 腹痛甚加香附行氣止痛。
● 睪丸痛甚加青皮、橘核疏肝理氣。

　　暖肝煎改善左側腹股溝淋巴組織功能不良，針灸太衝穴、行間穴，加強下半身的氣血循環。男人精索靜脈曲張，百分之九十以上都發生於左側，男人的左側腹股溝的淋巴組織不良的機會較大，平常不會有感覺，但「左腳」多透過痠軟或疼痛來警示。消化系統的靜脈大部分走肝門靜脈入肝臟，走出肝臟後經肝靜脈，才入下腔靜脈，最後回心臟。下肢靜脈直接從下腔靜脈回心臟。

　　暖肝煎改善右側的腋下淋巴組織功能上的不良。通常，身體 1/4（橫膈膜以上部分的頭部為主）的淋巴組織，走右鎖骨下靜脈，回上腔靜脈，走右側回心臟，身體 3/4（橫膈膜以下部分的體軀部為主）走左鎖骨下靜脈，回上腔靜脈，走左側回心臟。

橘核丸

組　　成：橘核炒、海藻洗、昆布洗、海帶洗、川楝子去肉炒、桃仁麩炒各一兩、厚朴去皮，薑汁炒、木通、枳實麩炒、延胡索炒、桂心去皮、木香各半兩。

煮 服 法：為細粉末，酒糊為丸，每日服 1-2 次，每次 3 克，空腹溫酒或淡鹽湯配服。亦可水煎服。

主　　治：癩疝，睪丸腫脹偏墜，或堅硬如石，或痛引臍腹。

用藥重點：脾胃虛弱忌用、成癮或潰爛慎用。

● 若瘀痛甚者，加三稜、莪朮以祛瘀止痛。
● 若寒痛甚者，加小茴香、吳茱萸以增強散寒止痛。
● 若寒濕化熱，陰囊紅腫濕癢者，去肉桂心加黃柏、土茯苓、車前子以清利濕熱。
● 若虛寒甚者，加炮川烏以祛寒。

　　睪丸的精索主要由輸精管、精索動脈、精索靜脈及神經束所構成。精索類似吊帶，將睪丸固定在陰囊內，精索靜脈成網狀的靜脈叢，在解剖學上精索靜脈叢又稱為「蚯蚓狀叢」，精索靜脈與大隱靜脈息息相惜，這關係與脾腎足三陰經脈又相關，會出現陰部不舒爽，嚴重者多伴有腰痛、頭暈、畏寒、四肢不溫，女人陰部乾癢、男陰囊冷、陽痿、早洩等，宜腎氣丸、補中益氣湯以滋補肝腎，時而配合橘核丸與暖肝煎以行氣活血。

臨床應用

藥　　方	暖肝煎	橘核丸
治　　病	精索靜脈曲張。腹股溝疝。鞘膜積液。慢性闌尾炎	睪丸炎、副睪丸炎。輸卵管阻塞不孕。睪丸鞘膜積液。睪丸結核
注意事項	(1) 若陰囊紅腫痛屬實熱者，忌用 (2) 若因濕熱下注陰囊紅腫熱痛者，忌用	若已成癰，甚或潰爛者，宜配伍清熱解毒藥物及外治法治療，而不能單獨使用本方
功　　用	暖肝溫腎，行氣止痛	行氣止痛，軟堅散結
重　　點	精索靜脈曲張、慢性闌尾炎	輸卵管阻塞不孕、睪丸鞘膜積液

太衝、行間

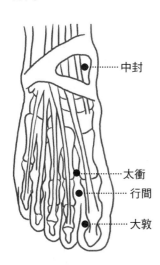

中封
太衝
行間
大敦

腎足少陰

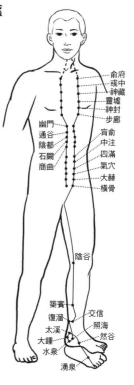

俞府
彧中
神藏
靈墟
神封
步廊
幽門
通谷
陰都
石關
商曲
肓俞
中注
四滿
氣穴
大赫
橫骨
陰谷
築賓
復溜
太溪
大鍾
水泉
交信
照海
然谷
湧泉

＋ 知識補充站

　　腎足少陰之脈，起於小趾之下斜走足心，易筋經第八式腎經脈操「腳開蹲似踞」是大大養益腎經脈的導引操，對證配合腎氣丸、補中益氣湯、橘核丸或暖肝煎等，精蟲活動力不良的不孕夫妻，持續努力操作此式，促進精蟲活動力效率高。

11-5 行氣劑：四磨湯、良附丸

四磨湯

組　　成：人參、檳榔、沉香、天台烏藥各等分。

煮服法：上述四味藥各濃磨水，和作七分盞，煎三五沸，放溫服。

主　　治：情志不快，胸膈悶脹，上氣喘急，心下痞滿，不思飲食，苔白脈弦。

用藥重點：正氣虛弱忌用、忌食辛辣食物。

● 若體壯氣實而暴怒氣厥，眩仆昏倒，心腹脹痛者，則去人參，加木香、枳實增強行氣破結，即為五磨飲。

● 若大便秘結，噯氣，腹滿或脹痛，脈弦者，則加枳實、大黃以通便導滯。

● 若有熱痰者，則加黃芩、貝母、栝蔞以清熱化痰。

● 若有寒痰者，則加乾薑、桂枝以溫化寒痰。

● 四磨湯加旋覆代赭石湯，以治嘔吐，反胃，噯氣，泛酸諸證。

　　酌量服用少量四磨湯，可強化橫膈膜協助吸氣功能，與強健肺泡與支氣管的生理作業。酌量服用天台烏藥散，可強化盆膈膜協助呼氣功能，與抗壓能力。天台烏藥散治少腹牽引控睪丸而痛，偏墜腫脹，或少腹疼痛。

　　四磨湯行氣降逆，助益胸腔的循環，並改善胃與食道及脾靜脈和上腸間膜靜脈等之循環。天台烏藥散行氣疏肝，散寒止痛，助益腹腔的循環。

　　四磨湯對體壯氣實而易暴怒、常常心腹脹痛者，宜去人參，加木香與枳實，即為五磨飲，以增強行氣破結。常常會胸悶又大便秘結，或腹滿或脹痛，酌量服四磨湯加枳實、大黃以通便導滯。

良附丸

組　　成：高良薑酒洗七次，焙，研、香附子醋洗七次，焙研各等分。

煮服法：上述二藥須各研各儲，用時以米飲湯加入生薑汁一匙，鹽一撮為丸，服之立止。

主　　治：胃脘疼痛，胸悶脅痛，畏寒喜熱，苔白脈弦及婦女痛經。

用藥重點：虛寒者忌用、肝胃痛慎用。

● 若氣滯偏重者，宜重用香附或加木香、砂仁以加強其行氣止痛之作用。

● 若痛經者，加當歸、川芎以和血調經止痛。

● 若寒凝甚者，重用高良薑或加乾薑、吳茱萸以加強溫中祛寒的作用。

　　良附丸與天台烏藥散都有高良薑，良附丸以高良薑與香附子，配合米飲湯加生薑汁與鹽，行氣疏肝，祛寒止痛。米飲湯加生薑汁與鹽具有健胃、驅風、解痙、止痛等作用。相對於天台烏藥散行氣疏肝，散寒止痛，助益腹腔的循環，良附丸治胸悶脅痛，胃脘疼痛，婦女痛經。兩方皆可以助益肝、胃經脈循環。

　　良附丸與天台烏藥散都可促進奇靜脈循環，進而助益腹腔的循環，改善肝門靜脈與肝臟不順暢的狀況，進而紓緩胃脘疼痛、婦女痛經、男人睪丸疼痛。奇靜脈系統位於胸腔後壁、脊柱兩側，奇靜脈系統包括奇靜脈、半奇靜脈、副半奇靜脈、腰升靜脈及肋間後靜脈，奇靜脈系統從各節脊柱蒐集靜脈血回到下腔靜脈。奇靜脈系統蒐集的胸腔與背部，以及上腹壁部分的靜脈，變異性相當大，其源頭與屬支都有可能發生變異。

臨床應用

藥　方	四磨湯	良附丸
治　病	支氣管哮喘。肺氣腫	慢性胃炎。胃及十二指腸潰瘍。肋間神經痛。痛經。胃腸神經官能症
注意事項	(1) 忌食辛辣食物 (2) 若胸膈心下脹滿係屬正氣虛弱神倦脈弱者虛慎用	(1) 虛寒性胃痛及火鬱之肝胃痛均不宜使用本方 (2) 米飲湯加生薑汁一匙、鹽一撮為丸，係以和胃之意
功　用	行氣降逆，寬胸散結	行氣疏肝，祛寒止痛。具有健胃、驅風、解痙、止痛等作用
重　點	肺氣腫	用於養生養護較佳

消化器官

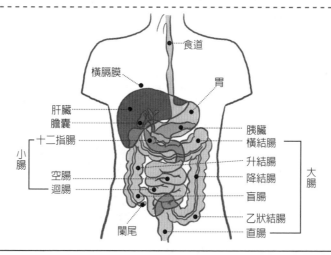

食道

橫膈膜

胃

肝臟
膽囊

胰臟
橫結腸

十二指腸

升結腸

小腸

空腸

降結腸

大腸

迴腸

盲腸

乙狀結腸

闌尾

直腸

✛ 知識補充站

　　慢性肝病多伴見肺內血管異常擴張（氣體交換障礙，動脈血氧合作用異常）等，常伴見潛藏肝肺症候群（hepatopulmonary syndrome, HPS），多生活習慣不良造成，肝門靜脈功能上多不良，養護肝門靜脈除了四磨湯與天台烏藥散外，平胃散、五苓散、四君子湯、四物湯與八珍湯，對證下藥，酌量調理可治未病於未然。

　　良附丸治胸悶脅痛，胃脘疼痛，出現呼吸或氣管方面的問題多是胸痺～胸悶脅痛，或心痛與心下痛是食道或血管方面的問題～胃脘疼痛。胸腔或腹腔某部分管道不通暢，常見於暴飲暴食者，併見腹脹滿而胸悶痺，以致短氣不足以息。胃中沒有食糜時是扁縮如洩氣的氣球，飲食的質與量會影響胃的大小，間接影響周圍管道的生理作業；因此，攝取超過正常容量，會影響橫膈膜，造成呼吸不順暢。

11-6 行氣劑：厚朴溫中湯、半夏厚朴湯

厚朴溫中湯

組　　成：厚朴薑製、陳皮去白各一兩，炙甘草、茯苓去皮、草豆蔻仁、木香各五錢、乾薑七分。
煮 服 法：水煎溫服，食前。
主　　治：脘腹脹滿或疼痛，不思飲食，四肢倦怠，舌苔白膩，脈沉弦。
用藥重點：忌一切冷物。

● 若痛甚者，加肉桂、良薑以溫中散寒。
● 若兼肝氣鬱滯，胸脅脹悶不舒者，加鬱金、香附以行氣舒肝。
● 若兼瘀血者，加延胡索、乳香、沒藥以活血化瘀。
● 若脘腹攣痛者，加白芍，以緩急止痛。

　　厚朴溫中湯有助馴化奇靜脈的變異，奇靜脈表現在心經脈、肺經脈、胃經脈與腎經脈的是動病與所生病，奇靜脈多會連接上腔靜脈與下腔靜脈，心經脈與肺經脈的是動病與所生病，幾乎可以透過上腔靜脈與胸腔的變異知安危；厚朴溫中湯治肝氣鬱滯，胸脅脹悶不舒者，加鬱金、香附以行氣舒肝。胃經脈與腎經脈的是動病與所生病，可以透過下腔靜脈與腹腔的變異知安危；厚朴溫中湯治胃脘痛甚者，加肉桂、良薑以溫中散寒。

半夏厚朴湯

組　　成：半夏一升、厚朴三兩、茯苓四兩、生薑五兩、蘇葉二兩。
煮 服 法：水煎溫四服，日三次，夜一服。
主　　治：梅核氣，咽中如物阻，咯吐不出，吞咽不下，胸脅滿悶，或咳或嘔，舌苔白潤或白膩，脈弦緩或弦滑。
用藥重點：脾胃虛弱忌用、陰虛火旺慎用。

● 若氣機鬱滯甚者，宜加柴胡、鬱金、香附、青皮或配合消遙散加減應用。
● 若胸悶甚，痰稠難咯者，加栝蔞、枳殼以行氣寬胸化痰。
● 若脅肋疼痛者，加川楝子、延胡索以疏肝理氣止痛。
● 若咽痛者，加玄參、桔梗以解毒散結，宣肺利咽。
● 半夏厚朴湯加大棗，方名為四七湯，主治略同，但宜痰濕不甚者。

　　半夏厚朴湯（七氣湯）治梅核氣，是早期吞嚥困難前兆，吞嚥時是暫時停止呼吸，因此，吞嚥與講話韻律不穩或亂，影響上食道括約肌靜脈回流上腔靜脈，就出現梅核氣。上食道由橫紋肌構成了吞嚥管道，沒有消化與吸收功能，不同於下食道是由平滑肌構成了吞嚥管道，下食道括約肌所屬的靜脈，從肝門靜脈回流下腔靜脈，再回肝臟，亦具有消化吸收的功能。

　　《金匱要略》治肺痿肺癰咳嗽上氣病之厚朴麻黃湯，專治渴而脈浮，以及《金匱要略》治腹滿寒疝宿食病之厚朴三物湯，治腹痛而閉者。若宿食或腹滿減不足言，就得用大承氣湯，取厚朴的溫與辛苦，結合枳實的苦寒而功效倍增。

小博士解說

　　補中益氣湯、橘核丸或暖肝煎就是要馴化半奇靜脈之間的變異。配合針灸推拿肝俞、胃俞、太衝與足三里等，調整半奇靜脈之間的變異。四磨湯或天台烏藥散是要馴化副半奇靜脈之間的變異。配合針灸推拿心俞、肝俞、內關與太衝等，調整副半奇靜脈之間的變異。

臨床應用

藥 方	厚朴溫中湯	半夏厚朴湯
治 病	慢性胃炎。慢性腸炎。胃潰瘍、胃腸痙攣。婦女白帶。病毒性肝炎	胃腸神經官能症、食道痙攣、慢性喉炎。慢性氣管炎、慢性咽喉炎。化療或放療所造成噁心嘔吐、慢性胃炎
注意事項	(1) 忌一切冷物 (2) 若脘腹脹滿或疼痛係屬氣虛不運或胃陰不足者，不宜使用，以免耗傷正氣	若屬陰虧津少或陰虛火旺者，則不宜使用，因本方藥多苦溫辛燥，易耗液傷陰
功 用	溫中行氣、燥濕除滿。具有利膽、抗潰瘍、促進消化液分泌、肌肉鬆弛及緩解胃腸道平滑肌痙攣等作用	行氣散結，降逆化痰。具有抑制喉反射、鎮靜、鎮嘔止吐、增進胃腸功能、抗過敏等作用
重 點	胃腸痙攣、婦女白帶、病毒性肝炎	慢性咽喉炎、化療或放療所造成噁心嘔吐

消化道

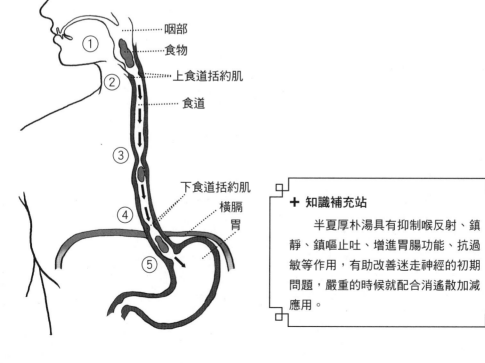

咽部
食物
上食道括約肌
食道
下食道括約肌
橫膈
胃

① ② ③ ④ ⑤

+ 知識補充站

半夏厚朴湯具有抑制喉反射、鎮靜、鎮嘔止吐、增進胃腸功能、抗過敏等作用，有助改善迷走神經的初期問題，嚴重的時候就配合消遙散加減應用。

11-7 降氣劑：蘇子降氣湯、定喘湯

蘇子降氣湯

組　　成：紫蘇子、半夏、川當歸、炙甘草、前胡、厚朴、肉桂。

煮 服 法：加生薑二片、紅棗一個、蘇葉五片水煎熱服，不拘時候。

主　　治：虛陽上攻不升降，上盛下虛，痰涎壅盛，喘咳短氣，胸膈滿悶或腰疼腳軟，或肢體浮腫，或大便不利，舌苔白滑或白膩，脈弦滑。

用藥重點：陰虛火旺者忌用、忌食生冷油膩。

● 若兼表證者，加麻黃、杏仁以宣肺平喘，疏散外邪。

● 若痰涎壅盛，喘咳氣逆難臥者，加沉香以增加其降氣平喘之作用。

● 若兼氣虛者加人參、五味子以益氣歛肺。

● 若兼小便不利者，加車前子以利小便。

　　蘇子降氣湯加生薑二片、紅棗一個、蘇葉五片水煎熱服，微咳或咽喉部不舒服，不拘時候，當茶溫熱酌飲，再加上充分的休息與足夠的運動，都可以漸漸改善症狀，不嚴重者，多可以在短時間即痊癒。

　　蘇子降氣湯之治慢性支氣管炎，適合體質較虛的老弱族。定喘湯具抗病毒、抑菌、解痙等作用，治慢性支氣管炎，適合體質相對不虛弱的上班族。

定喘湯

組　　成：白果、麻黃、蘇子、甘草、款冬花、杏仁、桑白皮、黃芩、半夏。

煮 服 法：水煎，不拘時，徐徐服。

主　　治：風寒外束，痰熱內蘊，痰多氣急，痰稠色黃，哮喘咳嗽，微惡風寒，舌苔黃膩，脈滑數。

用藥重點：表裏俱寒忌用、用量不宜過大。

● 若痰稠難出者，加栝蔞、膽星以加強清熱化痰之作用。

● 若肺熱重，加石膏、魚腥草以清肺熱。

● 若胸悶較甚，加枳殼、厚朴，以寬胸。

　　治慢性氣管炎十五方中，理氣劑有三方：

1. 半夏厚朴湯具有抑制喉反射、鎮靜、鎮嘔止吐、增進胃腸功能、抗過敏等作用。治胃腸神經官能症、食道痙攣、慢性喉炎、慢性氣管炎、慢性咽喉炎、化療或放療所造成噁心嘔吐、慢性胃炎。以胃腸神經官能症為主，飲食方面問題較多，食飲不當或過量時就咳喘；配合診治以足三里、曲池。

2. 蘇子降氣湯具有抗過敏、抗菌、祛痰、解痙、止咳、平喘、抗炎等作用。治咳喘、支氣管哮喘、慢性支氣管炎、肺氣腫、心臟病性哮喘、胸膜炎。以心臟病性哮喘為主，精神情緒方面問題較多，情緒不穩定時就咳喘；配合診治以內關、勞宮。

3. 定喘湯具有解熱、鎮痛、鎮靜、鎮咳、祛痰、平喘、抗病毒、抑菌、解痙等作用。治慢性氣管炎，支氣管哮喘。以支氣管哮喘為主，運動與活動方面問題較多，活動過量時就咳喘；配合診治以太淵、肩井。

臨床應用

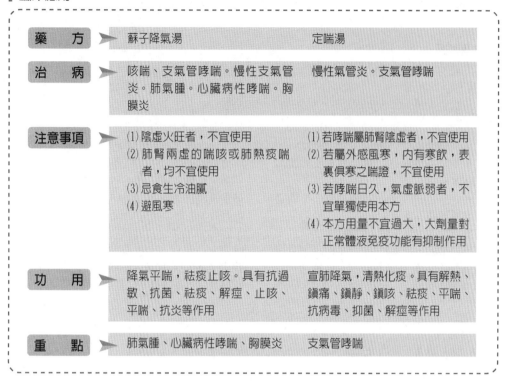

藥　方	蘇子降氣湯	定喘湯
治　病	咳喘、支氣管哮喘。慢性支氣管炎。肺氣腫。心臟病性哮喘。胸膜炎	慢性氣管炎。支氣管哮喘
注意事項	(1) 陰虛火旺者，不宜使用 (2) 肺腎兩虛的喘咳或肺熱痰喘者，均不宜使用 (3) 忌食生冷油膩 (4) 避風寒	(1) 若哮喘屬肺腎陰虛者，不宜使用 (2) 若屬外感風寒，內有寒飲，表裏俱寒之喘證，不宜使用 (3) 若哮喘日久，氣虛脈弱者，不宜單獨使用本方 (4) 本方用量不宜過大，大劑量對正常體液免疫功能有抑制作用
功　用	降氣平喘，祛痰止咳。具有抗過敏、抗菌、祛痰、解痙、止咳、平喘、抗炎等作用	宣肺降氣，清熱化痰。具有解熱、鎮痛、鎮靜、鎮咳、祛痰、平喘、抗病毒、抑菌、解痙等作用
重　點	肺氣腫、心臟病性哮喘、胸膜炎	支氣管哮喘

肺臟

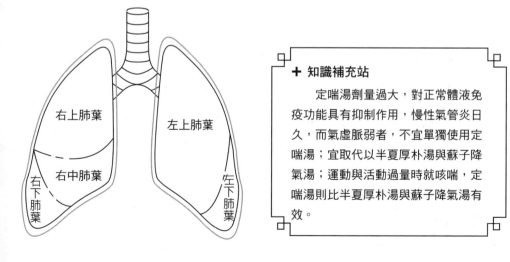

右上肺葉

左上肺葉

右中肺葉

右下肺葉

左下肺葉

✚ 知識補充站

　　定喘湯劑量過大，對正常體液免疫功能具有抑制作用，慢性氣管炎日久，而氣虛脈弱者，不宜單獨使用定喘湯；宜取代以半夏厚朴湯與蘇子降氣湯；運動與活動過量時就咳喘，定喘湯則比半夏厚朴湯與蘇子降氣湯有效。

11-8 降氣劑：丁香柿蒂湯、橘皮竹茹湯

丁香柿蒂湯

組　　成：丁香、柿蒂、人參、生薑。
煮 服 法：水煎服。
主　　治：呃逆不已，胸脘痞悶，舌淡苔白，脈沉遲。
用藥重點：胃熱忌用、脾胃虛弱慎用。

- 若兼氣滯痰阻者，加半夏、陳皮以理氣化痰。
- 若胃氣不虛者，去人參，方名為柿蒂湯，治胃寒呃逆不止。
- 丁香柿蒂湯去生薑，為柿錢散，治呃逆，胃氣虛而寒不甚者。
- 若寒重者，加吳茱萸、乾薑以祛寒。
- 若痰濕重者，加厚朴、半夏以祛濕痰。
- 若兼熱者，屬寒熱兼夾者，加黃連、竹茹以清熱止嘔。

《金匱要略》：「乾嘔，吐逆，吐涎沫，半夏乾薑散主之。病人胸中似喘不喘，似嘔不嘔，似噦不噦，徹心中憒憒然無奈者，生薑半夏湯主之。」丁香柿蒂湯可取而代半夏乾薑散與生薑半夏湯；症狀較不嚴重的時候，丁香柿蒂湯去生薑為柿錢散，治呃逆，胃氣虛而寒不甚者。半夏乾薑散與生薑半夏湯可強化免疫力，增進耳鼻咽喉的抗病力，半夏乾薑散與生薑半夏湯是養生至寶。

橘皮竹茹湯

組　　成：橘皮、竹茹、生薑、甘草、人參、大棗。
煮 服 法：水煎溫服，一日三服。
主　　治：呃逆或乾嘔，舌紅嫩，脈虛數。
用藥重點：實熱者忌用、虛寒者慎用。

- 若胃熱嘔逆氣陰兩傷者，加麥冬、茯苓、半夏、枇杷葉以養陰和胃，為橘皮竹茹湯（濟生方），治胃熱多渴，嘔噦不食。
- 若兼胃陰不足者，加麥冬、石斛以養胃陰。
- 若胃熱呃逆，氣不虛者，去人參、甘草、大棗加柿蒂以降逆止嘔。

《金匱要略》：「乾嘔噦，若手足厥者，橘皮湯主之。噦逆者，橘皮竹茹湯主之。」橘皮湯與半夏乾薑散都治「乾嘔」，橘皮湯下咽即癒，治乾嘔噦；若手足厥，頓服半夏乾薑散治乾嘔，吐逆，是大同小異。半夏乾薑散頓服，調理口腔黏膜與腺體，以及上食道括約肌的賁門。生薑半夏湯一天溫服四次，針對幽門有礙，包含了整個上消化道黏膜的修護。「胸中似喘不喘，似嘔不嘔，似噦不噦，徹心中憒憒然無奈者」，多食道機能有礙，至於是胃腸或臨近的器官與脈管有礙，多因自律神經失調，症狀需要細心診察，以治未病。半夏乾薑散、生薑半夏湯和橘皮竹茹湯都是調理良方，當病證嚴重時，要改施予瀉心湯輩，或柴胡湯輩，或陷胸湯輩。

橘皮湯與橘皮竹茹湯都有橘皮與生薑，不一樣的是橘皮湯治乾嘔噦是有形無物，橘皮竹茹湯治噦逆是有形有物。橘皮竹茹湯一日分三次服用，治較久的大症狀，多屬胃腸問題，且胃腸黏膜症狀已日趨嚴重。橘皮湯下咽即癒，治一時的小症狀，多是口腔黏膜組織與食道黏膜組織的問題。

臨床應用

藥 方	丁香柿蒂湯	橘皮竹茹湯
治 病	神經性呃逆、膈肌痙攣、膽汁返流性胃炎	幽門不全梗阻。腹部手術後呃逆不止。妊娠嘔吐、慢性腎衰嘔吐。眩暈、返流性食道炎。化療引起消化道反應
注意事項	胃熱呃逆者，忌用本方	屬虛寒者或實熱者，皆不宜使用
功 用	溫中益氣，降逆止呃。具有制止呃逆、促進消化等作用	降逆止呃，益氣清熱
重 點	神經性呃逆	腹部手術後呃逆不止、化療引起消化道反應

《金匱要略》半夏乾薑散等治嘔逆症候藥方之煮服法與治療

湯方	組成	煮服法	治療重點
半夏乾薑散	半夏、乾薑（半乾）	杵為散，取方寸匕，漿水一升半，煎取七合，頓服之	乾嘔，吐逆，吐涎沫
生薑半夏湯	半夏半升、生薑汁一升（夏薑）	水三升，煮半夏取二升，內生薑汁，煮取一升半，小冷，分四服，日三夜一服，嘔止、停後服	胸中似喘不喘，似嘔不嘔，似噦不噦，徹心中憒憒然無奈
橘皮湯	橘皮四兩、生薑半斤（橘薑）	水七升，煮取三升，溫服一升，下咽即愈	乾嘔噦，若手足厥
橘皮竹茹湯	橘皮二升、竹茹二升、大棗三十枚、人參一兩、生薑半斤、甘草五兩（橘竹棗參薑甘）	水一斗，煮取三升、溫服一升，日三服	噦逆

唾液腺

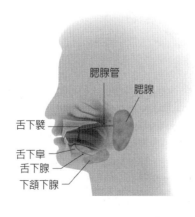

腮腺管

腮腺

舌下襞

舌下阜

舌下腺

下頜下腺

11-9 降氣劑：旋覆代赭石湯

組　　成：旋覆花、人參、生薑、代赭石、甘草、半夏、大棗。
煮 服 法：水煎溫服，一日三次。
主　　治：心下痞硬，噫氣不除，或反胃嘔逆，吐涎沫，舌淡，苔白滑，脈弦而虛。
用藥重點：實證忌用、脾胃虛弱慎用。

● 若胃氣不虛者，去人參、大棗，但代赭石劑量加重，以增強其重鎮降逆之作用。
● 若痰多者，加茯苓、陳皮以化痰。
● 若胃寒甚者，加丁香、吳茱萸，以溫胃降逆。

　　《傷寒論》：「傷寒服湯藥，下利不止，心下痞硬，服瀉心湯已，復以他藥下之，利不止，醫以理中與之，利益甚。理中者理中焦，此利在下焦，赤石脂禹餘糧湯主之。復利不止者，當利其小便。傷寒發汗，若吐，若下，解後，心下痞硬，噫氣不除者，旋覆代赭石湯主之。傷寒大吐、大下之，極虛，復極汗出者，以其人外氣怫鬱。復與之水，以發其汗，因得噦，所以然者，胃中冷故也。」瀉心湯，理中湯，旋覆代赭石湯與赤石脂禹餘糧湯等，臨床上，環環相扣。

　　《傷寒論》瀉心湯族群中，甘草瀉心湯、生薑瀉心湯、半夏瀉心湯、旋覆代赭湯等四方，半夏瀉心湯養護賁門，即下食道括約肌，生薑瀉心湯養護賁門與胃，甘草瀉心湯養護胃與幽門，旋覆代赭湯養護幽門與十二指腸。

　　當膽囊接受肝臟來的膽汁，負責儲留與濃縮的生理機能，《傷寒論》瀉心湯族群中，甘草瀉心湯、生薑瀉心湯、半夏瀉心湯、旋覆代赭湯等四方，以及柴胡湯族群中的小柴胡湯、柴胡桂枝湯、柴胡加芒硝湯等三方，都有煮半去渣，再煮半的過程，具有濃縮特質，幾乎與膽囊的生理運作相似，這些湯汁進入腸胃道後，與膽囊有同氣相求的共鳴，此七方都直接觸及膽囊的濃縮作業。腸肝循環是膽經脈路徑的部分表現，生活上與食飲關係最密切。《傷寒論》瀉心湯族群中，甘草瀉心湯、生薑瀉心湯、半夏瀉心湯、旋覆代赭湯等四方，對證下藥，是改善腸肝循環要方。

小博士 解說

　　三黃瀉心湯（大黃、黃芩、黃連）不同於瀉心湯族群中之甘草瀉心湯、生薑瀉心湯、半夏瀉心湯、旋覆代赭湯等四方，三黃瀉心湯延伸出來的黃連解毒湯（黃連、黃芩、黃柏、梔子），主治「一切火熱，表裏俱盛，狂躁煩心，口燥咽乾，大熱乾嘔，錯語不眠，吐血衄血，熱甚發斑。」黃連、黃芩、黃柏合之為柏皮湯，治三焦實熱，用粥丸（相當於科學中藥的澱粉製劑）名三補丸，治三焦火，日益燥、喉乾、二便秘結，及喉痰夜熱，多見於肝經脈（肝臟）及腦功能初期循環不良，服之可提升睡眠品質。

臨床應用

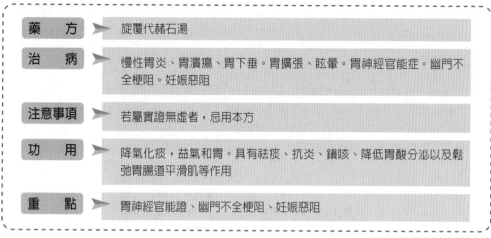

藥　方 ➤	旋覆代赭石湯
治　病 ➤	慢性胃炎、胃潰瘍、胃下垂。胃擴張、眩暈。胃神經官能症。幽門不全梗阻。妊娠惡阻
注意事項 ➤	若屬實證無虛者，忌用本方
功　用 ➤	降氣化痰，益氣和胃。具有祛痰、抗炎、鎮咳、降低胃酸分泌以及鬆弛胃腸道平滑肌等作用
重　點 ➤	胃神經官能證、幽門不全梗阻、妊娠惡阻

交感神經、副交感神經與腸道神經系統 (ENS) 神經元組織圖

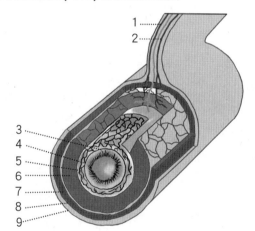

1. 交感神經
2. 副交感神經
3. 黏膜
4. 黏膜下
5. 黏膜下神經叢
6. 環狀肌
7. 腸肌層神經叢
8. 縱向肌
9. 漿膜

✚ 知識補充站

　　控制消化道的副交感神經刺激腸道神經系統，活化神經元，使消化道的分泌與蠕動隨之亢進。控制消化道的交感神經抑制腸道神經系統的神經元，令消化道的分泌與蠕動隨之低下。腸道疾病與自律神經系統功能失調互為因果，消化道負責消化與吸收，大部分受控於第十對腦神經迷走神經的副交感神經。換言之，盲腸與升結腸進行逆蠕動，反應在右天樞與左曲池；骶骨神經叢的副交感神經，控制大腸的後半部分（負責排泄），即橫結腸、降結腸到乙狀結腸的蠕動運動，反應在左天樞與右曲池。

　　壓按比較以上四穴，痠痛感反應較強烈者，即反應所屬腸道蠕動不良。橫結腸、降結腸到乙狀結腸蠕動過慢或停滯會造成便秘，蠕動過快會下利。如果盲腸與升結腸一併蠕動過慢或過快，便秘或下利的狀況將更加嚴重。

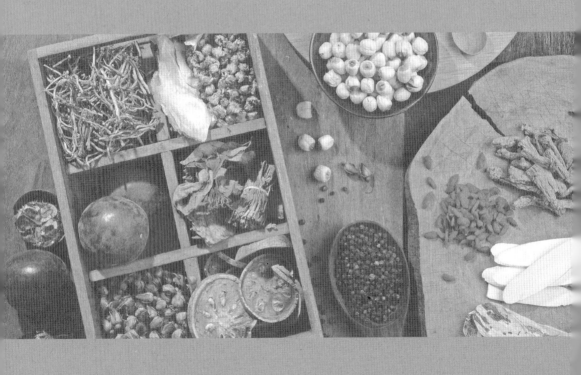

理血劑

12

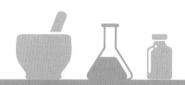

心肺瓣膜關係血液運轉，心肺有四個瓣二尖瓣、三尖瓣、主動脈瓣、肺動脈瓣，主動脈瓣與二尖瓣是一家人，肺動脈瓣與三尖瓣是一家人。西方醫學認為用聽診器聽心臟的聲音最清楚，血液通過二尖瓣時，從跳動的聲音可以了解二尖瓣是否有狹窄或閉鎖不全的情形。人在擁抱對方時，心臟跳動的感覺多很明顯，如一下感覺出對方心臟緊張跳動，大約是對方的營養及情緒不穩。如心臟跳動的感覺越來越弱而乏力，屬虛者多氣血不足，宜炙甘草湯、腎氣丸等。如心臟跳動的感覺越來越強而不安，屬邪實者多氣血瘀滯，宜桃紅四物湯、血府逐瘀湯、丹參飲、復元活血湯等。

12-1 活血劑：血府逐瘀湯

組　　成：桃仁四錢、紅花三錢、當歸三錢、川芎一錢半、生地三錢、赤芍二錢、牛膝三錢、
　　　　　桔梗一錢半、枳殼二錢、柴胡一錢、甘草一錢。

煮服法：水煎服。

主　　治：胸痛，頭痛日久，痛如針刺而有定處，或呃逆日久不止或煩悶，或心悸失眠，
　　　　　急躁易怒，入暮潮熱，唇黯或兩目暗黑，舌暗紅或有瘀斑，脈濇或弦緊。

用藥重點：孕婦忌服、無瘀血慎用。

● 若氣滯較重，加青皮、香附以加強行氣之作用。

● 若血瘀經閉、痛經者，去桔梗加益母草、
　澤蘭、香附等以活血調經止痛。

● 若脅下有痞塊，屬瘀血者，加鬱金、丹參
　以活血祛瘀，消癥化積。

● 若瘀痛日久入絡者，加全蠍、蜈蚣、穿山
　甲、地龍以通絡止痛。

　　血府逐瘀湯由桃紅四物湯（桃仁、紅花、
當歸、川芎、生地、赤芍）與四逆散（赤芍、
枳殼、柴胡、甘草）加牛膝與桔梗構成，桃

紅四物湯活血祛瘀，桃紅四物湯即元戎四物
湯，治臟結便秘，撲損瘀血，能減少運動員
的運動傷害。

　　血府逐瘀湯與桃紅四物湯治臟結便秘、
撲損瘀血，助益督脈、腎經脈與大腸經脈（排
泄與清倉）的循環。人迎穴區與俞府穴區如
果靜脈突顯，宜選擇血府逐瘀湯、丹參飲、
復元活血湯等對證療護心臟血管疾病。

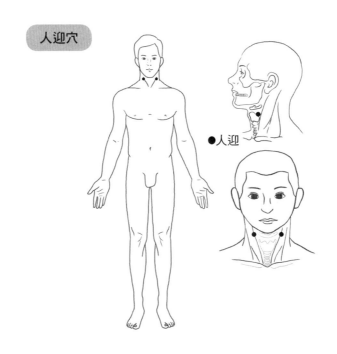

人迎穴

●人迎

臨床應用

藥　方 ▶	血府逐瘀湯
治　病 ▶	心絞痛、風濕性心臟病。高血壓、高血脂症。胸部挫傷與肋骨炎之胸痛、精神官能症。血管神經性頭痛、三叉神經痛、腦動脈硬化症、腦震盪後遺症之頭痛、頭暈。前列腺肥大、失眠、盜汗。肝硬化、慢性肝炎。盆腔炎、痛經、乳腺增生病、更年期綜合症、子宮內膜異位症。靜脈炎、血栓閉塞性脈管炎。慢性咽喉炎、視網膜病
注意事項 ▶	(1) 非有瘀血之證，不宜使用，以免傷正 (2) 孕婦忌服
功　用 ▶	活血祛瘀，行氣止痛。有抑制脂質過氧化反應、預防動脈硬化、抗炎、降血脂等作用。具增加腹腔巨噬細胞吞噬，活化 T、B 細胞的功能，且參與一定的免疫調節而提高免疫機能。有抑制血小板聚集、擴張血管、改善血液循環、抑制腫瘤生長、轉移等作用。抗缺氧、抑制心率與心肌收縮的作用而導致短暫血壓下降，但對外周之血管收縮、舒張有雙重效應。提高下視丘腦垂體 - 腎上腺皮質軸的機能
重　點 ▶	胸部挫傷與肋骨炎之胸痛、精神官能症、血栓閉塞性脈管炎、慢性咽喉炎、視網膜病

俞府穴

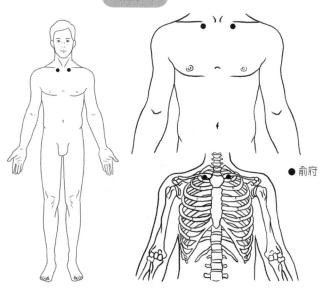

● 俞府

12-2 活血劑：丹參飲

組　　成：丹參一兩、檀香、砂仁各一錢半。
煮 服 法：水煎服。
主　　治：血瘀氣滯，心胃諸痛，舌紅，脈弦。
用藥重點：出血性疾病忌用、胃虛氣弱慎用。

● 若血瘀痛甚者，加鬱金、乳香以活血止痛。
● 若氣滯痛甚者，加香附、烏藥以行氣止痛。
● 若兼寒凝甚者，加吳茱萸溫經止痛。
● 若熱鬱甚者，加黃芩清泄止痛。
● 若兼胸悶脘痞者，加柴胡、枳殼、赤芍、
　生甘草。

　　丹參飲具有擴張冠狀動脈及周圍血管之
作用，進而改進靜脈系統的生理作業，得以
治胃神經官能症、心絞痛、膽囊炎等。女人
停經後雌激素急遽下降，引起各種生理學的
反應與代謝反應，隨之罹患很多疾病，尤其
是心血管疾病罹患率上升，桃紅四物湯、血
府逐瘀湯、丹參飲、復元活血湯等，能改善
心臟功能與促進肝細胞再生，對證下藥，可
強化美容、保養身心的效果。心臟、心房、
頸外靜脈有狀況時，頸部就會出現靜脈曲張，
停經後的女人頸部靜脈曲張越嚴重者，心臟
功能的問題越大。

　　天容穴與天窗穴的壓按診斷，右側比
左側或硬或疼痛，則左側的天樞穴與氣衝
穴較右側僵硬而疼痛，多瘀滯實證，桃紅
四物湯、血府逐瘀湯、丹參飲、復元活血
湯等，能改善心臟功能與促進肝細胞再生，
天容穴與天窗穴的壓按，有助療效與縮短
病程。天容穴與天窗穴左側比右側或硬或
疼痛，而右側的天樞穴與氣衝穴較右側僵
硬而疼痛，多虛弱證，宜補益劑或溫養劑。

▌頸部肌肉群

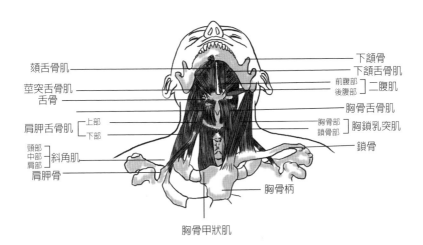

頦舌骨肌
莖突舌骨肌
舌骨
肩胛舌骨肌 [上部/下部]
斜角肌 [頸部/中部/肩部]
肩胛骨

下頜骨
下頜舌骨肌
二腹肌 [前腹部/後腹部]
胸骨舌骨肌
胸鎖乳突肌 [胸骨部/鎖骨部]
鎖骨
胸骨柄

胸骨甲狀肌

臨床應用

藥　方	▶	丹參飲
治　病	▶	慢性胃炎、胃及十二指腸潰瘍。胃神經官能症。心絞痛。膽囊炎、慢性胰腺炎
注意事項	▶	丹參具有活血作用，其用量大，因此，出血性疾病忌用
功　用	▶	活血祛瘀，行氣止痛。具有抗炎、抑菌、鎮痛等作用。丹參飲具有抗凝血作用。丹參飲具有擴張冠狀動脈及對周圍血管有擴張之作用，因此而導致血壓下降。具有改善心收縮力，促進側枝血液循環及體內血流再分配，並可降低冠心病之血漿黏稠度與增加紅血球電泳率，改善血液循環
重　點	▶	胃神經官能症、心絞痛、慢性胰腺炎

天容穴

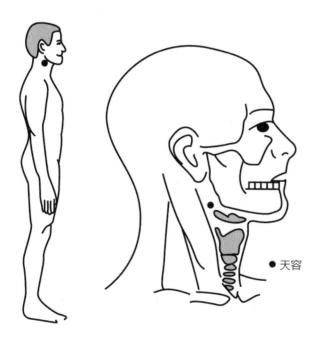

● 天容

12-3 活血劑：鱉甲煎丸、復元活血湯

鱉甲煎丸

組　　成：鱉甲十二分，炙、烏扇炮、黃芩、鼠婦熬、乾薑、大黃、桂枝、石葦去毛、厚朴、瞿麥、紫葳、阿膠各三分、柴胡、蜣螂熬，各六分、芍藥、牡丹去心、蟅蟲熬，各五分、蜂窠炙，四分、赤硝十二分、桃仁二分、人參、半夏，葶藶各一分。

煮　服　法：上二十三味藥物，取煅灶下灰一斗，清酒一斗五升，浸灰候酒盡之一半，著鱉甲於中，煮令泛爛如膠漆，絞取汁，內諸藥，煎為丸，如梧子大。空心服七丸（3克），日三服。

主　　治：瘧母。瘧疾日久不愈，脅下癖塊，以及癥瘕積聚，腹中疼痛，肌肉消瘦，飲食減少，時有寒熱，或女子月經閉止等。

用藥重點：虛弱出血性疾病忌用、正氣虛者慎用。

《金匱要略》：「瘧脈自弦，弦數者多熱，弦遲者多寒，弦小緊者下之差，弦遲者可溫之，弦緊者可發汗、針灸也，浮大者可吐之，弦數者風發也，以飲食消息止之。病瘧，以月一日發，當以十五日愈；設不差，當月盡解；如其不差，此結為癥瘕，名曰瘧母，急治之，宜鱉甲煎丸。」

《溫病條辨》鱉甲煎丸者辛苦通降，鹹走絡法，君鱉甲而以煎成丸也，君藥以鱉甲守神入裡，專入肝經血分而搜邪，活血化瘀，軟堅消癥，領帶四蟲（蟅蟲、蜣螂、鼠婦、蜂窠）深入臟絡，桃仁、丹皮、紫葳之破血逐瘀，助君藥以加強軟堅散結的作用，副以葶藶、石葦、瞿麥之行氣滲濕，臣以小柴胡、桂枝二湯，總去三陽經未結之邪；大承氣急驅入腑已結之渣滓；佐以人參益氣、乾薑、白芍養血活血入絡破瘀，阿膠養血，護養氣血俾邪無容留之地，深入臟絡而病根拔矣。

《內經、熱病》五十九刺的頭面部有三十一穴，其中有項中一（風府穴），風池二，天柱二（共五穴），是臨床上治瘧母的實用穴道，用於肝硬化、肝癌、慢性肝炎、胰腺癌、胃癌、肺癌及腹部腫瘤等。

復元活血湯

組　　成：柴胡半兩、栝蔞根、當歸三錢、紅花、甘草、炮山甲各二錢、大黃酒浸一兩、桃仁酒浸去皮尖，研如泥，五十個。

煮　服　法：水煎服，服藥後以利為度，即瘀血已下免傷正氣。

主　　治：跌打損傷，瘀血留於脅下，痛不可忍。

用藥重點：孕婦忌服、正氣虛者慎用。

● 疼痛似針刺且甚加三七粉沖服，或酌加乳香、沒藥以增強化瘀止痛之作用。
● 氣滯甚酌加鬱金、香附、青皮、枳殼、木香等以使氣行則血行，增強活血的作用。
● 傷在上肢加桂枝、薑黃，以引至上肢。
● 傷在下肢加牛膝、木瓜，以引至下肢。

復元活血湯加桂枝、薑黃，以引至上肢，壓按右天樞穴比左天樞穴痛，多伴見虛弱證。瘀傷在下肢，復元活血湯加牛膝、木瓜，以引至下肢，壓按左天樞穴比右天樞穴痛，多瘀滯實證。配合針砭小腿的血絡，可加強療效。

臨床應用

藥　方	鱉甲煎丸	復元活血湯
治　病	肝硬化、脾腫大、肝癌、子宮肌瘤、卵巢囊腫、惡性腫瘤	肋間神經痛、肋軟骨炎。軟組織扭傷。外傷血腫。血栓靜脈炎。高血脂。骨折、肱二頭肌炎。麻痺性腸梗阻。乳腺增生
注意事項	若癥結屬正氣虛者慎用，因本方扶正之力不足	孕婦忌服
功　用	行氣活血，祛濕化痰，軟堅消癥	活血祛瘀，疏肝通絡。具有擴張血管，改善微循環，影響免疫功能，抑制血小板聚集及抗血栓形成，促進纖維蛋白溶解、抗炎、鎮痛、鎮靜等作用
重　點	子宮肌瘤、卵巢囊腫、惡性腫瘤	軟組織扭傷、肱二頭肌炎、麻痺性腸梗阻、乳腺增生

風府、風池、天柱、天樞穴

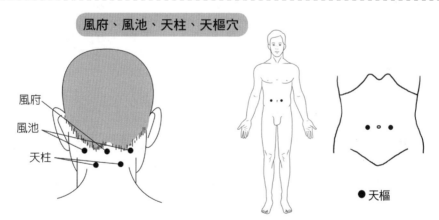

風府
風池
天柱

● 天樞

✚ 知識補充站

《金匱要略》有酸棗仁湯、大黃䗪蟲丸、八味腎氣丸、薯蕷丸以治「身體瘦，肌膚甲錯，四屬斷絕」的勞損，治療虛勞方中，大黃䗪蟲丸為緩中補虛之方，富含蛋白質與微量礦物質，隨著通導之效而補養之。相對於跌打損傷之證，宜桃紅四物湯、血府逐瘀湯、丹參飲或復元活血湯等以活血化瘀，疏通經絡。

12-4 活血劑：溫經湯

組　　成：吳茱萸三兩、當歸三兩、芍藥二兩、川芎二兩、人參二兩、桂枝二兩、阿膠二兩、牡丹皮二兩去心、生薑二片、甘草二兩、半夏半升、麥冬去心一升。

煮服法：水煎服，分溫三服。

主　　治：漏下不止，月經不調，或前或後，或逾期不止，或一月再行，或經停不至，傍晚發熱，手心煩熱，唇口乾燥，少腹裏急，腹滿，或小腹冷痛，或久不受孕，舌淡苔白，脈沉緊。

用藥重點：實證瘀血者忌用、胃虛氣弱慎用。

- 小腹冷痛甚者，去丹皮、麥冬加艾葉、小茴香。
- 氣虛甚者，加黃耆。（壓按右天樞穴比左天樞穴痛）
- 氣滯者，加香附、烏藥，以理氣止痛。（壓按左天樞穴比右天樞穴痛）
- 若漏下色淡不止者，去丹皮之涼，加炮薑、焦艾、熟地以溫經補血止血。

　　《金匱要略》：「婦人年五十所，病下利數十日不止，暮即發熱，少腹裏急，腹滿，手掌煩熱，唇口乾燥，此病屬帶下，以曾經半產，瘀血在少腹不去。當以溫經湯主之。」

溫經湯以桂枝湯與吳茱萸湯去大棗為基底，再加芎藭、當歸、阿膠、半夏、丹皮、麥冬等。共奏溫經散寒、養血祛瘀之功。溫清補消並用，治衝任虛寒有瘀滯，證屬瘀、寒、虛、熱錯雜而月經不調、痛經、崩漏、不孕等。實熱或無瘀血內阻者忌用，忌食生冷之品。

▎溫經湯加減方

方名	組成	治病	重點
溫經湯	溫經湯去吳茱萸、阿膠、半夏、麥冬、桂枝、生薑加莪朮、肉桂、牛膝	為治寒氣客於血室，血氣凝滯臍腹作痛，脈沉緊	臍腹作痛

▎溫經湯與大黃蟅蟲丸虛證與實證的比較

藥方	組成	煮服法	治療重點
溫經湯	吳茱萸三兩、當歸二兩、芎藭二兩、芍藥二兩、人參二兩、桂枝二兩、阿膠二兩、生薑二兩、牡丹皮二兩、甘草二兩、半夏半升、麥門冬一升（吳參桂芍薑甘芎歸膠夏丹麥）	水一斗，煮取三升，分溫三服，亦主婦人少腹寒，久不受胎；兼取崩中去血，或月水來過多，及至期不來	腹腔脈管虛弱
大黃蟅蟲丸	大黃75克、黃芩60克、甘草90克、桃仁120克、杏仁120克、白芍120克、熟地黃300克、乾漆30克、蟅蟲60克、水蛭50克、蠐螬60克、土鱉蟲30克	蜜製小丸，一次服5克，一日服三次，酒下	腹腔脈管瘀滯

臨床應用

藥　　方 ▶	溫經湯
治　　病 ▶	功能性子宮出血。慢性盆腔炎、陰道炎、慢性闌尾炎。不孕症。痛經、月經不調、閉經、白帶
注意事項 ▶	(1) 若腹有硬塊，屬實證瘀血者，不宜使用本方 (2) 若屬崩漏者服藥後，如見出血增加，此為瘀血之排出，這是正常現象 (3) 更年期患者，須婦檢，且須排除腫瘤等疾病
功　　用 ▶	溫經散寒，祛瘀養血。降低催乳素量，促進黃體生成素的分泌作用
重　　點 ▶	功能性子宮出血、慢性盆腔炎、慢性闌尾炎

地倉、天樞穴

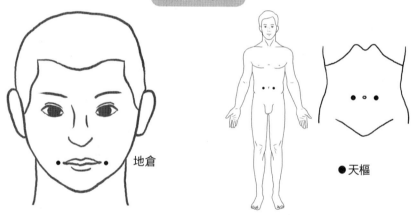

地倉

●天樞

✚ 知識補充站

　　肝腦塗地與肝性腦病變（肝性腦症）都是過勞所致，實證可斟酌血府逐瘀湯、丹參飲、或復元活血湯、大黃蟅蟲丸、生化湯等。虛證則溫經湯、八味腎氣丸、薯蕷丸等，對婦女更年期後的心臟功能極具養護作用。右天樞與左天樞主診排泄狀況，右天樞主診升結腸與橫結腸前半部分，虛弱軟塌者宜四逆加人參湯、溫經湯、八味腎氣丸、薯蕷丸等；左天樞主診降結腸與乙狀結腸部分，硬滿多實證，可斟酌血府逐瘀湯、丹參飲、復元活血湯、生化湯等，對婦女更年期後的心臟功能極具養護作用。

12-5 活血劑：生化湯

組　　成：全當歸八錢、川芎三錢、桃仁去皮尖，十四枚，乾薑炮黑，五分，炙甘草五分。
煮 服 法：⑴黃酒、童便各半煎服。⑵水煎服，或酌加黃酒同煎。
主　　治：產後血虛受寒，惡露不行，小腹冷痛。
用藥重點：血熱瘀滯忌服、非產後養血調經必用方。

● 若惡露已行而腹微痛者，去桃仁。
● 若瘀塊留阻，腹痛甚者，加失笑散、延胡索以祛瘀止痛。
● 若血塊未消，不可加參、耆，加之則痛不止。

　　子宮後穹窿完全阻塞，或卵巢沾黏性子宮內膜異位，重者要大承氣湯或當歸生薑羊肉湯，大承氣湯著重改善腰骶部的副交感神經（排泄）問題，當歸生薑羊肉湯著重於調節頭頸部的副交感神經（消化吸收）問題。溫經湯養益消化道，消化道大部分是由第十對腦神經副交感神經所控制。血府逐瘀湯、丹參飲、復元活血湯、生化湯等養益大腸後半部位，此是由骶骨神經叢的副交感神經所控制。

　　《金匱要略》產後瘀血實證，必有腹痛拒按情形，如果痛處拒按，輕者用生化湯，重者用回生丹最妙。產婦腹痛，概以生化湯從事，每至產後，必服生化湯十數帖，成陰虛勞病。再如達生湯「懷孕九月後服，多服尤妙」，假如沉濇之脈，服達生湯則可，若流利洪滑之脈，血中之氣本旺，必致產後下血過多而成痙厥矣。

▌《溫病條辨》去腹中瘀滯三方之比較

藥方	組成	煮服法	主治
生化湯	當歸24克、川芎9克、桃仁9克、炮薑2克、甘草2克	酒與童便各半煎	活血化瘀、溫經止痛。產後瘀血內阻挾寒，以致惡露不行，少腹疼痛或小兒枕骨痛
達生湯	當歸二錢五分、川芎六分、益母草一錢、車前子五分、甘草三分、冬葵子一錢、白朮一錢、大腹皮四分、牛膝六分、枳殼五分、木香三分、生薑一片	水煎，食遠服。懷孕至八、九月之後，連服數帖。腹痛，加白芷五分、沉香五分	滑胎易產
回生丹	大黃末500克、蘇木60克（煎取汁）、紅花90克（好酒煮滾取汁）、黑豆200克（煮取汁），當歸、川芎、熟地黃、白茯苓、蒼朮、香附米、烏藥、玄胡索、桃仁、蒲黃、牛膝各30克，白芍、甘草、陳皮、木香、三稜、五靈脂、羌活、地榆、山萸各15克，人參、白朮、青皮、木瓜各9克，良薑12克，乳香、沒藥各3克	大黃末米醋攪勻，以文武火熬成膏，如此二遍，次下紅花酒、蘇木湯、黑豆汁，攪開，再熬成膏取出。如有鍋巴，再焙乾，與其餘藥物共為細末，用大黃膏為丸，如彈子大，每服一丸，酒頓化，通口服	治孕婦調養失宜，勞復胎動；或胎漏，惡露時下；臟極寒，久不成胎；或胎瘦燥不長，過期不產；或產時未至，惡露先下，致令難產；或胎死腹中，腹上冰冷，口唇青黑，出冷沫；或惡露上攻，昏悶不省，喘促汗出，及惡露不下，臍腹冷痛，寒熱往來；或因產勞虛損，身羸而黃，體瘦心怯，盜汗，飲食不進，漸成勞疾；兼治崩漏帶下，室女經閉，前言月水不調

▌臨床應用

藥　　方 ▶	生化湯
治　　病 ▶	慢性子宮內膜炎、人工流產後出血不止、產後子宮收縮不良及收縮痛、子宮肌瘤及子宮肥大症、產後惡露不淨、產後乳汁過少、產後調理、胎死腹中、引產
注意事項 ▶	(1) 血熱有瘀滯者忌服 (2) 此不可視為產後養血調經之必用方
功　　用 ▶	活血化瘀，溫經止痛，具有加強子宮收縮及抗炎、鎮痛、抗血栓等作用，能提高泌乳量與受胎率，有抑制血小板聚集和擴張血管作用。對子宮雙向調節，若子宮增生時可使其減重與回縮，卵巢功能低時又能代償卵巢的部分功能，防止子宮萎縮，同時增強子宮對雌激素的敏感性
重　　點 ▶	慢性子宮內膜炎、人工流產後出血不止、胎死腹中、引產

▌生化湯加減方

方名	組成	治病	重點
加參生化湯	加肉桂以溫經散寒 生化湯加人參	治產後一二日間血塊未消，而氣血虛脫或暈或厥，甚則汗出如珠、口氣漸冷，煩渴喘急者	寒甚，小腹冷痛

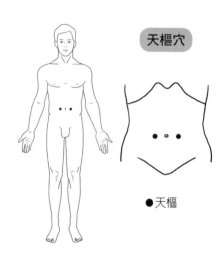

天樞穴

●天樞

12-6 活血劑：桂枝茯苓丸

組　　成：桂枝、茯苓、丹皮、桃仁去皮尖、芍藥各等分。

煮 服 法：研為粉末煉蜜為丸，每日食前服 5-8 粒約 3 克，亦可作湯劑水煎服。

主　　治：⑴婦人腹宿有癥塊，按之痛，腹攣急。⑵妊娠胎動不安，漏下不止，血色紫黑晦黯，腹痛拒按。⑶經閉腹脹痛。⑷產後惡露不盡，腹痛拒按。

用藥重點：胃虛氣弱忌用、孕婦慎用。

● 腹痛劇加乳香、沒藥以止痛。

● 漏下較甚加三七粉配服。

《金匱要略》：「婦人宿有癥病，經斷未及三月，而得漏下不止，胎動在臍上者，為癥痼害。妊娠六月動者，前三月經水利時，胎也。下血者，後斷三月，衃也。所以血不足者，其癥不去故也，當下其癥，桂枝茯苓丸主之。」「懷身腹滿，不得小便，從腰以下重，如有水氣狀。懷身七月，當刺勞宮及關元。」虛證則溫經湯、八味腎氣丸、薯蕷丸等，對婦女更年期後的心臟功能極具養護作用。孕婦的生活作息比任何藥物治療還重要，早睡多休息是最必要的，更重要的是要保持心情輕鬆愉悅。同時配合針灸，對孕母與胎兒都有助益，可代之以放血小腿靜脈，助肝門脈循環，進而養益胎氣。

小博士解說

　　《傷寒論》之辨證施治，「按診」是非常重要的一環，尤其是胸部與腹部，全書條文關於胸腹按診可分為七個段落，其中關元穴是最重要的穴道：

　　　　1.第一段(條文31.~39.)：按診胸部膻中穴、中府穴、乳根穴

　　　　2.第二段(條文40.~53.)：按診胸部與腹部膻中穴、巨闕穴、中脘穴

　　　　3.第三段(條文68.~76.)：按診胸部與腹部膻中穴、巨闕穴、中脘穴、關元穴、中極穴

　　　　4.第四段(條文77.~83.)：按診胸部紫宮穴、膻中穴、中庭穴

　　　　5.第五段(條文88.~102.)：按診腹部中極穴、關元穴、石門穴、天樞穴

　　　　6.第六段(條文160.~170.)：按診胸部與腹部膻中穴、鳩尾穴、巨闕穴、中脘穴、不容穴、關元穴、中極穴、氣衝穴、曲骨穴

　　　　7.第七段(條文430.與462.)：按診腹部中脘穴、關元穴、左天樞穴、右天樞穴

臨床應用

藥　　方	桂枝茯苓丸
治　　病	子宮肌瘤、子宮息肉、子宮內膜炎、卵巢囊腫、慢性輸卵管炎、婦女經期綜合症、閉經、痛經、不孕症、子宮外孕、前列腺肥大、慢性肝炎、腎炎後蛋白尿
注意事項	(1) 孕婦須於醫師診治下使用，以免誤服而傷胎元 (2) 少數病例服用本方證見輕度腹脹，或便秘之副作用
功　　用	活血化瘀援消癥塊。具有鎮靜、鎮痛、抗炎、消腫、化癥消積等作用。能使脾巨噬細胞增加且吞食能力增強。有抗腫瘤、抑制血小板聚集及預防瀰漫性血管內凝血的作用，並降低血液黏稠度，改善周圍血液循環
重　　點	不孕症、子宮外孕、前列腺肥大、慢性肝炎、腎炎後蛋白尿

左腹與小腹壓診重要穴位圖

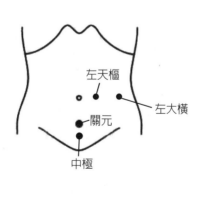

12-7 活血劑：桃仁承氣湯

組　　成：桃核去皮尖，五十個、大黃四兩、桂枝二兩、炙甘草二兩、芒硝二兩。

煮 服 法：上四味，以水煎過濾去渣，內芒硝，更上火，微沸，下火食，溫服，日三服，當微利。

主　　治：少腹急結，小便自利，譫語煩躁，其人如狂，至夜發熱。以及血瘀經閉，痛經，脈沉實而濇。

用藥重點：孕婦忌用、體質虛弱慎用。

● 兼氣滯加香附、青皮、烏藥以行氣止痛。

● 跌打損傷，瘀血留滯，疼痛不能轉側加赤芍、當歸尾、紅花、蘇木以活血祛瘀止痛。

● 月經不調、經閉、痛經，屬實證加當歸、紅花以活血調經。

● 產後惡露不下，小腹堅痛，喘脹難忍加蒲黃、五靈脂以活血祛瘀止痛。若火旺而血瘀於上，頭痛頭脹，目赤面紅，吐衄者，加生地、丹皮、 梔子、牛膝以清熱涼血。

● 無發熱如狂，生大黃改為製大黃，且去芒硝。

《傷寒論》：「(1)熱結膀胱，其人如狂，血自下，下者愈。外解已，但少腹急結者，乃可攻之，宜桃仁氣湯。(2) 其人發狂，熱在下焦，少腹當硬滿，小便自利者，下血乃愈。太陽隨經瘀熱在裏故也，下之以抵當湯。(3) 其人如狂血證諦，屬抵當湯。(4) 少腹滿應小便不利，今反利者為有血，抵當丸下之。」抵當丸與抵當湯是水蛭、虻蟲、桃仁、大黃四味藥。水蛭、虻蟲是血肉之品（蛋白質含量豐富），有情歸有情，故用有情緩治，抵當丸熬膏為丸，從緩治。無情歸無情，用無情急治以桃仁承氣湯（即桃核承氣湯）。

《難經》扁鵲以七門解說人的消化道，唇為飛門，齒為戶門，口腔與食道為吸門，食道與胃為賁門，胃與小腸為幽門，大腸與小腸為闌門，肛門為魄門。通常消化道不舒服的時候，都是從胃開始有感覺，而且幾乎都不是胃本身的問題，即使近代醫學確定幽門桿菌是胃病與胃癌的主兇，但是不可否認的，生活習慣失序與抗壓力不足才是罪魁禍首。在日本，目前胃癌仍是嚴重的消化道疾病，比起美國與法國的胃癌人口比例，有如天壤之別，癥結不是生活習慣衛生問題，而是紓解壓力不良，加上生活態度過度嚴謹所造成。是以，胃中虛補養之，胃中不和調理之，虛實補瀉，即是《傷寒論》論證施治精闢之處。

小博士解說

消化道氣體來源是①嚥下的空氣、②血液中移轉的空氣(20%)、③消化道內細菌腐敗發酵作用產生的氣體(10%)、④其他是胃液中的鹽酸與胰液中的重碳酸鈉化學反應產生的氣體；消化道氣體產生過剩與排泄量低下，都會造成身體不舒服。

1.氣體產量過剩：多實證，宜以助消化、排泄為主。

2.氣體排泄量低下：多虛證，宜以助吸收、排泄為主。

臨床應用

藥　方 ➤	桃仁承氣湯
治　病 ➤	月經不調、痛經、閉經、急性盆腔炎、胎盤滯留、腸梗阻、闌尾炎、流行性出血熱、跌打損傷、肝昏迷重症肝炎、癲癇、慢性腎盂腎炎、慢性肝炎、思覺失調症、經期思覺失調症、出血性腦血管病、血小板減少性紫癜、多發性乳糜尿
注意事項 ➤	(1) 少數人服藥後有嘔吐、腹瀉反應 (2) 體質虛弱者慎用 (3) 孕婦忌用 (4) 表證未解者，當先解表，而後再用本方
功　用 ➤	破血下瘀。具有抗菌、消炎、保肝、利膽、鎮靜、解毒、抗驚厥、瀉下、降血脂、降糖、抑制血小板聚集、降尿素氮與肌酸酐等作用
重　點 ➤	昏迷重症肝炎、思覺失調症、出血性腦血管病、多發性乳糜尿

左腹與小腹的壓診

瘀滯部分	壓之疼痛	湯方
降結腸、乙狀結腸	左天樞、左大橫	大承氣湯與大陷胸丸
膀胱、直腸	關元、中極	抵當丸、抵當湯、桃仁承氣湯

腹部診重要穴道

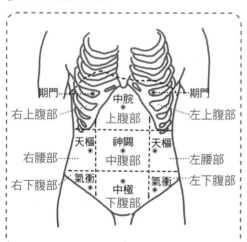

胃、腸、膀胱位置圖

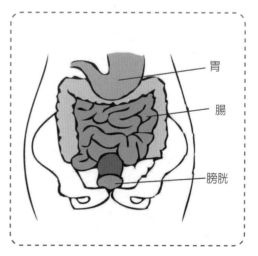

12-8 活血劑：補陽還五湯、十灰散

補陽還五湯

組　　成：生黃耆四兩、當歸尾二錢、赤芍一錢半、地龍一錢、川芎一錢、紅花一錢、桃仁一錢。
煮服法：水煎服。
主　　治：半身不遂，口眼歪斜，語言蹇澀，口角流涎，下肢痿廢，小便頻數或遺尿不禁，苔白，
　　　　　脈濇。
用藥重點：陰虛血熱者忌用、久服不可斷然停藥。

● 若脾胃虛弱者，加黨參、白朮以補氣健脾。
● 若語言不利者，加石菖蒲、鬱金、遠志以
　開竅化痰。
● 若痰多者，加製半夏、天竹黃以化瘀。
● 若偏寒者，加熟附子以溫陽散寒。
● 若口眼歪斜者，加牽正散，以化痰通絡。
● 若下肢癱重時，加杜仲、牛膝以補肝腎強
　筋。
● 若偏癱日久未效者，加水蛭、虻蟲，以破
　血通絡。

　　補陽還五湯主治半身不遂，口眼歪斜。
補陽還五湯以當歸補血湯為主，桃紅四物湯去
地黃加地龍輔之，地龍、紅花、桃仁等行導之
藥，三藥藥量約6%，黃耆藥量約85%，補陽
還五湯有地龍之有情歸有情，用有情緩治以帶
路，順著《傷寒論》之「血證諦屬抵當湯」與
「有血抵當丸」及桃核承氣湯，以當歸補血湯
大補氣血，治腦動脈硬化症、腦血管意外後遺
症等，改善血管結構與功能。補陽還五湯久服
培元固本，療效才顯；但是，久服不可斷然停
藥，一定要漸漸減藥量才停服。

十灰散

組　　成：大薊、小薊、荷葉、側柏葉、白茅根、茜草根、山梔子、大黃、牡丹皮、棕櫚皮各等分。
煮服法：⑴各藥燒存性，為末，藕汁、蘿蔔汁磨適量，調服9克，每服3克。
　　　　　⑵亦可作湯劑煎服，劑量按原方比例酌定。
主　　治：嘔血、吐血、咯血、嗽血等因血熱妄行所造成，其舌紅，脈數有力者。
用藥重點：出血屬虛寒者忌服、不宜多服久服。

　　十灰散以十味燒存性為末，以葉皮根之
藥為主，再加上藕汁、蘿蔔汁調服之，十灰
散之大薊與小薊均能涼血止血、祛瘀消癥，
用於各種血熱妄行引起的出血，所有消化道
從肝動脈與腹主動脈形成第一次微血管叢，
最後在肝臟類竇形成第二次微血管叢，這之
間路途廣泛而遙遠，前後面的微血管叢，構
成肝門脈循環，血府逐瘀湯、丹參飲、復元
活血湯對於養護心臟血管疾病，是彌補十灰
散之不足。

　　肝門脈壓亢進造成的疾病最常見的
是肝硬化、特發性肝門脈壓亢進症、肝外
肝門脈閉塞症、布加症候群（Budd-Chiari
Syndrome），食道、胃靜脈瘤，幾乎90%以
上是肝硬化的合併症，這些症候群患者多數
是生活忙碌或壓力很大，初期血熱妄行造成
嘔血、吐血、咯血或嗽血，可對證下藥，如
十灰散等。十灰散為治標之法，不宜多服久
服，血止之後，宜辨證調理。血府逐瘀湯、
復元活血湯、十灰散對養護心臟血管疾病方
面各有所長。

臨床應用

<table>
<tr><td>藥　　方</td><td>補陽還五湯</td></tr>
<tr><td>治　　病</td><td>坐骨神經痛、面神經麻痺、多發性神經炎、神經性耳聾、腦瘤、小兒麻痺後遺症、缺血性中風、出血性中風、腦動脈硬化症、腦血管意外後遺症。血管神經性頭痛、血栓閉塞性脈管炎。帕金森氏綜合症。心律失常、心力衰竭、進行性肌營養不良、肝硬化、慢性腎炎、慢性萎縮胃炎、慢性盆腔炎</td></tr>
<tr><td>注意事項</td><td>(1) 本方宜久服，療效才能顯現，久服不可斷然停藥，要減藥量漸漸地停服
(2) 陰虛血熱者忌用
(3) 高血壓者亦可使用本方</td></tr>
<tr><td>功　　用</td><td>補氣、活血、通絡。有降低血漿黏度，改變血漿成分比，降低紅細胞壓積而改善血液流變性、抗血栓、抗凝血等作用。具有降壓、抗氧化、抗自由基、抗疲勞、耐缺氧、抗炎、促進免疫功能、抑制血小板聚集以及降血脂、擴張腦血管、改善腦組織水和納代謝而對抗腦缺血損傷、明顯減輕急性腦水腫時氧自由基連鎖反應對血腦屏障與腦細胞的損害、促進腦、脊髓、周圍神經損傷的修復作用</td></tr>
<tr><td>重　　點</td><td>坐骨神經痛、面神經麻痺、多發性神經炎</td></tr>
</table>

<table>
<tr><td>藥　　方</td><td>十灰散</td></tr>
<tr><td>治　　病</td><td>急性胃出血。胃及十二指腸潰瘍合併出血、尿血、月經過多、功能性子宮出血。肺結核咯血。支氣管擴張咯血</td></tr>
<tr><td>注意事項</td><td>(1) 本方亦可外治
(2) 本方為治標之法，不宜多服久服，血止後，宜辨證調理
(3) 若出血屬虛寒者忌服</td></tr>
<tr><td>功　　用</td><td>涼血止血。具止血、鎮靜、抑菌作用</td></tr>
<tr><td>重　　點</td><td>急性胃出血、功能性子宮出血、肺結核咯血</td></tr>
</table>

12-9 活血劑：槐花散、小薊飲子、咳血方

槐花散

組　　成：炒槐花、側柏葉、荊芥穗、麩炒枳殼各等分。
煮 服 法：⑴上述藥物研為粉末，用清米飲調服 3 克，空心食前服。⑵水煎服。
主　　治：腸風臟毒下血。便前出血，或便後出血，或糞中帶血，以及痔瘡出血，血色鮮紅或晦暗。
用藥重點：陰虛或氣虛者忌用、不宜久服。

● 若大腸熱盛者，加黃連、黃柏以清腸中濕熱。
● 若下血量多者，加地榆以加強清熱止血之作用。
● 若便血日久而屬血虛者，加當歸、熟地以補血。
● 槐花散去側柏葉、枳殼加當歸、熟地、青皮、升麻為槐花散，治腸下血，濕毒下血。
● 槐花散去側柏葉、枳殼加青皮，為槐花散，治血痢。

　　槐花散以花、葉、穗、殼等粉末，清粥服飲。槐花散藥性寒涼，不宜久服，僅宜暫用，便血日久者不宜。若食道或胃腸管壁宿疾者，服用抗凝血劑與阿斯匹林，可能便血或吐血，飲食要更加注意。在此情況下，不可服用黃土湯、赤小豆當歸散或槐花散等來止血。

小薊飲子

組　　成：地黃、小薊、滑石、木通、蒲黃、藕節、淡竹葉、當歸、梔子、炙甘草。
煮 服 法：水煎溫服，空心食前服。
主　　治：治下焦結熱而成血淋，尿中帶血，小便頻數，赤澀熱痛，舌紅，脈數。
用藥重點：正氣虛弱忌用、體質虛弱慎用。

● 尿道刺痛加琥珀、海金砂以通淋止血。
● 瘀熱盛，小便赤澀熱痛甚加蒲公英、黃柏、石葦以清熱利濕。
● 血淋尿血日久氣陰兩傷，酌減木通、滑石之劑量，因其屬寒滑滲利，加黨參、黃耆、阿膠等以補氣養陰。

● 方中炙甘草改為生甘草或甘草梢，以清熱瀉火。

　　腫瘤、結核、結石、先天畸形、絲蟲及血液系統疾病都可能血尿，且多見血淋日久，血尿為許多疾病過程中的症狀之一，因此須辨病明白。小薊飲子藥物多屬性寒通利，專治下焦結熱，正虛或寒不宜使用小薊飲子。

咳血方

組　　成：青黛水飛、栝蔞仁去油、海浮石去砂、山梔子炒黑、訶子。
煮 服 法：⑴上述藥物為細末，以蜜同薑汁為丸，嚼化。⑵亦可水煎服。
主　　治：咳嗽痰稠帶血，咯吐不爽，或心煩易怒，胸脅刺痛，頰赤，便秘，舌紅苔黃，脈弦數。
用藥重點：脾虛及肺腎陰虛忌用、外感者慎用。

● 若咳甚痰多，加浙貝、天竹黃、枇杷葉以清肺化痰止咳。
● 若火熱傷陰者，加麥冬、沙參以清肺養陰。
　　咳血方青黛水飛、栝蔞仁去油、海浮石去砂、山梔子炒黑、訶子，為細末，以蜜同薑汁為丸，蜜丸嚼化，主要是使藥慢慢被吸收藥效能持久。清火化痰，斂肺止咳，方屬寒涼降泄之藥物，因此，若脾虛便溏及肺腎

陰虛者，不宜使用。
　　《金匱要略》：「煩咳者，必吐血。」煩咳就是一旦咳嗽則多次不停，或很用力的咳嗽，傷損氣管黏膜組織而出血。肺腎陰虛之咳血，多是長時間的慢性疾病，諸如嚴重的支氣管擴張或慢性肺栓塞等，這類型疾病的咳血就不宜咳血方。

臨床應用

藥　方	槐花散	小薊飲子
治　病	痔瘡出血、肛瘻便血。結腸炎、腸癌便血。過敏性紫癜。腸息肉便血	急性泌尿系統感染、急性腎小球腎炎、泌尿系結石、腎盂腎炎。蛋白尿
注意事項	(1) 本方因藥性寒涼，不宜久服，僅宜暫用 (2) 本方因屬血熱妄行，引起出血證，若便血日久，屬陰虛或氣虛者不宜使用 (3) 對於原因複雜，病久不癒的便血，本方只能治標，不能治本，須於標緩解後，探求病因，以治本根治	(1) 使用本方時，須與辨病結合，因血尿僅為許多疾病過程中的症狀之一，因此須排除腫瘤、結核、結石、先天畸形、絲蟲及血液系統疾病 (2) 因本方藥物多屬性寒通利，若血淋日久正虛不宜使用
功　用	清腸止血，疏風下氣。有止血、收縮血管、抗菌和降低毛細血管通透性與脆性的作用	涼血止血，利水通淋。具有止血、抗菌、利尿、解熱及增強皮質激素的作用
重　點	腸癌便血	泌尿系結石、腎盂腎炎、蛋白尿

藥　方	咳血方
治　病	肺結核、支氣管擴張
注意事項	(1) 本方屬寒涼降泄之藥物，若脾虛便溏及肺腎陰虛者，不宜使用 (2) 本方以蜜丸嚼化，主要是使藥慢慢被吸收藥效能持久
功　用	清火化痰，斂肺止咳
重　點	肺結核、支氣管擴張

12-10 活血劑：黃土湯

組　　成：甘草、乾地黃、白朮、炮附子、阿膠、黃芩各三兩、灶心黃土半斤。

煮 服 法：⑴上述藥物，以水八升，煮取三升，分溫二服。

　　　　　⑵亦可先將灶心土水煎取湯，再煎其餘藥物。

主　　治：大便下血，先便後血，或吐血、衄血及婦人崩漏，血色暗淡，四肢不溫，面色萎黃，舌淡苔白，脈沉細無力者。

用藥重點：實熱證忌用、外感者慎用。

● 若氣虛甚者，加黨參以益氣攝血。

● 若出血多者，亦可加白芨、三七、炮薑、焦艾葉以止血。

● 若納差，將阿膠改為阿膠珠，以減滋膩之性。

● 若中脘痞悶，食欲不振，喜熱畏寒，大便稀溏者，須將黃芩炒炭用以減苦寒，並加炮薑炭，以助溫中作用。

● 若兼氣虛下陷宜配伍補中益氣湯使用。

● 若兼脾腎兩虧者，宜去黃芩加肉桂、補骨脂以溫補腎陽。

　　《金匱要略》：「下血，先便後血，此遠血也，黃土湯主之。」黃土湯先將灶心黃土半斤水煎取湯，灶心土可用赤石脂代替，再煎其餘藥物甘草、乾地黃、白朮、炮附子、阿膠、黃芩各三兩。溫服治大便下血，先便後血，或吐血、衄血及婦人崩漏，血色暗淡，四肢不溫，面色萎黃，舌淡苔白，脈沉細無力者。

　　臨床上食道、胃靜脈瘤的唯一症狀就是出血，突然大量的吐血併見下血甚至休克，嚴重肝障礙即使少量出血，也易導致二次性肝衰竭。壓力大出現胃黏膜虛血性變化，可能引發急性胃炎，以急性胃腸黏膜病變（acute gastric mucosal lesion, AGML）為多，病變會擴及十二指腸等，成為急性胃、十二指腸黏膜病變。以西藥制酸劑預防，不如桂枝去芍藥加蜀漆牡蠣龍骨救逆湯的效果，副作用又低，現代人忙碌壓力大，有些疾病不得不服用抗血小板藥，這些藥劑就有可能造成上部消化道出血。瀉心湯輩是緩解壓力的好藥方，柴胡湯輩與建中湯輩也是很好的考量。

　　《金匱要略》：「下血，先血後便，此近血也，赤小豆當歸散主之。」「心氣不足，吐血、衄血，瀉心湯主之。」「先便後血，此遠血；先血後便，此近血。」症狀常發生在較嚴重的胃潰瘍出血，或嚴重肝硬化之靜脈曲張，或腸道內血管瘤破裂，或是腸黏膜缺血的壞死、嚴重發炎等。便血在腸道停留越久，顏色越黑越綿。90%的便血是肛門口破皮，勞累或火氣大，或大量吃辛辣、油炸類等刺激性食物、或酒類，易造成黏膜水腫或脆弱，肛門口黏膜即是，加上大便較堅硬，使肛門口裂傷。上消化道出血經常引起嘔血，出血的血液也可能向下流，成為黑便。

臨床應用

藥　　方	▶	黃土湯
治　　病	▶	慢性胃腸道出血。功能性子宮出血。鼻衄。血小板減少性紫癜。肝硬化食道靜脈曲張出血。膽道手術後大出血。先兆性流產
注意事項	▶	(1) 若實熱證出血者，忌服 (2) 灶心土亦可用赤石脂代替
功　　用	▶	溫陽健脾，養血止血。具有止血、強心、擴張血管、抗炎、抗菌、解毒、保肝、鬆弛平滑肌痙攣等作用
重　　點	▶	慢性胃腸道出血、肝硬化食道靜脈曲張出血、膽道手術後大出血、先兆性流產

門脈壓亢進的結果形成食道、胃靜脈瘤

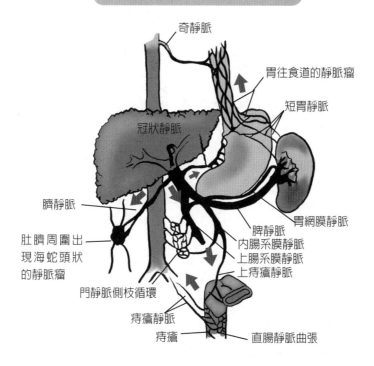

奇靜脈

胃往食道的靜脈瘤

短胃靜脈

冠狀靜脈

臍靜脈

胃網膜靜脈

肚臍周圍出現海蛇頭狀的靜脈瘤

脾靜脈
內腸系膜靜脈
上腸系膜靜脈
上痔瘡靜脈

門靜脈側枝循環

痔瘡靜脈

痔瘡

直腸靜脈曲張

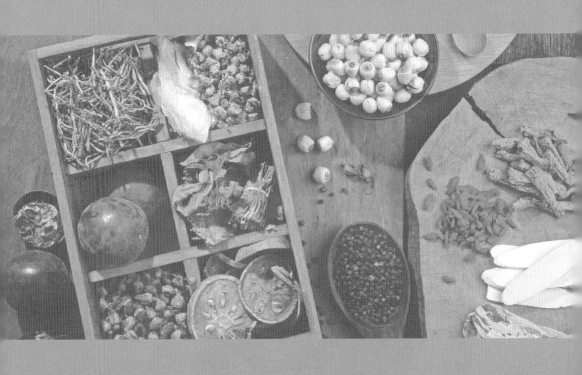

治風劑

13

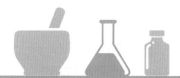

《內經・五色》：「風者百病之始，厥逆者寒濕之起。」《金匱要略》：「四肢九竅，血脈相傳，壅塞不通，為外皮膚所中也；人能養慎，不令邪風干忤經絡；適中經絡，未流傳藏府，即醫治之。四肢才覺重滯，即導引、吐納、針灸、膏摩，勿令九竅閉塞；更能無犯王法、禽獸災傷，房室勿令竭乏，服食節冷、熱、苦、酸、辛、甘，不遺形體有衰，病則無由入其腠理。」

13-1 疏散外風劑：川芎茶調散

組　　成：川芎、荊芥去梗各四兩，白芷、羌活、甘草各二兩，細辛一兩，防風一兩半，薄荷八兩。

煮 服 法：⑴上為細末，每服二錢，食後清茶調下；亦可水煎服。
　　　　　⑵上為細末，每服 3 克，食後清茶調下。

主　　治：正偏頭痛或巔頂作痛，惡寒發熱，目眩鼻塞，舌苔薄白，脈浮。

用藥重點：氣虛血虛忌用、體質虛弱慎用。

● 若風寒偏盛，則重用川芎，加紫蘇葉、生薑等以加強祛風散寒。

● 若屬風熱頭痛，則去羌活、細辛，加菊花、蔓荊子以疏散風熱；亦可加菊花、僵蠶、蟬蛻以疏散風熱、清頭明目。

● 若頭痛久而不癒者，則加桃體、紅花、僵蠶、全蠍以加強搜風止痛活血祛瘀的作用。

　　川芎茶調散是祛風劑第一方，以薄荷為君：川芎、荊芥各四兩、白芷、羌活、甘草各二兩、細辛一兩、防風一兩半、薄荷八兩，薄荷占了約33%。薄荷辛，涼，歸肺、肝經，疏散風熱，清利頭目，利咽，透疹，疏肝解鬱。用於風熱感冒，溫病初起。本品辛以發散，涼以清熱，清輕涼散，為疏散風熱常用之品，治風熱感冒或溫病初起，邪在衛分，頭痛、發熱、微惡風寒者，常配銀花、連翹、牛蒡子、荊芥等同用，如銀翹散。

　　川芎辛散溫通，作用廣泛，最擅於活血祛瘀，適用於各種瘀血阻滯之證，尤其為婦科調經要藥。配伍白芷、羌活、細辛、防風、薄荷等藥物成川芎茶調散，以散寒祛風、勝濕止痛、清利頭目，主治外感風邪引起的感冒頭痛，也適合確診之偏頭痛、神經性頭痛或外傷後遺症所導致的頭痛等。然，本方是發汗止痛藥，對證下藥，病止即停藥，如果沒病證，長期服用易傷元氣。

小博士解說

　　川芎茶調散之特性：

1. 集中了治療少陽、太陽、陽明、少陰各經頭痛的藥物，能散風而止頭痛。

2. 適合於外感頭痛，頭風頭痛而偏於風寒者，感冒、偏頭痛、神經性頭痛、慢性鼻炎、鼻竇炎等引起的頭痛。

3. 臨床以偏正頭痛，或巔頂痛為施治指標。

　　服用川芎茶調散應注意事項：

1. 久痛氣虛、血虛，或因肝腎不足，陽氣亢盛之頭痛不宜。

2. 素有慢性病史者，應依醫師囑咐服藥。

3. 孕婦慎用；哺乳期婦女、兒童、老人應依醫生囑咐服藥。

4. 不宜擅自改變服用次數或增加劑量。

5. 過敏性體質者慎用。

6. 如同時服用其他藥品，請諮詢醫師可否使用本方，以防產生交互作用。

臨床應用

藥　　方 ➤	川芎茶調散
治　　病 ➤	感冒頭痛。偏頭痛。慢性鼻炎、鼻竇炎、鼻息肉、周圍性神經麻痺。神經性頭痛
注意事項 ➤	(1) 若屬氣虛、血虛、肝腎陰虧、肝陽上亢、肝風內動等所引起的頭痛，均不宜使用，因本方辛溫祛風藥較多，易傷陰耗津 (2) 本方於使用煎法時，宜微煎而不可久煎 (3) 本方毒性不大
功　　用 ➤	疏風止痛。能提高器官血流量、解熱、抗病原微生物、鎮痛、鎮靜、抗炎及增加耐缺氧
重　　點 ➤	鼻息肉、周圍性神經麻痺、神經性頭痛

太衝、太白穴

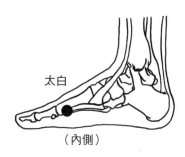

太白

（內側）

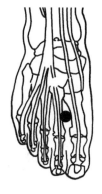

太衝
（腳面）

13-2 疏散外風劑：大秦艽湯

組　　成：秦艽三兩，甘草二兩、川芎二兩、當歸二兩、白芍二兩、細辛半兩、羌活、防風、黃芩各一兩、石膏二兩、白朮一兩、生地一兩、熟地一兩、白茯苓一兩、獨活二兩。

煮服法：上為細末，每服一兩，水煎，去渣，溫服，不拘時疾。

主　　治：口眼喎斜，舌強不能言語。手足不能運動，風邪散見，不拘一經者。

用藥重點：脫證閉證者忌用、陰虛血弱慎用。

- 若半身不遂重者，加全蠍、白附子以祛風通絡。
- 若痰濕重者，則去生地、熟地，加半夏、南星。
- 若無裏熱者，則去黃芩、石膏。
- 若語言不利者，則加石菖蒲、鬱金、僵蠶以通竅開音。
- 若項強者，加葛根以解肌。
- 若心下痞者，加枳實以行氣滯。

　　大秦艽湯以八珍湯為主加減成方，治舌強不能言語，手足不遂。補陽還五湯以當歸補血湯為主加減成方，治半身不遂，口眼歪斜。末梢動脈硬化（PAD）、末梢靜脈硬化（PVD）與暫時性腦缺血（TIA）都會隨老化出現，手腳懶得動就會造成 PAD 與 PVD，頭腦不用就會造成 TIA。無特別的疾病下，常會覺得暈暈就是 TIA。坐躺著時腳會不舒服，起來走一走就好了是 PVD，起床本來腳跟不痛，一開始活動腳跟就痛是 PAD，補陽還五湯治半身不遂，大秦艽湯治手足不遂，都有改善末梢動脈硬化、末梢靜脈硬化與暫時性腦缺血等老化問題。

▌末梢動脈硬化 (PAD)

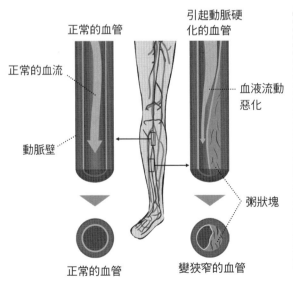

正常的血管　　　引起動脈硬化的血管

正常的血流

動脈壁

血液流動惡化

粥狀塊

正常的血管　　變狹窄的血管

▌末梢靜脈硬化 (PVD)

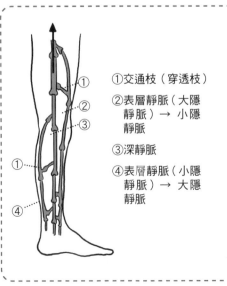

①交通枝（穿透枝）

②表層靜脈（大隱靜脈）→ 小隱靜脈

③深靜脈

④表層靜脈（小隱靜脈）→ 大隱靜脈

臨床應用

藥　方	▶	大秦艽湯
治　病	▶	顏面神經麻痺。腦血管痙攣、腦血栓、腦血管意外。中風。腎上皮神經損傷
注意事項	▶	(1) 本方以祛風扶正清熱為主，適用於風邪初中經絡，風勝絡阻之輕證。若屬肝腎陰虛，風痰上擾者則不宜使用 (2) 若屬風中臟腑之脫證、閉證者忌用 (3) 本方以秦艽為主要藥物，量宜大，且為風藥中潤藥，而其它祛風藥，量宜輕，而石膏、黃芩之量亦輕，以清鬱熱 (4) 對素體陰虛血弱及久服者，宜視病情將祛風藥減量或加滋陰藥物
功　用	▶	祛風清熱，養血活血
重　點	▶	顏面神經麻痺、腦血管痙攣、腎上皮神經損傷

暫時性腦缺血（TIA）

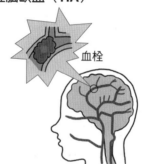

血栓

腦血管被血栓塞住

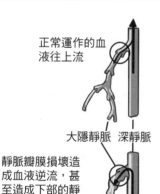

正常運作的血液往上流

大隱靜脈　深靜脈

靜脈瓣膜損壞造成血液逆流，甚至造成下部的靜脈擴張成靜脈瘤

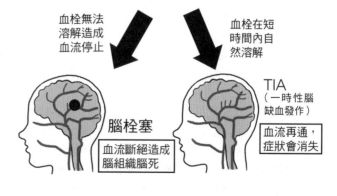

血栓無法溶解造成血流停止

血栓在短時間內自然溶解

腦栓塞

血流斷絕造成腦組織腦死

TIA
（一時性腦缺血發作）

血流再通，症狀會消失

13-3 疏散外風劑：消風散

組　　成：當歸、生地、防風、蟬蛻、知母、苦參、胡麻、荊芥、蒼朮、牛蒡子、石膏各一錢、甘草、木通各五分。
煮 服 法：水煎，空腹服。
主　　治：皮膚出疹色紅，或遍身雲片斑點，搔癢抓破後滲出津水，苔白或黃，脈浮數有力。
用藥重點：陰血不足，形體消瘦忌用、不宜久服。

● 風毒盛加連翹、銀花，以疏風清熱解毒。
● 血熱盛加紫草、赤芍，以清熱涼血。
● 濕熱盛加地膚子、車前子，以清利濕熱。
● 血分熱甚，證見五心煩熱，舌紅或絳加赤芍、丹皮、紫草以清熱涼血。

消風散治療蕁麻疹、頭癬等慢性難治疾病，配合《金匱要略》「頭風摩散」透過頭皮部位的穿透能力佳，吸收能力好，進而改善全身循環。皮膚與黏膜是人體對病原體第一階段的防禦機制，亦即經過所謂的經皮輸藥系統（transdermal drug administration），藥效透過皮膚釋放到全身血液循環。充分搓摩頭上五行，也會影響及導靜脈，相關血管會啓動心臟的血脈運輸。《內經》頭上五行有兩組穴群，一為25穴，一為31穴，臨床上，依辨證結果選擇適合的穴群施治，尤其是天容、天牖、扶突、天窗等四穴為施治要穴；此四穴皆在胸鎖乳突肌周圍，反映第十一對腦神經與所有神經系統。

小博士解說

「頭風摩散」是以透過治療頭部癮疹進而改善全身循環。頭顱骨表皮覆蓋著帽狀腱膜，前有額肌覆蓋額骨，後有枕肌覆蓋枕骨，額肌與枕肌牽引著帽狀腱膜。皮、脈、肉、筋、骨對應肺、心、脾、肝、腎，皮膚與外界的直接接觸，與肺呼吸關係至為密切。

人體360穴，幾乎都在身體活動量較大的部位，如骨關節處、肌肉活動量大又頻繁處、血液循環量大之處；頭部穴群因應腦重量2%，耗全身熱量18%，可見血液循環量之大，頭顱部的血液循環非常複雜，頭風摩散雖只及於頭皮，透過炮附子（古時候用烏頭，藥效更強）與鹽及熱水，對頭皮的血脈，先影響頸外靜脈與椎靜脈，充分搓摩，會波及導靜脈，這些相關血管即會啟動心臟的血脈運輸。

頭風摩散除了熱熨風府、風池之外，一定要配合梳子頻頻梳理，或輕巧刮痧，以及按揉枕骨與第一、二頸骨之間的縫隙。從斜方肌、頭後上斜肌、頭後下斜肌、頭後上直肌、頭後下直肌著手，試著如啄木鳥啄木鑿洞穴一樣，並配合如螞蟻食餅，由外往內，由下往上，反覆琢磨，可以深及椎動脈、椎靜脈、頸外靜脈，自己操作效果較好，也可以輪送利用按摩機或按摩棒，但一定要持恆壓按，效果才會彰顯持久。

臨床應用

藥　　方 ▶	消風散
治　　病 ▶	蕁麻疹、頭癬。過敏性皮炎、藥物性皮炎、日光性皮炎、特異性皮炎、接觸性皮炎、神經性皮炎。皮膚搔癢症、銀屑病、扁平疣。結膜炎、急性腎炎、敗血症
注意事項 ▶	(1) 服本方期間，不宜食辛辣、魚腥、菸酒、濃茶等，以免影響療效，且風疹濕疹之形成，與素體及飲食物有關 (2) 若陰血不足，形體消瘦，骨蒸盜汗者，不宜用本方，因本方疏風及燥濕之藥物多，久服易傷陰血
功　　用 ▶	疏風養血，清熱除濕。具有解熱、抗炎、抗病原微生物、利尿、抗過敏及免疫抑制等作用
重　　點 ▶	蕁麻疹、頭癬、結膜炎、急性腎炎、敗血症

頭風摩散之煮服法及治療

藥方	組成	煮服法	主治病症
頭風摩散	大附子一枚（炮）、鹽等分	為散，沐了，以方寸匕，已摩疢上，令藥力行	治頭部癮疹

疏鬆頭頸血液循環天容、天牖、扶突、天窗四要穴

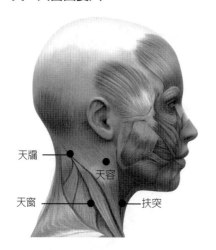

天牖
天容
天窗
扶突

> **＋ 知識補充站**
>
> 《內經》頭上五行有兩組穴群，一為25穴，一為31穴。
>
> 1.上星、囟會、前頂、百會、後頂各一穴，五處、承光、通天、絡卻、玉枕、臨泣、目窗、正營、承靈、腦空各二穴，共25穴。
>
> 2.廉泉、神庭、囟會、百會、風府各一穴，風池、天柱、耳門、率谷、瘈脈各二穴，上星旁開0.3寸各三穴，前頂後半寸，再旁開0.3寸各五穴，共31穴。

13-4 疏散外風劑：小活絡丹

組　　成：川烏炮去皮臍、草烏炮去皮臍、地龍去土、天南星炮，各六兩、乳香研、沒藥研，各二兩二錢。

煮 服 法：(1)上為細末，入研藥令均，酒麵糊為丸，如梧桐子大，每服二十丸，空心日午冷酒送下，荊芥茶下亦得。
　　　　　(2)上述六味藥，粉碎成細粉，過篩混勻，加煉蜜製成蜜丸，每丸重 3 克，口服，以陳酒或溫水配服，每次一丸，一日二次。

主　　治：肢體筋脈攣痛，關節伸屈不利，疼痛遊走不定。亦治中風，手足不仁，日久不癒。經絡中有濕痰死血，證見腰腿沉重或腿臂間痛。

用藥重點：陰虛有熱忌用、孕婦慎用。

● 風邪偏盛加羌活、防風、秦艽等以祛風。
● 濕邪偏盛加苡仁、防己等以祛濕。
● 寒邪偏盛重用川烏、草烏。
● 瘀血明顯加桃仁、紅花、當歸尾以活血化瘀。
● 肝腎虛損加杜仲、川斷、狗脊，以補肝腎。
● 死肌頑麻加白花舌蛇草、烏梢蛇以通絡止痛。

　　小活絡丹治風濕性關節炎、類風濕性關節炎，有一定的效果。川烏、草烏劑量不小心，有可能過量而中毒。小活絡丹只適用於體實氣壯者，體弱和陰虛有熱及孕婦皆不宜。

小活絡丹治日久及中風頑麻難癒之痺證，以丸劑緩服，配服陳酒或黃酒，助藥熱達病所。配合針刺風府、風池穴「開啟」生理機制。右側風池較僵硬腫脹，下腹部瘀滯越多，宜抵當湯、大黃蟅蟲丸等。左側風池僵硬腫脹，下腹部氣虛血弱，宜小建中湯、薯蕷圓等。風府、風池是觀測腦血管病變的二要穴，血脂肪（三酸甘油脂）高於標準者，風府、風池穴區多出現贅肉。

▍比較兩側風池穴僵硬腫脹之治療方針

風池	結腸	功能	僵硬腫脹	代表藥方
右側	降結腸	運輸 （促進排泄通暢）	下腹部瘀滯越多	抵當湯、大黃蟅蟲丸、大承氣湯、下瘀血湯
左側	升結腸	儲藏 （改善頻便與腸躁症）	下腹部氣虛血弱	小柴胡湯、小建中湯、大建中湯、薯蕷圓

‖ 臨床應用

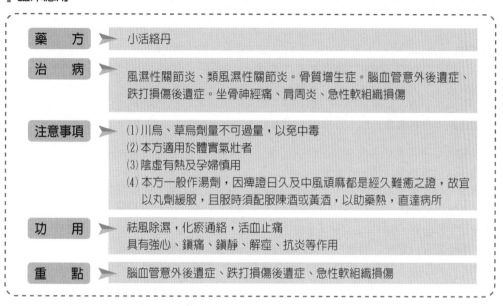

藥　方 ▶	小活絡丹
治　病 ▶	風濕性關節炎、類風濕性關節炎。骨質增生症。腦血管意外後遺症、跌打損傷後遺症。坐骨神經痛、肩周炎、急性軟組織損傷
注意事項 ▶	(1) 川烏、草烏劑量不可過量，以免中毒 (2) 本方適用於體實氣壯者 (3) 陰虛有熱及孕婦慎用 (4) 本方一般作湯劑，因痺證日久及中風頑麻都是經久難癒之證，故宜以丸劑緩服，且服時須配服陳酒或黃酒，以助藥熱，直達病所
功　用 ▶	祛風除濕，化瘀通絡，活血止痛 具有強心、鎮痛、鎮靜、解痙、抗炎等作用
重　點 ▶	腦血管意外後遺症、跌打損傷後遺症、急性軟組織損傷

‖ 風府、風池、天柱為腦後枕骨區治療腦心血管疾病要穴

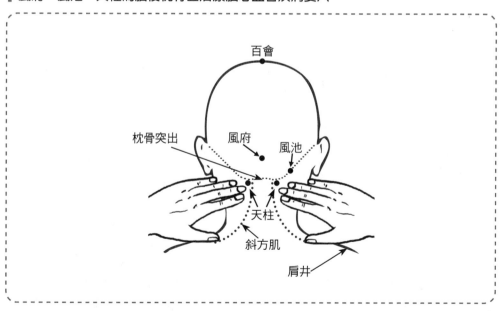

13-5 疏散外風劑：牽正散、玉真散

牽正散

組　　成：白附子、僵蠶、全蠍各等分生用。
煮 服 法：上述藥物研為細末，每次服 3 克，熱酒配服或溫開水配服，亦可水煎服。
主　　治：中風，風中經絡，口眼歪斜。
用藥重點：氣虛血瘀忌用、肝風內動慎用。

● 若突然發病有風邪證者，加羌活、防風、白芷以疏散外風，使邪從外解。若經久未愈者，加黃耆、地龍、川芎、赤芍、當歸以益氣活血通絡。
● 若證重抽痙者，加蜈蚣，以祛風止痙。

牽正散是白附子、僵蠶、全蠍各等分生用末，熱酒配服或溫開水配服，或水煎服。白附子、全蠍為有毒之藥物，劑量不宜過大，更不宜長時間服用。

牽正散治顏面神經麻痺，主要是降低血管阻力。《金匱要略》：「邪氣反緩，正氣即急，正氣引邪，喎僻不遂。」這是一時之間的急證，長時間自體免疫疾病或腦滿腸肥的人，頸項活動多不靈活，腦血管病變的機率相對較高；其症狀如咽喉不順暢、頭暈、頭痛、頸項轉側困難等，正是「寒虛相搏，邪在皮膚」的反應，臨床上要祛寒補虛。牽正散治顏面神經麻痺之急證後，寒多虛少宜人參敗毒散等，寒少虛多宜大秦艽湯等，以加乘療效。

玉真散

組　　成：南星、防風、白芷、天麻、羌活、白附子各等分。
煮 服 法：(1)證輕者將上述藥物研為粉末，每服 3 克，熱酒調服。(2)對於牙關緊急，腰背反張者，劑量宜大，童便調服，以通經和血。(3)外用適量，敷患處。(4)破傷風病情緊急者，亦可作湯劑，牙關緊急者，以鼻飼給藥。
主　　治：牙關緊急，口撮唇緊，身體強直，角弓張，甚則咬牙縮舌。
用藥重點：孕婦忌用、陰虛津虧慎用。

● 若痙抽重，甚則角弓反張，身體強直者，加止痙散、地龍以止痙通絡。
● 若風邪偏盛者，加蟬蛻、荊芥以加強祛風之作用。玉真散去羌活、白芷、防風、白附子，加蟬蛻、全蠍、僵蠶即為五虎追風散，主治破傷風，牙關緊急，手足抽搐，角弓反張者，以祛風止痙為主。

玉真散的南星，牽正散的全蠍皆為有毒之藥物；且兩方都有白附子，也有毒性。臨床上，兩方都不宜長時間服用。兩方相較下，玉真散比較安全，玉真散在破傷風病情緊急者，作湯劑，或以鼻飼給藥，並適量敷於患處，內外治療兼具，是一個少見的救急妙方。但是，服玉真散後旋即出現口唇發麻、噁心嘔吐、上腹部燒灼感、頭暈、煩躁不安、大小便失禁等現象，務必速送急診。

玉真散可代用頭風摩散，雖只及於頭皮，透過炮附子與鹽及熱水，亦能影響頭皮的血脈、頸外靜脈與椎靜脈的循環，充分搓摩，也會及於導靜脈。顏面神經麻痺的慢性疾病患者，宜河間地黃飲子、大秦艽湯或玉真散等來調理。

臨床應用

藥 方	牽正散	玉真散
治 病	顏面神經麻痺、三叉神經痛。風濕性面神經炎。偏頭痛	破傷風、跌打損傷、血管性頭痛。面神經炎、面神經麻痺、神經根型頸椎病
注意事項	(1) 若氣虛血瘀或肝風內動引起的口眼喎斜、半身不遂者，不宜 (2) 本方中白附子、全蠍為有毒之藥物，劑量不宜過大	(1) 本方白附子、南星有毒性，服用時不可過量 (2) 服本方後旋即出現口唇發麻、噁心嘔吐、上腹部燒灼感、頭暈、煩躁不安、大小便失禁等現象，速送急診 (3) 陰虛津虧或破傷風後期津傷氣脫者不宜使用，且孕婦忌用 (4) 服藥後要避風寒，防止復發 (5) 本方不論初起或已發痙都可應用
功 用	祛風化痰止痙 具有降低血管阻力、降壓、抗驚厥、催眠、鎮靜等作用	祛風化痰，解痙止痛。具有解熱、抗炎、鎮靜、鎮痛、抗驚厥等作用
重 點	顏面神經麻痺、偏頭痛	破傷風、神經根型頸椎病

牽正散加減方

方名	組成	治病	重點
止痙散	牽正散去白附子	主治痙厥，四肢抽搐等，也可應用於頑固性頭痛、關節痛	四肢抽搐

提示特別　牽正散祛風化痰止痙，治顏面神經麻痺、三叉神經痛。牽正散去白附子為止痙散，治頑固性頭痛與關節痛。都被用來療癒「邪氣反緩，正氣即急，正氣引邪，喎僻不遂」之證。

13-6 平息內風劑：鎮肝熄風湯

組　　成：懷牛膝一兩、生赭石一兩、生龍骨五錢、生牡蠣五錢、生龜板五錢、生杭芍五錢、玄參五錢、天冬五錢、川楝子二錢、生麥芽二錢、茵陳二錢、甘草一錢半。

煮服法：水煎服。

主　　治：頭目眩暈，目脹耳鳴，腦部熱痛，心中煩熱，面色如醉，或時常噫氣，或肢體漸覺不利，口角漸形歪斜，甚或眩暈顛仆，昏不知人，移時始醒，或醒後不能復原，脈弦長有力者。

用藥重點：外感風寒者忌用、胃氣虛弱慎用。

● 若心中熱甚者，加石膏、黃連以清熱瀉火。

● 若痰多者，加貝母、膽星以清熱化痰。

● 若頭痛、眩暈、口乾口苦者，加菊花、夏枯草以平肝瀉火。

● 若尺脈重按虛者，加熟地、山萸肉以補益肝腎。

　　鎮肝熄風湯用量多大，用藥後病勢緩解，應漸減量，並配合滋腎藥物如河間地黃飲子、大秦艽湯等。鎮肝熄風湯強調用生赭石、生龍骨、生牡蠣、生龜板、生杭芍與生麥芽，以強化鎮潛作用。鎮肝熄風湯胃氣虛弱者宜慎用，生赭石、生龍骨、生牡蠣屬金石類久服易傷胃氣。

　　鎮肝熄風湯專用於初期頭顱內腦血管病變者，或因動脈硬化，或因肌纖維形成不完全，或動脈瘤及微小栓塞子造成，少數是基因因素；很大比例是因為生活習慣不良，造成腦動脈瘤及微小栓塞子。鎮肝熄風湯滋陰潛陽療治暫時性健忘症，比大秦艽湯與柴胡桂枝湯有效果。暫時性腦缺血發作，大秦艽湯與柴胡桂枝湯比鎮肝熄風湯有效。

▌鎮肝熄風湯加減方

方名	組成	治病	重點
建瓴湯	鎮肝熄風湯去龜板、玄參、天冬、茵陳、川楝子、生麥芽加山藥、柏子仁	主治肝陽上亢頭暈、目眩、耳鳴目脹、心悸健忘、煩躁不寧、失眠多夢、脈弦硬而長	心悸健忘、失眠多夢

▌頸動脈系統與椎動脈系統的相關穴道與經脈

頸動脈系統	人迎	扶突	缺盆	氣舍
	胃經脈	大腸經脈	胃經脈	大腸經脈
椎動脈系統	天牖	天柱	大杼	風門
	三焦經脈	膀胱經脈	膀胱經脈	膀胱經脈

臨床應用

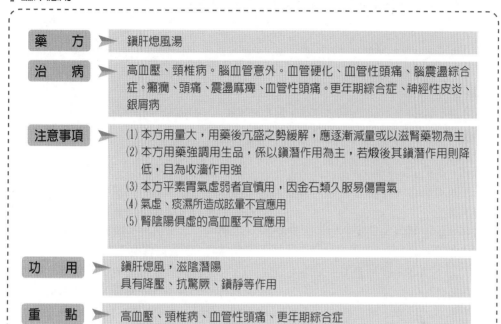

藥　　方	鎮肝熄風湯
治　　病	高血壓、頸椎病。腦血管意外。血管硬化、血管性頭痛、腦震盪綜合症。癲癇、頭痛、震盪麻痺、血管性頭痛。更年期綜合症、神經性皮炎、銀屑病
注意事項	⑴ 本方用量大，用藥後亢盛之勢緩解，應逐漸減量或以滋腎藥物為主 ⑵ 本方用藥強調用生品，係以鎮潛作用為主，若煅後其鎮潛作用則降低，且為收澀作用強 ⑶ 本方平素胃氣虛弱者宜慎用，因金石類久服易傷胃氣 ⑷ 氣虛、痰濕所造成眩暈不宜應用 ⑸ 腎陰陽俱虛的高血壓不宜應用
功　　用	鎮肝熄風，滋陰潛陽 具有降壓、抗驚厥、鎮靜等作用
重　　點	高血壓、頸椎病、血管性頭痛、更年期綜合症

人迎、扶突、天容、天窗等穴為頸部治療風痺要穴

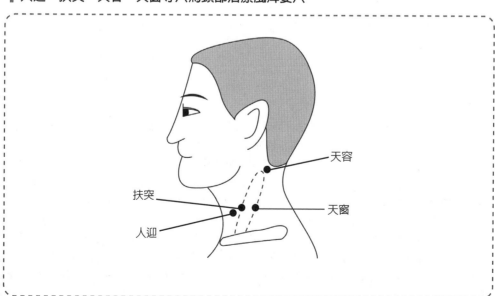

13-7 平息內風劑：天麻鉤藤飲

組　　成：天麻、鉤藤後下、石決明先煎、山梔、黃芩、川牛膝、杜仲、益母草、桑寄生、
　　　　　夜交藤、硃茯神。

煮 服 法：水煎服。

主　　治：頭痛、眩暈、失眠或耳鳴、眼花、震顫、舌紅苔黃、脈弦數。

用藥重點：陰虛動風證者忌用、忌食辛辣食物。

- 若有痰者，宜加貝母、膽星以清熱化痰。
- 若手足發麻者，宜加豨薟草、地龍以通經活絡。
- 若肝腎陰虛甚者，宜加熟地、山茱萸以補肝腎。
- 若視物不清者，宜加茺蔚子、草決明以養肝明目。
- 若無頭暈、目赤、脈弦數者，去梔子、黃芩。

　　天麻鉤藤飲石決明最先煎以平肝熄風，山梔、黃芩、川牛膝、杜仲、益母草、桑寄生、夜交藤、硃茯神等再煎，天麻、鉤藤最後下，以清熱活血，與補益肝腎。能抑制組織脂質過氧化、調節高級神經活動、增加尿中類固醇排出量，有助肝臟、膽囊和脾臟的生理作業。長期服用止痛藥與類固醇的患者，可對證間歇性搭配服用天麻鉤藤飲，改善肝腎的負擔與功能。

　　天麻鉤藤飲治原發性高血壓、腦血管意外的半身不遂、癲癇、面肌痙攣、更年期綜合症。《金匱要略》：「夫風之為病，當半身不遂，或但臂不遂者，此為痺。脈微而數，中風使然。」

小博士解說

　　肝病，多是飲食出問題，或是休息、睡眠不足，源自於先天體質、基因不良或是感染的比例相對較低。因此「見肝之病，知肝傳脾，當先實脾。」

　　透過肝臟五大生理功能（負責多達五百多項精細的生理功能），生產合成血液供給心臟，加工轉化成優質的血液，儲存調整血液的量，解毒改善血液的品質，排泄血液中的毒素與廢物；肝臟是人體最大的器官，是設備完整的化學工廠（分泌膽汁、代謝、解毒、免疫），人在休息階段，人體一半以上的血液都儲存在肝臟。

　　五味以酸味入肝為主。五臟肝、心、脾、肺、腎的生理作業，最重要的是要靠新陳代謝中心─肝臟來帷幄運作，肝臟要將血液送回心臟，肝臟的肝門靜脈要靠消化道吸收營養，消化道廣義指的是脾臟；肝臟未病將要生病，如果是營養不良者，要從飲食著手，即是從調整飲食與均衡營養以實脾。

臨床應用

藥　　方	▶	天麻鉤藤飲
治　　病	▶	原發性高血壓、頭痛。腦血管意外的半身不遂、癲癇、面肌痙攣、頸椎病。耳病性眩暈、神經衰弱。高血脂症、更年期綜合症
注意事項	▶	忌食辛辣食物、濕熱之眩暈、失眠、頭痛舌絳無苔之陰虛動風證者不宜服用
功　　用	▶	平肝熄風，清熱活血，補益肝腎 具有降血壓、鎮靜、抗驚厥、抗癲癇、抑制組織脂質過氧化作用、調節高級神經活動、增加尿中類固醇排出量
重　　點	▶	原發性高血壓、神經衰弱、高血脂症、更年期綜合症

風府、風池、天牖、大杼等穴為頭後項背治療腦血管病變要穴

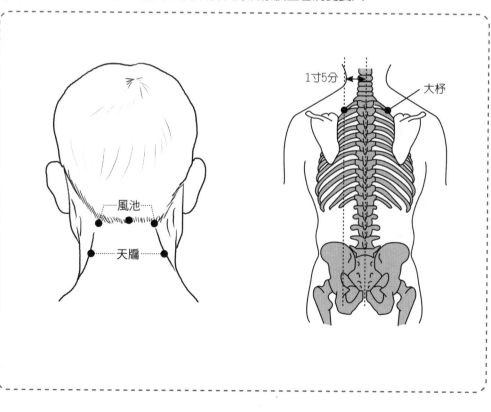

13-8 平息內風劑：羚角鉤藤湯

組　　成：羚角片錢半先煎；桑葉二錢、川貝母去心四錢、生地五錢、菊花三錢、茯神三錢、生白芍三錢、生甘草八分、淡竹茹五錢；雙鉤藤三錢後入。

煮 服 法：水煎服。

主　　治：高熱不退，煩悶躁擾，手足抽搐，發為痙厥，甚則神昏，舌質絳而乾，或舌焦起刺，脈弦數。

用藥重點：熱病後期屬虛者忌用、不宜久服。

● 肝經熱盛毒重加大青葉、板藍根以加強清熱解毒之作用。

● 熱邪內閉，神昏竅閉，配服牛黃丸、紫雪丹清熱開竅醒神。

● 傷津而熱不退者，加玄參、麥冬、石斛、阿膠等滋陰養液藥物以柔肝清熱熄風。

● 神昏痰閉加竹瀝、天竹黃、薑汁等以豁痰開竅。

● 熱毒瘀血重加丹參、赤芍、丹皮以活血化瘀。

● 痙抽不止加全蠍、蜈蚣、蟬蛻以加強熄風止痙之作用。

　　羚羊角煎煮時須剉末煎半小時，若無羚羊角，以山羊角 5-10 倍的量代替，或再送服紫雪丹。對妊娠子癇，極為養護孕婦的肝臟與胎盤。至於中風後遺症頑強的面肌痙攣也有高效。羚角鉤藤湯對證治療，改善頸動脈、椎動脈和腦部神經的生理作業。

▌羚角鉤藤湯加減方

方名	組成	治病	重點
鉤藤飲	羚角鉤藤湯去桑葉、川貝、生地、白芍、菊花、茯神、竹茹、加人參、全蠍、天麻	治小兒天釣，驚悸壯熱，牙關緊閉，手足抽搐，頭目仰視	牙關緊閉，手足抽搐

臨床應用

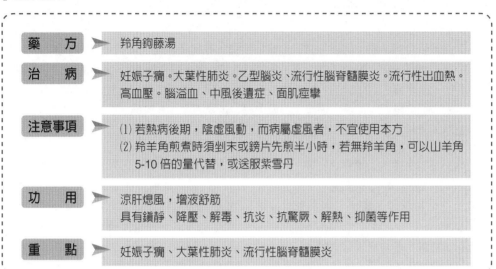

藥　方	▶	羚角鉤藤湯
治　病	▶	妊娠子癇。大葉性肺炎。乙型腦炎、流行性腦脊髓膜炎。流行性出血熱。高血壓。腦溢血、中風後遺症、面肌痙攣
注意事項	▶	(1) 若熱病後期，陰虛風動，而病屬虛風者，不宜使用本方 (2) 羚羊角煎煮時須剉末或鎊片先煎半小時，若無羚羊角，可以山羊角 5-10 倍的量代替，或送服紫雪丹
功　用	▶	涼肝熄風，增液舒筋 具有鎮靜、降壓、解毒、抗炎、抗驚厥、解熱、抑菌等作用
重　點	▶	妊娠子癇、大葉性肺炎、流行性腦脊髓膜炎

勞宮、太衝、中封等穴區是治療心、肝功能障礙要穴

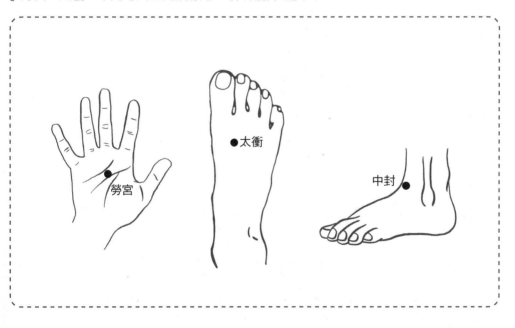

13-9 平息內風劑：大定風珠

組　　成：生白芍六錢、阿膠三錢、生龜板四錢、乾地黃六錢、麻仁、五味子各二錢、生
　　　　　牡蠣四錢、麥冬連心六錢、炙甘草四錢、雞子黃生，鱉甲生四錢。
煮服法：除阿膠、雞子黃外，水煎去渣，再入阿膠、雞子黃攪勻溶化，分三次溫服。
主　　治：溫病後期，神倦，瘛瘲，脈氣虛弱，舌絳苔少，有時時欲脫之勢。
用藥重點：實熱證忌用、外感風寒者忌用。

- 心悸不安加茯神、小麥寧心安神。
- 氣虛喘渴加人參以益氣固脫。
- 自汗不止加黃耆、黨參、浮小麥以益氣斂汗。
- 低熱加白薇、地骨皮以退低熱。
- 熱邪灼津為痰加竹茹、貝母以清化痰熱。
- 陰陽互根，若陰血大傷，陰損及陽，而造成氣虛甚至陽虛，即將成陰陽兩脫時，加人參、五味子、麥冬，以益氣固脫，拯救危急。

　　《溫病條辨》小定風珠（龜淡膠雞便）治既厥且噦。雞子黃實土定內風；龜板補任脈鎮衝脈；阿膠沉降，補陰液熄肝風；淡菜補陰中之真陽；童便用以為使也。名定風珠以雞子黃宛如珠形，龜亦有珠。

　　《溫病條辨》大定風珠（龜鱉牡膠雞，麻麥地芍甘味）治邪氣已去八、九，真陰僅存一、二，神倦瘛瘲，脈氣虛弱，舌絳苔少，時時欲脫者。大隊濃濁填陰塞隙，介屬潛陽鎮定，俾陰陽有眷屬一家之義！

　　《溫病條辨》：「神昏而譫語不休，安宮牛黃丸最涼，紫雪次之，至寶丹又次之，主治略同，各有所長。三甲復脈三方、大小定風珠二方、專翁大生膏一方，原為溫病善後而設，後為產後虛損，無力服人參而設者也。通補奇經丸，為下焦虛寒而設；天根月窟膏，為產後及勞傷，下焦陰陽兩傷而設。」

大定風珠加減方

方名	組成	治病	重點
三甲復脈湯	大定風珠去五味子、雞子黃	治溫病熱久羈下焦，熱深厥甚，脈細促，心中憺憺大動，甚則心中痛者	心中憺憺大動，甚則心中痛
阿膠雞子黃湯	大定風珠去龜板、麻仁、五味子、麥冬、鱉甲加絡石藤、石決明、雙鉤藤、茯神	治邪熱久羈，陰血不足，虛風內動證。筋脈拘急，手足瘛瘲，或頭目眩暈，舌絳苔少，脈細數	手足瘛瘲，或頭目眩暈

臨床應用

藥　方	大定風珠
治　病	流行性腦炎。乙型腦炎。大葉性肺炎。甲狀腺功能亢進。腰腿綜症。痙癇、抽搐。麻痺、手顫、眩暈。中風及中風後遺症
注意事項	(1) 若屬熱極生風的實風證，忌使用本方 (2) 若陰液雖傷，而邪火仍盛者，不宜使用本方 (3) 本方適用於溫熱後期，真陰大傷，虛風內動之邪少虛多之證，以手指顫動或蠕動為主要依據
功　用	滋陰熄風 具有抗驚、保肝、調整中樞功能及改善進行性營養性肌變性等作用
重　點	流行性腦炎、腰腿綜症、中風及中風後遺症

《溫病條辨》大小定風珠二方及《傷寒論》黃連阿膠湯之組成及煮服法

藥方	組成	煮服法
小定風珠 （甘寒鹹法）	雞子黃生用，一枚、真阿膠二錢、生龜板六錢、童便一杯、淡菜三錢（龜淡膠雞便）	水五杯，先煮龜板、淡菜得二杯，去渣，入阿膠，上火烊化，納雞子黃，攪令相得，再沖童便，頓服之
大定風珠 （酸甘鹹法）	生白芍六錢、阿膠三錢、生龜板四錢、乾地黃六錢、麻仁二錢、五味子二錢、生牡蠣四錢、麥冬連心，六錢、炙甘草四錢、雞子黃生，二枚、鱉甲生，四錢（龜鱉牡膠雞，麻麥地芍甘味）	水八杯，煮取三杯，去渣，再入雞子黃，攪令相得，分三次服。喘加人參，自汗者加龍骨、人參、小麥，悸者加茯神、人參、小麥
黃連阿膠湯 （苦甘鹹寒法）	黃連四錢、黃芩一錢、阿膠三錢、白芍一錢、雞子黃二枚（連膠芩芍雞）	水八杯，先煮三物，取三杯，去渣，納膠烊盡，再納雞子黃，攪令相得，日三服

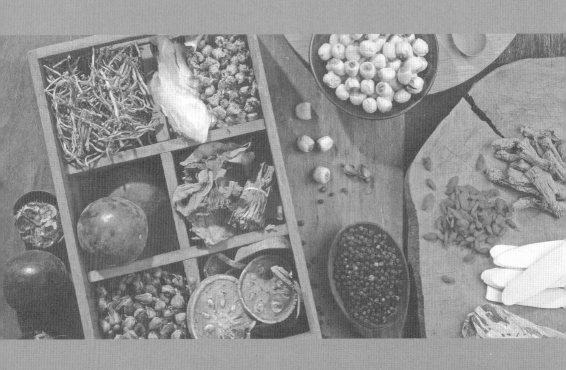

治燥劑

14

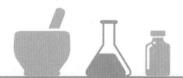

支氣管黏膜上有微小纖毛，與黏性分泌物，可淨化吸入的空氣。支氣管發炎會因受刺激分泌過多黏液，導致呼吸困難或咳嗽。初期症狀，桑杏湯與桑菊飲可以改善。

支氣管炎分為急性和慢性，慢性支氣管炎多發生於四十歲以上的人，患者以男性居多，尤其是常在充滿灰塵的環境中工作，支氣管受到刺激導致慢性發炎。急性支氣管炎常發生在小孩或老人，大多數為病毒感染而起，或是細菌感染、接觸污染空氣、抽菸造成。慢性支氣管炎的肇因包括吸菸、空氣污染，尤其是廢氣中含有多量二氧化硫。哮喘、肺氣腫和其他慢性肺部疾病亦可引發慢性支氣管炎。橫膈膜雖然負責 70% 吸氣的生理運作，實際上，完全受制於呼氣，才得以被動的付諸生理運作，因此，下半身的輔助呼吸肌肉群與相關的臟器關係甚為密切。桑菊飲對於常處於充滿灰塵的環境者，能強健肺泡與支氣管作業，減少慢性支氣管炎惡化。

14-1 輕宣潤燥劑：杏蘇散

組　　成：蘇葉、半夏、茯苓、前胡、桔梗、枳殼、甘草、生薑、橘皮、杏仁、大棗。
煮 服 法：水煎服。
主　　治：外盛涼燥證。證見頭微痛、惡寒無汗、咳嗽痰稀、鼻塞咽乾、苔白脈弦。
用藥重點：虛弱者禁用、忌生冷油膩辛辣烤炸食物。

● 兼泄瀉腹滿加蒼朮、厚朴以化濕除滿。
● 頭痛兼眉稜骨痛加白芷以祛風止痛。
● 汗後咳不止者去蘇葉，加蘇梗以降肺氣。
● 痰不多去半夏、茯苓。
● 惡寒重加淡豆豉以解表。
● 頭疼痛加川芎、防風以祛風止痛。
● 咳嗽有痰飲加重二陳湯以去濕化痰。

《溫病條辨》：「杏蘇散治燥傷本臟，頭微痛惡寒，咳嗽稀痰，鼻塞嗌塞，脈弦無汗者。傷燥如傷寒太陽證者，有汗不咳，不嘔，不痛，桂枝湯小和之。」傷春風與燥已化火無痰之證，仍從辛涼法桑菊飲、桑杏湯等。

小博士 解說

　　「痼疾」泛指長期慢性疾病與慢性生活習慣病，如糖尿病、高血壓、肝硬化、貧血、僵直性脊椎炎、全身性紅斑狼瘡、肥胖症、慢性支氣管炎、慢性胃炎、慢性腎臟病…等，病人的配合度愈高，醫療愈見效。診病要知道病人的喜惡，「五臟病各有所惡，各隨其所不喜者為病」。治病要確實掌握疾病的來源，「諸病在臟，欲攻之，當隨其所得而攻之」，病因所不喜而得，治其所不喜而癒。

　　「續得下利，清穀不止，身體疼痛者，急當救裏；後身體疼痛，清便自調者，急當救表也。夫病痼疾加以卒病，當先治其卒病，後乃治其痼疾。」「卒病」是急證，有致死之虞，要注意當下症狀變化，如心肌梗塞、腦中風、急性胰臟炎、急性腸胃炎、急性盲腸炎、急性腎衰竭、急性呼吸道感染、急性中毒…等，都要在第一時間救急，必要時非外科手術治療不可。急性肺炎與慢性肺栓塞症共同出現時，先治急性肺炎，若急性肺栓塞症出現，則急治急性肺栓塞症以救命；總之，先以維持呼吸功能為主。根治慢性痼疾，一定要配合改善生活習慣才能見效。

臨床應用

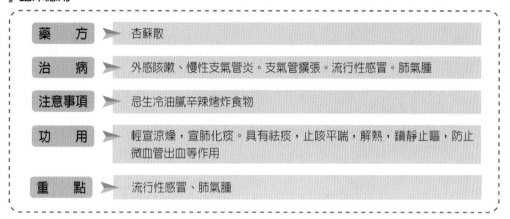

藥　　方 ➤	杏蘇散
治　　病 ➤	外感咳嗽、慢性支氣管炎。支氣管擴張。流行性感冒。肺氣腫
注意事項 ➤	忌生冷油膩辛辣烤炸食物
功　　用 ➤	輕宣涼燥，宣肺化痰。具有祛痰，止咳平喘，解熱，鎮靜止嘔，防止微血管出血等作用
重　　點 ➤	流行性感冒、肺氣腫

廉泉與頭上督脈要穴

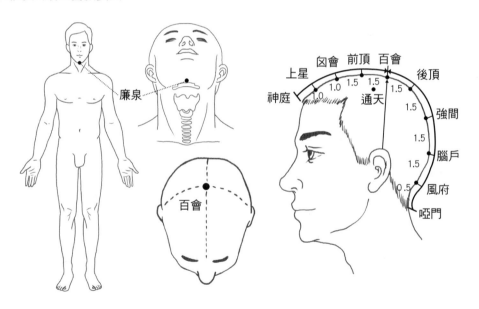

14-2 輕宣潤燥劑：桑杏湯

組　　成：桑葉一錢、杏仁一錢五分、沙參二錢、貝母一錢、香豉一錢、梔皮一錢、梨皮一錢。

煮 服 法：⑴ 水二杯，煮取一杯，頓服，重者再作服。
　　　　　⑵ 水煎服。

主　　治：頭痛身不甚熱、口渴、咽乾、乾咳無痰，或痰少而黏、舌紅、苔薄白而燥、脈浮數而右脈大者。

用藥重點：外感風寒忌用，燥熱犯肺、氣陰兩虧慎用。

● 咽喉乾痛加牛蒡子，以清利咽喉。
● 鼻衄加白茅根以涼血止血。
● 咳痰黃稠加栝蔞皮、馬兜鈴以清熱化痰。

　　《溫病條辨》：「桑杏湯治秋感燥氣，右脈數大，傷手太陰氣分者。桑菊飲治感燥而咳者。沙參麥冬湯治燥傷肺胃陰分，或熱或咳者。翹荷湯治燥氣化火，清竅不利者。」四湯觸按診大杼穴、肺俞穴、肝俞穴、脾俞穴，狀況輕重不一樣。慢性支氣管炎較無症狀，翹荷湯；咳嗽加劇，痰呈泡沫黏液狀，沙參麥冬湯、桑杏湯頓服之，重者再作服。

▍《溫病條辨》桑杏湯、桑菊飲、沙參麥冬湯、翹荷湯之組成及煮服法

方名	組成	煮服法
桑杏湯（辛涼法）	桑葉一錢、杏仁一錢五分、沙參二錢、象貝一錢、香豉一錢、梔皮一錢、梨皮一錢（桑杏梔豉沙象梨）	水二杯，煮取一杯，頓服之，重者再作服（輕藥不得重用，重用必過病所。再一次煮成三杯，其二、三次之氣味必變，藥之氣味俱輕故也）
桑菊飲（辛涼法）	桑葉二錢五分、菊花一錢、連翹一錢五分、葦根二錢、甘草八分、苦梗二錢、薄荷八分、杏仁二錢（桑菊翹葦，甘桔薄杏）	水二杯，煮取一杯，日二服
沙參麥冬湯（甘寒法）	沙參三錢、玉竹二錢、生甘草一錢、冬桑葉一錢五分、麥冬三錢、生扁豆一錢五分、花粉一錢五分（沙麥桑玉甘扁花）	水五杯，煮取二杯，日再服。久熱久咳者，加地骨皮三錢
翹荷湯（辛涼法）	薄荷一錢五分、連翹一錢五分、生甘草一錢、黑梔皮一錢五分、桔梗二錢、綠豆皮二錢（翹荷甘桔梔綠）	水二杯，煮取一杯，頓服之。日服二劑，甚者日三。加減法：耳鳴者，加羚羊角、苦丁茶；目赤者，加鮮菊葉、苦丁茶、夏枯草；咽痛者，加牛蒡子、黃芩

臨床應用

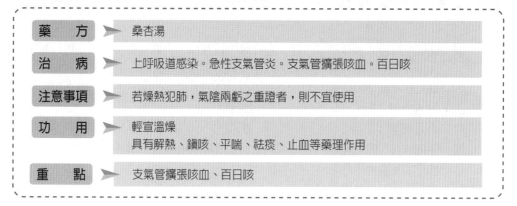

藥　方	➤ 桑杏湯
治　病	➤ 上呼吸道感染。急性支氣管炎。支氣管擴張咳血。百日咳
注意事項	➤ 若燥熱犯肺，氣陰兩虧之重證者，則不宜使用
功　用	➤ 輕宣溫燥 具有解熱、鎮咳、平喘、祛痰、止血等藥理作用
重　點	➤ 支氣管擴張咳血、百日咳

大杼、肺俞、肝俞、脾俞

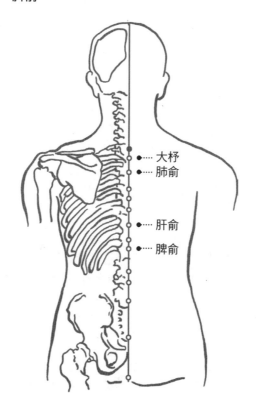

14-3 輕宣潤燥劑：清燥救肺湯

組　　成：桑葉經霜者，去枝梗，三錢、石膏煅二錢五分、人參七分、甘草一錢、胡麻仁炒研一錢、阿膠八分、麥冬去心、杏仁泡去皮尖，炒黃，七分、枇杷葉一片，刷去毛，蜜塗，炙黃。

煮服法：(1) 水一碗，煎六分，頻頻二、三次滾熱服。
　　　　 (2) 水煎服。

主　　治：頭痛身熱、乾咳無痰、氣逆而喘、胸悶脅痛、咽喉燥、鼻燥、心煩口渴、舌乾無苔、脈虛大而數煮。

用藥重點：涼燥證忌用、脾胃虛弱慎用。

● 陰虛血熱而咳血加側柏葉、仙鶴草以止血。
● 痰多，加川貝母、栝蔞以潤燥化痰。
● 熱邪較輕去石膏；熱邪重者加水牛角以清熱涼血。
● 肺結核咳嗽久不癒，乾咳少痰，痰中帶血絲加百部、川貝母、生藕節、炒蘇子、仙鶴草以止咳化痰止血。
● 盜汗加煅龍骨、煅牡蠣、浮小麥以潛陽收斂止汗。

《溫病條辨》：「喻氏清燥救肺湯治諸氣膹鬱，諸痿喘嘔因於燥者。」清燥救肺湯以調胃氣為主，不用苦味之天門冬與知母，以肺金自至於燥，苦寒下其氣必傷胃。

桑葉苦寒清泄肺熱，甘寒益陰，涼潤肺燥，故可用於燥熱傷肺、乾咳少痰，輕者可配杏仁、沙參、貝母等同用，如桑杏湯；重者可配生石膏、麥冬、阿膠等同用，如清燥救肺湯。夏月小兒身熱頭痛，項強無汗，此暑兼風寒者也，宜新加香薷飲；有汗則仍用銀翹散，重加桑葉；咳嗽則用桑菊飲。

▍清燥救肺湯加減方

方名	組成	治病	重點
沙參麥冬湯	清燥救肺湯去石膏、人參、胡麻仁、阿膠、枇杷葉、杏仁加沙參、玉竹、扁豆、花粉	清養肺胃，生津潤燥，治燥傷肺胃陰分，咽乾口燥，或身熱，或乾咳，舌紅少苔，脈細數者	清養肺胃，生津潤燥

小博士 解說

桑葉味甘苦，性寒質輕，入肺、肝經。桑葉輕清發散，能散風熱，但作用較弱。臨床主要用於清泄肺肝，如風熱襲肺、咳嗽多痰，或燥熱傷肺、乾咳無痰，以及風熱上攻或肝火上炎、目赤腫痛等證，為常用的藥品。

用於風熱感冒，或溫病初起，溫邪犯肺，發熱、頭痛、咳嗽等證，常配菊花、連翹、杏仁等同用，如桑菊飲。桑葉善於涼散風熱，而洩肺熱，對外感風熱、頭痛、咳嗽等，常與菊花、銀花、薄荷、前胡、桔梗等配合應用。桑葉不僅可用於風熱引起的目赤羞明，且可清肝火，對肝火上炎的目赤腫痛，可與菊花、決明子、車前子等配合應用。

臨床應用

藥　　方	清燥救肺湯
治　　病	燥咳、肺炎。急慢性支氣管炎、支氣管哮喘。失音、慢性喉痹。肺氣腫。肺癌。肺結核早期
注意事項	(1) 脾胃虛弱者慎用 (2) 涼燥證忌用
功　　用	清燥潤肺 具有消炎、抗菌、鎮咳祛痰、解熱、補血及抗過敏等作用
重　　點	肺氣腫、肺癌、肺結核早期

觸按診治重要背俞穴

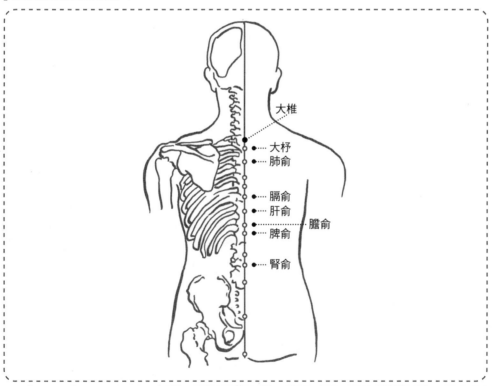

大椎

大杼
肺俞

膈俞
肝俞
膽俞
脾俞

腎俞

特別提示	大杼穴、肺俞穴：呼吸活動；肝俞穴、脾俞穴：飲食消化。

14-4 滋陰潤燥劑：養陰清肺湯、麥門冬湯

養陰清肺湯

組　　成：生地二錢，麥冬一錢二分、生甘草五分、玄參錢半、貝母八分，去心、丹皮八分、薄荷五分、炒白芍八分。

煮 服 法：水煎服。

主　　治：疫毒白喉。證見喉間起白點如腐，不易拭去，咽喉腫痛，初起或發熱，或不發熱，鼻乾唇燥，或咳或不咳，呼吸有聲，似喘非喘，脈數無力或細數。

用藥重點：濕盛痰多及感冒初起者忌用、忌辛溫發物。

● 初起挾表證加桑葉、葛根輕揚宣散。
● 熱毒重加連翹、銀花、土牛膝清熱解毒。
● 燥甚加天冬、石斛養陰潤燥。
● 陰虛甚加熟地滋陰補腎。

　　間質性肺炎使得肺底呼吸功能變差，嚴重會造成死亡。養陰清肺湯等，對呼吸道黏膜有養護效果。乾燥症好發於四十歲以後的中老年人，剛出現頻尿及口乾等症狀，宜養沙參麥冬湯等。

麥門冬湯

組　　成：麥門冬七升、半夏一升、人參三兩、甘草二兩、粳米三合、大棗十二枚。

煮 服 法：(1) 上六味，以水一斗二升，煮取六升，溫服一升，日三夜一服。
　　　　　(2) 水煎服。

主　　治：肺痿。證見咳唾涎沫，氣喘短氣，咽乾、口燥、舌乾紅少苔、脈虛數。

用藥重點：肺痿屬虛寒忌用、外感風寒慎用。

● 津傷甚加沙參、玉竹養肺胃生津液。
● 潮熱加銀柴胡、地骨皮清虛熱。
● 火逆甚加竹葉、石膏降火。

　　麥門冬湯治咽喉不利，竹葉石膏湯治氣逆欲吐，兩者主治類似，都屬食道方面問題，也都可以養護呼吸道黏膜，麥門冬湯偏重生病時治療，竹葉石膏湯偏重病後調養。有助飲食習慣不良的潛在患者。

　　《圖解方劑學》二十章中，麥冬藥方有七章十三方，都在《溫病條辨》，第三章新加黃龍湯治腸梗阻，增液承氣湯治習慣性便秘；第四章生脈散緩解化療後毒副反應，益胃湯改善小兒厭食；第五章清營湯治流行性腦膜炎，玉女煎調理思覺失調症；第九章天王補心丹治神經衰弱；第十三章大定風珠主治腰腿綜徵；第十四章清燥救肺湯紓緩肺癌，養陰清肺湯消腫扁桃腺炎，麥門冬湯治肺結核，增液湯治慢性牙周炎；第十七章清暑益氣湯消肺炎。

臨床應用

藥　方	養陰清肺湯	麥門冬湯
治　病	白喉、扁桃腺炎。咽喉炎、口腔炎、鼻衄。頸淋巴結核。傳染性單核細胞增多症。鼻咽癌、肺癌	慢性支氣管炎、支氣管擴張。慢性咽炎、口咽乾燥症、失音、梅核氣。非特異性肺炎、矽肺、肺癌、肺結核。嘔吐、胃及十二指腸潰瘍、慢性萎縮性胃炎。妊娠惡阻、逆經
注意事項	(1) 白喉忌表 (2) 忌辛溫發物 (3) 濕盛痰多及感冒初起者忌用	肺痿屬於虛寒者忌服
功　用	養陰清肺，散邪解毒。具有抗炎、抗菌、中和白喉毒素、止咳袪痰、解熱、保護免疫功能等作用	潤肺益胃，降逆下氣 具有降血糖、鎮咳、消炎、抗菌、抗過敏、解痙、抗潰瘍，鎮吐、增進食慾及升高機體環核苷酸等作用
重　點	頸淋巴結核、傳染性單核細胞增多症、鼻咽癌、肺癌	失音、梅核氣、非特異性肺炎、矽肺、肺癌、肺結核、妊娠惡阻、逆經

頸部重要動脈與神經

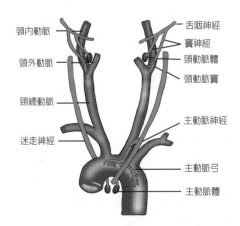

頸內動脈
頸外動脈
頸總動脈
迷走神經

舌咽神經
竇神經
頸動脈體
頸動脈竇
主動脈神經
主動脈弓
主動脈體

提示特別 ▶ 肺黏膜下相關淋巴組織（BALT）與呼吸息息相繫。養陰清肺湯、桑杏湯、桑菊飲、沙參麥冬湯或翹荷湯等，養護呼吸道黏膜而助益肺黏膜下相關淋巴組織（BALT）。

14-5 滋陰潤燥劑：增液湯

組　　成：玄參一兩、麥冬連心，八錢、生地八錢。
煮 服 法：⑴水八杯，煮取三杯，口乾則與飲令盡。不便，再作服。⑵水煎服。
主　　治：便秘證。證見大便秘結、口渴、舌乾紅、脈細數或沉而無力者。
用藥重點：實熱燥結便實忌用、外感慎用。

● 津傷熱結甚加少量調胃承氣湯微和之。
● 陰虛牙痛加牛膝、丹皮、蜂房、補骨脂以涼血、瀉火、解毒。
● 兼肺胃陰傷，證見舌光紅，口乾唇燥加玉竹、沙參、石斛清養肺胃。

　　增液湯口乾則與飲，當茶大口喝飲，陽明實熱燥結便實，宜有大黃的藥方；非陽明實熱燥結便實，宜沒有大黃的藥方。《溫病條辨》有十方與增液湯和燥結便實相關：沒有大黃藥方，壓按右天樞穴（升結腸）較左天樞穴（降結腸）疼痛，偏虛證。

　　增液湯有元參，其味苦鹹微寒，通二便，解熱結。服增液湯後，二十四小時還是不大便，增液湯合調胃承氣湯以微和之。臨床上，醫生很難如此處方開藥，陽明溫病體質虛弱的人宜增液湯，體質虛弱的診斷很不容易，可以三餐後服增液湯，睡前服增液湯合調胃承氣湯；大便無慮而汗多的人，睡前服益胃湯。

增液湯、益胃湯之組成及煮服法

藥方	組成	煮服法
增液湯（鹹寒苦甘法）	元參一兩、麥冬連心，八錢、細生地八錢	水八杯，煮取三杯，口乾則與飲，令盡，不便，再作服。（元麥地）
益胃湯（甘涼法）	方沙參三錢、麥冬五錢、冰糖一錢、細生地五錢、玉竹炒香，一錢五分	水五杯，煮取二杯，分二次服，渣再煮一杯服。（沙麥地玉冰）

小博士 解說

　　體內熱的產生，主要靠肌肉運動、食物同化與基礎代謝過程。調節體溫，出汗會調節人體皮膚真皮層的血流，以降低體溫，使皮膚真皮層血管擴張，血流量增加，增加身體放熱量；反之，如果真皮層血管收縮（變窄小），導致皮膚血流量減少，身體放熱量也會隨之減少。人體基礎體溫36.5~37.5℃，通常最高是早晨5~6時，最低是下午5~6時。睡前服增液湯合調胃承氣湯，與睡前服益胃湯，都要考慮生理時鐘因素。

　　吳鞠通著作有方有法，醫者學之，不只是劑量的權衡，更重要的是服法的變通。因腦內間腦前端部分的視丘叉上核會影響腎上腺素與褪黑激素的分泌週期，把身體各種節律同步化為二十四小時的白天、黑夜週期，是以，服用的時間是最重要的。

臨床應用

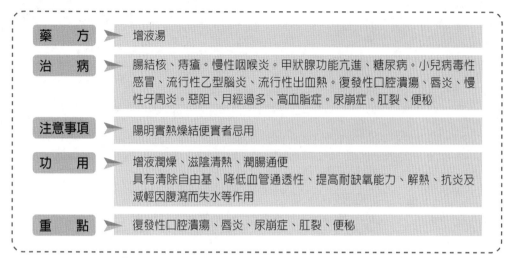

藥　　方 ▶	增液湯
治　　病 ▶	腸結核、痔瘡。慢性咽喉炎。甲狀腺功能亢進、糖尿病。小兒病毒性感冒、流行性乙型腦炎、流行性出血熱。復發性口腔潰瘍、唇炎、慢性牙周炎。惡阻、月經過多、高血脂症。尿崩症。肛裂、便秘
注意事項 ▶	陽明實熱燥結便實者忌用
功　　用 ▶	增液潤燥、滋陰清熱、潤腸通便 具有清除自由基、降低血管通透性、提高耐缺氧能力、解熱、抗炎及減輕因腹瀉而失水等作用
重　　點 ▶	復發性口腔潰瘍、唇炎、尿崩症、肛裂、便秘

《內經 · 九宮八風篇》之腹診分九區

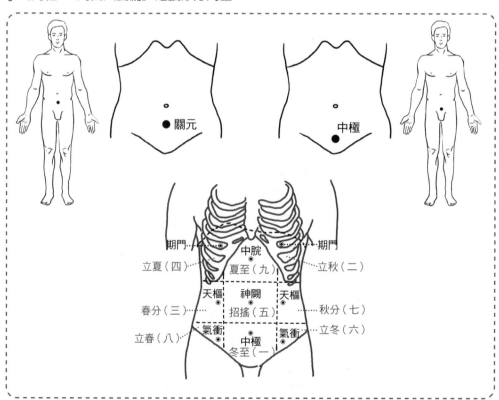

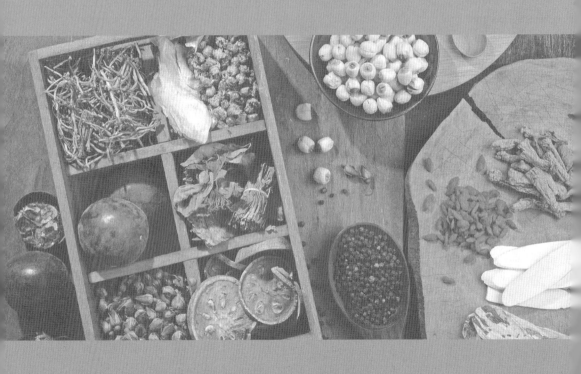

祛濕劑

15

《金匱要略》第二章痙濕暍病，風濕身重用防己黃耆湯（服後腰下如冰，後坐被上，又以一被繞腰以下，溫令微汗），現代人都在空調環境中活動，下半身的氣血循環多不良，此方可以用來保健下半身的氣血循環，並配合加多雙腳的活動量，效果會更好。防己黃耆湯的立方要則，是「服後當如蟲行皮中（癢），藥氣令以腰下如冰，後坐被上，又以一被繞腰以下，溫令微汗」，與桂枝湯立方要則「服用桂枝湯後，再服熱稀粥，溫覆取微似汗」，讓桂枝湯與粥助益全身氣血循環，溫覆取微似汗，是躺臥蓋薄棉被兩小時以上，一方面讓藥與熱稀粥在體內加熱促進副交感神經運作，一方面讓薄棉被從外加溫促進交感神經運作，讓肝臟的血液循環加倍加速運作。服藥後的養護作業，比服藥還重要的原因，就是要注意生活的起居飲食原則。

祛濕劑共 20 方：芳香化濕劑（2 方）；利水滲濕劑（4 方）；祛濕清熱劑（12 方）；祛風勝濕劑（2 方）。

15-1 芳香化濕劑：平胃散

組　　成：蒼朮去粗皮，米泔浸二日，五斤、厚朴去粗皮，薑汁製，炒香、陳皮去白，各三斤二兩、甘草銼，炒，三十兩。

煮服法：⑴上為細末，每服二錢，以水一盞，入薑二片，大棗兩枚，同煎至七分，去薑泉，熱服，空心食前，入鹽一捻，沸湯點服亦得。
　　　　⑵共為細末，每次服 3 克，薑棗煎湯送下，或水煎服。

主　　治：濕滯脾胃，脘腹脹滿、不思飲食、口淡無味、嘔吐噁心、噯氣吞酸、肢體沉重、怠惰嗜臥、常多自利、舌苔白膩而厚、脈緩，或濡。（平胃散：厚朴、射干、升麻、茯苓、白芍、枳殼、大黃、甘草。治胃熱口乾，嘔噦煩悶，二便秘澀。）

用藥重點：脾虛胃弱忌用、孕婦慎用。

- 平胃散濕勝者加五苓散加強利濕。五苓散傷濕食滯，加平胃散行滯去濕。暴食者平胃散多一、二倍，暴飲酗酒者五苓散多二、三倍，暴飲暴食者兩方等量。
- 食滯證見腹脹便秘，加萊菔子、大腹皮、枳殼。
- 嘔或痰多加半夏。
- 兼熱證見舌苔黃膩，口苦咽乾，不甚渴飲，加黃芩、黃連。
- 兼脾胃寒濕，脘腹脹滿，惡寒喜熱，加乾薑、肉桂。
- 小便赤澀加茯苓、澤瀉。
- 痞悶者加枳殼、木香。
- 疲倦不思食加人參、黃耆。
- 證屬濕熱加黃連、黃芩。
- 證屬寒濕加乾薑、草豆蔻。
- 濕盛泄瀉加茯苓、澤瀉。

平胃散加減方

方名	組成	治病	重點
藿香平胃散（又名不換金正氣散）	平胃散加藿香、半夏	治胃寒腹痛嘔吐、瘴疫濕瘧	夏日胃寒腹痛嘔吐
加味平胃散	平胃散加麥芽、炒神麴	治宿食不消，吞酸噯臭	飯後吞酸噯臭
厚朴溫中湯	平胃散除蒼朮，加木香、草蔻、乾薑、茯苓	治脾胃虛寒，心腹脹滿及秋冬客寒犯胃，時作疼痛	冬日客寒犯胃，時作疼痛
香砂平胃丸	平胃散加木香、砂仁	治脾虛傷食，痞滯納呆、噁心嘔吐	饑餓過食噁心
柴平湯	平胃散加小柴胡湯	治濕瘧，脈濡，一身盡痛，手足沉重，寒多熱少	飲食無度，一身盡痛
香連平胃散	平胃散加薑汁炒黃連、木香	治食積發熱，腹痛泄瀉	暴飲暴食，腹痛泄瀉
參苓平胃散	平胃散加人參、茯苓	治脾虛不化，大便不實	過時不食，大便不實

臨床應用

藥 方	▶	平胃散
治 病	▶	消化不良。急慢性胃腸炎。消化性潰瘍。細菌性痢疾。消化系統功能紊亂。胃及十二指腸潰瘍。急慢性濕疹
注意事項	▶	⑴ 老弱、陰虛氣滯、脾虛胃弱者，不宜使用 ⑵ 本方苦辛溫燥，易耗傷陰血，因此，孕婦不宜使用
功 用	▶	燥濕運脾，行氣和胃。具有健胃助消化，抗潰瘍，抗炎，抗病原微生物以及調整胃腸蠕動機能等作用
重 點	▶	消化系統功能紊亂、胃及十二指腸潰瘍、急慢性濕疹

地倉、水溝穴

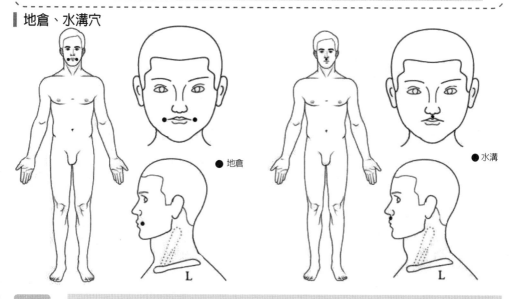

● 地倉

● 水溝

| 特別
提示 | ▶ | 平胃散加五苓散為胃苓湯，治食滯傷濕；食滯宜平胃散，傷濕宜五苓散，血虛宜四物湯，氣虛宜四君子湯，四物湯加四君子湯為八珍湯，補養氣血，此六湯加減斟酌應證，養護肝門靜脈的三個系統，治未病於未然。平胃散又見濕勝加五苓散（胃苓湯），加強利濕作用，多見迎香穴較不潤澤而枯黯，而水溝穴潤澤有力，此多為暴食者，平胃散多五苓散一至二倍。五苓散又見傷濕食滯加平胃散（胃苓湯），加強行積滯，多見迎香穴較潤澤有力，水溝穴較不潤澤而枯黯且乏力，此多為暴飲酗酒者，五苓散多二至三倍。暴飲暴食者兩方等量，其迎香穴與水溝穴都不潤澤而枯黯且乏力。 |

15-2 芳香化濕劑：藿香正氣散

組　　成：藿香、大腹皮、白芷、紫蘇、茯苓各三兩、半夏、白朮土炒、陳皮、厚朴、桔
　　　　　梗二兩、炙甘草二兩。

煮 服 法：⑴上為細末，每服二錢，水一盞，薑三片，大棗一枚，同煎至七分，熱服。如
　　　　　　欲汗出，衣被蓋，再煎並服。
　　　　　⑵共為細末，每服 3 克，棗煎湯送服。或作湯劑水煎服。

主　　治：外感風寒，內傷濕滯，霍亂吐瀉，發熱惡寒，頭痛，胸脅滿悶，脘腹疼痛，舌
　　　　　苔白膩，脈浮濡及山嵐瘴瘧。

用藥重點：陰虛火旺忌服、忌生冷油膩。

● 表邪偏重蘇葉加重。

● 兼食滯，胸悶腹脹去甘草、大棗，加萊
　菔子、雞內金、神麴。

● 偏濕蒼朮易白朮。

● 腹瀉甚加扁豆、苡仁。

● 小便短少加木通、澤瀉，以去濕利水。

● 暑濕，胸脘痞悶，心煩，身熱，舌苔黃
　膩去紫蘇、白芷，加青蒿、黃芩、滑石。

● 寒濕，畏寒肢涼，腹脹滿，大便稀溏或
　泄瀉，久而膚腫，舌苔白，脈緩而遲去
　白芷、紫蘇、桔梗，加炒乾薑、吳茱萸、
　豬苓。

● 藿香正氣散去桔梗、白芷、紫蘇，加煨
　葛根、煨白芍、炮乾薑治經行泄瀉。

● 藿香正氣散去白芷、桔梗、大腹皮加延
　胡索、蒲公英、鬱金治反流性食道炎。

藿香正氣散治夏日感冒，水土不服，
多天宿醉。藿香正氣散製成蜜丸或水丸，
稱藿香正氣丸。藿香正氣丸以蒼朮去濕滯，
藿香正氣散以白朮療內傷，表邪重加多蘇
葉。藿香平胃散治夏日胃寒腹痛，厚朴溫
中湯治多日客寒犯胃痛。

橫膈膜負責 70% 的吸氣功能，仰臥呼
氣時，可以上升到乳頭附近（第四～五肋
骨），吸氣時可以比非仰臥時下降約 10 公
分。「倚息，不得臥，又不得溺，宜腎氣
丸」，仰臥時橫膈膜無法順利吸氣，是輸
尿管或膀胱無法正常運作，或橫膈膜下的
靜脈與腎靜脈再回下腔靜脈出問題，或是
回奇靜脈再回上腔靜脈出問題，因此「不
得溺」而「煩熱不得臥，而反倚息」，輕
證宜藿香正氣散，重證需要腎氣丸。

小博士解說

　　《溫病條辨》：「寒濕傷脾胃兩陽，寒熱，不飢，吞酸，形寒，或脘中痞悶，或酒客濕
聚，苓薑朮桂湯主之。濕傷脾胃兩陽，既吐且利，寒熱身痛，或不寒熱，但腹中痛，名曰霍亂。
寒多，不欲飲水者，理中湯主之。熱多，欲飲水者，五苓散主之。吐利汗出，發熱惡寒，四肢拘
急，手足厥逆，四逆湯主之。吐利止而身痛不休者，宜桂枝湯小和之。霍亂兼轉筋者，五苓散加
防己桂枝薏仁主之；寒甚脈緊者，再加附子。苓薑朮桂湯方（茯苓、生薑、炒白朮、桂枝），乃
苦辛溫法。」

臨床應用

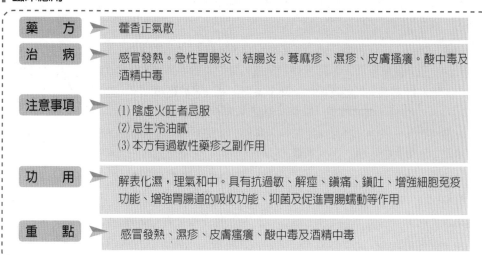

藥　方 ➤	藿香正氣散
治　病 ➤	感冒發熱。急性胃腸炎、結腸炎。蕁麻疹、濕疹、皮膚搔癢。酸中毒及酒精中毒
注意事項 ➤	(1) 陰虛火旺者忌服 (2) 忌生冷油膩 (3) 本方有過敏性藥疹之副作用
功　用 ➤	解表化濕，理氣和中。具有抗過敏、解痙、鎮痛、鎮吐、增強細胞免疫功能、增強胃腸道的吸收功能、抑菌及促進胃腸蠕動等作用
重　點 ➤	感冒發熱、濕疹、皮膚瘙癢、酸中毒及酒精中毒

左腎靜脈與右腎動脈

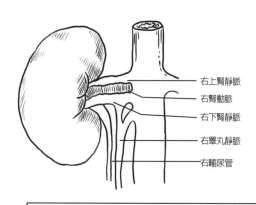
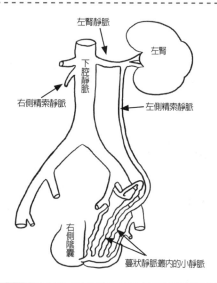

➕ 知識補充站

　　左腎靜脈與右腎動脈於養護腎臟方面，觸壓診斷左右志室，腎俞可以知道較弱或塌或腫的一側是診治目標。苓桂朮甘湯與腎氣丸皆利小便，腎氣丸較注意腎上腺髓質與腎靜脈及下腔靜脈（臟支—腎靜脈與壁支），苓桂朮甘湯則助益上腸間膜靜脈、下腸間膜靜脈及下腔靜脈（臟支—肝靜脈）。臨床上，藿香正氣散、苓桂朮甘湯、五苓散對腸胃較具效力，療效較快，針對一般病症的初病，多可以立即見效。久病或慢性病症，腎氣丸藥效較長，所以偶而短氣（呼吸不順暢），五苓散、苓桂朮甘湯即已足。

15-3 利水滲濕劑：防己黃耆湯

組　　成：防己一兩、黃耆一兩一分去蘆、白朮七錢半、甘草炒半兩。

煮 服 法：⑴上銼麻豆大，每抄五錢七加薑、棗，水煎去渣溫服，良久再服。服後當如蟲行皮中，以腰下如冰，後坐被上，又以一被繞腰以下，溫令微汗。

　　　　　⑵加薑、棗水煎服；散劑則每服 3 克，開水配服。

主　　治：風水或風濕。證見汗出惡風，身重，小便不利，舌淡苔白，脈浮。

用藥重點：水腫實證忌用、不宜過量。

- 濕盛腰腿重者，則加苡仁、茯苓、牛膝。
- 胸腹脹滿者，則加陳皮、枳殼。
- 腹痛加白芍。
- 氣喘加麻黃。
- 氣上衝加桂枝。
- 寒盛加細辛。
- 肥胖者加澤瀉。
- 蕁麻疹者加防風、蟬衣、土茯苓。

　　腎著湯、四君子湯和五苓散等，都有苓、朮二藥，防己黃耆湯有甘、朮兩藥，四方都活絡肝、膽、脾、胃經脈，進而養益腎、膀胱經脈；苓桂朮甘湯有苓、朮、甘三藥，功能上最接近腎氣丸。此六方與太溪穴（小趾頭）及太衝穴（大拇趾）的診治感應狀況，防己黃耆湯以太衝穴（大拇趾）感應較強烈，治風濕性關節炎、心臟性水腫、腎積水、下肢腫痛或狐臭，針灸太衝穴效果更好。腎氣丸以太溪穴（小趾頭）感應較強烈，其他四方介於其間。

▌鼻頭顏色與病證及其代表藥方

鼻頭顏色	容易波及部位	主要病證	代表藥方	
			虛證	實證
青	鼻子及鼻下	腹寒、痛	真武湯	大承氣湯
黃	鼻骨及兩眉之間	胸寒、便難	補中益氣湯	復元活血湯
黑	下巴	水氣、勞	腎氣丸	大承氣湯
白	雙唇	亡血、寒	參附湯	桂枝茯苓丸
赤	額部與顴部	風	七寶美髯丹	大柴胡湯
鮮明	不定位	留飲	防己黃耆湯	霍香正氣散

臨床應用

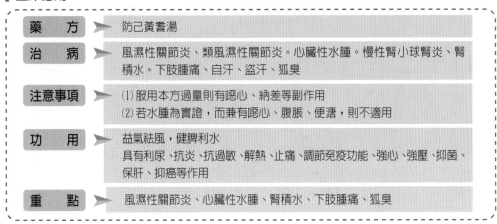

藥　方 ▶	防己黃耆湯
治　病 ▶	風濕性關節炎、類風濕性關節炎。心臟性水腫。慢性腎小球腎炎、腎積水。下肢腫痛、自汗、盜汗、狐臭
注意事項 ▶	(1) 服用本方過量則有噁心、納差等副作用 (2) 若水腫為實證，而兼有噁心、腹脹、便溏，則不適用
功　用 ▶	益氣祛風，健脾利水 具有利尿、抗炎、抗過敏、解熱、止痛、調節免疫功能、強心、強壓、抑菌、保肝、抑癌等作用
重　點 ▶	風濕性關節炎、心臟性水腫、腎積水、下肢腫痛、狐臭

太衝、太溪穴　　　　　　　　　　　　　　**中脘、中極穴**

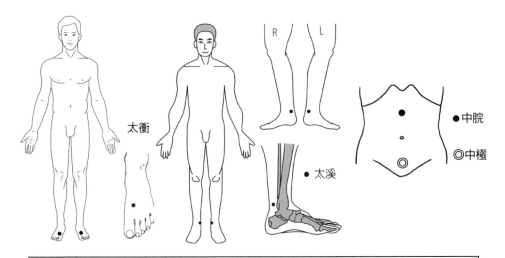

太衝

R　L

●中脘

◎中極

太溪

✚ 知識補充站

　　麻黃加朮湯覆取微似汗，治身體煩疼；麻黃杏仁薏苡甘草湯溫服有微汗，治一身盡疼；防己黃耆湯溫令腰以下微汗，治風濕身重。此三藥方都可以提升腸道免疫機能，分別改善不一樣的功能障礙。

　　《傷寒論》言及風濕相搏者，條文404.桂枝附子湯、白朮附子湯（桂枝去桂加白朮湯）與條文405.甘草附子湯，都是溫服，並增加服量與服用次數，以「微汗」、「輕微麻痺狀」（胸部或肢節有麻痺的感覺，感覺輕重因人而異）或「暈狀」（頭微暈，藥眩，如針灸之得氣）為解。不同於服用桂枝湯、桂枝加附子湯後，要再喝熱稀粥來助藥力，而服用五苓散後則要多飲暖水，令汗出則癒。

15-4 利水滲濕劑：五苓散

組　　成：豬苓十八銖去皮、澤瀉一兩六銖、白朮十八銖、茯苓十八銖、桂枝半兩去皮。

煮 服 法：⑴搗為散，以白飲和服方寸匕，日三服，多飲暖水，汗出愈，如法將。

　　　　　⑵研磨為末，每服 3 克溫水配服，汗出而愈，如法將息。

主　　治：⑴外有表證，內有停濕，頭痛發熱，煩渴欲飲，或水入即吐，小便不利，舌苔白，脈浮。

　　　　　⑵水濕內停，水腫泄瀉，小便不利，以及霍亂吐瀉等。

　　　　　⑶痰飲，臍下動悸，吐涎沫而頭眩，或短氣而咳者。

用藥重點：濕熱忌用、溫病高熱傷津慎用。

- 水腫較甚，則加桑白皮、陳皮、大腹皮、車前子等。
- 水腫兼表證，則配伍越婢湯。
- 濕熱泄瀉者，則去白朮、桂枝，加茵陳。
- 兼中氣不足者，則加黨參。
- 急性泌尿系統感染者，則加石葦、海金砂、滑石。
- 青光眼者，則加車前子以清熱利尿，桑白皮、大腹皮以利水消腫醒脾胃，龍膽草以清熱燥濕利肝膽。

《傷寒論》：「汗後胃中乾，煩躁不得眠，欲得飲水者，少少與飲之，令胃氣和則愈。小便不利，微熱，消渴者，五苓散。」「渴欲飲水，水入則吐者，五苓散。」「脈浮汗已煩渴五苓散。」「汗出而渴五苓散；不渴茯苓甘草湯。」「頭痛發熱，身疼痛，熱多欲飲水五苓散；寒多不用水理中丸。」

《傷寒論》：「心悸者，不可發汗」與「小便利飲水多，必心下悸」，此關鍵觀念大助五苓散辨證。五苓散主要的功效是祛寒濕，仲景之用意要辨證益精準。

《傷寒論》白虎加人參湯與五苓散的相關條文

方名	組成	相關條文
白虎加人參湯	石膏、知母、粳米、甘草、人參	水煮米熟湯成去渣，溫服一升，日三服 20. 大煩渴不解，脈洪大 112. 口燥渴心煩，背微惡寒 142. 渴欲飲求無表證 165. 渴欲飲水，口乾舌燥
五苓散	豬苓、澤瀉、白朮、茯苓、桂枝	22. 脈浮，小便不利，微熱消渴 23. 渴欲飲水，水入則吐 413. 熱多欲飲水

臨床應用

藥　方 ➤	五苓散
治　病 ➤	腎炎、腎衰、肝硬化引起水腫。尿瀦留。胸水、腦積水。傳染性肝炎。慢性充血性心力衰竭。梅尼爾氏綜合症。泌尿系統之結石。腹瀉、胃腸炎及其他嘔吐症。青光眼、中心性視網膜病、視神經乳頭炎。閉經
注意事項 ➤	(1) 本方偏於滲利，故脾氣虧損，腎氣虛弱者，如服食過多可能出現頭暈目眩、口淡、食慾減退、胃納差 (2) 不宜長期服用 (3) 腎虧脾損而小便已利，則不宜使用 (4) 濕熱者，忌用 (5) 溫病高熱傷津者，慎用
功　用 ➤	利水滲濕，溫陽化氣。能降血壓、保護腎功能不全、防治泌尿系結石。具有利尿作用，且對脂肪、蛋白質、水分及電解質代謝異常有預防效果，同時可防止肝損壞
重　點 ➤	腎炎、腎衰、肝硬化引起水腫、尿瀦留、胸水、腦積水、青光眼、中心性視網膜病、視神經乳頭炎、閉經

五苓散加減方

方名	組成	治病	重點
四苓散	五苓散去桂枝	滲濕利水，治內傷飲食有濕，小便赤少，大便溏泄	腹瀉
茵陳五苓散	五苓散加茵陳	利濕退黃。治濕熱黃疸，濕多熱少，小便不利	傳染性肝炎
胃苓湯	五苓散加平胃散	祛濕和胃，行氣利水，主治夏秋之間，脾胃傷冷，水穀不分，泄瀉不止	胃腸炎

✛ 知識補充站

　　脈洪大必是浮脈，浮脈不一定脈洪大。渴欲飲水，症狀初期是五苓散，嚴重者是白虎加人參湯；五苓散（中極穴感應較強）是一年四季常用藥，白虎加人參湯（中脘穴感應較強）是夏季常備藥方。白虎加人參湯針對口腔與情緒方面，症狀多偏熱；五苓散則針對頭痛、小便問題，症狀多偏寒。

15-5 利水滲濕劑：豬苓湯、五皮散

豬苓湯

組　　成：豬苓、茯苓、澤瀉、阿膠、滑石各一兩。

煮 服 法：(1) 上五味，以水四升，先煮四味，取二升，去渣，內阿膠熔消，溫服七合，日三服。
　　　　　(2) 先煎四味藥物，所得藥液，再入阿膠熔化，溫服。

主　　治：水熱互結、小便不利、發熱、口渴欲飲或心煩不寐，或兼有咳嗽、嘔惡、下利，舌紅苔白或微黃，脈細數者。（(1) 豬苓湯：豬苓、茯苓、滑石、澤瀉、升麻。治：自利。(2) 豬苓湯：豬苓、茯苓、白朮。治：嘔吐而病在膈上。(3) 豬苓湯：豬苓、澤瀉、滑石、阿膠。治：淋瀝。）

用藥重點：汗出多而渴忌用、外感風寒慎用。

● 若熱淋則加扁蓄、瞿麥以清熱通淋。
● 若血淋、血尿者，則加白茅根、大小薊以涼血止血。
　　《傷寒論》：「胃中空虛，客氣動膈，心中懊惱，舌上胎者梔子豉湯。渴欲飲水，口乾舌燥者白虎加人參湯。脈浮發熱，渴欲飲水，小便不利者，豬苓湯。汗出多而渴者，不可與豬苓湯，汗多胃中燥，豬苓湯復利其小便。」豬苓湯改善血循環與血流動力，調整體內水代謝。

五皮散

組　　成：生薑皮、桑白皮、橘皮、大腹皮、茯苓皮各等分。

煮 服 法：(1) 上為粗末，每服三錢，水一盞半，煎至八分，去渣，不計時溫服。
　　　　　(2) 水煎服。

主　　治：皮水。一身悉腫，肢體沉重，心腹脹滿，上氣喘急，小便不利，以及妊娠水腫等。

用藥重點：濕熱忌用，忌生冷油膩及硬食物。

● 腰以上腫甚兼風加羌活、防風。
● 腰以下腫甚屬水濕下注加防己、苡仁或配伍五苓散。
● 兼寒加附子、乾薑。
● 兼熱加木通、滑石。
● 腹中脹滿加萊菔子、厚朴、麥芽。
　　五皮散運脾虛，祛水濕泛溢肌膚之皮水，桑白皮甘寒。瀉肺利大小腸。茯苓皮甘淡滲濕，專行皮膚水濕。大腹皮行氣導滯，寬中理氣消水腫。陳皮健脾又理氣燥濕。生薑皮辛散水氣，和脾消腫利小便。五藥等分相配伍，共奏利水消腫，理氣健脾之功。
　　初期妊娠水腫，五皮散加乾玉米鬚兩倍份量或鮮玉米鬚四倍份量。久坐車船、晨起四肢水腫，左液門穴多較塌陷，宜五皮散加桂枝湯，久坐車船，傍晚後四肢水腫，左液門穴多較塌陷，宜五皮散加五苓散。五皮散具有利尿作用，兼風者多腰以上或頭腫甚加羌活、防風；屬水濕下注者腰以下腫或腳背腫加防己、苡仁或配伍五苓散。
　　五皮散與瀉白散（瀉肺散）皆有桑白皮，桑白皮疏散清熱，生用；入補肺藥，蜜水拌炒。五皮散理中下焦，利水消腫，理氣健脾，治經行浮腫、妊娠水腫、外傷性瘀血腫脹。瀉白散理上焦，瀉肺伏火消鬱熱，治小兒肺炎、支氣管炎、百日咳、胸膜炎。

臨床應用

藥　　方	豬苓湯	五皮散
治　　病	尿路結石、膀胱炎、尿道炎。腎積水、肝硬化腹水。流行性出血熱、休克。腎炎。特發性浮腫。繼發性口眼乾燥症	經行浮腫、妊娠水腫。急慢性腎炎、腎病綜合症。肝硬化腹水、功能性水腫。更年期綜合症。外傷性瘀血腫脹
注意事項	(1) 豬苓湯有蓄鈣離子的作用，豬苓含鉀離子，為 7.674m ml/L；澤瀉含鉀離子 37.7305m ml/L，休克補充電解質時應注意 (2) 陽明病，汗出多而渴者，不可與豬苓湯，以汗多胃中燥，豬苓湯復，利其小便故也	(1) 本方治皮水腫屬脾虛濕盛，泛溢肌膚所致，而防己茯苓湯亦治皮水，但係由陽氣不足，水濕鬱於肌膚，證見身腫而冷，四肢聶聶動 (2) 忌生冷油膩及硬食物
功　　用	利水清熱養陰 具有利尿，抑菌，抗脂肪肝，升高血壓，改善血液循環與血流動力，調整體內水代謝，阻止草酸鈣沉澱，抗癌，止血與生血，以及改善代謝性酸中毒等作用	利水消腫，理氣健脾。具有利尿作用
重　　點	尿路結石、肝硬化腹水、腎炎、特發性浮腫、繼發性口眼乾燥症	腎病綜合症、肝硬化腹水、更年期綜合症、外傷性瘀血腫脹

《傷寒論》梔子豉湯、白虎加人參湯、豬苓湯的組成與煮服法

藥方	組成	煮服法	主治
梔子豉湯	梔子、香豉	水四升，先煮梔子，得二升半，納豉煮取一升半，去渣，分為二服，溫進一服，得吐者，止後服	頭汗出，心中懊惱，舌上苔（不會渴欲飲水）
白虎加人參湯	知母、石膏、炙甘草、粳米、人參	水一斗，煮米熟湯成，去渣。溫服一升，一日三次分服	渴欲飲水，口乾舌燥（不會心中懊惱）
豬苓湯	豬苓、茯苓、澤瀉、阿膠、滑石	水四升，先煮四味，取二升，去渣，入阿膠烊消。溫服七合，日三服	渴欲飲水，小便不利（不會心中懊惱）

✚ 知識補充站

　　舌苔是舌背部散布的一層苔狀物，正常是薄白而潤，舌上苔黃多濕熱，宜服用白虎湯、梔子豉湯、竹葉石膏湯；舌苔深黃厚而乾燥宜服用承氣湯類；舌苔黃而渴、舌苔紅宜服用瀉心湯類；舌紅苔白或微黃，脈細數用豬苓湯。

　　宋錢乙瀉白散（瀉肺散）桑皮、地骨各一兩，甘草五錢，每服二錢，入粳米百粒煎。風寒外感引起之咳嗽，本方不適宜。肺虛，小便利者，禁用。瀉白散瀉肺清熱、止咳平喘，治肺有伏火鬱熱之喘咳證。咳嗽氣喘、皮膚蒸熱，午後尤甚、舌紅苔黃、脈細數。

15-6 祛濕清熱劑：三仁湯

組　　成：杏仁五錢、苡仁六錢、肉豆蔻二錢、滑石二錢、竹葉二錢、厚朴二錢、半夏五錢。
　　　　　（《溫病條辨》多白通草二錢）。

煮 服 法：⑴甘瀾水八碗，煮取三碗。每服一碗，日三服。
　　　　　⑵水煎服。

主　　治：濕溫初起，及暑溫夾濕，邪在氣分，頭痛，惡寒，身重疼痛，面色淡黃，胸悶不飢，午後身熱，舌白不渴，脈弦細而濡。

用藥重點：熱重於濕忌用、二便秘澀慎用。

- 兼衛分症狀加藿香、香薷以解表化濕。
- 寒熱往來加青蒿、草果。
- 挾有穢濁加佩蘭、石菖蒲。
- 濕重加蒼朮。

同名異方三仁湯：桃仁、苡仁、冬瓜仁、丹皮。治胃痛，小便赤澀，腹滿不食。

《溫病條辨》三仁湯治頭痛惡寒，身重疼痛，舌白不渴，脈弦細而濡，面色淡黃，胸悶不飢，午後身熱，狀若陰虛，病難速已，名曰濕溫。汗之則神昏耳聾，甚則目瞑不欲言，下之則洞洩，潤之則病深不解，長夏深秋冬日同法。

伏暑濕溫（俗名秋呆子），濕溫較諸溫，病勢雖緩而實重，上焦最少，病勢不甚顯張，中焦病最多，好發生於長期胃腸功能不好者。勞倦再感濕溫，連翹赤豆飲煎送保和丸，與三仁湯都是養護良方。三仁湯輕開上焦肺氣，蓋肺主一身之氣，氣化則濕亦化也。濕氣瀰漫，本無形質，以重濁滋味之藥治之，腸胃功能更不良，愈治愈壞。

▍三仁湯加減方

方名	組成	治病	重點
藿朴夏苓湯	三仁湯去滑石、竹葉加藿香、赤苓、豬苓、淡豆豉、澤瀉	解表化濕，治濕溫初起，身熱惡寒，肢體倦怠，胸悶口膩，舌苔薄白，脈濡緩	肢體倦怠，胸悶口膩

> **提示 特別**　三仁湯（杏薏蔻，半滑竹朴通）調理腸道，自律神經系統功能也為之正常，助益第二、三、四骶骨部位之副交感神經傳導，改善降結腸與膀胱方面的功能。

臨床應用

藥　方	三仁湯
治　病	腎盂腎炎、急性腎小球腎炎。小兒急慢性濕疹、小兒過敏性紫癜。產後發熱、發熱、不明原因發熱。百日咳、咳嗽、慢性支氣管發炎。妊娠嘔吐、產後缺乳。急性黃疸性肝炎、急性胃腸炎、慢性胃炎、血尿。挾濕感冒。盜汗、慢性唇炎。關節炎
注意事項	(1) 脾腎陽虛，寒濕內停引起的痰飲，水腫泄瀉，以及膨脹水濕壅盛者，宜慎用 (2) 二便秘澀，宜慎用 (3) 若熱重於濕者，不宜使用本方
功　用	妊娠嘔吐、產後缺乳、急性黃疸性肝炎、急性胃腸炎、挾濕感冒、慢性唇炎、關節炎
重　點	宣暢氣機，清利濕熱 具有利尿、抗菌、止咳、平喘、止吐、解熱、止痛等作用

盆腔內神經叢

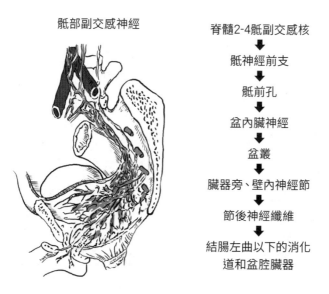

骶部副交感神經

脊髓2-4骶副交感核
↓
骶神經前支
↓
骶前孔
↓
盆內臟神經
↓
盆叢
↓
臟器旁、壁內神經節
↓
節後神經纖維
↓
結腸左曲以下的消化
道和盆腔臟器

15-7 祛濕清熱劑：茵陳蒿湯

組　　成：茵陳、梔子、大黃。

煮 服 法：水煎服。

主　　治：濕熱黃疸。一身面目俱黃，黃色鮮明，腹微滿，口中渴，小便不利，舌苔黃膩，脈沉數。

用藥重點：濕重於熱忌用、孕婦慎用。

- 兼寒熱往來、頭痛、口苦加柴胡、黃芩。
- 脅痛、脘腹脹滿加鬱金、枳實。
- 噁心嘔吐、食少納呆加竹茹、神麴以和胃消食止嘔。

　　茵陳清利濕熱退黃，為方中主要藥物。以梔子通利三焦，導濕熱下行為方中次藥。以大黃瀉熱逐瘀，通利腸道為方中佐藥。諸藥配伍共達清熱利濕退黃，使濕熱從二便排出，則黃疸自退。運用主證：以一身俱黃，黃色鮮明，小便不利，舌苔黃膩，脈沉實為主證及辨證關鍵。

　　急性肝炎患病初期，出現噁心、胸悶、食慾不振、便秘、尿量減少、發燒等，之後才會出現黃疸；當出現這些症狀時，茵陳蒿湯是最佳考量。

　　《金匱要略》條文 265. 穀疸之為病，寒熱不食，食即頭眩，心胸不安，久久發黃為穀疸，茵陳蒿湯主之。《傷寒論》黃疸急證為主，裏證茵陳蒿湯，表證麻黃連翹赤小豆湯，介於其間梔子柏皮湯。《金匱要略》黃疸不如《傷寒論》急切，分女勞疸、酒疸、穀疸等的腹部脹滿。腹水多見於肝硬化、肝癌等症。

▎陰莖海綿體肌

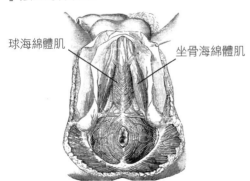

球海綿體肌　　　坐骨海綿體肌

▎肋間肌群與橫膈膜

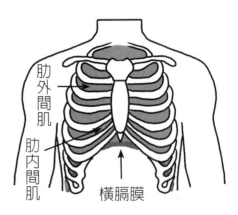

肋外間肌　　肋內間肌　　橫膈膜

▍臨床應用

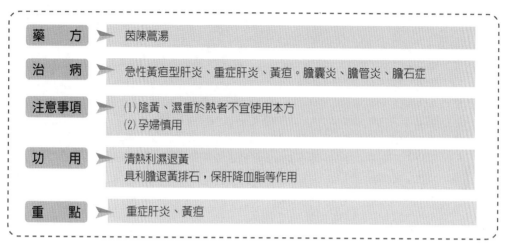

藥　　方 ▶	茵陳蒿湯
治　　病 ▶	急性黃疸型肝炎、重症肝炎、黃疸。膽囊炎、膽管炎、膽石症
注意事項 ▶	(1) 陰黃、濕重於熱者不宜使用本方 (2) 孕婦慎用
功　　用 ▶	清熱利濕退黃 具利膽退黃排石，保肝降血脂等作用
重　　點 ▶	重症肝炎、黃疸

▍初患肝炎常用藥方示例

藥方	組成	主治症狀
茵陳蒿湯	茵陳、梔子、大黃	濕熱發黃，二便不利，頭汗出，腹滿，口渴
梔子柏皮湯	梔子、黃柏	身熱發黃
三黃瀉心湯	大黃、黃芩、黃連（蜜丸三黃丸）	心下痞熱，心氣不足，吐血衄血
黃連解毒湯	黃連、黃芩、黃柏、梔子	一切火熱，表裏化盛，錯語不眠
三補丸	黃芩、黃連、黃柏	咽喉及齒痛，煩躁，二便秘結，濕痰夜熱

▍勞宮、少府穴

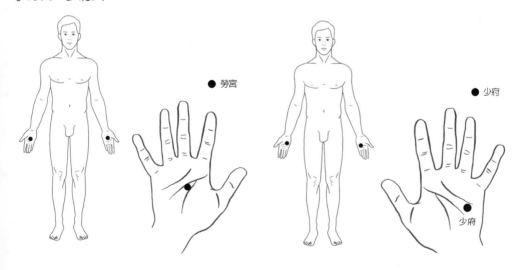

15-8 祛濕清熱劑：甘露消毒丹、八正散

甘露消毒丹

組　　成：滑石十五兩、茵陳十一兩、黃芩十兩、石菖蒲六兩、貝母、木通各五兩、藿香、射干、連翹、薄荷、白豆蔻各四兩。

煮　服　法：⑴ 生曬研末，每服三錢，開水調下，或神麴糊丸，如彈子大，開水化服亦可。
　　　　　　⑵ 各藥研為粉末每服 3 克，開水調服或以神麴糊丸，每服 3 克，以開水配服。

主　　治：濕溫時疫，邪在氣分。發熱困倦，胸悶腹脹，肢痠咽腫，身目發黃，頤腫口渴，小便短赤，吐瀉，淋濁，舌苔淡白或厚膩或乾黃者，亦主水土不服。

用藥重點：濕熱陰虛津虧忌用
　　　　　忌生冷、辛辣、油膩等飲食

　　甘露消毒丹重用滑石利濕化濁，重用茵陳、黃芩清熱解毒；再加石菖蒲、貝母、木通、藿香、射干、連翹、薄荷、白豆蔻等（滑石、茵陳、黃芩共三十六兩、石菖蒲、貝母、木通、藿香、射干、連翹、薄荷、白豆蔻共三十六兩），促進消化與利尿，保肝與利膽，甘露消毒丹治急性黃疸型肝炎、慢性肝炎、膽囊炎。

八正散

組　　成：車前子、瞿麥、扁蓄、滑石、梔子、甘草梢、木通、大黃麵裏煨，去麵切焙各一斤、燈心蕊。

煮　服　法：⑴ 上為散，每服二錢，水一盞，入燈心蕊，煎至七分，去渣，溫服，食後，臨臥。小兒量力少少與之。
　　　　　　⑵ 研為粉末，每服 3 克；亦可作湯劑，水煎服。

主　　治：濕熱下注。熱淋，血淋，小便混赤，溺時澀痛，淋漓不暢，甚或癃閉不通，小腹急滿，口燥咽乾，舌苔黃膩，脈滑數。

用藥重點：體質虛弱忌用、孕婦慎用。

● 血淋加小薊、白茅根。
● 石淋加金錢草、海金砂。
● 膏淋混濁加萆薢、石菖蒲。
● 熱毒重加銀花、連翹、蒲公英。
● 腎盂炎血壓高者，加杜仲、桑寄生、白芍。
● 便溏者，宜去大黃。

　　《金匱要略》：「諸有水者，腰以下腫，當利小便；腰以上腫，當發汗乃愈。」上腔靜脈循環不暢宜「汗之」如桂枝湯，下腔靜脈循環不暢宜「利之」如八正散。

　　《金匱要略》第 14 章條文 201.：「男子消渴，小便反多，以飲一斗，小便一斗，腎氣丸主之。」腎氣丸縮小便與止虛汗。《金匱要略》第 14 章條文 202.：「脈浮，小便不利，微熱消渴者，宜利小便、發汗，五苓散主之。」五苓散利小便與發汗。第 14 章方中多以「汗之」治病。第 13 章治痰飲咳嗽病，方中多以「利之」治病。

　　八正散治急慢性淋病、慢性前列腺炎、急性腎炎與尿路結石的疼痛等，都是濕熱下注的實證，相較之下，五苓散是小虛之證，腎氣丸是大虛之證。

臨床應用

藥　　方	甘露消毒丹	八正散
治　　病	急性黃疸型肝炎、慢性肝炎、膽囊炎。流行性腮腺炎。扁桃腺炎、咽喉炎、鼻竇炎。百日咳、上呼吸道感染、咳嗽、感冒、發熱。急性卡他性結膜炎。胃炎、消化不良。尿道感染、腸傷寒。慢性腎炎蛋白尿。心悸、咳嗽。梅核氣。神經衰弱	泌尿系感染、泌尿系結石、急慢性淋病。慢性前列腺炎。急性腎炎、痛風。產後及手術後尿瀦留
注意事項	(1)忌生冷、辛辣、油膩等飲食 (2)濕熱且有陰虛津虧證者慎用	(1)體質虛弱者，慎用 (2)孕婦慎用
功　　用	利濕化濁，清熱解毒。具有保肝、利膽、促進消化、抗病原微生物、解熱、利尿等作用	清熱瀉火，利水通淋。具有抗結石形成、利尿、抗菌、瀉下、降低血液黏度及血漿前列腺素 E2 等作用
重　　點	流行性腮腺炎、扁桃腺炎、急性卡他性結膜炎、胃炎、尿道感染、神經衰弱	急慢性淋病、慢性前列腺炎、急性腎炎、產後及手術後尿瀦留

▌期門穴是診治肝病黃疸要穴之一

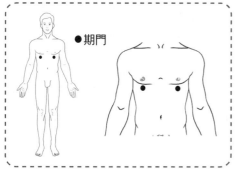

●期門

▌按摩不容穴促進消化道黏膜新陳代謝

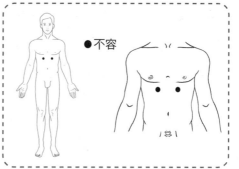

●不容

✚ 知識補充站

　　腎動脈血栓症會出現輕度蛋白尿與血尿，然而腎靜脈血栓症急性發作時會出現大量血尿、蛋白尿與疼痛，特別要辨別的是腎後性急性腎衰竭，因腎盂擴張會引起背痛，而運動後急性腎衰竭，則是腎臟血管的收縮造成腰背疼痛，兩者施治方針不同，八正散、五苓散與腎氣丸於此等病症，有相當的防治效果；八正散以治泌尿系感染與泌尿系結石為主，和五苓散與腎氣丸大不一樣。

15-9 袪濕清熱劑：宣痺湯

組　　成：防己、杏仁、滑石、連翹、山梔子、苡仁、半夏、赤小豆、晚蠶砂。

煮 服 法：水煎服。

主　　治：濕熱痺證。證見骨節煩疼，活動不利，形寒發熱，面目痿黃，小便短赤，舌紅，舌
　　　　　苔黃膩或灰滯。

用藥重點：虛寒忌用、忌食油膩生冷食物。

● 骨節痛甚者，加薑黃、桑枝、海桐皮。

● 濕熱重者，加二妙散。

　　《溫病條辨》宣痺湯有二方，條文 2-31 宣痺湯治呼吸道之痺，條文 3-27 宣痺湯治經絡之痺。《內經》「風寒濕三者合而為痺」，《金匱要略》「濕熱則痺」，痺因寒者固多，痺兼乎熱者，亦不少。痺證分寒熱兩條，虛實異治。寒痺勢重易治，熱痺勢緩難治，實者單病易治，虛者兼病臟腑則難治。

　　條文 2-31 宣痺湯（枇通射鬱豉）宣上焦清陽膹鬱，治太陰濕溫，氣分痺鬱而噦呃，以心經脈與肺經脈為主導。宣痺湯宣上焦清陽膹鬱，就是要改善心經脈與肺經脈的生理作業。

　　條文 3-27 宣痺湯（己杏薏滑夏，梔翹蠶赤）清利濕熱，宣三焦通經絡，治濕痺，濕聚熱蒸，蘊於經絡，寒戰熱熾，骨骱煩疼，舌色灰滯，面目萎黃，小便短赤，舌紅，舌苔黃膩或灰滯。治風濕性關節炎、關節紅腫疼痛，以胃經脈與腎經脈為主導。若泛用治濕之藥，不知循經走絡，則罔效。

《溫病條辨》條文 2-31 宣痺湯與條文 3-27 宣痺湯之組成及煮服法

藥方	組成	煮服法
宣痺湯 （苦辛通法）	枇杷葉二錢、鬱金一錢五分、射干一錢、白通草一錢、香豆豉一錢五分（枇通射鬱豉）	水五杯，煮取二杯，分二次服
宣痺湯 （苦辛通法）	防己五錢、杏仁五錢、滑石五錢、連翹三錢、山梔三錢、薏苡五錢、半夏醋炒，三錢、晚蠶砂三錢、赤小豆皮三錢（己杏薏滑夏，梔翹蠶赤）	水八杯，煮取三杯，分溫三服

小博士解說

　　《溫病條辨》條文2-31：「宣痺湯（枇通射鬱豉）治太陰濕溫，氣分痺鬱而噦者（俗名為呃）。」上焦清陽膹鬱，亦能致噦，宣痺湯以輕宣肺痺為主。宣痺湯配合養護胃腸，與培養有氧運動習慣，可改善慢性阻塞性肺病（COPD）。

臨床應用

藥　方 ▶	宣痺湯
治　病 ▶	風濕性關節炎、關節紅腫疼痛
注意事項 ▶	(1) 非濕熱之骨節煩疼者，不宜使用 (2) 忌食油膩、生冷食物
功　用 ▶	清利濕熱，宣通經絡
重　點 ▶	關節紅腫疼痛

腦基本結構

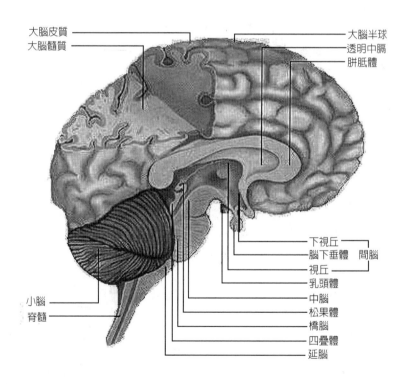

15-10 祛濕清熱劑：四妙丸

組　　成：黃柏、苡仁、蒼朮、牛膝各八兩，水泛為丸。
煮 服 法：水泛為丸，一日二次服，溫開水送服。
主　　治：濕熱下注的兩足麻木，痿腫痛及足脛濕疹癢痛。
用藥重點：陰虛禁用、忌食炙，肥甘之物。

● 黃柏清熱，蒼朮燥濕，二藥配伍為二妙散。

● 牛膝與二妙散配伍，則名為三妙散。

● 苡仁加強其清熱利濕之作用，使濕熱得除，諸證自癒。

　　黃柏與蒼朮為二妙散，治一般痛風性關節炎，加牛膝為三妙散，治急性風濕性關節炎，再加苡仁為四妙丸治丹毒，清熱利濕，兼強腰膝；三方治療效果輕重程度不一樣。類風濕關節炎，屬於自體免疫疾病，預後可能造成心臟方面重大疾病，防治於先，治風濕，俟天氣晴明發其汗，令汗微微似欲出狀，則風與濕俱去，汗出當風多風濕，身體必為腫脹。久傷取冷多寒濕，小便不利。宣痹湯、四妙丸與當歸拈痛湯等三方都是治風與濕和熱之痹，輕重緩急不一樣。

　　宣痹湯治風濕關節炎，稍屬慢性疾病。四妙丸與當歸拈痛湯治類風濕關節炎，多為急證。

　　《金匱要略》：「太陽病，關節疼痛而煩，脈沉而細（或緩）名濕痹（中濕），濕痹小便不利，大便反快，但當利其小便。」「風濕相搏，一身盡疼痛，法當汗出而解；值天陰雨不止，汗之病不愈者，蓋發其汗，汗大出者，但風氣去，濕氣在，是故不愈。若治風濕者，發其汗，但微微

似欲汗出者，風濕俱去也。」

　　《內經·九宮八風》：「……冬至之日居葉蟄之宮，……必應之以風雨。……夏至之日，有變占百姓。」氣溫變化與體溫調節關係密切，特別是體況不良之際，溫差起伏變化大會致命的。夏熱中暑的死亡率高，多冷心臟病變、猝死的機率也不小。自體免疫疾病患者的體溫變化，對氣溫感應相對敏感。

　　《內經·病能論》：「病厥者，冬診之，右脈固當沉緊，此應四時，左脈浮而遲，此逆四時，在左當主病在腎，頗關在肺，當腰痛也。……少陰脈貫腎絡肺，今得肺脈，腎為之病，故腎為腰痛之病。」左尺脈為腎，右寸脈為肺，左尺脈浮而遲，右寸脈沉緊，腎經脈上貫膈絡肺，左尺脈不沉緊反浮而遲，即病人脈浮者在前，其病在表；浮者在後，其病在裏，腰痛背強不能行，必短氣而極也。

　　《內經·大奇論》：「脈至如喘（滑疾）名曰暴厥，不知與人言。脈至如數，使人暴驚，三四日自已。」

　　《內經·調經論》：「……血之與氣并走於上，則為大厥，厥則暴死；氣復反則生，不反則死。」氣復反則脈微續者生，氣不反則脈絕者危。

臨床應用

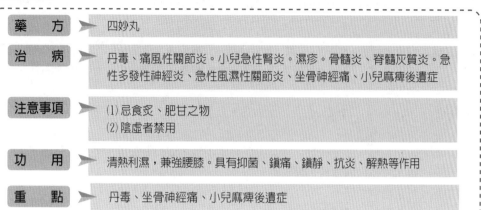

藥　　方	▶ 四妙丸
治　　病	▶ 丹毒、痛風性關節炎。小兒急性腎炎。濕疹。骨髓炎、脊髓灰質炎。急性多發性神經炎、急性風濕性關節炎、坐骨神經痛、小兒麻痺後遺症
注意事項	▶ (1) 忌食炙、肥甘之物 (2) 陰虛者禁用
功　　用	▶ 清熱利濕，兼強腰膝。具有抑菌、鎮痛、鎮靜、抗炎、解熱等作用
重　　點	▶ 丹毒、坐骨神經痛、小兒麻痺後遺症

脾經脈起於腳大趾之端隱白穴

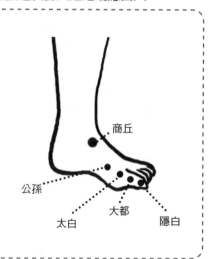

膀胱經脈止於腳小趾外側至陰穴

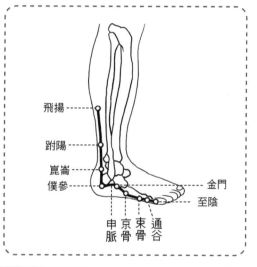

✚ 知識補充站

　　痛風性關節炎與丹毒等，都是難治之症，通常先以西藥治療為多，如以四妙丸與當歸拈痛湯等，並配合放血療法，多可緩急，甚至治癒《內經‧三部九候論》：「必先去其血脈而後調之，無問其病，以平為期。」委中、委陽、陰谷、然谷、隱白等穴區，覓得血絡青筋，去其血脈而後調之，四妙丸與當歸拈痛湯對急證有一定效果；但是，痛風性關節炎與丹毒的患者，多伴見體弱與自體免疫能力低弱，宜再配合腎氣丸或人參敗毒散，或補中益氣湯等對證治療。

15-11 祛濕清熱劑：當歸拈痛湯

組　　成：白朮一錢五分、人參去蘆、苦參酒炒、升麻去蘆、葛根、蒼朮各二錢、防風去蘆、知母酒洗、澤瀉、黃芩酒洗、豬苓、當歸身各三錢、炙甘草、茵陳酒炒、羌活各五錢。

煮 服 法：⑴上嚼咀，每服一兩，水一大盞，煮至一盞，去渣，食遠服。
　　　　　⑵水煎服。

主　　治：濕熱相搏，外受風邪，證見遍身肢節煩痛，或肩背沉重，或腳氣腫痛，腳膝生瘡，舌苔白膩微黃，脈弦數。

用藥重點：外感風寒忌用
　　　　　忌食辛辣、油膩食物

● 腳膝腫甚者，加木瓜、防己。
● 身痛甚者，加薑黃、海桐皮。

　　當歸拈痛湯治虛濕熱以通利小腸、膀胱經脈，補益氣血，治遍身肢節煩痛，或肩背沉重，或腳氣腫痛，腳膝生瘡。四妙丸治實濕熱以通利膀胱經脈，治足痿腫痛及足脛濕疹瘙痛。當歸拈痛湯與四妙丸都是草木藥；木防己湯治虛證，木防己湯去石膏加茯苓芒硝湯治臟腑實證，與加減木防己湯治經絡實證等，五方作用於腹腔臟腑與經絡之不同管道，啓動兩腳大、小隱靜脈回流腹股溝，與腹股溝淋巴結匯整，再繼續透過下腔靜脈與胸管往前走，將靜脈血液與淋巴液送回心臟。當歸拈痛湯與四妙丸改善下肢循環，以調理養護為主。木防己湯、木防己湯去石膏加茯苓芒硝湯，與加減木防己湯等，改善臟腑循環，尤其有利紓解心臟循環障礙。

小博士解說

　　當歸拈痛湯與四妙丸都有抑菌、鎮痛、鎮靜、抗炎、解熱等作用，都可以治濕疹與風濕性關節炎。臨床上，當歸拈痛湯治腳膝生瘡，四妙丸治丹毒，兩證是極不一樣；兩方都有蒼朮，其他的藥味的藥性大同小異，差異的是，四妙丸以黃柏與薏仁利濕清熱，專治丹毒與小兒麻痺後遺症；當歸拈痛湯有茵陳與羌活利濕清熱疏風，專治腳膝生瘡與血尿。

臨床應用

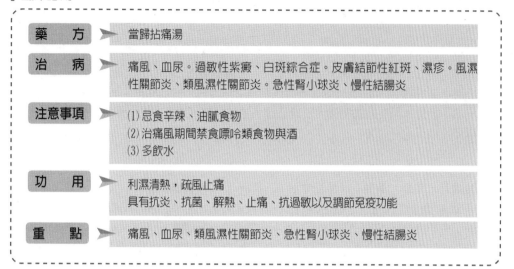

藥　方	▶	當歸拈痛湯
治　病	▶	痛風、血尿。過敏性紫癜、白斑綜合症。皮膚結節性紅斑、濕疹。風濕性關節炎、類風濕性關節炎。急性腎小球炎、慢性結腸炎
注意事項	▶	(1) 忌食辛辣、油膩食物 (2) 治痛風期間禁食嘌呤類食物與酒 (3) 多飲水
功　用	▶	利濕清熱，疏風止痛 具有抗炎、抗菌、解熱、止痛、抗過敏以及調節免疫功能
重　點	▶	痛風、血尿、類風濕性關節炎、急性腎小球炎、慢性結腸炎

胸腔主要靜脈

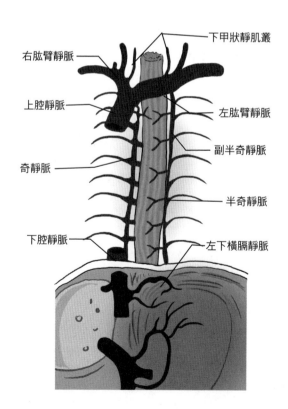

15-12 祛濕清熱劑：苓桂朮甘湯

組　　成：茯苓四兩、桂枝三兩、白朮三兩、甘草二兩。

煮 服 法：⑴ 上四味，以水六升，煮取三升，分溫三服。

　　　　　⑵ 水煎服，分三次溫服。

主　　治：痰飲。證見胸脅脹滿，眩暈心悸，短氣而咳，舌苔白滑，脈弦滑或沉緊。

用藥重點：陰虛火旺忌用、忌生冷、油膩食物。

● 嘔吐痰涎加半夏、白芥子、陳皮。

● 脾氣虛甚加黨參、黃耆，以益氣健脾。

● 心下痞或腹中有水聲者，加枳實，以行滯，氣行則水行。

《金匱要略》條文 181.：「心下有痰飲，胸脅支滿，目眩，苓桂朮甘湯主之。」條文 182.：「夫短氣有微飲，當從小便去之，苓桂朮甘湯主之，腎氣丸亦主之。」短氣有微飲當從小便去之，宜苓桂朮甘湯或腎氣丸；心下留飲宜甘遂半夏湯；懸飲宜十棗湯；溢飲當發其汗，宜大青龍湯或小青龍湯。

《金匱要略》：「肝著，其人常欲蹈其胸上，先未苦時，但欲飲熱，旋覆花湯主之。」肝臟與橫膈膜、食道之間或是肝門靜脈循環出現任何問題，都可能有以上的症狀，除了旋覆花湯以外，針灸太衝穴是最快最有效的，導引按蹻太衝穴也是最方便快速的。「腎著之病，其人身體重，……腰以下冷痛，腹重如帶五千錢，甘薑苓朮（腎著）湯主之。」下半身功能有問題或下腔靜脈循環不良，針灸太溪穴效果很好。

▎苓桂朮甘湯加減湯

方名	組成	治病	重點
甘草乾薑苓朮湯（亦名腎著湯）	苓桂朮甘湯去桂枝加乾薑	溫脾勝濕，治寒濕傷脾之腎著病，證見身重，腰以下冷痛，腰重如帶五千錢，飲食如常，口不渴，小便自利，舌淡苔白，脈沉遲或沉緩	腰冷痛，腰重

臨床應用

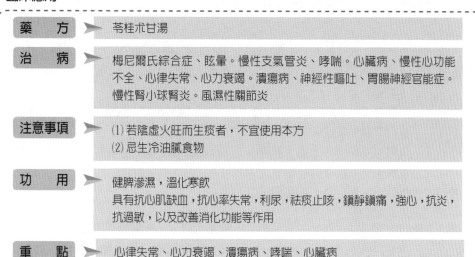

藥　方	▶	苓桂朮甘湯
治　病	▶	梅尼爾氏綜合症、眩暈。慢性支氣管炎、哮喘。心臟病、慢性心功能不全、心律失常、心力衰竭。潰瘍病、神經性嘔吐、胃腸神經官能症。慢性腎小球腎炎。風濕性關節炎
注意事項	▶	(1) 若陰虛火旺而生痰者，不宜使用本方 (2) 忌生冷油膩食物
功　用	▶	健脾滲濕，溫化寒飲 具有抗心肌缺血，抗心率失常，利尿，祛痰止咳，鎮靜鎮痛，強心，抗炎，抗過敏，以及改善消化功能等作用
重　點	▶	心律失常、心力衰竭、潰瘍病、哮喘、心臟病

肝經脈起於腳大趾叢毛之際大敦穴

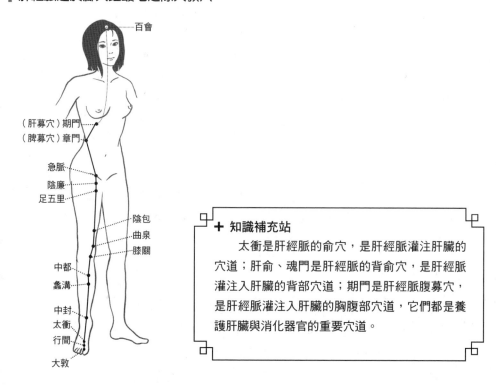

百會
（肝募穴）期門
（脾募穴）章門
急脈
陰廉
足五里
陰包
曲泉
膝關
中都
蠡溝
中封
太衝
行間
大敦

✚ 知識補充站

　　太衝是肝經脈的俞穴，是肝經脈灌注肝臟的穴道；肝俞、魂門是肝經脈的背俞穴，是肝經脈灌注入肝臟的背部穴道；期門是肝經脈腹募穴，是肝經脈灌注入肝臟的胸腹部穴道，它們都是養護肝臟與消化器官的重要穴道。

15-13 祛濕清熱劑：真武湯

組　　成：茯苓三兩、白芍三兩、生薑三兩、白朮二兩、附子炮去皮，一枚，破八片。

煮 服 法：⑴上五味，以水八升，煮取三升，去渣，溫服七合，日三服。

　　　　　⑵水煎服。

主　　治：⑴脾腎陽衰微，水氣內停，小便不利，四肢沉重疼痛，腹痛下利，或肢體浮腫，苔白不渴，脈沉者。

　　　　　⑵傷寒太陽病發汗太過，陽虛水泛，汗出不解，其人仍發熱，心下悸，頭眩，身瞤動，振振欲擗地者。

用藥重點：外感忌用、忌生冷、油膩食物。

● 咳者，加細辛、乾薑、五味子以溫肺化飲。

● 小便利者，去茯苓。

● 下利者，去芍藥，加乾薑、肉豆蔻。

● 嘔者，加重生薑或加吳茱萸、半夏。

《傷寒論》條文：

106.「汗出不解仍發熱，心下悸，頭眩，身瞤動，振振欲擗地者，真武湯。」

267.「身體痛，手足寒，骨節痛，脈沉者，附子湯。」

268.「脈沉急溫之四逆湯。」

270.「下利脈微白通湯。」

　　　　脈沉與脈微都是心臟虛弱之脈，附子湯滋養上半部消化道，白通湯與真武湯滋養下半部消化道。附子湯與四逆湯影響腎動脈循環較大，白通湯與真武湯影響腎靜脈循環較大。腎動脈平第1～2腰椎間盤高度，腎動脈起自腹主動脈，腹主動脈位置偏左，故右腎動脈較長，並經下腔靜脈的後方進入右腎。

　　　　左腎靜脈受上腸系膜動脈與腹主動脈壓迫，這兩條動脈像似鉗子夾核桃，左腎靜脈受到鉗子擠壓，有血尿（造成貧血）與腹痛（左腹區域），因性腺靜脈會流經左腎靜脈，連帶會受影響，而有睪丸痛與婦女左下腹痛。因內臟靜脈受到擠壓，會噁心與嘔吐。另外會有靜脈曲張發生，尤以下肢出現為多。白通湯與真武湯助益下腹部消化道循環之餘，也促進下腹部與下肢的靜脈回流心臟；附子湯與四逆湯助益上腹部循環之餘，也養益上肢循環功能。

真武湯加減方

方名	組成	治病	重點
附子湯	真武湯加重附子、白芍劑量，去生薑加人參	溫經助陽，祛寒除濕，治陽虛寒濕內侵，身體骨節疼痛，惡寒肢冷，舌苔白，脈沉無力	血栓閉塞性脈管炎、慢性支氣管炎

臨床應用

藥　方 ▶	真武湯
治　病 ▶	充血性心力衰竭、心律失常。慢性腎炎、尿毒症、腎積水、腎結石。血栓閉塞性脈管炎。風濕病。胃潰瘍、萎縮性胃炎、腹痛泄瀉、漫性痢疾。全身肌震顫。甲狀腺功能低下。慢性支氣管炎、感冒、發熱。腸結核。梅尼爾氏綜合症。心源性水腫。閉經。低血壓
注意事項 ▶	(1) 生薑用量不宜太輕，以免降低其散水之作用 (2) 忌生冷、油膩食物 (3) 附子有毒性，用量不可過多
功　用 ▶	溫陽利水。具利尿，強心，擴張血管，抗炎，促進細胞免疫，抗實驗性胃潰瘍，解痙及抑菌等作用。真武湯降低血液黏稠性，減低血流阻力，減輕心臟負擔，增加腎臟血流量，使尿量增加，達到消腫化瘀作用
重　點 ▶	充血性心力衰竭、血栓閉塞性脈管炎、慢性支氣管炎、閉經、低血壓

真武湯、附子湯、四逆湯、白通湯的運用

湯方	真武湯	附子湯	四逆湯	白通湯
組成	茯苓、芍藥、白朮、生薑、炮附子	炮附子、茯苓、人參、白朮、芍藥	炙甘草、乾薑、附子	蔥白、乾薑、附子
病證	心下悸，頭眩身瞤動，振振欲擗地，小便不利，四肢沉重疼痛，自下利	背惡寒，身體痛，骨節痛，手足寒	肢節痛，脈沉	下利脈微
功能	增強精力，助益體液循環	增強體力，加強消化吸收功能	改善循環系統	改善消化系統
臨床症狀	性功能障礙、腎上腺功能不良	上學、工作障礙，腎臟功能不良	胸腔臟器功能較弱	腹腔臟器功能較弱
適宜對象	過勞、腦力不佳、飲食過量	瘦弱、疲憊不堪、胃口不好	飲食營養貧乏	飲食不正常、生活習慣不規律
診治穴道	太溪、大鍾	復溜、交信	曲池、絕骨	足三里、合谷

15-14 祛濕清熱劑：實脾飲

組　　成：厚朴去皮，薑製，炒、白朮、木瓜去瓤、木香不見火、草果、大腹皮、附子炮，
　　　　　去皮臍、白茯苓去皮、炮乾薑各一兩、炙甘草半兩。

煮 服 法：⑴上嚼咀，每服四錢，水一盞半，生薑五片，棗子一枚，煎至七分，去渣，溫服。
　　　　　⑵生薑、大棗，水煎服。

主　　治：陽虛水腫。證見半身以下腫甚，胸腹脹滿，身重食少，手足不溫，口中不渴，
　　　　　小便短少，大便溏薄，舌淡苔膩，脈沉弦而遲或沉細。

用藥重點：實證水腫忌用、忌生冷、油膩食物。

● 若尿少腫盛者，加澤瀉、豬苓。
● 大便溏瀉者，以大腹皮易檳榔。
● 大便秘者，加牽牛。

實脾飲有白朮與茯苓，有四逆湯，是真武湯去掉芍藥再加藥成方；四逆湯、真武湯與實脾飲都是過勞族群的保健至寶。腎氣丸是過勞族群的急治藥方，它們都可以改善肝腎過勞。

腎氣丸與通脈四逆湯的比較

藥方	組成	煮服法	治療重點
腎氣丸	乾地黃八兩，山藥、山茱萸各四兩，澤瀉、牡丹皮、茯苓各三兩，桂枝、附子各一兩 (地茱藥丹苓瀉桂附)	末之，煉蜜和丸梧子大，酒下十五丸，加至二十五丸，日再服。	虛勞腰痛，少腹拘急，小便不利與轉胞
通脈四逆湯	炙甘草二兩、附子一枚、乾薑三兩 (甘薑附)	水三升，煮取一升二合，去渣，分溫再服，其脈即出者愈	下利清穀，汗出而厥

小博士 解說

《金匱要略》第6章血痺虛勞病75.：「虛勞腰痛，少腹拘急，小便不利者，八味腎氣丸主之。」與「煩熱不得臥，而反倚息，不得溺，宜腎氣丸主之。」不論是「轉胞」或「虛勞腰痛」都與橫膈膜下的靜脈有關，或是腎靜脈回下腔靜脈出問題，或是奇靜脈再回上腔靜脈出問題，以致輸尿管或膀胱無法正常運作，腎氣丸可以溫暖腰臀部，調節該部位的血液循環，進而改善問題，特別是過勞或太虛造成真陰虧損者，幾乎多併見肝臟與腎臟的造血前趨因子不良，如果是心跳較慢之虛弱者，心臟血液輸出量不足，容易出現全身倦怠、四肢冰冷及呼吸不順暢之現象。

臨床應用

藥　方 ▶	實脾飲
治　病 ▶	慢性腎小球腎炎。慢性肝炎。早期肝硬化的腹脹、下肢水腫和輕度腹水。心力衰竭的輕度浮腫。羊水過多
注意事項 ▶	(1)若屬實證水腫者忌用 (2)忌生冷油膩食物
功　用 ▶	溫陽健脾，行氣利水
重　點 ▶	心力衰竭的輕度浮腫、羊水過多

✚ 知識補充站

　　《金匱要略》第17章嘔吐噦下利病312.：「下利清穀，裏寒外熱，汗出而厥者，通脈四逆湯主之。」晚上呼吸不順暢併見多尿，除非已確定是重大疾病，否則可能是攝護腺問題，更可能是飲食不當。夜間安靜狀態下，腎臟血流增加，夜間排尿集中，睡前二小時泡熱水澡、泡腳機泡腳，多數可以改善，只要是一時的過勞，以通脈四逆湯調理可祛勞養元。長期過勞，八味腎氣丸絕對不可少；當然，也不宜長期大量服用，3~7天一個療程，嚴重者則加到14天。總之，越勞累越需要八味腎氣丸來調理，特別是單身女性，忙碌之下生殖系統問題多者，需較長療程時，白天不服用，只在晚上服用，效果好，且少有上火的疑慮。

15-15 祛濕清熱劑：雞鳴散

組　　成：檳榔、陳皮、木瓜、吳茱萸、生薑、桔梗、紫蘇莖葉。
煮 服 法：上水煎於次日雞鳴時服。
主　　治：濕腳氣。足脛腫重無力，麻木冷痛，惡寒發熱，或攣急上衝，甚或胸悶泛噁，亦治風濕流注，腳足腫痛。
用藥重點：外感忌用、孕婦慎用。

● 風濕重者，加羌活、防風。
● 寒濕重者，加肉桂、附子。
● 寒濕腳氣衝心，自覺筋急心悸上衝胸悶冷惡，脈搏欲絕，則去紫蘇、陳皮、桔梗之升散，加沉香、肉桂、附子、半夏。

　　雞鳴散雞鳴時服用，從頭到腳都清倉，對證治療還有清心效果。臨床上，雞鳴散治單純性下肢水腫、腳氣病（濕腳氣）。養生學上，雞鳴散可對證酌量調理腳厚皮腫，甚至從頭到腳都瘀青腫脹，肌肉乃至骨髓裡，濕熱氣也想往外鑽，身上的九竅，包括兩眼又乾又癢。

　　雞鳴散治濕腳氣，足脛腫重無力，麻木冷痛，惡寒發熱，或攣急上衝，甚或胸悶泛噁，亦治風濕流注、腳足腫痛、血絲蟲病象皮腫。雞鳴散不宜久服。乾腳氣，濕熱腳氣，不宜使用雞鳴方。用量不宜太大，易造成嘔吐。當歸拈痛湯治虛濕熱以通利小腸及膀胱經脈，補益氣血，治遍身肢節煩痛，或肩背沉重，或腳氣腫痛、腳膝生瘡。四妙丸治實濕熱以通利膀胱經脈，治足痿腫痛及足脛濕疹瘙痛。

　　乾腳氣類似維生素 B_1 缺乏症。始宜宣壅化濕，和營清熱。可用加味蒼柏散：蒼朮、白朮、知母、黃柏、當歸、白芍、生地、木瓜、檳榔、羌活、獨活、木通、漢防己、牛膝、甘草、薑。

▌比較烏頭湯、礬石湯之煮服法及治療

藥方	組成	煮服法	治療重點
烏頭湯	麻黃、芍藥、黃耆各三兩、甘草三兩（炙）、川烏五枚切碎，以蜜二升，煎取一升，即出烏頭	切碎四味，以水三升，煮取一升，去渣，內蜜煎中，更煎之，服七合。不知，盡服之	治腳氣疼痛，不可屈伸
礬石湯	礬石二兩	漿水一斗五升，煎三、五沸，浸腳良	治腳氣衝心

臨床應用

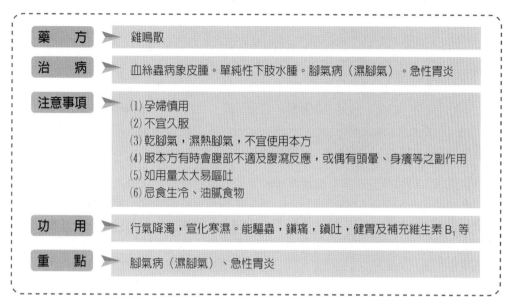

藥 方	▶	雞鳴散
治 病	▶	血絲蟲病象皮腫。單純性下肢水腫。腳氣病（濕腳氣）。急性胃炎
注意事項	▶	(1)孕婦慎用 (2)不宜久服 (3)乾腳氣，濕熱腳氣，不宜使用本方 (4)服本方有時會腹部不適及腹瀉反應，或偶有頭暈、身癢等之副作用 (5)如用量太大易嘔吐 (6)忌食生冷、油膩食物
功 用	▶	行氣降濁，宣化寒濕。能驅蟲，鎮痛，鎮吐，健胃及補充維生素 B$_1$ 等
重 點	▶	腳氣病（濕腳氣）、急性胃炎

液門、中渚穴

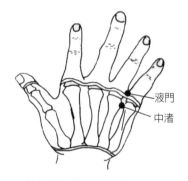

液門
中渚

風府、風池穴

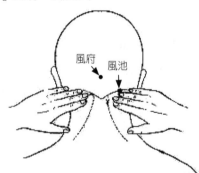

風府　風池

✚ 知識補充站

　　動脈血液輸送不良，常令肢節疼痛；因動脈血管硬化或栓塞，造成的疼痛是越動越痛，原因是動脈血管病變部位，一旦動作牽扯到就會痛，不動就不痛。動脈要運送血液到所屬部位，一旦堵住了，本能的會嘗試要通過，動不了就更疼痛。反之，靜脈的疼痛是越動越不痛，因為靜脈要回心臟，堵住了會疼痛，動它，可以促使血液通過而減少疼痛，甚至不痛。

　　動就痛，要多休息，如晚上疼痛，睡眠就不痛；動就不痛，即要多動。《傷寒論》越動越痛是實證，適合柴胡加龍骨牡蠣湯；動一動痛感降低是虛證，適合柴胡桂枝湯。腳氣要方烏頭湯與礬石湯，也可以考量運用。

15-16 祛濕清熱劑：萆薢分清飲

組　　成：益智仁、萆薢、石菖蒲、烏藥各等分。

煮 服 法：⑴上銼，每服五錢，水煎，入鹽一捻，食前服。

　　　　　⑵水煎服，每日2次。

主　　治：膏淋，白濁，證見小便頻數，混濁不清，白如米泔，微如膏糊，尿道刺痛，舌淡苔白，脈沉。

用藥重點：濕熱忌用、忌食生冷、油膩食物。

● 兼氣虛者，則加四君子湯，以健脾補氣利水。

● 寒濕帶下，則加附子、肉桂、菟絲子、蒼朮、茯苓，以加強溫腎利濕的作用。

● 腰痠疲倦者，則加人參、鹿角膠。

　　病理學上，腫有兩個原因，一是腎的鈉及水的儲留，這也是全身浮腫的主要原因之一，可服用五苓散、豬苓湯、真武湯；另一個原因是淋巴管無法將微血管過濾的體液，從間質部分回到血管內而出現閉塞，造成局部浮腫，臨床上要對證處方。

　　肝門靜脈系統與食道靜脈瘤或痔瘡的的關係密切而突顯，防治這些疾病，是中醫針灸砭藥導引按蹻可以提供醫療資源的好時機，左腎靜脈不良會反映在左腳照海、築賓穴，嚴重時則會泛及太溪、大鍾、水泉、復溜、交信等穴區，若再見左脾經脈的地機、漏谷、三陰交等穴也出現塌陷鬆垮，則左腎靜脈、脾經脈或下腸間膜靜脈問題也多，對證下藥與針灸砭大有助益，下腸間膜靜脈問題可服萆薢分清飲、大黃蟅蟲丸、抵當湯、桂苓丸或真武湯等。

▍復溜、大鍾、照海、水泉穴

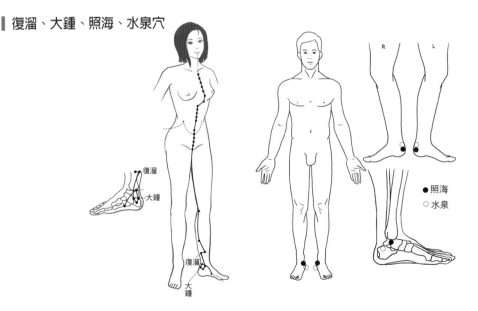

▌臨床應用

藥　　方	▶	萆薢分清飲
治　　病	▶	腎炎。乳糜尿。腎結核合併血尿。慢性前列腺炎
注意事項	▶	(1) 屬濕熱者，不宜使用本方 (2) 忌食生冷油膩食物
功　　用	▶	溫腎利濕，化濁分清。具解熱與止痛、抗菌、止血等作用
重　　點	▶	腎結核合併血尿、慢性前列腺炎

▌交信、築賓、太溪穴

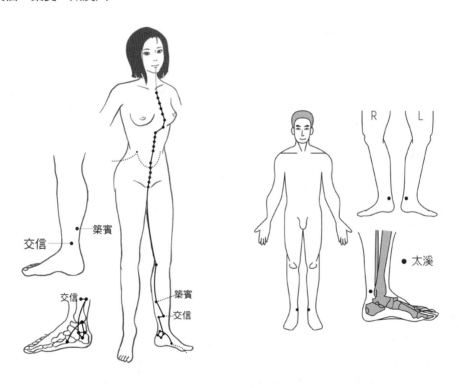

15-17 祛風勝濕劑：羌活勝濕湯

組　　成：羌活、獨活各一錢、藁本、防風、炙甘草、川芎各五分、蔓荊子三分。
煮 服 法：水煎溫服。
主　　治：風濕在表，證見頭痛頭重，一身盡痛，難以轉側，惡寒微熱，苔白脈浮。
用藥重點：陰虛忌用、風濕熱者慎用。

● 身重腰沉沉然，經中有寒濕者，加酒洗漢防己五分，輕者附子五分，重者川烏五分，以溫經散寒，助陽化濕。

　　《圖解方劑學》治風濕性關節炎有二十一方，第二章九味羌活湯治流感，人參敗毒散治急性病毒性肝炎，再造散治風濕性關節炎。第三章十棗湯治思覺失調症。第四章當歸補血湯治缺血性腦病，升陽益胃湯治慢性牙周炎，玉屏風散治過敏性鼻炎。

　　第五章白虎湯治老年口腔乾燥症，玉女煎治糖尿病，秦艽鱉甲散治淋巴結炎。第六章當歸四逆湯治慢性盆腔炎，陽和湯治血栓閉塞性脈管炎。第十三章小活絡丹治腦血管意外後遺症。第十五章防己黃耆湯治狐臭，五苓散治視神經乳頭炎，宣痺湯治關節紅腫疼痛，四妙丸治丹毒，當歸拈痛湯治慢性結腸炎，苓桂朮甘湯治心律失常，羌活勝濕湯治神經性頭痛，獨活寄生湯治頸椎病。

　　類風濕性關節炎侵犯的手指關節，首先以接近手掌的近端指間關節、掌指關節、手腕關節，而且腫痛關節常有左右對稱性。退化性關節炎主要損傷的是靠近指尖部的「遠端指關節」，多不左右對稱。補陽還五湯、真武湯、玉屏風散與當歸四逆湯等，對證下藥多見效。國內外的研究都發現，牙周病也會增加罹患類風濕性關節炎，或腦心血管疾病的機率，控制好牙周病也可預防關節炎。

小博士 解 說

　　類風濕性關節炎，尚未找到確切病因，但是可以認識到：與自體免疫系統相關，免疫系統會攻擊自己的組織與器官，引發慢性發炎而不適。雖然以「關節炎」為名，但侵犯的不只是關節，皮膚、眼睛，甚至心臟、肺臟與血管都可能受病，而且，預後有可能造成心臟方面重大疾病，這才是我們要特別留意的。防治於先，對風與濕要有所認識。治風濕，以俟天氣晴明，發其汗，令汗微微似欲出狀，則風與濕俱去，汗出當風，多風濕，身體必為腫脹。久傷取冷，多寒濕，必然小便不利。

▌臨床應用

藥　　方	▶	羌活勝濕湯
治　　病	▶	感冒。風濕性關節炎。神經性頭痛
注意事項	▶	(1) 若屬風濕熱者,應慎用 (2) 若屬陰虛者,應忌用
功　　用	▶	祛風勝濕 具有抗炎、解熱、抑菌、鎮痛、調節炎症機體的免疫功能及改善病理 狀態微循環障礙等作用
重　　點	▶	感冒、神經性頭痛

▌重要淋巴結

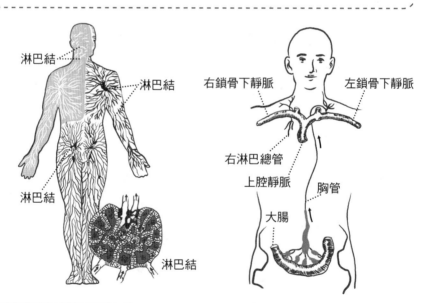

淋巴結
淋巴結
淋巴結
淋巴結

右鎖骨下靜脈　　左鎖骨下靜脈
右淋巴總管
上腔靜脈
胸管
大腸

✚ 知識補充站

　　淋巴方面問題以腫、脹、重來表現。「重」是淋巴腺循環不良,內臟的淋巴管將脂肪化成乳糜狀送往胸管,送回心臟。「腫」是局部間質液的蓄積,四肢關節的淋巴排出不良就會腫、會重,以致肢節屈伸困難。「痛」是神經系統循環不良,或是知覺神經、或是運動感覺神經,神經系統持續對應與對付體內與體外的身體變化,統御身體各種活動,尤其是呼吸與循環方面,循環不良則導致疼痛。

15-18 祛風勝濕劑：獨活寄生湯

組　　成：獨活三兩、桑寄生、杜仲、牛膝、細辛、蓁艽、茯苓、肉桂心、防風、川芎、人參、甘草、當歸、芍藥、乾地黃各二兩。

煮服法：水煎溫服。

主　　治：痺證日久，肝腎兩虧，氣血不足，證見腰膝冷痛，肢節屈伸不利，痠軟氣弱，麻木不仁，畏寒喜溫，舌淡苔白，脈細弱。

用藥重點：痺屬實證者忌用、忌生冷油膩食物。

● 寒邪偏重者，加附子、乾薑、草烏、伸筋草。

● 疼痛甚者，加地龍、紅花、製川烏、白花舌蛇草。

● 濕邪偏重者，加防己、蒼朮，以祛濕。

　　腰椎在脊椎的下部，因為承受體重壓力的增加，腰椎是脊椎中最大又最強壯的，其棘突短而粗大。在觸診督脈時，會觸及懸樞（L1到L2）、命門（L2到L3）、陽關（L4到L5）等穴，平腸陵骨的是陽關穴，在陽關穴旁開寸半是大腸俞穴，陽關穴有陽關道的意味，人的生命起伏都會在陽關穴與大腸俞穴顯露，所以針、灸、導引按蹻、復健，都非常重要。罹患了坐骨神經痛、風濕性關節炎、慢性關節炎等，獨活寄生湯配合針灸、導引按蹻、復健，效果很好，能較快速遠離疼痛。

▌獨活寄生湯加減方

方名	組成	治病	重點
三痺湯	獨活寄生湯去桑寄生加黃耆、續斷、生薑	祛風濕，止痺痛，益肝腎，補氣血。治肝腎氣血不足之風寒濕痺，手足拘攣	手足拘攣
蠲痺湯	獨活寄生湯去桑寄生、人參、茯苓、川芎、杜仲、續斷、熟地、牛膝、白芍、獨活、細辛、蓁艽、桂心加赤芍、薑黃、羌活、黃耆	益氣活血，祛風除濕，主治風痺，證見項背拘急，肩肘痺痛，舉動艱難	肩肘痺痛

小博士 解說

　　濕家之為病，一身盡疼，發熱，身色如似薰黃。(風病多在上，溫病多在下)濕之為病，或因外受濕氣，則一身盡痛，或因內生濕病，則發熱身黃；若內外同病，則一身盡痛發熱，身色如薰黃也。

臨床應用

藥　方 ▶	獨活寄生湯	
治　病 ▶	坐骨神經痛。風濕性關節炎、慢性關節炎。脊髓灰質炎、慢性關節炎。骨質增生症、腰椎尖盤突出。肩周炎、頸椎病	
注意事項 ▶	(1) 痹屬實證者忌用 (2) 忌生冷油膩食物	
功　用 ▶	祛風濕，止痹痛，益肝腎，補氣血。具抗炎，鎮靜，鎮痛，解熱，抗病原微生物，擴張血管，改善循環，興奮垂體腎上腺皮質功能以及調節免疫的作用	
重　點 ▶	坐骨神經痛、脊髓灰質炎、腰椎尖盤突出、肩周炎、頸椎病	

足五里、太溪穴

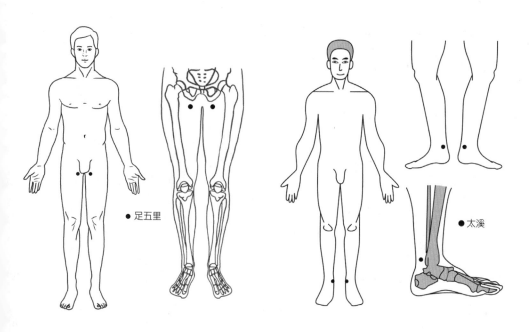

●足五里

●太溪

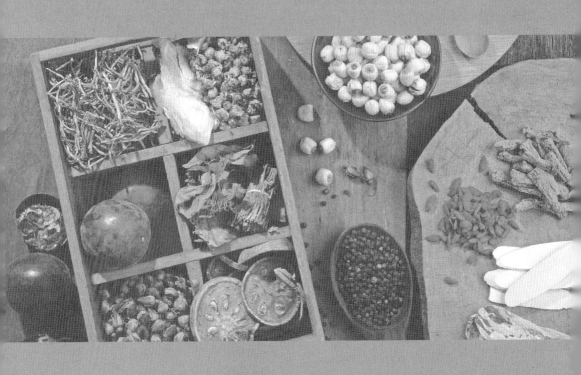

祛痰劑

16

慢性支氣管炎緩慢起病，病程長，常反覆急性發作而病情加重。主要症狀為咳嗽、咳痰，或伴有喘息。急性加重指咳嗽咳痰等症狀突然加重，主要原因多數是呼吸道感染，病原體可以是病毒、細菌、支原體和衣原體等。所以慢性支氣管炎急性發作時大多需要抗感染治療。可參考二陳湯、溫膽湯、導痰湯、滌痰湯、參蘇飲、杏蘇散、五積散、定癇丸、保和丸、順氣消食化痰丸、清金化痰丸、清氣化痰丸等。

咳嗽一般晨間咳嗽為主，睡眠時有陣咳或排痰。咳痰一般為白色黏液和漿液泡沫性，偶可帶血。清晨排痰較多，起床後或體位變動可刺激排痰。

祛痰劑共 19 方：燥濕化痰劑（6 方）；清化熱痰劑（6 方）；溫化寒痰劑（4 方）；治風化痰劑（3 方）。

16-1 燥濕化痰劑：二陳湯、溫膽湯

二陳湯

組　　成：製半夏、陳皮、茯苓、炙甘草。（原方有烏梅、生薑等）
煮 服 法：水煎服；或作丸服，日服二次。
主　　治：濕痰咳嗽、痰多色白易咯、胸膈痞悶、噁心嘔吐、肢體困倦，或頭眩心悸、舌苔白潤、脈滑。
用藥重點：咳血者忌服、陰虛肺燥慎用。

二陳湯因十痰加味：
　(1) 風痰加南星、白附子、皂角。
　(2) 寒痰加半夏、薑汁。
　(3) 火痰加石膏、青黛。
　(4) 濕痰加蒼朮、白朮。
　(5) 燥痰加栝蔞、杏仁。
　(6) 食痰加山楂、麥芽、神麯。
　(7) 老痰加枳實、海浮石、芒硝。
　(8) 氣痰加香附、枳殼。
　(9) 脅痰加白芥子。
　(10) 四肢痰加竹瀝。

二陳湯因病證加味：
● 「咳嗽質地清晰，痰量多泡沫」，胸悶氣喘，天寒易發，形寒怯冷、面色白晃或晦黯，渴喜熱飲、眩暈或兼心悸，苔白膩而厚，加杏仁、白芥子、肉桂、附子。
● 「咳聲重濁，痰多氣喘」，或嘔吐痰涎，加厚朴、杏仁、白芥子。
● 「久咳氣喘」加桂枝、白朮。
● 「咳逆倚息不得臥屬寒」加細辛、乾薑、五味子。
● 「頭目眩暈」加白朮、澤瀉。

● 「口乾舌燥咳黃痰」加栝蔞、貝母、天竹黃清熱化痰。
● 「風痰為病卒然暈倒」，喉內痰鳴，須臾清醒，頭目眩暈的類中風證，加白朮、天麻、川芎、澤瀉。
● 「虛痰體倦無力」，氣短懶言，加黨參、白朮、大棗。
● 「鬱痰痰難咯出」，咳則胸痛並引兩脅，咯出之痰結實，以咳出為快，加貝母、香附、川芎、栝蔞仁、桑白皮、延胡索。
● 「感冒屬風寒流清涕」，微熱惡寒、咳嗽鼻塞，加杏仁、荊芥、紫蘇葉。
● 「感冒濕熱鼻涕黃濁」，口苦舌乾，加黃芩、柴胡、防風、天花粉、葛根。
● 「疝氣病（小腸疝氣）屬熱」，加川楝子、延胡索、黃柏、橘核。
● 「疝氣病屬寒」加吳茱萸、乾薑。
　　白天腹痛，飯後更痛，多胃潰瘍，飯後服二陳湯加山楂、麥芽、神麯。空腹腹痛，多十二指腸潰瘍，空腹服二陳湯加黨參、白朮、大棗。

溫膽湯

組　　成：半夏、竹茹、枳實、陳皮、茯苓、甘草。
煮 服 法：用水煎服，煎時加生薑、大棗。
主　　治：膽胃不和，痰熱內擾，虛煩不眠或嘔吐呃逆，以及驚悸不寧、癲癇。
用藥重點：虛煩不眠者忌用、外感風寒慎用。

● 熱盛加黃連。
● 火盛痰壅，蒙蔽清竅，發為癲狂加石菖蒲、鬱金、大黃、芒硝。
● 氣虛加人參、黃耆。
● 陰血不足加當歸、熟地黃。
● 心神不安，驚悸失眠甚，加酸棗仁、遠志。
　　《圖解方劑學》中治精神官能症有五章七方(1)補益劑一貫煎。(2)安神劑硃砂安神丸、磁朱丸、酸棗仁湯。(3)理氣劑越鞠丸。(4)理血劑血府逐瘀湯。(5)祛痰劑溫膽湯。最合適較長期服用的是溫膽湯與越鞠丸，硃砂安神丸與磁朱丸則不宜多食。精神官能症終生盛行約 20%~50% 之間，精神官能症涵蓋焦慮、緊張、情緒煩躁、鬱悶、頭痛、失眠、心悸等臨床症狀。

臨床應用

藥　方	二陳湯	溫膽湯
治　病	腦梗塞。思覺失調症。不孕症、月經量少、妊娠惡阻。舌下神經麻痺症。糖尿病。癲癇。胃脘痛、慢性萎縮性胃炎。腰尻痛。陽痿。小兒右肺膨脹不全、小兒流涎。夜咳、慢性氣管炎、肺氣腫。甲狀腺腫、內耳眩暈症。結節性紅斑。良性顱內壓增高症	失眠、精神官能症、思覺失調症、癲癇。頭疼、耳源性眩暈。支氣管炎、肺炎。冠心病、腦血管意外。妊娠嘔吐。急慢性胃炎、慢性膽囊炎、慢性腎功能衰竭
注意事項	本方性燥，若屬陰虛肺燥及咳血者忌用	非痰引起的虛煩不眠、頭疼眩暈者，不宜使用本方
功　用	燥濕化痰，理氣和中。具有祛痰、止咳、平喘、健胃、鎮吐、抗腫瘤、降血脂、抗動脈硬化、抗心律失常、殺菌、抗炎、抑制胃液分泌及降低胃液酸度等	理氣化痰，清膽和胃。具有祛痰、鎮靜、抗潰瘍、鎮吐等之作用
重　點	腦梗塞、思覺失調症、不孕症、腰尻痛、陽痿、小兒右肺膨脹不全	精神官能症、思覺失調症、慢性腎功能衰竭

➕ 知識補充站

　　二陳湯加減方，都燥濕化痰以優化消化系統功能，理氣和中強化呼吸與循環系統，可治療腦梗塞、思覺失調症、不孕症、腰尻痛、陽痿、小兒右肺膨脹不全。溫膽湯、導痰湯、滌痰湯、參蘇飲、杏蘇散、五積散、定癇丸等，都是以二陳湯為基礎方，再加藥而成方，此七方都有燥濕化痰、強化消化系統的功能，對腦梗塞、思覺失調症、陽痿與小兒右肺膨脹不全等，有很好的調理功能。

　　心因性障礙，人格因素、心理社會因素是致病主要原因，但非應激障礙，因此，長期服用安眠藥等，可藉由餐後2克的溫膽湯或越鞠丸，來照護精神和紓緩軀體累積的障礙。

16-2 燥濕化痰劑：導痰湯、滌痰湯

導痰湯

組　　成：半夏湯洗七次四兩、茯苓一兩、陳皮一兩、南星炮去皮一兩、生薑十片、甘草炙半兩、枳實去瓤麩炒一兩。

煮 服 法：⑴ 嚼咀，每服四錢，水二盞，煎至八分，去渣溫服，食後。
　　　　　⑵ 水煎服或以散劑，每服 3 克，飯後服。

主　　治：頑痰膠固，痰涎壅盛，胸膈痞塞，飲食少思以及肝風挾痰，眩暈痰厥，舌苔厚膩，脈滑。

用藥重點：外感風寒忌用、忌食生冷、油膩食物。

- 一時性舌強語謇，手足麻木，舌質紅，苔白膩，脈弦滑偏數者，加山梔子、蒼朮、天麻、鉤藤、竹瀝、薑汁。
- 眩暈較重加天麻、白朮。
- 兼寒加乾薑、細辛。

　　《圖解方劑學》中治胸膜炎有四章七方⑴ 瀉下劑，大陷胸湯具瀉下、抗菌、利膽、非特異性免疫功能、促進腸蠕動和利尿作用，治結核性腹膜炎與胸膜炎。十棗湯具瀉下、祛痰、鎮靜和利尿的作用，治腹水及腎性水腫與滲出性胸膜炎。⑵ 和解劑，小柴胡湯治肝硬化、膽結石、腎、胸膜炎。消遙散具減輕肝細胞之脂肪變化及退行性變化，恢復期能使肝細胞再生、類似雌激素樣、鬆弛平滑肌等作用；治肝硬化、高脂血症、慢性胃炎、胃腸神經官能症、胸膜炎。⑶ 理氣劑，蘇子降氣湯能抗過敏、抗菌、祛痰、解痙，治咳喘、胸膜炎。⑷ 祛痰劑，導痰湯能祛痰、健胃，治咳嗽、中風、胸膜炎。小陷胸湯能抗菌，祛痰湯治肺炎、胃及十二指腸潰瘍、滲出性胸膜炎。

　　《圖解方劑學》祛痰劑的二陳湯與導痰湯二方治內耳眩暈。內耳眩暈與梅尼爾氏綜合症息息相關。可治梅尼爾氏綜合症者，有補益劑的益氣聰明湯，溫養劑的吳茱萸湯，祛濕劑的五苓散與真武湯四方；導痰湯更是六方之首，其次為五苓散。

滌痰湯

組　　成：半夏湯洗七次四兩、陳皮、茯苓、甘草、生薑、膽星、枳實、人參、菖蒲、竹茹、大棗。

煮 服 法：用水煎服。

主　　治：中風，痰迷心竅，舌強不能言者。

用藥重點：外感風寒忌用。忌食生冷、辛辣油膩食物。

- 痰鬱化熱，內陷心包則證見高熱煩躁，神昏譫語，舌質紅降者，加黃連、天竹黃。
- 內有瘀血，則證見舌質紫暗者，加桃仁、牡丹皮、丹參。

　　滌痰湯「舌質紅降」，加黃連與天竹黃。
滌痰湯「舌質紫黯」，加桃仁、牡丹皮與丹參。

痰濁內阻（痰厥），手足厥冷（大拇指與食指以及魚際穴最遲鈍），胸脘滿悶，喉間痰聲漉漉，或嘔吐痰涎，飢不欲食，「舌苔白膩」，脈沉滑有力，行氣解鬱豁痰宜導痰湯；若伴神昏迷亂宜瓜蒂散催吐。

臨床應用

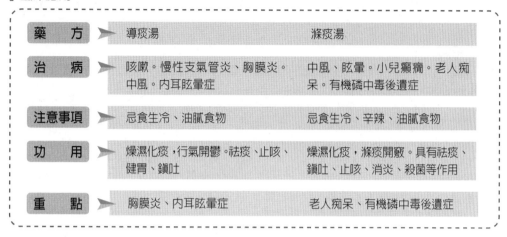

藥　方	導痰湯	滌痰湯
治　病	咳嗽。慢性支氣管炎、胸膜炎。中風。內耳眩暈症	中風、眩暈。小兒癲癇。老人痴呆。有機磷中毒後遺症
注意事項	忌食生冷、油膩食物	忌食生冷、辛辣、油膩食物
功　用	燥濕化痰，行氣開鬱。祛痰、止咳、健胃、鎮吐	燥濕化痰，滌痰開竅。具有祛痰、鎮吐、止咳、消炎、殺菌等作用
重　點	胸膜炎、內耳眩暈症	老人痴呆、有機磷中毒後遺症

脊椎神經叢

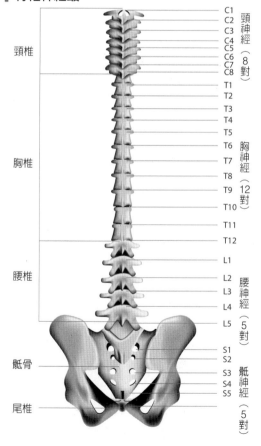

頸椎

胸椎

腰椎

骶骨

尾椎

C1
C2
C3
C4　頸神經（8對）
C5
C6
C7
C8
T1
T2
T3
T4
T5
T6　胸神經（12對）
T7
T8
T9
T10
T11
T12
L1
L2
L3　腰神經（5對）
L4
L5
S1
S2
S3　骶神經（5對）
S4
S5

少府、勞宮穴

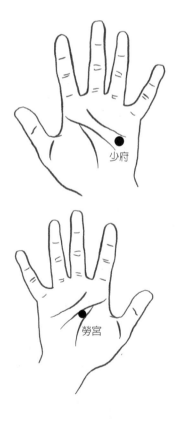

少府

勞宮

16-3 燥濕化痰劑：指迷茯苓丸、順氣消食化痰丸

指迷茯苓丸

組　　成：半夏二兩、茯苓一兩、枳殼麩炒去瓤半兩、風化硝一分，生薑汁糊丸，薑湯下。

煮 服 法：薑汁糊丸、薑湯下。

主　　治：痰濕內停，流注四肢，兩臂疼痛，手不得上舉，或肩背痠痛，兩手疲軟，或四肢浮腫，舌苔白膩，脈沉細或弦滑。

用藥重點：外感風寒忌用、忌食生冷、油膩食物。

● 咳嗽痰稠者，加海蛤粉、栝蔞。

● 臂痛或肢節腫痛者，加桑枝、地龍。

　　指迷茯苓丸重用半夏與生薑，半夏占總藥量一半以上，生薑汁與薑湯所用生薑的藥量也不少，風化硝一分只占總藥量 2~3%，風化硝只有一分藥量之具體表現，正是調胃承氣湯貴為「和」之呈現，小兵立大功。重用半夏與生薑部分，源自《傷寒論》半夏與生薑之小半夏湯。指迷茯苓丸治療範圍因此同時含有小半夏湯之特色。

　　指迷茯苓丸是用生薑汁糊藥粉為丸，再用生薑煮湯服下，與《圖解溫病學》「『滴』與『沖』八要則中，薑汁占 5/8。宣通藥氣流暢口腔與腸道黏膜：⑴小定風珠再沖童便。⑵黃連白芍湯沖薑汁。⑶草果知母湯沖薑汁。⑷杏仁石膏湯沖枳實汁，普濟消毒飲沖薑汁。⑸冬地三黃湯沖葦根汁銀花露。⑹新加黃龍湯沖參汁五分、薑汁二匙。⑺加減銀翹散點荷葉汁。⑻露薑飲滴荷葉露三匙，微點薑汁，宣通胃氣，薑汁為宣氣分之用。」薑汁宣通胃氣，生薑煮湯活化消化道黏膜下淋巴組織，止嘔之外，有助控制老年慢性支氣管炎，與慢性阻塞性肺疾病。

順氣消食化痰丸

組　　成：製半夏、橘紅、膽南星、青皮、萊菔子、炒蘇子、炒山楂、炒麥芽、炒六麴、葛根、杏仁、製香附。

煮 服 法：薑汁和，蒸餅糊丸。

主　　治：適用於咳嗽痰多、胸膈痞悶，納穀減退、舌苔白膩，脈濡者。酒食生痰，胸膈痞悶，五更咳嗽。

用藥重點：熱咳忌用、忌食生冷、油膩食物。

　　二陳湯、溫膽湯、導痰湯、滌痰湯（祛痰劑前四方）、參蘇飲、杏蘇散、五積散、定癇丸、保和丸九方都用陳皮。陳皮味辛苦，氣香。治療脾胃氣滯濕阻，或胸腹脹滿、不思飲食、嘔吐呃逆，或咳嗽痰多等證。順氣消食化痰丸、清金化痰丸、清氣化痰丸等都有用橘紅，橘紅味微苦氣芳香，溫燥勝於陳皮，外感風寒、咳嗽痰多者用之為宜。

　　慢性支氣管炎的患者，肺底部背俞穴 T9~T12 靜脈血回流多不順暢，此區域的肌膚皮表多僵硬或麻木或涼冷，伴見肺塵埃沉著症或慢性阻塞性肺疾病者尤其明顯。肺塵埃沉著症背部俞穴 T9~T12 壓按診痛，慢性阻塞性肺疾病者 T3~T5 壓按診較痛。

　　喘息性支氣管炎，伴肺氣腫時，多為勞動後氣急。二陳湯、溫膽湯、導痰湯、滌痰湯、參蘇飲、杏蘇散、五積散、定癇丸、保和丸、順氣消食化痰丸、清金化痰丸、清氣化痰丸等十二方，可應證運用，久見大功。

臨床應用

藥　方 ▶	指迷茯苓丸	順氣消食化痰丸
治　病 ▶	慢性支氣管炎。上肢血管性水腫。頸椎病、肥胖症和前列腺增生症	消化不良。咳嗽。氣喘。慢性支氣管炎
注意事項 ▶	忌食生冷、油膩食物	(1) 忌食生冷、油膩食物 (2) 熱咳不宜使用
功　用 ▶	燥濕、行氣、軟堅化痰 具有祛痰、止咳、鎮吐、化痰等作用	化痰、順氣、消食 具有鎮咳、祛痰、化痰、助消化、鎮吐、平喘、解痙等作用
重　點 ▶	上肢血管性水腫、肥胖症、前列腺增生症	消化不良、慢性氣管炎

背部壓按診重要穴群

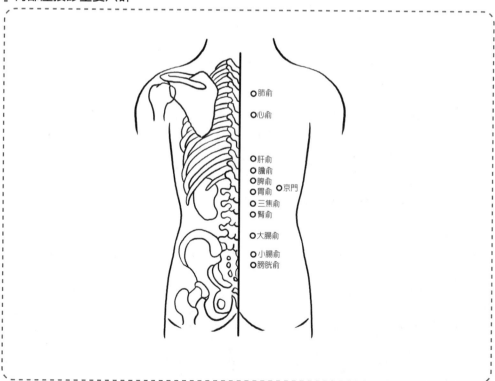

16-4 清化熱痰劑：清金化痰丸、清氣化痰丸

清金化痰丸

組　　成：貝母、桔梗、黃芩、梔子、麥冬、桑白皮、知母、茯苓、橘紅、甘草。

煮 服 法：水泛為丸，每服3克，溫水配服或用水煎服，日服三次。

主　　治：咳嗽痰多，痰色黃黏難咯，胸膈痞滿，舌紅苔黃膩，脈滑數。

用藥重點：脾虛便溏忌用、忌食辛辣油膩食物。

● 熱結便秘加大黃、芒硝。

● 痰多氣急加魚腥草。

● 肺熱盛口渴、身熱加石膏。

　　《圖解方劑學》中治慢性支氣管炎有三章十四方，其中祛痰劑八方防治慢性阻塞性肺疾病，比補益劑三方與理氣劑三方實用性高很多。

(1)補益劑參苓白朮散治慢性胃腸炎，補中益氣湯治脫肛，玉屏風散治腎炎。

(2)理氣劑半夏厚朴湯治胃腸神經官能症，蘇子降氣湯治胸膜炎，定喘湯治支氣管哮喘。

(3)祛痰劑二陳湯治腦梗塞，溫膽湯治腦血管意外，導痰湯治胸膜炎，指迷茯苓丸治上肢血管性水腫，順氣消食化痰丸治消化不良，清金化痰丸肺炎，清氣化痰丸治支氣管擴張伴感染疾病，小陷胸湯治滲出性胸膜炎。

　　慢性支氣管炎多因長期接觸有害氣體和有害顆粒：如香菸、煙霧、粉塵、刺激性氣體（二氧化硫、二氧化氮、氯氣、臭氧等）相互作用的結果。大環境無法抗拒下，配合參苓白朮散、溫膽湯、指迷茯苓丸、清金化痰丸或清氣化痰丸等，作為保健補充品，是上策的選擇。

清氣化痰丸

組　　成：製半夏一兩半、膽星一兩半、枳實麩炒、杏仁去皮尖、茯苓、陳皮去白（橘紅）、黃芩酒炒、栝蔞仁去油，各一兩。

煮 服 法：薑汁為丸，每服6-9克（約15粒），日服兩次，溫開水送下。

主　　治：痰熱內結，證見發熱、咳嗽、痰黃、咯出不暢、氣急、嘔噁、舌質紅、苔黃膩、脈滑數。

用藥重點：脾虛便溏者忌用、寒痰證慎用。

● 熱結便燥者，宜加大黃以瀉火通便。

● 若痰多者，宜加貝母以化痰。

● 若肺熱甚者，宜加石膏、知母以清肺。

● 若痰多氣急者，加魚腥草、桑白皮以清熱化痰。

　　支氣管擴張是肺臟中支氣管永久性的擴張，《圖解方劑學》中治支氣管擴張有五章十一方(1)補益劑人參蛤蚧散治支氣管擴張症，補肺阿膠湯治肺結核，百合固金湯治肺癌。(2)清熱劑竹葉石膏湯治咳血。(3)理血劑十灰散治急性胃出血，咳血方治肺結核。(4)治燥劑杏蘇散治外感咳嗽，桑杏湯治百日咳，麥門冬湯治慢性支氣管炎。(5)祛痰劑清氣化痰丸治急性支氣管炎，清金化痰丸治肺炎。

　　支氣管擴張症與氣喘、慢性阻塞性肺病，同屬於阻塞性肺病，補肺阿膠湯、百合固金湯、竹葉石膏湯、清氣化痰丸與清金化痰丸等五方，和治燥劑杏蘇散、桑杏湯與麥門冬湯等三方比較，更適合長期服用，改善阻塞性肺病。

臨床應用

藥　方 ▶	清金化痰丸	清氣化痰丸
治　病 ▶	肺炎。支氣管炎。支氣管擴張。咳嗽	急性支氣管炎、慢性支氣管炎急性發作。支氣管擴張伴感染疾病。急性咽喉炎。肺炎。副鼻竇炎
注意事項 ▶	(1) 便溏者慎服 (2) 忌食辛辣、油膩食物	本方對寒痰證，及素有脾虛便溏者忌用
功　用 ▶	清熱化痰。具解熱抗菌、抗炎、鎮咳、祛痰等作用	清氣化痰，理氣止咳。具有解熱、抗菌、抗炎、祛痰、平喘、鎮靜、利尿等作用
重　點 ▶	支氣管擴張	肺炎、副鼻竇炎

＋ 知識補充站

　　老年人腎上腺皮質功能減退，細胞免疫功能下降，溶菌酶活性降低，從而容易造成呼吸道的反覆感染，臨床上，選用苓桂朮甘湯、腎氣丸、大青龍湯、小青龍湯或清金化痰丸等，都可提高細胞免疫功能。

16-5 清化熱痰劑：小陷胸湯、礞石滾痰丸

小陷胸湯

組　　成：黃連一兩、薑半夏半升、全栝蔞大者一枚。

煮 服 法：⑴上三味，以水六升，先煮栝蔞取三升，去渣，內諸藥，煮取二升去渣，分溫三服。

　　　　　⑵水煎服。

主　　治：痰熱互結，胸中痞滿脹痛，或咳痰稠，口苦，舌苔黃膩。

用藥重點：虛寒者忌用、外感風寒慎用。

- 胸痞疼痛甚加枳實、鬱金。
- 痰稠膠固加膽星、貝母。
- 痰熱壅肺而證見胸悶氣急加杏仁、葶藶子。
- 痛引兩脅肋加柴胡、黃芩。
- 兼嘔加竹茹、生薑。

　　《圖解方劑學》治胃及十二指腸潰瘍有十八方：⑴解表劑香蘇散。⑵補益劑歸脾湯、四君子湯、一貫煎。⑶清熱劑理中丸、小建中湯。⑷和解劑消遙散。⑸固澀劑四神丸。⑹理氣劑金鈴子散、越鞠丸、天台烏藥散、良附丸。⑺理血劑丹參飲、十灰散。⑻治燥劑麥門冬湯。⑼祛濕劑平胃散。⑽祛痰劑小陷胸湯。⑾表裏雙解劑大柴胡湯。

礞石滾痰丸

組　　成：青礞石一兩搥碎，同熔硝一兩，投入小砂罐內蓋之，鐵線縛定，鹽泥固濟，曬乾，火煅紅，候冷取出、大黃酒蒸八兩、黃芩酒洗淨八兩、沉香半兩。

煮 服 法：⑴上為細末，水丸梧桐子大，每服四、五十丸，量虛實加減服，清茶、溫水送下，臨臥食後服。

　　　　　⑵共研細末，水泛為丸。每服 3-9 克約 15 粒，日服 1-2 次。

主　　治：治實熱頑痰，咳喘胸痞或怔忡昏迷或耳鳴，或繞項結核，或眼蠕動或不寐或夢寐奇怪之狀，或骨節卒痛難以名狀，或噎息煩悶，大便秘結，舌苔黃厚，脈滑數有力以及癲狂驚悸等證。

用藥重點：寒痰者忌用，虛人、孕婦等慎用。

- 昏迷者，宜加石菖蒲、鬱金以開竅。
- 若痰黃稠難咯者，宜加貝母、竹瀝以清熱潤燥化痰。
- 若驚風抽搐甚者，宜加僵蠶、鉤藤以熄風止痙。

　　《圖解方劑學》中治思覺失調症有三章五方：⑴瀉下劑十棗湯治胸膜炎。⑵清熱劑玉女煎治病毒性心肌炎。⑶祛痰劑二陳湯治腦梗塞，溫膽湯治精神官能症，礞石滾痰丸治中風。思維障礙患者常常會令人難以理解，有危急存亡之際，礞石滾痰丸還是五方中的救急第一方，其次則是十棗湯。

　　思維障礙患者很難組織自己的思想，或是以邏輯方式來連接，患者可能會造出一些令人難以理解的詞或「新詞」。玉女煎或溫膽湯之外，礞石滾痰丸與十棗湯是時而可搭配的要方。被誤認為懶惰或憂鬱，不被認定為失調症者，可考慮選用小半夏茯苓湯、苓桂朮甘湯、腎氣丸或指迷茯苓丸等。

臨床應用

藥 方	小陷胸湯	礞石滾痰丸
治 病	滲出性胸膜炎、支氣管炎、肺炎。胃及十二指腸潰瘍、急慢性胃炎、膽囊炎。胰腺炎、結核性腹膜炎。肋間神經痛、返流性食管炎	思覺失調症。乙腦高熱驚抽。中風、癲癇。精神官能症
注意事項	中焦虛寒之胸脘痞滿脹者,不宜使用	(1) 寒痰者忌用 (2) 虛人、孕婦等均應慎用,以防損傷正氣 (3) 小兒驚風證屬虛寒者禁用 (4) 藥性酸猛,易於耗損氣血,須病除即止,切勿久服過量
功 用	清熱滌痰,寬胸散結。具有抗潰瘍、抗菌、祛痰、鎮咳、鎮吐等作用	瀉火逐痰。具有祛痰平喘、抗炎、解熱、鎮靜、瀉下、抑菌、抗腫瘤等作用
重 點	結核性腹膜炎、肋間神經痛、返流性食管炎	思覺失調症、精神官能症

+ 知識補充站

身體一開始任何的疼痛症狀,幾乎與胃、十二指腸的消化吸收功能關係密切。從小半夏茯苓湯與小陷胸湯兩方思考,再加上苓桂朮甘湯、腎氣丸、大青龍湯、小青龍湯等進行選方,或四君子湯、理中丸、小建中湯、四神丸、平胃散等,臨床上只要不離證,療效多見顯著。

16-6 清化熱痰劑：消瘰丸、海藻玉壺湯

消瘰丸

組　　成：玄參、牡蠣（煅）、貝母各等分。
煮　服　法：水煎服或研為細末。
主　　治：瘰癧痰核，咽乾口燥，舌紅，脈滑數。
用藥重點：寒痰之瘰癧、陰疽等忌用。外感風寒慎用。

- 消散早期瘰癧；病久潰爛亦可應用。
- 消瘰丸加黃耆、三稜、莪朮、龍膽草、血竭、乳香、沒藥亦名消瘰丸，治瘰癧。
- 腫塊堅硬酌加夏枯草、海藻，並加重牡蠣。
- 痰火盛，口苦痰黏者，宜重用浙貝，並加栝蔞皮、海浮石。
- 兼肝鬱氣滯者，加柴胡、白芍、香附、青皮或配伍消遙散。
- 陰虛火旺，口燥咽乾者，宜重加玄參，並加麥冬、生地、牡丹皮、知母。

《圖解方劑學》中治淋巴結核有二章三方：(1)治燥劑養陰清肺湯治白喉。(2)祛痰劑消瘰丸治肺結核，海藻玉壺湯治甲狀腺腫大。

淋巴結核，中醫稱之謂「老鼠瘡」，慢性淋巴結炎常累及頷下頸部淺層數個淋巴結，如頭部病灶可傳及耳後和乳突淋巴結；口腔、咽部病變可使頷下、頦下淋巴結腫大。消瘰丸、仙方活命飲、十全大補湯、海藻玉壺湯或養陰清肺湯可用來防治；十全大補湯或養陰清肺湯更可以防治再患。淋巴結腫大，初期為孤立結節，經久不癒，可服柴胡桂枝湯。

頸部淋巴結核是淋巴結核中最為常見的，女性多於男性。發病部位以右側為多見。可三餐後服用加味消遙散或越鞠丸，配合睡覺前服用消瘰丸或仙方活命飲。

腹部淋巴結核一般由於全身播散，三餐後服用防風通聖散或五積散，配合睡覺前服用十全大補湯或養陰清肺湯。

當機體尚未產生變態反應時，肺內初感染原發灶中結核菌借淋巴流侵入所屬淋巴結，養陰益肺湯、小青龍加石膏湯、防風通聖散或五積散等，臨證用藥治療效果不錯。

海藻玉壺湯

組　　成：海藻、昆布、海帶五分、貝母去心、半夏製、青皮、陳皮、川芎、當歸、獨活、連翹去心、生甘草各一錢。
煮　服　法：水煎服。
主　　治：癭瘤。
用藥重點：氣虛患者忌用、外感風寒慎用。

- 治腫瘤，宜加白花舌蛇草、半枝蓮以抗腫瘤。

《圖解方劑學》中治甲狀腺機能亢進有六章十一方：(1)補益劑左歸丸、大補陰丸、一貫煎、炙甘草湯、地黃飲子。(2)固澀劑當歸六黃湯。(3)安神劑天王補心丹。(4)治風劑大定風珠。(5)治燥劑增液湯。(6)祛痰劑消瘰丸、海藻玉壺湯。

甲狀腺機能亢進症是最常見的內分泌器官疾病，常見症狀有怕熱、易流汗、心悸、喘息、不安、失眠、緊張、情緒不穩、手顫抖、饑餓感、大便頻繁、體重減輕、眼突（20-40%）、流眼淚等，偶會因月經不順、月經量減少，或產後發病而求診婦產科。補益劑五方與治燥劑增液湯是臨床防治要方。

臨床應用

藥　　方 ▸	消瘰丸	海藻玉壺湯
治　　病 ▸	淋巴結核。肺結核。乳腺疾病。體表良性腫瘤。甲狀腺功能亢進、甲狀腺瘤	甲狀腺功能亢進。甲狀腺腫大。乳腺增生。淋巴結核。多發性癭病
注意事項 ▸	寒痰流竄經絡造成之瘰癧、陰疽等不宜	本方須長期服用，短期難有效；本方偏於行散，氣虛患者慎用
功　　用 ▸	清熱化痰軟堅，消瘰養陰。具抗菌、解熱、鎮咳、祛痰、平喘、降壓、強心、鎮痛及抗潰瘍等	消癭散結，化痰軟堅。具抗炎、抗菌、祛痰、抗潰瘍、鎮痛、抑制血小板聚集、抗血栓形成、擴張血管
重　　點 ▸	肺結核、乳腺疾病、體表良性腫瘤	乳腺增生、淋巴結核、多發性癭病

頸部淋巴結

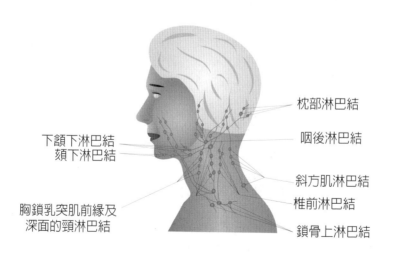

枕部淋巴結

咽後淋巴結

下頜下淋巴結
頦下淋巴結

斜方肌淋巴結

椎前淋巴結

胸鎖乳突肌前緣及
深面的頸淋巴結

鎖骨上淋巴結

16-7 溫化寒痰劑：苓甘五味薑辛湯

組　　成：茯苓四兩、甘草三兩、乾薑三兩、細辛三兩、五味子半升。
煮 服 法：水煎溫服。
主　　治：咳嗽痰稀、喜唾、胸滿嘔逆、舌淡，苔白滑、脈沉遲。
用藥重點：陰虛喘咳忌用、外感風寒慎用。

● 若嘔噦或痰多者，宜加製半夏。
● 若咳甚者，加杏仁、紫菀、款冬花。
● 若兼衝氣上逆者，加桂枝。
● 若氣滯脘脹者，加砂仁、陳皮、枳殼。
● 若脾虛食少者，加黨參、白朮。

　　苓甘五味薑辛湯是《金匱要略》的藥方，現代治慢性支氣管炎或肺氣腫的藥方。苓甘五味薑辛湯是小青龍湯的演變方，小青龍湯去桂芍麻夏，再加上茯苓，苓甘五味薑辛湯也可說是苓桂朮甘湯、苓桂甘棗湯（治奔豚）與甘薑苓朮湯（腎著湯）的姐妹方。從這個角度來看，苓甘五味薑辛湯再繼續下去，是前有茯苓桂枝五味甘草湯（苓桂味甘湯）～五味子，這與苓桂甘棗湯（治奔豚）氣從腹衝胸～大棗，甘薑苓朮湯（腎著湯）腰帶如坐水中～白朮，茯苓桂枝五味甘草湯（苓桂味甘湯）治「氣從少腹上衝胸咽，熱下流陰股」。

　　《金匱要略》：「欬逆倚息不得臥，(1) 小青龍湯主之。小青龍湯下已，多唾，口燥，寸脈沉，尺脈微，手足厥逆，氣從少腹上衝胸咽，手足痺，其面翕熱如醉狀，因復下流陰股，小便難，時復冒者，與 (2) 茯苓桂枝五味甘草湯，治其氣衝。衝氣即低，而反更欬，胸滿者，用 (3) 苓桂五味甘草湯去桂，加乾薑、細辛，以治其欬滿。欬滿即止，而更復渴，衝氣復發者，以細辛、乾薑為熱藥也，服之當遂渴，而渴反止者，為支飲也；支飲者，法當冒，冒者必嘔；嘔者復內半夏以去其水，(4) 茯苓桂枝五味甘草湯去甘草、桂枝，加細辛乾薑半夏湯主之。水去嘔止，其人形腫者，(5) 加杏仁主之。其證應內麻黃，以其人遂痺故不內之，若逆而內之者必厥。所以然者，以其人血虛，麻黃發其陽故也。若面熱如醉，此為胃熱上衝薰其面，(6) 加大黃以利之。」

▌臨床應用

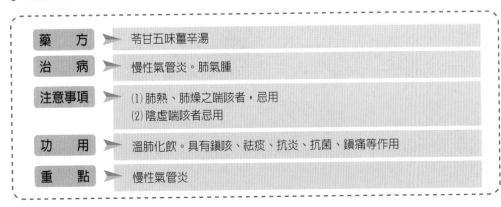

藥　　方	▶	苓甘五味薑辛湯
治　　病	▶	慢性氣管炎。肺氣腫
注意事項	▶	(1) 肺熱、肺燥之喘咳者，忌用 (2) 陰虛喘咳者忌用
功　　用	▶	溫肺化飲。具有鎮咳、祛痰、抗炎、抗菌、鎮痛等作用
重　　點	▶	慢性氣管炎

《金匱要略》小青龍湯等治療水氣證藥方之比較

藥方	組成	煮服法	治療重點
小青龍湯	麻黃、芍藥、細辛、乾薑、炙甘草、桂枝各三兩、半夏半升、五味子半升	以水一斗，先煮麻黃，減二升，去上沫，內諸藥，煮取三升，去渣，溫服一升	欬逆倚息「不得臥」（與大青龍湯同治溢飲）
苓桂朮甘湯	茯苓四兩、桂枝三兩、白朮二兩、炙甘草二兩	水六升煮成三升，去渣，分溫三服	胸脅支滿，目眩（心下有痰飲。與腎氣丸同治，短氣有微飲，當從小便去之）
苓桂甘棗湯	茯苓半觔、桂枝四兩、炙甘草一兩、大棗十五枚	甘瀾水一斗煮茯苓成八升，再加其他三味煮成三升，去渣，溫服一升，日三服	欲作奔豚（臍下悸）
五苓散	澤瀉一兩一分、豬苓三分（去皮）、茯苓三分、白朮三分、桂枝二分	為末，白飲服方寸匕，日三服，多飲暖水，汗出愈	吐涎沫而癲眩（此水也，瘦人臍下有悸）
茯苓飲	茯苓、人參、白朮各三兩、枳實二兩、橘皮二兩半、生薑四兩	水六升，煮取一升八合，分溫三服，如人行八、九里進之	吐水後，心胸間虛，氣滿不能食（治心胸中有停痰宿水，消痰氣，令能食）
茯苓桂枝五味甘草湯（苓桂味甘湯）	茯苓四兩、桂枝四兩（去皮）、甘草三兩（炙）、五味子半升	水八升，煮取三升，去渣，分溫三服	手足厥逆，氣從少腹上衝胸咽，手足痺，其面翕熱如醉狀，因復下流陰股，「小便難，時復冒者」
苓甘五味薑辛湯	茯苓四兩、甘草、乾薑、細辛各三兩、五味子半升	水八升，煮取三升去渣，溫服半升，日三服	更欬而「胸滿」
苓甘五味薑辛夏湯	茯苓四兩、甘草、細辛、乾薑各二兩、五味子、半夏各半升	水八升，煮取三升，去渣，溫服半升，日三。	支飲者，「暈眩而嘔」
苓甘五味薑辛夏杏湯	茯苓四兩、甘草三兩、五味半升、乾薑三兩、細辛三兩、半夏半升、杏仁半升	水一斗，煮取三升，去渣，溫服半升，日三服	水去嘔止，其人「形腫」
苓甘五味薑辛夏杏大湯	茯苓四兩、甘草三兩、五味半升、乾薑三兩、細辛三兩、半夏半升、杏仁半升、大黃三兩	水一斗，煮取三升，去渣，溫服半升，日三服	「面熱如醉」，此為胃熱上衝薰其面

16-8 溫化寒痰劑：三子養親湯

組　　成：白芥子、蘇子、萊菔子。
煮服法：三藥搗碎，以紗布包裹，煎湯頓服。
主　　治：咳嗽氣逆，胸悶懶食痰多，食少胃納不佳，舌苔厚白膩，脈滑有力。
用藥重點：老年氣虛而喘忌用、不宜久服。

《圖解方劑學》中治小兒肺炎有三章三方：

⑴補益劑，玉屏風散。
⑵清熱劑，瀉白散。
⑶祛痰劑，三子養親湯。此三章之三方是代表方，清熱劑瀉白散是小兒肺炎初期的代表方，小青龍湯加石膏是臨床常用方。祛痰劑三子養親湯與小青龍湯是小兒喘息性肺炎的代表方，補益劑玉屏風散與養陰益肺湯是小兒肺炎恢復期的代表方。

▍神經邊緣系統

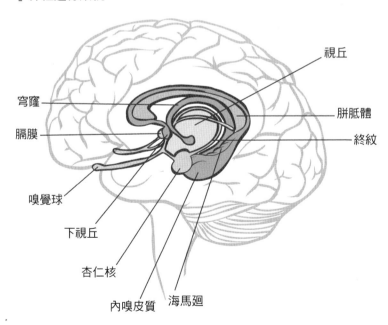

穹窿
膈膜
嗅覺球
下視丘
杏仁核
內嗅皮質
海馬廻
視丘
胼胝體
終紋

臨床應用

藥 方	➤	三子養親湯
治 病	➤	慢性支氣管炎、老年性氣管炎、支氣管哮喘。小兒喘息性肺炎。膈肌痙攣。消化不良。肺氣腫
注意事項	➤	⑴ 本方著重在痰化食消,而藥物皆為行氣豁痰,使用太過則恐傷正氣,故中病後即須以健脾調中顧本,否則更傷中氣 ⑵ 白芥子、蘇子氣味芳香,不宜煎煮太過,以防藥性耗散 ⑶ 熱咳痰黃者勿用 ⑷ 本方為治標之劑,不宜久服 ⑸ 老年氣虛而喘者忌用
功 用	➤	降氣消食,溫化痰飲。具有消食、平喘、鎮咳、祛痰、抗炎、抑菌、抑制甲狀腺功能等作用
重 點	➤	膈肌痙攣、消化不良

消化道

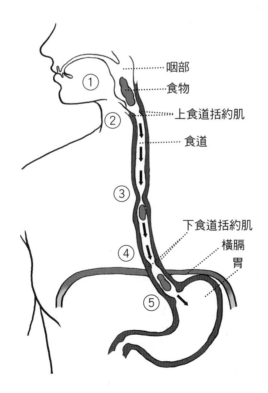

① 咽部
食物
② 上食道括約肌
食道
③
下食道括約肌
④ 橫膈
胃
⑤

16-9 溫化寒痰劑：冷哮丸、栝蔞貝母散

冷哮丸

組　　成：麻黃泡、川烏生、細辛、蜀椒、白礬生、牙皂去皮弦子，酥炙，半夏麴、陳膽星、杏仁去雙尖者，連皮尖、甘草生各一兩、紫菀、款冬花各二兩。

煮 服 法：上述藥物共為細末，生薑汁調神為末，打糊製成丸劑，每遇發時，臨臥生薑湯服二錢，羸者一錢，更以王建膏貼肺俞穴中，服後時吐頑痰，胸膈自寬。服此數日後，以補脾肺藥調之，候發，如前再服。

主　　治：背受寒邪，過冷即發喘嗽、胸膈痞滿、倚息不得臥者。

用藥重點：外感風寒忌用、虛人慎用。

　　冷哮丸與苓甘五味薑辛湯均能散寒化痰，主治寒痰證。但苓甘五味薑辛湯之溫暖脾肺，「化飲作用」比較強，治脾陽不足、寒從中生之痰飲、咳嗽、咯痰，稀白量多者。冷哮丸「散寒滌痰」作用強，冷哮丸重用紫菀、款冬花，長於止咳平喘。

栝蔞貝母散

組　　成：貝母一錢五分、栝蔞一錢、天花粉、茯苓、橘紅、桔梗各八分。

煮 服 法：水煎服。

主　　治：肺燥有痰，嗆咳，咳嗽咯痰不利，咽喉乾燥哽痛，上氣喘促者。

用藥重點：虛火上炎忌用、外感風寒慎用。

- 喘甚者加杏仁、枇杷葉、桑白皮。
- 燥熱較甚，咽乾哽痛者，宜加沙參、麥門冬、知母。
- 兼風邪犯肺，咳嗽，咽乾而癢，微惡風寒者，宜加桑葉、杏仁、前胡、牛蒡子。
- 燥傷肺絡，咳痰帶血，聲音沙啞者，去橘紅加阿膠、沙參、麥冬、仙鶴草。
- 栝蔞貝母散去花粉、茯苓、桔梗，加膽星、黃芩、黃連、甘草、山梔子，亦為貝母栝蔞散，治肺火壅肺之類中風證。

　　《圖解方劑學》中治肺結核有二章五方：⑴治燥劑清燥救肺湯、麥門冬湯。⑵祛痰劑消瘰丸、栝蔞貝母散、止嗽散。結核病（又稱 TB）為結核桿菌感染引起的疾病。結核通常造成肺部感染，也會感染身體的其他部分。大多數感染者沒有症狀，此型態感染稱為潛伏結核感染。如果此時沒有適當治療，10%的潛伏感染患者會惡化為開放性結核病，致死率可高達一半。

小博士解說

　　止嗽散、清燥救肺湯與麥門冬湯治急慢性支氣管炎，配合左歸丸、大補陰丸、炙甘草湯、地黃飲子、當歸六黃湯等，臨證搭配防治早期肺結核效率高。結核病的典型症狀包含慢性咳嗽、咳血、發燒、夜間盜汗，及體重減輕，感染其他器官則可能導致其他症狀，消瘰丸、栝蔞貝母散、止嗽散等，配合左歸丸、大補陰丸、炙甘草湯、地黃飲子、當歸六黃湯等，臨證搭配防治肺結核早期效率高。

臨床應用

藥　　方	冷哮丸	栝蔞貝母散
治　　病	支氣管哮喘、慢性支氣管炎	支氣管炎。肺炎。肺結核
注意事項	虛人慎用	咳嗽、咽乾屬腎陰虛，虛火上炎者，不宜使用本方
功　　用	溫肺散寒滌痰	潤肺化痰
重　　點	寒痰內結，喘嗽時作、不能平臥	肺炎、肺結核

肝臟的韌帶

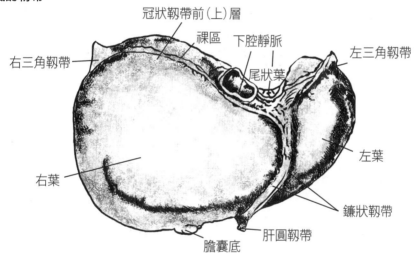

冠狀韌帶前(上)層

裸區　　下腔靜脈

右三角韌帶　　　　　　左三角韌帶

尾狀葉

左葉

右葉

鐮狀韌帶

肝圓韌帶

膽囊底

＋ 知識補充站

　　肝圓韌帶為固定在上肢部，自肚臍移行到臍切跡的肝圓韌帶纖維索，經過鐮狀韌帶游離緣的兩側腹膜之間，到達門靜脈左側的膽囊部與靜脈韌帶相連，如果是髖骨上方的靜脈曲張上行胸部，只是腹腔臟器循環不良，導致下肢靜脈回流腹腔的下腔靜脈不良，才會出現腹部兩側靜脈曲張。左腹股溝上緣與內側靜脈突顯比右側靜脈嚴重，多併見下腸間膜靜脈與降結腸方面的運輸問題；如果右側靜脈突顯較左側嚴重，是上腸間膜靜脈與升結腸的儲藏問題，前者多實證，宜消導之，後者多虛證，宜補養之。實證祛痰劑消瘰丸、栝蔞貝母散或止嗽散等；虛證治燥劑清燥救肺湯或麥門冬湯。

16-10 治風化痰劑：半夏白朮天麻湯、定癇丸

半夏白朮天麻湯

組　　成：製半夏一錢五分、天麻一錢、白朮三錢、橘紅一錢、茯苓一錢、甘草五分、生薑 2-3 片、大棗 3-5 枚。

煮 服 法：上水煎服。

主　　治：風痰所致的眩暈頭痛，痰多胸悶，舌苔白膩者。

用藥重點：陰虛、肝陽上亢眩暈頭痛忌用、外感風寒慎用。

- 眩暈甚加僵蠶、膽星。
- 兼氣虛者加黨參、黃耆。
- 濕痰偏盛，舌苔白滑者加澤瀉、桂枝。
- 肝陽偏亢者加代赭石、鉤藤。
- 頭痛甚者白朮減一錢加蔓荊子，亦為半夏白朮天麻湯治痰厥頭痛，胸膈多痰，動則眩暈。
- 半夏白朮天麻湯加黃柏、蒼朮、澤瀉、乾薑、人參、黃耆、神麴、麥芽，亦為半夏白朮天麻湯，治痰厥頭痛。

　　《圖解方劑學》中治精神官能症，有安神劑磁朱丸催眠鎮靜、溫膽湯祛痰鎮靜、半夏白朮天麻湯擴張血管鎮靜、小青龍湯改善腎上腺皮質及肺功能鎮靜等，都以不一樣的效能以鎮靜，對證下藥治精神官能症。若以半夏白朮天麻湯保肝利膽，治腦神經衰弱，

與歸脾湯、腎氣丸與補中益氣湯等，都能紓緩長期過勞的精神官能症。

- 磁朱丸幫助消化與補血，治神經衰弱、高血壓、精神官能症。
- 溫膽湯抗潰瘍與鎮吐，治思覺失調症、癲癇、精神官能症。
- 半夏白朮天麻湯保肝利膽，治冠心病、癲癇、神經衰弱。
- 小青龍湯改善腎上腺皮質及肺功能，治乾嘔、咳嗽、神經衰弱。

　　瀉心湯（治心下痞，亦治霍亂）與半下天麻白朮湯，助益胸管回流心臟，改進腹腔脈管循環，包括食道、胃、下腔靜脈系統等，進而治痞證，瀉心湯與半夏天麻白朮湯，可治痞證類精神官能症。

定癇丸

組　　成：天麻、貝母、半夏（薑汁炒）、蒸茯苓、茯神各一兩、膽星、石菖蒲、全蠍去尾，甘草水洗、僵蠶甘薯水洗，去咀、炒、琥珀腐煮，燈草研各五錢、陳皮洗去白、遠志去心，甘草水泡各七錢、丹參酒蒸、麥冬去心，各二兩、辰砂細研，水飛，每服一丸。

煮 服 法：用竹瀝約 250cc、薑汁 50cc，再用甘草四兩熬膏，和藥為小丸，如彈子大，辰砂為衣，每服一丸。

主　　治：痰熱內擾，男女小兒癇證，忽然發作，眩仆倒地，不省高下，甚則瘛瘲抽搐，目斜口歪，痰涎直流，叫喊作聲，也可以用於癲狂。

用藥重點：孕婦忌用、正氣虛弱者慎用。

　　常見的癲癇症有：大發作、小發作、精神運動發作、局部發作等等。癲癇的抽搐往往反覆發作而並無直接起因，由特殊原因引起的抽搐則不被認為是癲癇。癲癇為復發性，經常有異常的腦部放電會損壞腦細胞，智力

會變差，治療將會更困難，所以要盡早治療。久病頻發，正氣虛弱者，不宜獨用定癇丸，對證配合歸脾湯或腎氣丸或補中益氣湯等，對勞弱的癲癇患者都有助益。

臨床應用

藥　　方	半夏白朮天麻湯	定癇丸
治　　病	耳源性眩暈。冠心病。中風、癲癇。神經衰弱。神經性眩暈	癲癇
注意事項	(1) 陰虛、肝陽上亢引起的眩暈頭痛者，忌用 (2) 天麻及半夏會引起過敏及毒性反應	(1) 久病頻發，正氣虛弱者，不宜獨用，須配伍扶正培本的藥物 (2) 注意飲食，調攝精神，避免過勞 (3) 孕婦忌服 (4) 寒痰阻竅之癇證，忌用
功　　用	化痰熄風，健脾燥濕。具有擴張血管、鎮靜、抗驚、鎮痛、降壓、鎮咳、祛痰平喘、保肝利膽等作用	滌痰熄風，安神開竅。具鎮靜、解熱鎮、祛痰、抗菌等作用
重　　點	冠心病、中風、癲癇、神經衰弱	癲癇

➕ 知識補充站

　　並非所有癲癇症狀都為終身性，很多病人都可以得到緩解，並達到無需服藥的水平。定癇丸搭配溫膽湯抗潰瘍與鎮吐，或半夏白朮天麻湯，保肝利膽療效更佳。

16-11 治風化痰劑：止嗽散

組　　成：桔梗炒、荊芥、紫菀蒸、百部蒸，各二斤、甘草炒，十二兩、陳皮去白，一斤。
煮服法：共為末，每服三錢，開水調下，食後，臨臥服，初感風寒，生薑湯調下。
主　　治：咳嗽咽癢，咯痰不爽，或微有惡風發熱，舌苔薄白，脈浮緩。
用藥重點：陰虛勞嗽忌用、痰中帶血慎用。

- 外感風寒初起，頭痛鼻塞，惡寒發熱等表證較重加防風、紫蘇葉、生薑。
- 痰涎稠黏加半夏、茯苓、桑白皮。
- 乾咳無痰加栝蔞、貝母、知母。
- 無表邪，或應用於內傷咳嗽去荊芥。

　　《圖解方劑學》中治上呼吸道感染有四章九方，解表劑有六方，治燥劑與祛濕劑和祛痰劑各一方。其中解表劑六方與後面三方雖同樣是治上呼吸道感染，但不相同的是，解表劑六方專治感冒，後三方則治百日咳。

1. 解表劑
- 銀翹散治流行性感冒、急性支氣管炎、肺炎、上呼吸道感染。
- 桑菊飲治急性支氣管炎、肺炎、流行性感冒、上呼吸道感染。
- 麻黃附子細辛湯治哮喘、間質性肺炎、上呼吸道感染。
- 參蘇飲治感冒、上呼吸道感染。
- 蔥白七味飲治上呼吸道感染。
- 加減葳蕤湯治流行性感冒、老年人感冒、上呼吸道感染。

2. 治燥劑
- 桑杏湯治急性支氣管炎、支氣管擴張咳血、百日咳、上呼吸道感染。

3. 祛濕劑
- 甘露消毒丹治流行性腮腺炎、扁桃腺炎、咽喉炎、鼻竇炎、百日咳、上呼吸道感染。

4. 祛痰劑
- 止嗽散治急慢性支氣管炎、百日咳、肺炎、肺結核咳嗽、上呼吸道感染。

　　小孩在上呼吸道感染常見症狀，有乾咳、咳嗽有痰、連續的咳嗽、帶有咻咻聲的氣喘；百日咳的病童常咳到面露倦容，都快沒力氣了還在咳嗽，甚至咳到嘴唇都呈現發紫的程度。桑杏湯、甘露消毒丹或止嗽散等，是臨床上應急藥方。學齡兒童對抗上呼吸道感染的能力比嬰幼兒為強，參蘇飲或蔥白七味飲，亦是小孩防治上呼吸道感染的妙方。

　　在季節交替及工作忙碌下，特別容易出現上呼吸道症狀的人，白天的上呼吸道感染症狀多，宜黃耆建中湯或補中益氣湯；晚上的上呼吸道症狀多，宜腎氣丸或真武湯。

　　老人的上呼吸道感染，與病童一樣，除非有嚴重的細菌感染及併發症，必須要使用抗生素外，治療的重點在緩解臨床的症狀和減輕合併症的問題，絕大部分的呼吸道感染可以在家中照料，充分的臥床休息，補充水分和營養。參蘇飲、加減葳蕤湯或麻黃附子細辛湯等，配合止嗽散，不離證的情況下，都可以化險為夷，大證化小，小證化無。

臨床應用

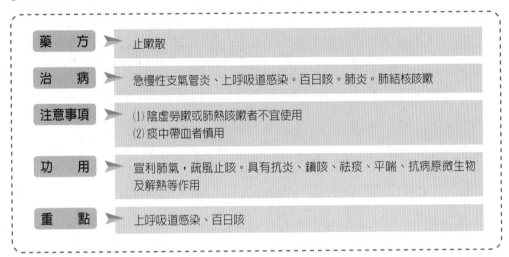

藥　　方	▶	止嗽散
治　　病	▶	急慢性支氣管炎、上呼吸道感染。百日咳。肺炎。肺結核咳嗽
注意事項	▶	(1) 陰虛勞嗽或肺熱咳嗽者不宜使用 (2) 痰中帶血者慎用
功　　用	▶	宣利肺氣，疏風止咳。具有抗炎、鎮咳、祛痰、平喘、抗病原微生物及解熱等作用
重　　點	▶	上呼吸道感染、百日咳

消化系統相關器官

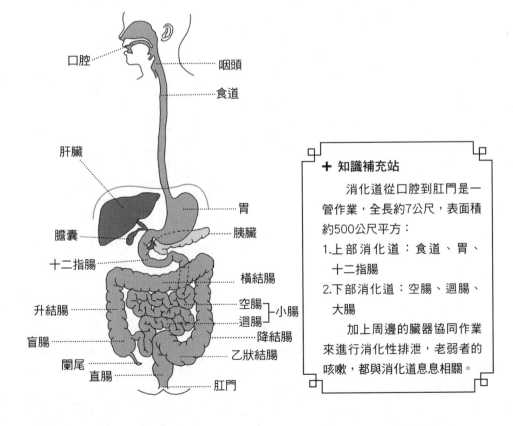

口腔
咽頭
食道
肝臟
胃
膽囊
胰臟
十二指腸
橫結腸
升結腸
空腸
迴腸 ⎬ 小腸
盲腸
降結腸
闌尾
乙狀結腸
直腸
肛門

＋ 知識補充站

　　消化道從口腔到肛門是一管作業，全長約7公尺，表面積約500公尺平方：
1. 上部消化道：食道、胃、十二指腸
2. 下部消化道：空腸、迴腸、大腸

　　加上周邊的臟器協同作業來進行消化性排泄，老弱者的咳嗽，都與消化道息息相關。

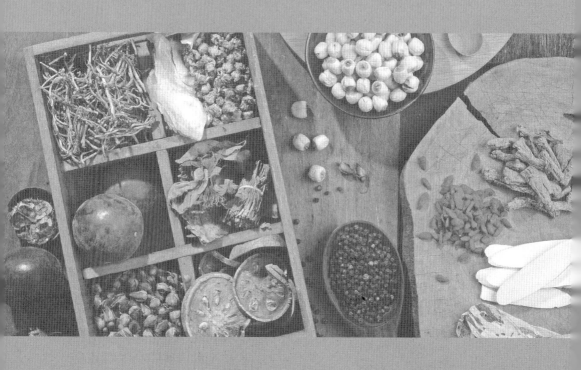

祛暑劑

17

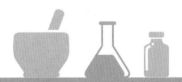

《金匱要略》：「太陽中暍（中暑）……則淋甚。太陽中熱者，暍是也。汗出惡寒，身熱而渴，白虎加人參湯。」白虎加人參湯以粥水養益胃腸，助益新陳代謝，降火寧心去煩躁，養護腸道黏膜系統。東垣清暑益氣湯治「《金匱要略》謂太陽中暍，發熱惡寒，身重而疼痛，其脈弦細芤遲，小便已，灑然毛聳，手足逆冷，小有勞，身即熱，口開前板齒燥，若發其汗，則惡寒甚，加溫針，則發熱甚，數下，則淋甚。」

三伏貼源於清朝的天灸療法。清代張璐《張氏醫通》：「冷哮灸肺俞膏肓天突，有應有不應。夏月三伏中，用白芥子塗法，往往獲效。方用白芥子淨末一兩、延胡索一兩、甘遂、細辛各半兩，共為細末，入麝香半錢，杵勻。薑汁調塗肺俞、膏肓、百勞等穴。塗後麻瞀疼痛，切勿便去，候三炷香足，方可去之。十日後塗一次。如此三次，病根去矣！」是歷史上最貼近三伏貼的操作療程記載。根據「天人相應」、「冬病夏治」的觀念，三伏天是一年氣候最炎熱、人體陽氣旺盛時，三伏是夏至以後第三個庚日、第四個庚日和立秋以後的第一個庚日，此時若將特定中藥材（白芥子、細辛、白芷等辛溫藥材）製成藥餅後，敷貼於相關的穴位上，達到通經活絡、溫陽利氣，祛散內伏寒邪痰濕的效果。改善「過敏性鼻炎、氣喘、慢性支氣管炎」等過敏性疾病，每年三伏貼的季節貼滿三次，每次間隔一週。皮膚較易過敏者，不適合使用三伏貼。

祛暑劑共6方：祛暑清熱劑（1方）；祛暑解表劑（2方）；祛暑利濕劑（2方）；清暑益氣劑（1方）。

17-1 袪暑清熱劑：清絡飲

組　　成：鮮荷葉二錢，鮮銀花二錢，絲瓜皮二錢，西瓜翠衣二錢，鮮扁豆花一枝，鮮竹葉心二錢。

煮 服 法：(1) 以水二杯，煮取一杯，日二服。
　　　　　(2) 水煎服。

主　　治：身熱口渴不甚，但頭目不清，昏眩微脹，舌淡紅，苔薄白。

用藥重點：喘喝欲脫忌用、汗多脈散大慎用。

- 口渴甚者，加花粉、葛根、石斛，以生津止渴。

- 身熱甚者，加石膏、知母以清熱瀉火。

- 暑熱傷肺，但咳無痰，咳聲清高者，加杏仁二錢、麥門多三錢、桔梗二錢、甘草一錢，即為清絡飲加甘桔甜杏仁麥多湯，以袪暑養陰，清肺止咳。

- 暑溫濕熱，苔白不渴，吐血者，加杏仁二錢、滑石末三錢、苡仁三錢，即為清絡飲加杏仁薏仁滑石湯，以清化暑濕。

《溫病條辨》：「清絡飲治手太陰暑溫，發汗後，暑證悉減，但頭微脹，目不了了，餘邪不解者。清絡飲加甘草、桔梗、甜杏仁、麥多、知母方治手太陰暑溫，但咳無痰，咳聲清高者。」

清絡飲清餘邪（非重劑），以芳香輕藥清肺絡中餘邪。清絡飲加甘桔甜杏仁麥多知母湯治咳而無痰，咳聲清高或清亮，久咳啞，偏於火不兼濕，用清絡飲加甘桔開提，甜杏

仁利肺而不傷氣，麥多、知母保肺陰而制火。

清絡飲是輕劑（白虎加人參湯則是重劑）芳香藥清肺絡中餘邪與無形之熱，若病深入中下焦則不宜，咳而無痰謂之嗽，咳聲清高或亮，久咳傷聲帶必啞，此偏於火而不兼濕（沒有痰）。清絡飲清肺絡又保肺陰。乾咳不會出現痰液或黏液，多是喉嚨或上呼吸道發炎造成。慢性乾咳多因氣喘、過敏、抽菸、鼻涕倒流、胃酸逆流、使用某些特定藥物或其他肺部疾病等所造成。

清絡飲可以代茶飲，以防暑。若暑溫表寒較重，或熱渴大汗，或汗多脈散大，喘喝欲脫者，均不宜使用本方，則宜白虎加人參湯或生脈散，生脈散與清絡飲都可以防治中暑，不一樣的是，生脈散適合虛弱體質，清絡飲適合燥熱體質，清絡飲多胃心下痞悶熱，生脈散多腸道的臍下虛弱。

小博士 解說

　　西瓜生長在耐炎熱環境中，晝溫高夜溫低，光合作用佳，果實糖分累積高，光照夠則莖粗節短，葉肥厚，色濃綠，西瓜根系發達，可深扎入土壤二公尺，吸水力強，土壤疏鬆通氣為佳，沙地最理想，沙質土壤熱容量小，春季回暖早，白天吸熱快，晚上散熱快速，對礦物質的吸收運轉，與有機營養物質的累積等，有助西瓜品質的優異。西瓜皮（翠衣）多在七、八月採製，性味甘寒，清熱解毒，生津止渴，中寒濕盛者忌用。

臨床應用

藥　　方 ➤	清絡飲
治　　病 ➤	中暑、中暑先兆。小兒夏季熱、夏季感冒。風濕熱
注意事項 ➤	(1) 本方可以代茶飲，以防暑。 (2) 若暑溫表寒較重，或熱渴大汗，或汗多脈散大，喘喝欲脫者，均不宜使用本方
功　　用 ➤	祛暑清熱
重　　點 ➤	中暑先兆、風濕熱

鼻腔黏膜充血狀態

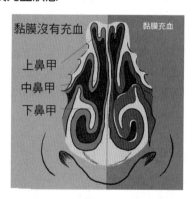

黏膜沒有充血　　　黏膜充血
上鼻甲
中鼻甲
下鼻甲

鼻竇問題

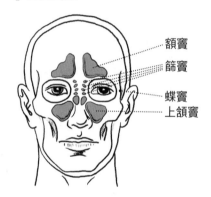

額竇
篩竇
蝶竇
上頜竇

✚ 知識補充站

　　鼻鳴就是喘鳴，鼻子不舒服，呼吸也不可能順暢，這不同於氣喘。鼻腔內有黏膜，占據臉部上眼窩與口腔之間相當大的空間，是氣管的起始部，也負責嗅覺與構音；因為有鼻腔負責加濕、加溫、除塵等空調作用，肺泡才能順暢交換空氣。鼻腔黏膜下分布有豐富的血管進行空調作用，鼻腔上部的天庭區域，以篩板與大腦額葉作分界，通過這些血管（特別是上矢狀靜脈竇、海綿靜脈竇）、淋巴管、神經的交流，鼻與腦得以密切關聯。

　　除了內服桂枝湯治療鼻鳴之外，《傷寒論》條文398.：「濕家病，身上疼痛，發熱，面黃而喘，頭痛鼻塞而煩，其脈大，自能飲食，腹中和無病，病在頭中寒濕，故鼻塞，內藥鼻中則愈。」則是以外用藥如瓜蒂散之類來治療。

17-2 祛暑解表劑：新加香薷飲、香薷飲

新加香薷飲

組　　成：香薷二錢，銀花三錢，鮮扁豆花三錢，厚朴二錢，連翹二錢。

煮服法：水五杯，煮取二杯，先服一杯，得汗，止後服，不汗再服，服盡不汗，再作服。

主　　治：發熱頭痛，惡寒無汗，口渴面赤，胸悶不舒，舌苔白膩，脈浮而數。

用藥重點：汗泄無度或熱盛忌用、外感風寒慎用。

● 身熱盛，口渴面赤加石膏。

● 無胸悶苔膩去厚朴。

● 腹脹滿加藿香、蘇梗。

　　《溫病條辨》新加香薷飲治手太陰暑溫如白虎湯證，但汗不出者。新加香薷飲先服一杯，得汗止後服；不汗再服。

　　白虎湯與白虎加人參湯，形似傷寒，右脈洪大，左手反小，面赤口渴，但汗不能自出，「表實為異」，用香薷飲發暑邪之表也。新加香薷飲取香薷辛溫芳香，由肺之經而達肺之絡。鮮扁豆花，取其芳香而散，且保肺液，以花易豆惡其呆滯也，夏日所生之物，多能解暑，惟扁豆花為最，如無花時，用鮮扁豆皮，若再無此，用生扁豆皮。厚朴苦溫，能洩實滿。厚朴雖走中焦，肺主皮毛，以皮從皮，不治上犯中。不用黃連與甘草之純裏藥，以暑病初起，恐引邪深入，故易以連翹與銀花，取其辛涼達肺經之表，純從外走，不必走中也。

　　夏月小兒身熱頭痛，項強無汗，此暑兼風寒者也，宜新加香薷飲；有汗則仍用銀翹散，重加桑葉；咳嗽則用桑菊飲。生脈散（治汗多而脈散大，裏虛生脈散補肺中元氣）與新加香薷飲（治汗不能自出，表實用香薷飲發暑邪之表），少異者發汗而已。

香薷飲

組　　成：香薷去土一斤，白扁豆微炒，半斤，厚朴去粗皮，薑汁炙熟半斤。

煮服法：上為粗末，每三錢，水一盞，入酒一分，煎七分，去渣，水中沉冷。

主　　治：惡寒發熱，頭重頭痛，無汗，胸悶泛惡，四肢倦怠，或腹痛吐瀉，舌苔白膩，脈浮。

用藥重點：中暑發熱汗出，心煩口渴忌用、外感風寒慎用。

● 身熱盛，口渴面赤加石膏。

● 無胸悶苔膩去厚朴。

● 腹脹滿加藿香、蘇梗。

　　《溫病條辨》手太陰暑溫，服香薷飲，微得汗，不可再服香薷飲重傷其表，暑必傷氣，最令表虛，雖有餘證，知在何經，以法治之。《醫方集解》的香薷飲（香薷一兩、厚朴五錢、扁豆五錢、黃連三錢），冷服，熱服作瀉，治一切感冒暑氣，香薷飲冷服是很重要的。服香薷飲，微得汗，不可再服，汗不止，仍歸白虎法。白虎湯與白虎加人參湯之粳米用意深遠。

　　香薷飲治感冒重點不在是否咳嗽、有痰與否，不同於一般的乾咳，乾咳不會出現痰液或黏液，多是喉嚨或上呼吸道發炎所造成，也是用咳嗽的方式將異物排出呼吸道。特別是感冒、流感、鼻竇感染或刺激物質進入呼吸道引起咳嗽，大多會有痰，是否適合香薷飲需明辨之。

臨床應用

	新加香薷飲	香薷飲
藥　方 ▶	新加香薷飲	香薷飲
治　病 ▶	感冒。急性胃腸炎。支氣管炎。流行性感冒	感冒、急性扁桃腺炎、流行性腦脊髓膜炎。胃腸炎、腸傷寒。菌痢
注意事項 ▶	若汗泄無度或熱盛者，不宜使用本方	(1) 本方與一般辛溫解表劑不同，不但外能祛暑，內可化濕 (2) 傷暑、中暑發發熱汗出，心煩口渴者，不宜使用本方 (3) 本方煎時加酒少許，以增加揮發油的乳化作用 (4) 服本方時需連續服三次始能延長其退燒時間
功　用 ▶	祛暑解表，清熱化濕。具有解熱、抑菌、抗病毒、健胃、利尿等作用	祛暑解表，化濕和中。具有解熱、消炎、促進紅細胞糖酵解、抗病毒、抑菌、利尿、健胃、抑制疼痛等作用
重　點 ▶	急性胃腸炎、流行性感冒	流行性腦脊髓膜炎、菌痢

香薷飲加減方

方名	組成	治病	重點
蔥豉香薷飲	香薷飲加蔥豉湯	寒邪甚，兼見鼻塞流涕者	鼻塞流涕
四味香薷飲	表寒裏熱，發熱口渴者，加黃連	一切感冒暑氣，皮膚蒸熱，頭痛頭重，自汗肢倦，或煩渴，或吐瀉	皮膚蒸熱
黃連香薷飲	香薷飲去扁豆加黃連	表寒裏熱重，熱渴較甚者	熱渴較甚
五物香薷飲	香薷飲加茯苓、甘草	表寒裏濕較重，腹脹泄瀉	腹脹泄瀉
六味香薷飲	香薷飲加茯苓、甘草、木瓜	兩腿轉筋者	兩腿轉筋
十味香薷飲	六味香薷飲加黨參、黃耆、白朮、陳皮	暑病氣虛，少氣多汗	少氣多汗
六一香薷飲	香薷飲加六一散	消暑利濕，治心煩口渴尿赤，兼表寒畏冷	表寒畏冷

17-3 袪暑利濕劑：六一散、桂苓甘露飲

六一散

組　　成：滑石六兩，甘草一兩。

煮 服 法：(1) 上述藥物為細末，每服三錢，蜜少許，溫水調下，或無蜜亦可，每日三服；或欲冷飲者，新井泉調下亦得；解利發汗，煎蔥白，豆豉湯下，每服一盞，蔥白五寸，豆豉五十粒，煮取汁七分服。

　　　　　　(2) 為細末，每服 9 克，包煎，或溫開水調下，日 2-3 次服。

主　　治：身熱，心煩口渴，小便不利，或嘔吐泄瀉。

用藥重點：小便清長忌用、外感風寒慎用。

- 暑熱甚者，酌加淡竹葉、西瓜翠衣。
- 傷津口渴舌紅者，加麥冬、沙參、石斛。
- 心火旺，舌紅心煩者，加淡竹葉、燈心蕊、黃連。
- 小便澀痛或砂石淋證者，加白茅根、小薊、車前草、金錢草、鬱金、雞內金。

《圖解方劑學》治泌尿系結石有四章六方：(1)清熱劑導赤散。(2)理血劑小薊飲子。(3)袪濕劑五苓散、豬苓湯和八正散。(4)袪暑劑六一散。導赤散與豬苓湯治尿路結石，六一散治膀胱結石，小薊飲子、五苓散和八正散治泌尿系結石。

《方劑學》老弱婦孺等以蔥豉湯通陽發汗，解表散寒。蔥豉湯以水三升，煮取一升，頓服取汗，不汗復更作服。六一散（溫服）、香薷飲（冷服）和蔥豉湯關係密切。「蔥豉香薷飲是香薷飲加蔥豉湯，治寒邪甚。」與「六一散解利發汗，煎蔥白，豆豉湯下。」

桂苓甘露飲

組　　成：茯苓一兩，甘草二兩，炙白朮半兩，澤瀉一兩，官桂去皮二兩，石膏二兩，寒水石二兩，滑石四兩，豬苓半兩。

煮 服 法：(1) 上述藥物研為細末，每服三錢，溫湯調，新汲水亦得，生薑湯尤良。

　　　　　　(2) 小兒每服一錢，用法如上。

主　　治：發熱頭痛，煩渴引飲，小便不利，及霍亂吐下。

用藥重點：汗泄過多禁用、外感風寒慎用。

- 水瀉暴注者去茯苓，減三石劑量，加人參、藿香、葛根、木香等，亦為桂苓甘露飲。
- 小便赤澀作痛者，去肉桂、白朮，加海金砂、車前草。
- 水濕中阻，嘔惡腹脹者，加藿香、佩蘭。
- 暑熱較輕，減石膏、寒水石劑量或去之，加西瓜翠衣、竹葉、蘆根。

桂苓甘露飲是五苓散加甘草與三石，水瀉暴注者去茯苓，減三石劑量，加人參、藿香、葛根、木香等，亦為桂苓甘露飲。

甘露飲（生地黃、熟地黃、天冬、麥冬、石斛、茵陳、黃芩、枳殼、枇杷葉、甘草）是治療陰虛濕熱、本虛標實見證的良方。最大的特點就是標本兼顧，滋陰、清利濕熱、降氣下行三法併進。重用茵陳、方中之生、熟地黃，養肝腎之陰，補先天之本；天冬、麥冬養肺胃之陰，使後天之陰得養；治胃中客熱，牙宣口臭，齒齦腫爛，時出膿血，或飢煩不欲飲食，及赤目腫痛不任涼藥，口舌生瘡，咽喉腫痛。

臨床應用

	六一散	桂苓甘露飲
藥　方		
治　病	尿道炎。膀胱炎、膀胱結石。皮膚過敏。胃腸型感冒、胃腸炎、中暑、腹瀉	中暑。尿路感染。小兒腹瀉、急性胃腸炎
注意事項	若陰虛，無濕熱或小便清長者忌用，因本方性沉寒而滑利，有清熱、利尿、通竅等導熱下行的作用	若傷暑輕證或汗泄過多，氣液大傷者均不宜使用本方
功　用	祛暑利濕。具有保護黏膜、抗菌等、利尿、解熱作用	尿路感染、小兒腹瀉
重　點	膀胱結石、皮膚過敏	清暑解熱，化氣利濕

六一散加減方

方名	組成	治病	重點
益元散，即為燈心湯	六一散加辰砂	調服，清心解暑，兼安神，治暑濕證兼心悸怔忡，失眠多夢	失眠多夢
碧玉散	六一散加青黛	清解暑熱，治暑濕證兼肝膽鬱熱者	肝膽鬱熱
雞蘇散	六一散加薄荷	疏風解暑，治暑濕證兼惡風寒，頭痛頭脹，咳嗽不爽者	咳嗽不爽

17-4 清暑益氣劑：清暑益氣湯

組　　成：西洋參一錢半，石斛四錢，麥冬三錢，黃連一錢，竹葉四錢，荷梗五錢，知母三錢，甘草一錢半，粳米七錢，西瓜翠衣一兩。《溫熱經緯》未標劑量，醫者臨證斟酌劑量。

煮服法：水煎服。

主　　治：身熱汗多，心煩口渴，小便短赤，體倦少氣，精神不振，脈虛數。

用藥重點：暑病挾濕忌用、邪熱盛者慎用。

● 暑熱甚加石膏。

● 暑熱挾濕，苔白膩去麥冬、石斛、知母之滋膩，加藿香、六一散。

● 暑熱不盛，小兒夏季熱，久熱不退，煩渴體倦屬氣津不足者，去黃連加地骨皮、白薇。

王孟英認為「東垣方有清暑之名，無清暑之實」，除了反對「暑必挾濕」之說外，與當時就醫者多為富貴之家，柔弱好色，大都為陰虛之體，一旦感受暑邪，每易傷陰有關。故另立清暑益氣湯，「用西洋參、石斛、麥冬、黃連、竹葉、蘇梗、知母、甘草、粳米、西瓜翠衣等，有清暑熱而益元氣。」王氏反對「暑必挾濕」之說，認為東垣方中藥多辛燥，為治療暑證所不利；另以「夏暑發自陽明」，「暑濕初起在手太陰」立論。脈虛數。暑病挾濕，孟英清暑益氣湯有滋膩養陰藥物而不宜，這是王氏方與李氏方所不同之處。王氏在實踐中，補充和發展了東垣的理論，使暑傷元氣的治法得到進一步延伸。

東垣特立補中益氣湯與清暑益氣湯，都是補仲景之未逮「虛者得宜，實者禁用；汗不出而但熱者禁用」。清暑益氣湯用西洋參，補中益氣湯用東洋參。李氏《脾胃論》：「暑邪干衛，故身熱自汗，以黃耆甘溫補之為君；人參、橘皮、當歸、甘草，甘微溫，補中益氣為臣；蒼朮、白朮、澤瀉滲利而除濕；升麻、葛根，甘苦平，善解肌熱，又以風勝濕也。濕勝則食不消而作痞滿，故炒麴甘辛，青皮辛溫，消食快氣；腎惡燥，急食辛以潤之，故以黃柏苦辛寒，借氣味瀉熱補水；虛者滋其化源，有以人參、五味子、麥門多，酸甘微寒，救天暑之傷於庚金為佐，名清暑益氣湯。」治療「長夏濕熱困（脾）胃」之證而設立。暑濕清，陰火降，脾胃之元氣則得以舒展，這是東垣立方的本意。脈象濡緩或洪緩，暑病無濕不宜東垣清暑益氣湯。

小博士解說

東垣清暑益氣湯除青皮、澤瀉、乾葛，名黃耆人參湯，治暑傷元氣，長夏倦怠，胸滿自汗，時作頭痛，時痛時止，為內傷證。

東垣清暑益氣湯除白朮、青皮、麥冬、五味，加茯苓、豬苓、柴胡、防風、羌活、連翹、知母，名補肝湯，治陰汗如水，陰冷如冰，腳痿無力。

臨床應用

藥　方 ▶	清暑益氣湯
治　病 ▶	夏季感冒、中暑、中暑先兆。小兒及老人夏季熱。暑天急性熱病之恢復期。肺炎
注意事項 ▶	(1) 若邪熱盛者，因本方陰柔藥多，其去邪力量較弱，故不宜使用本方 (2) 暑病挾濕者，因本方有滋膩養陰藥物，故不宜使用
功　用 ▶	清暑益氣，養陰生津。具有解熱、利尿、健胃、補益、抗病原體、增強免疫力等作用
重　點 ▶	中暑先兆、暑天急性熱病之恢復期、肺炎

腦下垂體下視丘

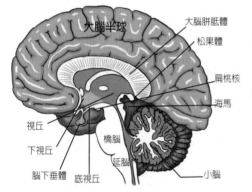

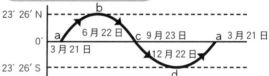

春分、夏至、秋分、冬至

✛ 知識補充站

　　地球大部分位於海平線上的陵地，都集中在北半球，所以北回歸線與人類接觸更緊密，北（南）回歸線在現代天文學上，長遠的未來越來越沒有價值，可是，當今活著的人們，遵循著《內經・四季調神大論》春分～夏至～秋分是晚睡早起，緩步於庭，無厭於日，平時「生冷、黏滑、肉麵、五辛、酒酪、臭惡等物」可適量食飲，秋分至冬至是早睡早起，是天地美食的季節，種類多，攝取量要更加注意。

　　體溫調節最重要的是下視丘與腦底部的視索前野的小領域，這是體溫調節中樞。視索前野的「活動變化溫度感受性神經元」反應溫度變化，即溫度上升、活動增加的「溫神經元」，以及反應溫度低下、活動增加的「冷神經元」。體溫調節反應的回饋信號中來自皮膚的情報是很重要的。

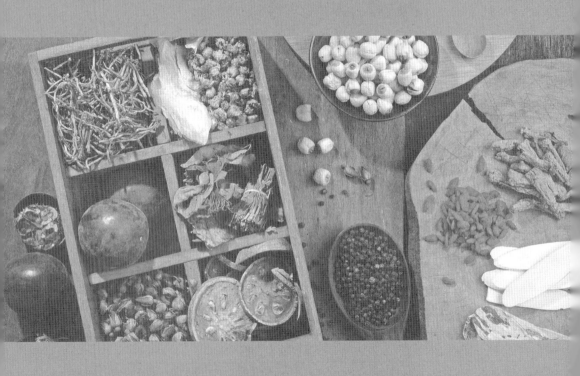

消導劑

18

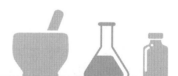

消化器官的疾病是逐漸形成的，鼻唇周圍色澤、組織，都會隨著病況而改變。胃經脈循行宛如顏面靜脈與頸外靜脈，從頭面回心臟，消化不良則顏面無華，嚴重時鼻唇色灰黑，下唇紅腫或乾裂，最後紫黑乾癟，胃經脈循行路線上含括諸多相關的生理作業。

大腸經脈有如頸動脈與顏面靜脈，上行頭面供應五官生理作業所需，大腸排泄順暢則鼻唇乾淨明亮；排泄不暢則上唇與人中部位膚質、色澤隨之不佳。

消導劑共7方：
- 消食化滯劑（6方）
- 消痞化積劑（1方）

18-1 消食化滯劑：保和丸、枳實導滯丸

保和丸

組　　成：山楂六兩、神麴二兩、半夏、茯苓各三兩、陳皮、連翹、萊菔子各一兩。

煮 服 法：上為末，炊餅丸如梧桐子大，每服七、八十丸，食遠白湯下。

主　　治：脘腹痞滿脹痛，噯腐吞酸，惡食嘔逆，或大便泄瀉，舌苔厚膩，脈滑。

用藥重點：體虛無積滯忌用、孕婦慎用。

- 食滯酌加枳實、檳榔。
- 食積化熱舌苔黃、脈數，酌加黃芩、黃連。
- 大便秘結去茯苓加大黃。
- 保和丸加白朮以健脾，為大安丸，治食積兼脾虛或小兒食積者。

　　保和丸藥物作用緩和，藥性平穩，補劑之例，故曰保和。《溫病條辨》：「素積勞倦，再感濕溫，誤用發表，身面俱黃，不飢溺赤，連翹赤豆飲（連赤花，通梔豉）煎送保和丸治身面俱黃，證係兩感，用連翹赤豆飲以解外（或柴胡桂枝湯），保和丸以和中（或五積散），濕溫與勞倦，一齊解散矣。」保和丸改善過食麩質食物的體質，尤其是暴飲暴食的學童，特別是飲食習慣不良，造成睡眠品質很差，睡前宜單服保和丸。

枳實導滯丸

組　　成：大黃一兩、枳實麩炒、神麴炒，各五錢，茯苓、黃芩、黃連、白朮各三錢、澤瀉二錢。

煮 服 法：(1)研為細末，湯浸蒸餅為丸，如梧桐子大，每服五十丸至七十丸，溫水送下，食遠量虛實加減服之。

　　　　　　(2)水泛為丸，每服 3 克，溫開水送下，每日二次。

主　　治：脘腹脹滿，下利泄瀉，或大便秘結，小便短赤，舌苔黃膩，脈沉有力。

用藥重點：體虛泄瀉忌用、濕盛而無熱慎用。

- 氣滯脹滿或裏急後重者，去白朮之壅滯，加木香、青皮。
- 食積重，噯腐吞酸者，加炒麥芽、萊菔子。
- 痞滿甚而積滯輕者，加檳榔去大黃。

　　枳實導滯丸如改用湯劑，大黃宜後下，且飯後服，以符原方中大黃的劑量是枳實神麴的兩倍，以蕩滌胃腸中有形之邪從大便排出之用意。濕之為病，或因外受濕氣，則一身盡痛，或因內生濕病，則發熱身黃；若內外同病，則一身盡痛發熱，身色如薰黃也，宜半夏瀉心湯或保和丸。

　　長期膽汁鬱滯造成黃疸，生活作息品質越劣，膽汁鬱滯的機會越大，情況越嚴重。黃疸發病之初，綠色膽汁在肝細胞至十二指腸之間的任一部位受阻，而肝臟仍持續製造膽紅素，逆流進入血液循環，膽紅素瘀積於皮膚，或由尿中排出，宜半夏瀉心湯或枳實導滯丸。

　　黃疸內源性如肝炎、酒精性肝臟損害、原發性膽汁性肝硬化、藥物損害、妊娠期膽汁鬱滯；外源性如膽道結石、膽管狹窄、膽管癌、胰腺癌和胰腺炎。甘露消毒丹、木香檳榔丸或枳朮丸治黃疸型肝炎。保和丸治急慢胃腸炎與肝炎和慢性膽囊炎。枳實導滯丸治腸麻痺與消化不良，以及胃腸功能紊亂及肝硬化。木香檳榔丸治消化不良與急慢性膽囊炎，以及急性胃腸炎及肝炎。

臨床應用

	藥　方	保和丸	枳實導滯丸
	治　病	急慢性胃炎、急慢性腸炎、化療後胃腸道反應。肝炎、慢性膽囊炎。痢疾初起兼有食滯。消化不良、小兒咳嗽	腸麻痺。消化不良。慢性痢疾。胃腸功能紊亂。肝硬化腹水。泌尿道感染。不全性腸梗阻
	注意事項	(1) 孕婦慎用服 (2) 體虛而無積滯者，不宜使用	(1) 忌食生冷食物 (2) 體虛泄瀉而無積滯者，不可妄投 (3) 若肝強犯脾，或濕盛而無熱者，不宜使用
	功　用	消食和胃。具有抑菌，鎮吐，鎮靜，調整胃腸平滑肌而能止痛、止瀉緩解脘腹脹滿，以及幫助消化及促進胃液分泌等作用	消導化積，清熱祛濕，抑菌、利膽，調整胃腸功能及幫助消化
	重　點	急慢胃腸炎、化療後胃腸道反應、小兒咳嗽	肝硬化腹水、泌尿道感染、不全性腸梗阻

連翹赤豆飲、保和丸之組成及煮服法

藥方	組成	煮服法
連翹赤豆飲 （苦辛微寒法）	連翹二錢、山梔一錢、通草一錢、赤豆二錢、花粉一錢、香豆豉一錢	煎送保和丸三錢 （連赤花，通梔豉）
保和丸 （苦辛溫平法）	山楂、神麴、茯苓、陳皮、萊菔子、連翹、半夏等分	三餐後服 2 克 （陳苓夏萊麴楂翹）

三焦與消化道

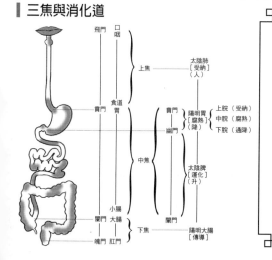

✚ 知識補充站

　　七門在三焦中，病變影響各有最重要部位：(1)上焦：飛門～吸門是口腔，最重要是「頸頷淋巴小結」。吸門～賁門是食道，最重要是「上食道括約肌」。(2)中焦：賁門～幽門是胃，最重要的是「下食道括約肌」與「食道靜脈叢」。幽門～闌門是小腸，包括十二指腸、空腸、迴腸，最重要的是「迴盲瓣與淋巴小結」。(3)下焦：闌門～魄門是大腸，包括結腸、直腸，最重要的是「直腸靜脈叢」。

18-2 消食化滯劑：木香檳榔丸、健脾丸

木香檳榔丸

組　　成：木香、檳榔、青皮、陳皮、莪朮燒、黃連以上各一兩、黃柏、大黃各三兩、香附子炒、牽牛各四兩。

煮 服 法：⑴ 上為細末，水丸，如小豆大小，每服三十丸，食後生薑湯下。
　　　　　⑵ 上為細末，水泛為丸，每次服 3 克，溫開水配服，一日二次。

主　　治：脘腹痞滿脹痛，赤白痢疾，裏急後重，或大便秘結，舌苔黃膩，脈沉實。

用藥重點：孕婦禁用，老年人、體虛慎用。

● 氣滯輕者，證見脹滿不痛者，去青皮、莪朮。
● 積滯輕者，去檳榔、牽牛。
● 腹痛甚者，加白芍以柔肝止痛。
● 食慾不振者，加神麴、萊菔子、山楂。

　　木香檳榔丸具抑菌及調整胃腸平滑肌功能等作用，治消化不良與慢性膽囊炎。慢性膽囊炎結石引起膽絞痛，疼痛多位於上腹部或右上腹，疼痛可牽涉到背部或右肩胛骨處，可伴噁心和嘔吐。蒿芩清膽湯與木香檳榔丸為急慢性膽囊炎的防治藥方代表。治急性膽囊炎與急慢性肝炎，可考慮加味消遙散、枳朮丸或枳實導滯丸。

健脾丸

組　　成：白朮炒二兩半、木香易研、黃連酒炒、甘草各七錢半、白茯苓去皮二兩、人參一兩五錢、神麴炒、陳皮、砂仁、麥芽炒、山楂取肉、山藥、肉豆蔻麵裹紙包槌去油，各一兩。

煮 服 法：⑴ 共為如末，蒸餅為丸，如綠豆大，每服五十丸，空心服，一日二次，陳米湯下。
　　　　　⑵ 糊丸或水泛丸，每服 3 克，溫水配服，一日二次。

主　　治：脘腹痞悶，食少難消，大便溏薄，苔膩微黃，脈虛弱。

用藥重點：體虛泄瀉忌用、忌食生冷、油膩食物。

● 脾虛食滯兼寒者，去黃連，加乾薑。
● 濕甚者，加澤瀉、車前子。痞脹甚者，加枳實。
● 無濕熱者，去黃連。
● 無泄瀉者，去肉豆蔻。

　　《圖解方劑學》治慢性腸炎有五章六方：⑴ 和解劑白朮芍藥散治急性腸炎，消遙散治慢性肝炎。⑵ 固澀劑桃花湯治慢性腸炎。⑶ 理氣劑厚朴溫中湯治慢性胃炎。⑷ 消導劑健脾丸治消化不良。⑸ 驅蟲劑烏梅丸治過敏性結腸炎。

　　健脾丸治食少難消與大便溏薄，是最佳的藥方。慢性腸炎多因細菌或病毒感染，引起消化道疾病，腹部會出現長期的不適，或小腹有隱痛發生，多以肚臍周圍、少腹部及腹部為主。

　　白朮芍藥散、消遙散、桃花湯、厚朴溫中湯、健脾丸與烏梅丸等，多有防治慢性腸炎的效果。厚朴溫中湯與健脾丸適用於初期，症狀出現不明顯。慢性膽囊炎或無膽絞痛發作，只有上腹不適、噯氣、吞酸等消化不良的症狀，誤認為「胃病」而沒有「對證治療」，病情經久不癒，可選擇半夏瀉心湯、平胃散、保和丸、三子養親湯或順氣消食化痰丸，改善消化道功能。

臨床應用

藥　方	木香檳榔丸	健脾丸
治　病	消化不良。細菌性痢疾。急慢性膽囊炎。急性胃腸炎。肝炎	慢性胃炎。慢性腸炎。消化不良
注意事項	⑴ 孕婦禁用 ⑵ 老年人、體虛者慎用 ⑶ 若治痢疾，須痢疾初起，且有積滯而無表證者，才可使用 ⑷ 中病即止，不宜久服，否則易傷中氣	忌食生冷、油膩食物
功　用	具抑菌及調整胃腸平滑肌功能等作用	健脾和胃，消食止瀉
重　點	急慢性膽囊炎、急性胃腸炎、肝炎	消化不良

胃容易潰瘍的部位

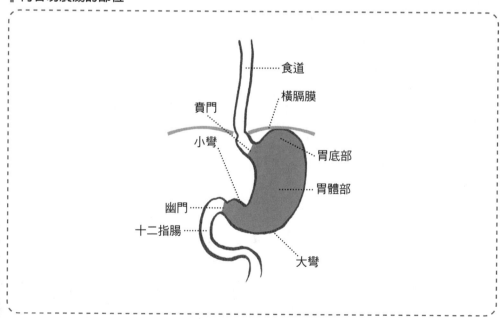

18-3 消食化滯劑：肥兒丸、枳朮丸

肥兒丸

組　　成：神麴炒十兩、黃連去鬚十兩、肉豆蔻麵裏煨五兩、使君子去皮（殼）五兩、麥芽炒五兩、檳榔細銼，晒，二十個、木香二兩。

煮服法：上為細末，豬膽汁為丸，如粟米大，每服三十丸，量歲數加減，熱水下，空心服。

主　　治：消化不良，面黃體瘦，肚腹脹滿，發熱口臭，大便溏薄，以及蟲積腹痛。

用藥重點：無疳熱病忌用、忌生冷、油膩食物。

● 蟲積腹痛者，加苦楝根皮。

● 脾虛腹瀉重者，加山藥、白朮、茯苓。

　　《圖解方劑學》治小兒/慢性消化不良有六章十五方：⑴補益劑一貫煎治慢性肝炎。⑵和解劑半夏瀉心湯治急性胃腸炎。⑶開竅劑小兒回春丹治氣喘。⑷祛濕劑平胃散治消化不良，甘露消毒丹治百日咳。⑸祛痰劑順氣消食化痰丸治咳嗽，三子養親湯治肺氣腫。⑹消導劑保和丸治小兒咳嗽，枳實導滯丸治腸麻痺，木香檳榔丸治細菌性痢疾，健脾丸消化不良，肥兒丸治小兒腸道蛔蟲症，枳朮丸治胃下垂，枳實消痞丸治腸梗阻，布袋丸治營養不良。消化不良一般會用含消化酵素或制酸劑藥物，加速食物消化，消除腸胃不適。保和丸、健脾丸、肥兒丸與半夏瀉心湯等，臨床上，緩急治本，尤勝消化酵素或制酸劑等藥物。

　　當胃蠕動不良，進食時胃部沒如常擴大，進食不多，很快會有「飽腹」、「吃不下」的感覺；胃部肌肉收縮緩慢，食物長時間滯留胃內，空腹時，胃部肌肉也不收縮，經常感到胃脹，就是消化不良。保和丸、枳實導滯丸、木香檳榔丸、健脾丸、肥兒丸、枳朮丸、一貫煎與半夏瀉心湯等，對證下藥，奇效無比。

枳朮丸

組　　成：枳實麩炒一兩、白朮二兩。

煮服法：⑴共為細末，荷葉裏燒飯為丸，如梧桐子大，每服五十丸，多用白湯。
　　　　　⑵共為末，糊丸，每服3克，荷葉煎湯或溫開水送下，日二次。

主　　治：胸脘痞滿，不思飲食。

用藥重點：外感風寒忌用、忌食生冷、油膩及刺激性食物。

● 氣滯痞滿重以枳實為主，白朮為次。

● 脾胃虛弱甚加黨參、黃耆。

● 食積重者，加山楂、神麴、炒麥芽。

● 胃脘脹痛加木香、香附。

● 枳朮丸加神麴、炒麥芽即為麴麥枳朮丸，治脾虛過食的心胸滿悶不快。

● 枳朮丸加木香、砂仁即為香砂枳朮丸，治脾虛食少，或宿食不消，胸脘痞悶。

● 枳朮丸加陳皮、半夏即為橘半枳朮丸，主治飲食傷脾，停積痰，心胸痞悶。

　　《圖解方劑學》治胃腸神經官能症有六章八方：⑴解表劑香蘇散治萎縮性胃炎。⑵和解劑消遙散治肝硬化，四逆散治慢性肝炎。⑶理氣劑越鞠丸治精神抑鬱，良附丸治慢性胃炎。⑷理血劑丹參飲治心絞痛。⑸祛濕劑苓桂朮甘湯治眩暈。⑹消導劑枳朮丸治消化不良。

臨床應用

藥　　方	肥兒丸	枳朮丸
治　　病	小兒腸道蛔蟲症。小兒慢性消化不良	消化不良。慢性胃炎、慢性胃腸炎、胃下垂、胃神經官能症。肝炎。子宮脫垂。脫肛
注意事項	(1) 若無疳熱病，則忌服，否則損傷真元 (2) 忌生冷、油膩食物	忌食生冷油膩及刺激性食物
功　　用	健脾消食，清熱驅蟲。具有利膽抗菌，驅蟲，促進消化及解除胃腸平滑肌痙攣等作用	健脾消痞 具有調節胃腸機能，增強肌力，促進白蛋白的合成、利膽以及防止四氯化碳引起的肝醣原減少等作用
重　　點	小兒腸道蛔蟲症、小兒慢性消化不良	胃神經官能症、肝炎、子宮脫垂、脫肛

＋ 知識補充站

　　性格上有強迫觀念，經常作吞咽動作以求解除症狀，可選用枳朮丸或越鞠丸。食道中下段強烈非推進性持續收縮，引起的瀰漫性狹窄，咽下困難或胸骨後疼痛，喝溫熱水或保暖後常可緩解，可選用枳朮丸或消遙散。神經性噯氣 （吞氣症）有反覆發作的連續性噯氣，不自覺地反覆吞入大量空氣造成噯氣不盡，多在別人面前發作，可選用枳朮丸或苓桂朮甘湯。神經性厭食是一種以厭食、嚴重的體重減輕和閉經為主要表現，可選用枳朮丸或越鞠丸。

18-4 消痞化積劑：枳實消痞丸

組　　成：乾薑一錢、炙甘草、麥芽麴、白茯苓、白朮各二錢、半夏麴、人參各三錢、厚朴炙，四錢、枳實、黃連各五錢。

煮服法：⑴為細末，浸湯蒸餅為丸，梧桐子大，每服五十至七十丸，白湯下，食遠服。
⑵水泛為丸或糊丸，每服 3 克，溫開水送下，日二次。也可水煎服。

主　　治：心下痞滿，不欲飲食，倦怠乏力，大便不調。

用藥重點：外感風寒忌用、忌食生冷、油膩及刺激性食物。

- 脾虛輕者，去人參、茯苓。
- 若脾虛甚者，加重人參、白朮。
- 濕熱重者，加黃芩。
- 兼噯腐吞酸，即食積重者，加山楂、萊菔子。
- 痞滿而痛者，加木香以行氣滯而止痛。
- 偏寒者，黃連劑量減，加重乾薑劑量，或加高良薑、肉桂。
- 脹甚者，酌加木香、陳皮。

　　《圖解方劑學》治腸梗阻有三章十二方。瀉下劑大承氣湯等八方，理血劑復元活血湯等二方，消導劑枳實導滯丸等二方，瀉下劑占 50%，理血劑與消導劑各占 25%，早期單純性腸梗阻，全身情況無明顯變化，後可出現脈搏細速、血壓下降、面色蒼白、眼球凹陷、皮膚彈性減退，四肢發涼等休克徵象。飯後枳實消痞丸，或飯前溫脾湯。

1. 瀉下劑大承氣湯治腸梗阻，小承氣湯治腸麻痺，大陷胸湯治胸膜炎，三物備急丸治食滯，大黃附子湯治急性闌尾炎，麻子仁丸治痔瘡便秘、習慣性便秘、冠心病、不完全性腸梗阻、老年性精神病，黃龍湯治流行性腦脊髓膜炎，溫脾湯治慢性腎功能衰竭合併高血壓。

2. 理血劑復元活血湯治血栓靜脈炎，桃仁承氣湯治急性盆腔炎。

3. 消導劑枳實導滯丸治腸麻痺，枳實消痞丸治胃腸神經官能症。

　　腸梗阻指腸內容物在腸道中通過受阻，為常見急腹證，因多種因素引起。病初，梗阻腸段先有解剖和功能性改變，繼則發生體液和電解質的丟失、腸壁循環障礙、壞死和繼發感染，最後可致毒血症、休克、死亡。當然，如能及時診斷、積極治療大多能逆轉病情的發展，以致治癒。腸梗阻分為單純性腸梗阻、絞窄性腸梗阻、機械性腸梗阻、麻痺性腸梗阻等，臨床特點不盡相同。單純性機械性腸梗阻一般為陣發性劇烈絞痛。臨證可考慮大黃附子湯、麻子仁丸、黃龍湯、溫脾湯、枳實消痞丸或溫脾湯。

　　大陷胸湯治胸膜炎、結核性腹膜炎、膽囊炎與腸梗阻，可臨證運用。體溫升高是腸管絞窄或腸管壞死的徵象，應注意是否有手術瘢痕，肥胖病人尤其應注意腹股溝疝及股疝，因為皮下脂肪過多容易被忽略，可靠枳實消痞丸來調理慢性胃腸炎、慢性支氣管炎與腸梗阻，尤其是暴飲暴食成習者更適宜。

臨床應用

藥　方 ➤ 枳實消痞丸

治　病 ➤ 慢性胃腸炎。慢性支氣管炎。胃腸神經官能症。腸梗阻

注意事項 ➤ 忌食生冷、油膩及刺激性食物

功　用 ➤ 消痞除滿，健脾和胃

重　點 ➤ 慢性支氣管炎、胃腸神經官能症、腸梗阻

便意產生的機序

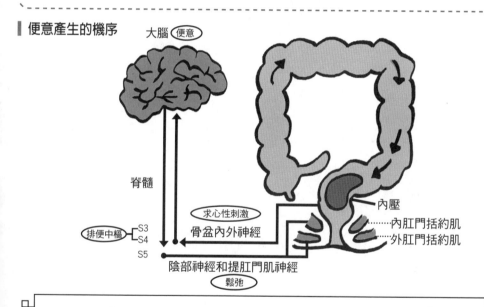

大腦 便意

脊髓

求心性刺激

排便中樞 S3 S4 S5

骨盆內外神經

陰部神經和提肛門肌神經

鬆弛

內壓

內肛門括約肌

外肛門括約肌

✚ 知識補充站

　　大腸運動機制有分節運動與蠕動運動，分節運動靠輪狀肌與結腸的收縮。結腸是節狀隆起，大腸運動的機能分橫行結腸、近位結腸、遠位結腸，三者境界部多輪狀收縮，特別是近位結腸部位，分節運動與蠕動運動非常明顯，盲腸與升結腸進行逆蠕動，這是生物學的消化，是水吸收的主要部位；遠位結腸端吸收水分，並漸次將內容物固體化。橫結腸到乙狀結腸就會快速、強烈蠕動運動，這種胃腸反射，將結腸內容物送往直腸時會出現特別的大蠕動（胃實腸虛，腸實胃虛，虛虛實實之謂也）。飲食後食物最初到盲腸約4小時，飲食後經過72小時，約有25%內容物仍然殘留在直腸形成宿便（積屎）。

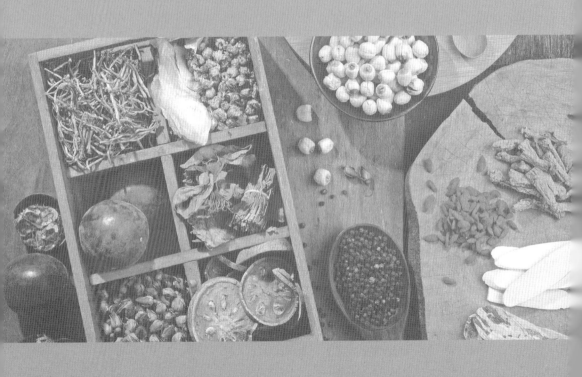

表裏雙解劑

19

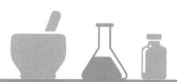

雙手的虎口三關脈紋的食指淺表靜脈，與食指動脈，展現的指節活動訊息僵硬，就可以考慮表裏雙解劑，不論男女老少都一樣，可藉由食指淺表靜脈，與食指動脈作為診治參考的要點。右手三關紋感應左天樞與降結腸，觀護排便順不順；左手三關紋感應右天樞與升結腸，觀護吸收好不好。嬰幼兒排便順暢與否，吸收能力之強弱，食指隨之靈活與否，兩食指的動脈與淺表靜脈，寫實嬰幼兒腸道自體免疫能力。

右手三關紋：感應左天樞與降結腸，老弱婦孺宜藿香正氣散，壯實者宜桂枝茯苓丸。

左手三關紋：感應右天樞與升結腸，老弱婦孺宜六君子湯，壯實者宜大黃牡丹皮湯。

表裏雙解劑共5方：

• 解表攻裏劑（3方）

• 雙解表裏劑（2方）

19-1 解表攻裏劑：大柴胡湯

組　　成：柴胡半斤、黃芩三兩、芍藥三兩、半夏半斤、炙枳實四枚、大黃四兩、生薑五兩、大棗十二枚。

煮 服 法：(1) 上八味，以水一斗二升，煮取六升，去渣，再煎，溫服一升，日三服。
　　　　　(2) 水煎二次，去渣，再煎，分二次溫服。

主　　治：往來寒熱，胸脅苦滿，嘔不止，鬱鬱微煩，心下痞硬或心下滿痛，大便不解或熱下利，舌苔黃，脈弦數有力者。

用藥重點：裏無實熱積滯忌用，忌食生冷、油膩、辛辣食物。

- 小柴胡易與小承氣湯配伍加減而成。和解少陽、陽明。
- 膽結石加金錢草、雞內金、鬱金等。
- 黃疸者，加茵陳、梔子。
- 脅脘痛加川楝子、延胡索。
- 嘔仍不止加左金丸、薑竹茹。
- 大便秘，熱盛煩躁，舌焦口渴，渴欲飲水，面赤，脈洪實者，加芒硝。
- 心下痛，延及左脅，難於轉側，大便實者，加栝蔞、青皮。
- 心胃火盛，昏亂譫語者，加黃連、石膏、山梔子。
- 兼毒者，加黃連、虎杖、銀花、梔子。

　　《圖解方劑學》中，改善脂肪肝只有兩方：(1) 表裏雙解劑大柴胡湯，從消化道著手。(2) 祛濕劑豬苓湯，從泌尿道著手。

　　呼吸器官與循環器官出現大問題，多消化吸收排泄器官出問題日久造成，「陽明病胃家實，與少陽病口苦咽乾目眩」，其痛無常處，上下無所留止，胃家實是消化器官出問題，口苦咽乾目眩是消化附屬器官出問題，消化器官出狀況多飲食方面的問題，消化附屬器官出狀況多情緒方面的問題。大柴胡湯與防風通聖散，有大黃以利大便；祛濕劑豬苓湯與五苓散，有茯苓以順小便。二便順暢，何脂肪肝之有哉。

　　當肝臟發生脂肪肝時，若是單純的脂肪肝，只要注意體重控制、正確的飲食與生活習慣，肝功能就能回復正常，單純的脂肪肝是屬於可逆的症狀；不過若發展成脂肪肝炎，就會表現與一般肝炎差不多，慢慢會走向肝病三部曲的病程：肝炎→肝硬化→肝癌，臨床研究顯示，脂肪肝炎患者 20 年後約有 20～30% 會變成肝硬化，之後每年約有 3～5% 的患者進展成肝癌。

小博士解說

　　輕度脂肪肝不會有自覺症狀，少數患者可能出現疲倦、全身無力、噁心、嘔吐、食慾下降、腹脹、上腹部有壓迫感。日本順天堂小柴胡湯與間質性肺炎事件，問題出在離證又用藥過度。脂肪肝與肝癌和間質性肺炎，是各有所差異，也可能互相影響。

　　《傷寒論》條文：

222.「脅下硬滿，不大便而嘔，小柴胡湯，胃和汗出而解。」

233.「柴胡證與小柴胡湯，嘔不止心下急，與大柴胡湯下之。」

235.「潮熱者，先小柴胡解外，後以柴胡加芒硝湯主之。」

241.「晝日明了，暮則譫語，熱入血室。無犯胃氣及上二焦自愈。」

▌臨床應用

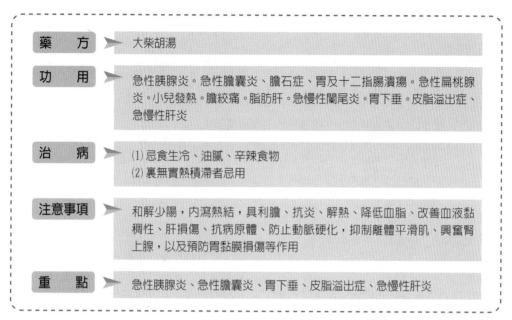

藥 方	▶	大柴胡湯
功 用	▶	急性胰腺炎。急性膽囊炎、膽石症、胃及十二指腸潰瘍。急性扁桃腺炎。小兒發熱。膽絞痛。脂肪肝。急慢性闌尾炎。胃下垂。皮脂溢出症、急慢性肝炎
治 病	▶	(1)忌食生冷、油膩、辛辣食物 (2)裏無實熱積滯者忌用
注意事項	▶	和解少陽，內瀉熱結，具利膽、抗炎、解熱、降低血脂、改善血液黏稠性、肝損傷、抗病原體、防止動脈硬化，抑制離體平滑肌、興奮腎上腺，以及預防胃黏膜損傷等作用
重 點	▶	急性胰腺炎、急性膽囊炎、胃下垂、皮脂溢出症、急慢性肝炎

▌繞臍痛與腹滿痛的比較

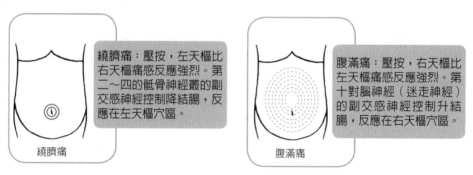

繞臍痛：壓按，左天樞比右天樞痛感反應強烈。第二～四的骶骨神經叢的副交感神經控制降結腸，反應在左天樞穴區。

繞臍痛

腹滿痛：壓按，右天樞比左天樞痛感反應強烈。第十對腦神經（迷走神經）的副交感神經控制升結腸，反應在右天樞穴區。

腹滿痛

＋ 知識補充站

　　消化道大部分（消化與吸收）受控於第十對腦神經（迷走神經）的副交感神經，與第二～四的骶骨神經叢的副交感神經。大柴胡湯、小柴胡湯、半夏瀉心湯與柴胡加芒硝湯等藥方之運用，是治療腹部循環障礙之證的典範。

19-2 解表攻裏劑：防風通聖散、葛根黃芩黃連湯

防風通聖散

組　　成：防風、荊芥、連翹、麻黃、薄荷、川芎、當歸、炒白芍、黑山梔、大黃酒蒸、芒硝後下，各五錢、石膏、黃芩、桔梗各一兩、甘草二兩、滑石三兩。

煮 服 法：(1) 上為末，每服二錢，生薑三片，煎至六分，溫服。
　　　　　(2) 為末，每服 3 克，加生薑三片，水煎溫服。

主　　治：惡寒壯熱無汗，頭目昏眩，目赤睛痛，口苦口乾，咽喉不利，胸膈痞悶，咳嘔喘滿，涕唾稠黏，大便秘結，小便赤澀，舌苔黃膩，脈數有力。並治瘡瘍腫毒，腸風痔漏，丹斑癮疹等。專於上下分消，表裏交治。散瀉之中猶寓溫養之意，汗不傷表，下不傷裏之作用。

用藥重點：非表裏俱實忌用、虛人及孕婦慎用。

● 表證較輕者，酌減解表藥或去麻黃。

● 內熱不甚去石膏。

● 無便秘者，去芒硝。

防風通聖散含十六味藥，六一散（滑石與甘草）占了三分之一強，再加石膏與芒硝，將近占了二分之一，滑石、石膏與芒硝則占了三分之一，防風通聖散以去濕除熱為功，原方設定好每服二錢或三克，加薑三片水煎溫服。防風通聖散以習慣性便秘、高血壓和肥胖證等，臨床上的服用頻率，端視服用的

劑量和時間，習慣性便秘與高血壓宜飯後服用，肥胖則宜飯前與飯後少量服用。「胃腸型感冒」，五積散與防風通聖散是代表方，五積散屬虛證，舌淡苔厚膩，脈緩弱。防風通聖散屬實證，舌苔黃膩，脈數有力。

《圖解方劑學》治結膜炎：五味消毒飲、防風通聖散、消風散、桑菊飲、龍膽瀉肝湯、導赤散、白頭翁湯、蒿芩清膽湯與甘露消毒丹等九方。防風通聖散疏風解表，清熱通便，增強免疫能力而治急性結膜炎。

葛根黃芩黃連湯

組　　成：葛根半斤、甘草炙二兩、黃芩三兩、黃連三兩。

煮 服 法：(1) 上四味，以水八升，先煮葛根，減二升，內諸藥，煮取二升，去渣，分溫再服。
　　　　　(2) 先煎葛根，後下餘藥，去渣，分溫再服。

主　　治：身熱下利，胸脘煩熱，口乾作渴，喘而汗出，舌紅苔黃，脈數或促者。

用藥重點：虛寒痢忌用、忌食油膩。

● 熱痢，裏急後重者，加木香、檳榔。

● 腹痛者，加炒白芍。

● 嘔吐者，加半夏。

● 挾食滯者，加山楂、麥芽、神麴。

《傷寒論》葛根黃芩黃連湯在桂枝人參湯、桂枝湯去芍藥湯、桂枝湯去芍藥加附子湯，和桂枝加厚朴杏仁湯之間，這是《傷寒論》條文 34.、35.、36.、37. 的五個藥方，桂

枝湯系列藥方，先決條件是呼吸不夠順暢，需要調節營衛，改善輕度的呼吸困難。

葛根黃芩黃連湯重用葛根，藥量等於其他三味藥之總和。葛根黃芩黃連湯是脈促，胃腸發炎，循環器官無法正常運作而下利。葛根黃芩黃連湯（理胃）用於乳糖不耐症與大腸激躁症等；是兒童腹瀉，甚至是經常腹瀉又生長遲緩的養護妙方。

臨床應用

藥　　方	防風通聖散	葛根黃芩黃連湯
治　　病	偏頭痛。高脂血症。急性結膜炎、急性乳腺炎。老年性搔癢、面部蝴蝶斑、蕁麻疹、扁平疣。習慣性便秘。高血壓。肥胖症。頭面部癤腫。感冒。唇炎	急性腸炎、非特異性潰瘍性結腸炎。細菌性痢疾。腸傷寒、腹瀉。胃腸型感冒、嗜酸性胃炎。阿米巴痢疾
注意事項	(1) 虛人及孕婦慎用 (2) 非表裏俱實者，不宜使用	(1) 若虛寒痢者，則不宜使用 (2) 忌食油膩
功　　用	疏風解表，清熱通便。具抗心律失常、降血脂、降膽固醇、減輕體重、抗血栓形成、保護心肌、降壓等作用	解表清裏。具有解熱、抗菌、抗病毒、抗心律失常、抗缺氧、解痙、能提高巨噬細胞的吞噬功能、抑制腸蠕動、抗乳糖的致瀉等作用
重　　點	急性結膜炎、急性乳腺炎、老年性搔癢、習慣性便秘、高血壓、肥胖證、頭面部癤腫、感冒	急性腸炎、非特異性潰瘍性結腸炎、胃腸型感冒、嗜酸性胃炎、阿米巴痢疾

左天樞、左大橫、關元、中極

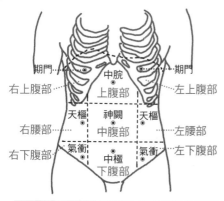

胃、腸、膀胱

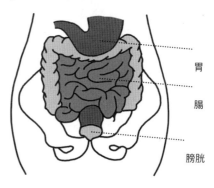

✚ 知識補充站

　　防風通聖散善治肇因於外感或腸胃障礙之證。外感多帶熱結膀胱，按診關元、中極必疼痛，熱結膀胱與膀胱炎幾乎沒有關係。腸胃問題多與S2～S4的副交感神經關係密切，按診左天樞、左大橫，比右天樞、右大橫痛感強烈。

19-3 雙解表裏劑：石膏湯、五積散

石膏湯

組　　成：石膏、黃連、黃柏、黃芩各二兩、香豉一升綿裹、梔子十枚、麻黃三兩去節。
煮 服 法：水煎服。
主　　治：壯熱無汗，身體沉重拘急，鼻乾口渴，煩躁不眠，神昏譫語，或陽毒發斑，吐衄，脈滑數。
用藥重點：外感風寒忌用、忌豬肉、冷水。

● 表有微汗麻黃減半，加桂枝。
● 大便微溏，去石膏，加葛根。
● 高熱煩躁，神昏譫語者，加安宮牛黃丸以清熱開竅。

《圖解方劑學》治結腸炎有九章十五方：(1)解表劑香蘇散治胃腸型感冒。(2)補益劑四君子湯治慢性胃炎，參苓白朮散治慢性胃腸炎，升陽益胃湯治慢性消化道障礙。(3)清熱劑白頭翁湯治急性菌痢。(4)和解劑白朮芍藥散治過敏性腸炎。(5)固澀劑桃花湯治慢性細菌性痢疾，四神丸治慢性腹瀉，真人養臟湯治慢性痢疾。(6)理血劑槐花散治痔瘡出血。(7)祛濕劑藿香正氣散治酒精中毒，當歸拈痛湯治類風濕關節炎。(8)表裏雙解劑葛根黃芩黃連湯治細菌性痢疾，石膏湯治急性腸炎。(9)驅蟲劑烏梅丸治慢性菌痢。

石膏湯治急性腸炎與非特異性潰瘍性結腸炎，最為代表，以麻黃為君，佐以黃連解毒湯與梔子豉湯，兼治表裏內外。結腸炎即大腸炎，以感染性為主要病因，少數人是非特異性的。結腸炎症狀腹痛、腹瀉、血便、黏液樣血便、水樣便、裏急後重，或發燒、食慾不振、貧血、體重減輕。病毒性感染結腸炎如秋冬或早春流行的輪狀病毒，大部分自行痊癒，好發於幼童，經呼吸道感染的腺病毒也可引發胃腸炎。

五積散

組　　成：白芷、川芎、炙甘草、茯苓、當歸去蘆、肉桂、白芍、半夏湯洗七次，各三兩、陳皮去白、枳殼去瓤，炒、麻黃去根節，各六兩、蒼朮半泔浸，去皮，二十四兩、乾薑四兩、桔梗去蘆頭，十二兩、厚朴去粗皮，四兩。
煮 服 法：除作散劑外，亦作湯劑，水煎服，其劑量按原方比例酌予增減。
主　　治：寒食氣血痰等五積，外感風寒，內傷生冷，身熱無汗，頭痛身疼，項背拘急，胸滿惡食，嘔吐腹痛，以及婦女血氣不和，心腹疼痛，月經不調，舌淡苔厚膩，脈緩弱。
用藥重點：陰虛濕熱忌用、忌食生冷、油膩食物。

● 表寒重者，肉桂改為桂枝。
● 表寒輕者，去麻黃、白芷。
● 裏寒重者，加吳茱萸。
● 氣虛去枳殼、陳皮，加黨參、白朮。
● 傷食重加山楂、神麴。
● 無血瘀去川芎、當歸。
● 痛經者，加延胡索、烏藥、木香、艾葉。

五積散全方八十八兩，蒼朮二十四兩與桔梗十二兩占三十六兩。「胃腸型感冒」除腹痛、嘔吐與腹瀉外，會發燒、疲倦、肌肉痠痛，若是腺病毒或輪狀病毒，同時侵犯呼吸道，會引起輕微流鼻水或喉嚨痛。《圖解方劑學》治胃腸型感冒有三章三方：(1)解表劑香蘇散治萎縮性胃炎。(2)祛暑劑六一散治尿道炎。(3)表裏雙解劑五積散治月經不調。

臨床應用

藥　　方 ➤	石膏湯	五積散
治　　病 ➤	感冒、流感等上呼吸道疾病。腸傷寒。斑疹傷寒。黃疸型肝炎	月經不調、產後發熱、帶下、痛經。神經性頭痛、三叉神經痛。老年性皮膚搔癢症。胃腸型感冒。胃痛。泄瀉。心腹諸痛。跌打損傷。腰膝冷痛
注意事項 ➤	忌豬肉、冷水	(1) 忌食生冷、油膩食物 (2) 陰虛、濕熱者，不宜使用本方
功　　用 ➤	清熱解毒，發汗解表	發表溫裏，順氣化痰，活血消積
重　　點 ➤	細菌性痢疾、腸傷寒、腹瀉、斑疹	三叉神經痛、老年性皮膚搔癢症、胃腸型感冒、心腹諸痛、跌打損傷、腰膝冷痛

✚ 知識補充站

　　平時要保持良好的排便習慣，多吃纖維質，多喝水，保持足夠的水分，注意環境衛生及食物、飲用水的衛生。另外要注意到工作及生活中無形的壓力，儘量保持輕鬆的生活步調，因為情緒起伏對非特異性的結腸炎的病化過程有影響。葛根黃芩黃連湯與石膏湯治非特異性潰瘍性結腸炎，兩方斟酌搭配使用，養生健康妙不可言。

　　「胃腸型感冒」是病毒感染引起的腸胃炎，跟感冒一樣是病毒感染引起，病毒性腸胃炎的病毒包括輪狀病毒、諾羅病毒與腺病毒40型、41型等，好發於秋冬，台灣四季不明顯，各個季節皆可能流行。腸胃炎是吃了不潔的食物或暴飲暴食導致。「胃腸型感冒」是病毒性腸胃炎。參蘇飲、五積散、防風通聖散與人參敗毒散等，是胃腸型感冒的防治要方。

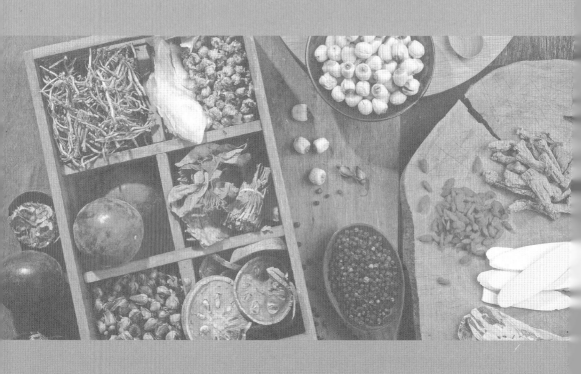

驅蟲劑

20

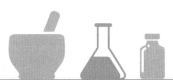

驅蟲劑消化道寄生蟲病大多由於濕內蘊或食入蛔蟲、蟯蟲、鉤蟲等蟲卵所造成，其臨床證見臍腹作痛，時發時止，痛而能食。臨床上，蛔蟲病證見耳鼻癢，唇內有紅白點，鞏膜上藍斑；蟯蟲病則證見肛門癢，於晚上 10 時左右，患兒入睡後作癢抓挖；鉤蟲病則症見嗜食異物，面色萎黃，浮腫；條蟲病證見大便白色節片，面色萎黃，或青或白，或生蟲斑，或嘈雜嘔吐清水，舌苔剝落，脈乍大乍小。若遷延日久未癒，則證見肌肉消瘦，精神萎靡，毛髮枯槁，目暗視弱，肚大青筋，而成為疳積證。
驅蟲劑共 3 方：驅蟲劑（3 方）

20-1 驅蟲劑：烏梅丸

組　　成：烏梅三百枚、細辛六兩、乾薑十兩、黃連十六兩、當歸四兩、炮附子去皮六兩、蜀椒炒香，四兩、桂枝六兩、人參六兩、黃柏六兩。

煮服法：上十味，異搗篩，合治之，以苦酒（即酸醋）漬烏梅一宿、去核、蒸之五斗米下，飯熟，搗成泥，和藥令相得，內臼中，與蜜杵二千下，丸如梧桐子大，先食，飲服十丸，日三服，稍加至二十丸。

主　　治：胃熱腸寒，蛔動不安，腹痛時作，心煩嘔吐，時發時止，常自吐蛔，手足厥冷。亦治久利久瀉。

用藥重點：虛弱孕婦忌用、禁食生冷滑物。

● 寒重者，去黃連、黃柏。

● 熱重者，去附子、乾薑。

● 嘔吐者，加吳茱萸、半夏。

● 腹痛加木香、川楝子。

● 便秘者，加大黃、檳榔，以瀉下通便。

《傷寒論》條文 309.：「蛔厥者，蛔聞食臭出，其人當自吐蛔，烏梅丸主之，又主久利。」烏梅丸，300 枚烏梅用適量的醋泡一夜，等烏梅肉泡醋透後，將核去掉，取烏梅肉。將烏梅肉放在五斗米上面一起蒸煮，飯熟之後，將烏梅搗成泥，加細辛、蜀椒、桂枝、乾薑、附子、黃連、黃柏、當歸、人參等九味藥，加蜂蜜一起攪拌為泥，作丸如梧桐子大，每天三餐前先服用十丸，隔天加一～三丸，五～七天每餐加至二十丸，一天服用至六十丸。

烏梅丸禁忌：服用期間禁食生冷（生魚片、蔬菜沙拉、水果等）、滑物（糯米製品、水果、羹湯類等）、臭食（臭豆腐、榴槤、魚腥類等）。烏梅丸的禁忌，注重胃黏膜的吸收與蠕動，飯前服用之後，飯後一定要散步走動，促進胃靜脈與下腔靜脈的循環，來養護整個消化系統，所以，對肉麵、五辛、酒酪等並不禁忌，因為這些食物對小腸的吸收很重要，特別是多種營養素的多重吸收，進而改善肝門靜脈系統的營養吸收。

仲景烏梅圓、瀉心湯，立萬世法程矣；於小柴胡，先露其端。《金匱要略》第22章婦人雜病：「婦人吐涎沫，心下痞，先小青龍湯治吐涎沫，涎沫止，才用瀉心湯治心下痞。」烏梅丸與瀉心湯搭配治久利，也治營養不良。

小博士 解說

五臟六腑惟肝之與膽，合而為一，膽即居於肝之內，肝動則膽亦動，膽動而肝即隨。肝宜溫，膽宜涼。要彩色的人生，要先養護肝膽。肝膽相照，肝膽之運作互相照應，靜脈回下腔靜脈再回心臟，肝臟分泌膽汁，再將膽汁儲藏於膽囊，再分泌入十二指腸，最後從小腸末端回收入肝門靜脈回肝臟，部分從肝臟由肝靜脈回心臟，部分在肝臟內運作。小柴胡湯、小青龍、瀉心湯與烏梅丸搭配得宜，養護肝膽胃腸功能佳。

臨床應用

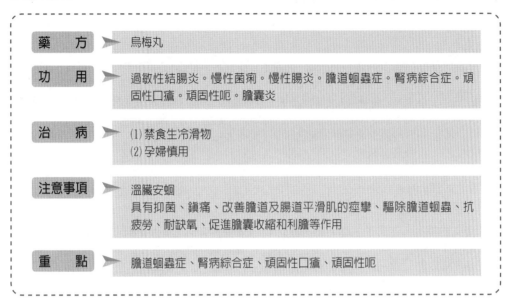

藥　　方	烏梅丸
功　　用	過敏性結腸炎。慢性菌痢。慢性腸炎。膽道蛔蟲症。腎病綜合症。頑固性口瘡。頑固性呃。膽囊炎
治　　病	(1) 禁食生冷滑物 (2) 孕婦慎用
注意事項	溫臟安蛔 具有抑菌、鎮痛、改善膽道及腸道平滑肌的痙攣、驅除膽道蛔蟲、抗疲勞、耐缺氧、促進膽囊收縮和利膽等作用
重　　點	膽道蛔蟲症、腎病綜合症、頑固性口瘡、頑固性呃

網狀內皮系統與正常菌叢

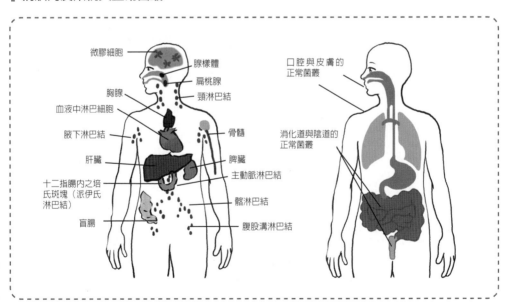

20-2 驅蟲劑：化蟲丸、布袋丸

化蟲丸

組　　成：胡粉（即鉛粉）炒，五十兩、鶴虱土，五十兩、檳榔五十兩、苦楝根去浮皮，五十兩、白礬枯，十二兩半。

煮 服 法：(1)為末，以麵糊為丸，如麻子大，一歲兒服五丸，溫漿水入生麻油一、二點，調勻，下之，溫米湯飲下亦得，不拘時候，其蟲細小者，皆化為水，大者自下。

　　　　　(2)上方按調整量配齊，碾細篩淨，水泛為丸。每丸如麻子大，一歲兒服五丸，空腹時米湯送服。

主　　治：臟腑寒熱蟲動，發作時腹疼痛，往來上下，其痛甚劇，嘔吐清水，或吐蛔蟲。治久利久瀉。

用藥重點：孕婦忌用、不宜連續服用。

● 化蟲丸加蕪夷、使君子，亦名為化蟲丸，其驅蟲作用較本方強。
● 腸蟲腹痛甚者，加枳殼、木香以行氣止痛。
● 兼熱者，加黃連或黃柏以清熱。
● 蛔蟲性腸梗阻者，宜加厚朴、枳實、木香、紅藤，以行氣驅蟲通便。

布袋丸

組　　成：夜明砂揀淨，二兩、蕪夷炒去皮，二兩、使君子二兩、白茯苓去皮，半兩、白朮無油者去蘆，半兩、人參去蘆，半兩、甘草半兩、蘆薈研細，半兩。

煮 服 法：(1)上為細末，湯浸蒸餅和丸，如彈子大，每服一丸，以生絹袋盛之，次用精豬肉二兩，同藥一處煮，候肉熟爛，提取藥於當風處懸掛，將所煮肉並汁，令小兒食之，所懸之藥，第二日仍依煎法煮食，只待藥盡為度。

　　　　　(2)全方按調整量比例，碾細篩淨，配作散劑，每次服 3 克，用豬肉湯化服，每日晨起空腹時服一次。

主　　治：積日久，傷及脾胃，體熱面黃，肢細腹大，髮焦目暗、舌淡、脈弱。

用藥重點：孕婦忌用、不宜作湯劑。

● 邪熱內鬱者，加胡黃連。
● 食滯，加神麴、雞內金以消食。
● 布袋丸驅蛔消疳，補養脾胃。

　　布袋丸加精豬肉同藥一處煮，內含蛋白質與維生素 A，防治孩童營養不良。布袋丸驅蛔消疳，補養脾胃，布袋丸治營養不良、消化不良、小兒蟲積。極度的營養不足稱之為饑饉，處在饑饉狀態的人可能會有身高偏低、體型瘦弱、活力不佳、腿部及腹部腫脹的情形，也容易受到疾病感染且不耐寒冷，而微量元素缺乏產生的症狀則視缺乏的元素而各有不同。

　　《本草綱目》：「豬膽丸，夜明砂炒研，豬膽汁和丸綠豆大，米飲下五丸小兒雀目。」「羊肝丸，夜明砂、當歸、蟬蛻、木賊各一兩。為末，黑羊肝四兩，水煎爛，和丸梧子大，食後熟水下五丸，治眼內障。」與布袋丸都治營養不良。

臨床應用

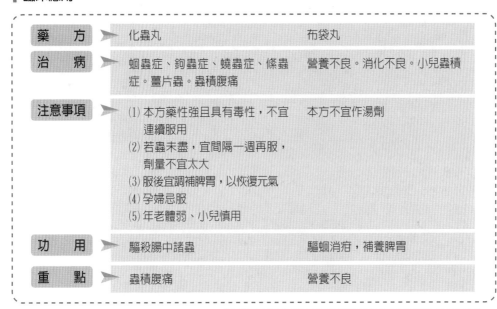

藥　　方	化蟲丸	布袋丸
治　　病	蛔蟲症、鉤蟲症、蟯蟲症、條蟲症。薑片蟲。蟲積腹痛	營養不良。消化不良。小兒蟲積
注意事項	(1) 本方藥性強且具有毒性，不宜連續服用 (2) 若蟲未盡，宜間隔一週再服，劑量不宜太大 (3) 服後宜調補脾胃，以恢復元氣 (4) 孕婦忌服 (5) 年老體弱、小兒慎用	本方不宜作湯劑
功　　用	驅殺腸中諸蟲	驅蛔消疳，補養脾胃
重　　點	蟲積腹痛	營養不良

消化道黏膜結構圖

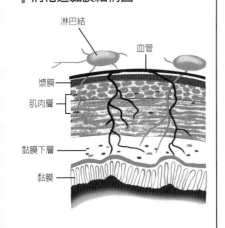

淋巴結
血管
漿膜
肌肉層
黏膜下層
黏膜

✚ 知識補充站

　　消化道裏面的襯裏是黏膜，第一層是黏膜上皮細胞，此上皮與消化道內容物直接接觸；口腔、咽頭、食道、肛門管的上皮特具保護機能（胃與腸才有分泌與吸收功能）的重層扁平上皮細胞，消化道上皮細胞5~7日剝落一次，馬上就再生，對外用藥物的治療過程很重要。上皮細胞間存在著分泌黏液的外分泌細胞，還有多種類的腸道內分泌細胞，負責分泌激素到血液中，最重要的是血管活性腸肽。

　　黏膜的第二層是黏膜固有層，分布有血管與淋巴管，負責將吸收的營養送到身體的其他組織。此層擁有黏膜相關淋巴組織，其中很多淋巴小結擁有免疫細胞，存在於整個消化道，以扁桃腺、小腸、盲腸與大腸特別多。

　　黏膜的第三層是黏膜肌板，是薄的平滑肌層，在胃與小腸的黏膜消化吸收作用上，為了增加表面積而形成了小皺摺，此肌層的運動讓上皮細胞可以直接接觸消化道的內容物。

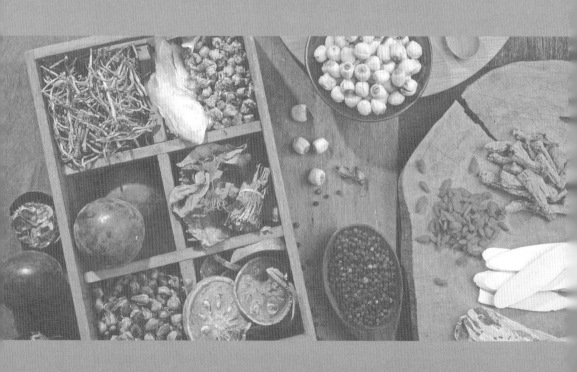

涌吐劑

21

21-1 涌吐劑：瓜蒂散、救急稀涎散

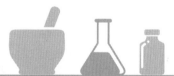

涌吐劑具涌吐痰涎、宿食、毒物之作用，治痰厥、食積、誤食毒物證，因痰涎壅盛，阻塞咽喉，呼吸急迫，痰聲如鋸，證見中風、癲狂、喉痺等病情急迫之證。古吐法用於治癲狂、食厥、急黃等病證，近來應用不如古時廣泛，急用於搶救服毒、誤食毒物等，亦簡便迅速易行。

21-1 涌吐劑：瓜蒂散、救急稀涎散

瓜蒂散

組　　成：瓜蒂熬黃一分、赤小豆一分。

煮 服 法：⑴上二味，分別搗篩，為散已，合治之。取一錢匕，以香豉一合，用熱湯七合，煮作稀粥，去渣，取汁合散，溫滿頓服之。不吐者，少少加，得快吐止後服。

　　　　　⑵將二藥研細末和匀，每服 3 克，用豉煎湯送服。不吐者，少少加，得快吐乃止。

主　　治：胸中痞硬，懊憹不安，欲吐不出，氣上衝咽喉不得息，寸脈微浮或誤食毒物仍在胃中其時間不久。

用藥重點：諸亡血虛家忌用、非形氣俱實慎用。

- 瓜蒂散去豆豉，亦名瓜蒂散，治療急黃，心下堅硬，煩渴欲得水吃，氣息喘粗，眼黃等證。
- 瓜蒂散去赤小豆、豆豉加防風、藜蘆，即為三聖散，治中風閉證，失音悶亂，口眼歪斜或不省人事，牙關緊閉，脈浮滑實者。

《溫病條辨》：「瓜蒂散與梔子豉湯，都是得吐止後服，不吐再服。」《圖解方劑學》全書七章論及藥粥，另外六章：⑴解表劑，服桂枝湯後，啜熱稀粥；九味羌活湯，若緩汗溫服，以薑湯稀粥服。⑵瀉下劑，十棗湯，溫服之，得快下利後，糜粥自養。⑶清熱劑，竹葉石膏湯水煮取，去藥渣後，煮米熟湯成。⑷治燥劑，麥門冬湯加粳米煮取。⑸溫裏劑，理中丸，以沸湯數合丸溫服之，飲熱粥一升許。⑹和解劑，枳實芍藥散，以麥粥下之。

救急稀涎散

組　　成：皂角，如豬牙肥實不蛀者，削去黑皮，四挺白礬一兩，通瑩者。

煮 服 法：⑴上二味，為細末，再研極細為散。如有患者，可服半錢，重者錢半，溫水調灌下，不大嘔吐，只有微涎稀冷而出，當時省覺，次緩而調治。不可使大攻之，過則傷人。

　　　　　⑵共為細末，每服 2 至 3 克，溫水調服。

主　　治：中風閉證，痰涎壅盛，喉中痰聲漉漉，氣閉不通，心神瞀悶，四肢不收，或倒仆不省，或口角似歪，脈滑實有力者。亦治喉痺。

用藥重點：孕婦、咯血忌用、虛者慎用。

救急稀涎散可參考《醫方集解》條文：「治霍亂用陰陽水一法，協和陰陽，使不相爭。治乾霍亂用鹽湯探吐一法，閉塞至極之證，除針灸之外，莫如吐法通陽最速。」《玉龍經》：「治乾霍亂取委中穴或委陽穴，世俗或用熱水急拍腿彎，令紅筋高起，刺之出血則癒。針法與外科手術，治病最速，取禍亦不緩，非善針者，不可針也。」

若服後不吐者，使患者俯臥，頭部稍低，或用指探喉以服以助吐，不宜大吐不止，具刺激胃黏膜而反射性促進呼吸道黏液分泌，產生祛痰作用。救急稀涎散用於腦血管意外與咽喉炎而痰涎、氣閉，需急救者。

▌臨床應用

藥　　方 ▶	瓜蒂散	救急稀涎散
治　　病 ▶	癲癇。誤食毒物	腦血管意外。咽喉炎而痰涎多、氣閉需急救者
注意事項 ▶	(1) 瓜蒂苦寒有毒，易傷胃氣，非形氣俱實者，宜慎用 (2) 宿食已離胃脘，痰涎不在胸膈者，禁用 (3) 須掌握劑量輕重及吐出次數，吐後須糜粥調理 (4) 諸亡血虛家不可服	(1) 虛者、孕婦、咯血者忌用 (2) 皂角辛散走竄，易傷正氣，非實邪痰否者忌用
功　　用 ▶	涌吐痰涎宿食	開關涌吐稀涎
重　　點 ▶	誤食毒物	痰涎、氣閉，需急救者

▌小腸結構

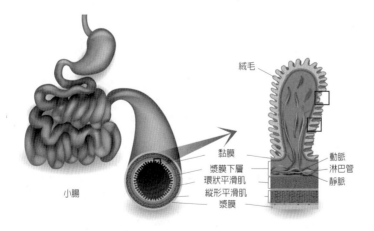

絨毛

黏膜
漿膜下層
環狀平滑肌
縱形平滑肌
漿膜

動脈
淋巴管
靜脈

小腸

特別提示 ▶	香豉一合，用熱湯七合，煮作稀粥，去渣，取汁合散，溫滿頓服之。粥汁養益消化道黏膜。

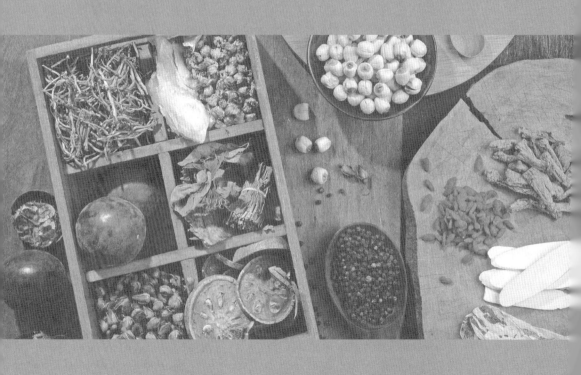

後記

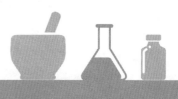

　　《圖解方劑學》共 226 方，提供初學者入門的基礎概念，執業醫師則可一窺堂奧。時下一般人患病屬於長期慢性疾病與慢性生活習慣病者眾，諸如糖尿病、高血壓、肝硬化、貧血、僵直性脊椎炎、肥胖症、慢性支氣管炎、慢性胃炎、慢性腎臟病等，其罹患率日益升高，患病年齡層則越來越年輕化。此類病人與醫者配合度愈高，醫療愈見效。診病要知道病人的喜惡，「五臟病各有所惡，各隨其所不喜者為病」。治病要確實掌握疾病的來源，「諸病在臟，欲攻之，當隨其所得而攻之」。病因所不喜而得，治其所不喜而癒。

　　從《圖解內經》開始，十二經脈與穴道，一直都是圖解系列主流，《圖解方劑學》發展出三百六十度的觀點，修正與補強《圖解內經》、《圖解傷寒論》、《圖解金匱要略》與《圖解溫病學》等，期許精益求精 。

　　《圖解方劑學》成書過程，非常戲劇化，2017/10/30 初次完稿約四十萬字，2017/11/30 第二次修稿約五十萬字，2017/12/31 第三次定稿，是約三十萬字，再三審視，去蕪存菁，再千錘百煉，恐有遺珠之憾，挑選第四章補益劑的益氣聰明湯，論析「腦動脈硬化」相關四方，〈望切診〉以提升診治腦動脈硬化的準確率。

一、益氣聰明湯養益肺、胃經脈。「額頭」的色澤問題最多。「左宮門」最塌陷。

　　1. 觀診：①肺，②胃。

　　2. 視診：①首面，②咽喉。

　　3. 三門診：①左宮門，②右空門，③右宮門。

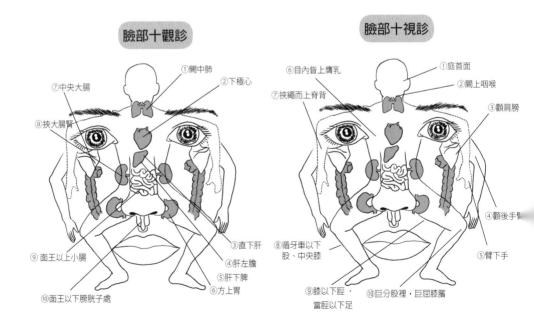

二、地黃飲子養益腎、心經脈。「下巴」的色澤問題最多。「右液門」最塌陷。

    1. 觀診：①腎，②心。

    2. 視診：①咽喉，②脛足。

    3. 三門診：①右液門，②右宮門，③左宮門。

三、血府逐瘀湯養益肝、脾經脈。「目內眥、鼻骨及鼻頭」的色澤問題最多。「右宮門」最塌陷。

    1. 觀診：①肝，②脾。

    2. 視診：①胸膺，②咽喉。

    3. 三門診：①右宮門，②左宮門，③左空門。

四、補陽還五湯養益肝、肺經脈。「兩眉眼間與鼻骨」的色澤問題最多。「右宮門」最塌陷。

    1. 觀診：①肝，②肺。

    2. 視診：①胸膺，②脊背。

    3. 三門診：①右宮門，②右液門，③右空門。

    臉部望診依據《臉部十觀診》及《臉部十視診》，評估臟腑與四肢軀體之安危。依表觀所呈現之色澤好壞，診斷相對應組織器官其病證之深淺，色澤最黯濁的，其對應之部位即為主病所在；整體色澤皆不佳者，或黯濁、或黯赤、或黯青、或脫屑、或焦枯……等等，不是有長期慢性痼疾，就是有重大疾病的表徵。

    臉部望診部位：

一、《臉部十觀診》：(1) 闕中肺、(2) 下極心、(3) 直下肝、(4) 肝左膽、(5) 肝下脾、(6) 方上胃、(7) 中央大腸、(8) 挾大腸腎、(9) 面王以上小腸、(10) 面王以下膀胱子處。此五臟六腑之部分。參考《內經·五色》。

二、《臉部十視診》：(1) 庭首面；(2) 闕上咽喉；(3) 顴肩膀；(4) 顴後手臂；(5) 臂下手；(6) 目內眥上胸膺；(7) 挾繩而上脊背；(8) 循牙車以下股膝，中央膝；(9) 膝以下脛，脛以下足；(10) 巨分股裏，巨屈膝臏。此肢節之部分。參考《內經·五色》。

三、左右手大絡：

    手三陽大絡（手背三門）與身心靈息息相關，老弱婦孺與緊急病證，手三陽大絡變化會比較不穩定，因為手三陽大絡很敏感，它們的準確率幾乎與心跳快慢穩定度成正比，因此，生死存亡之際，更是診斷與治療可以齊用的大法。觸摸手三陽大絡，如有陷下或腫脹現象，問題就在此區，據此來辨證身體的狀況。手背三門診的功能是能減少誤診率。

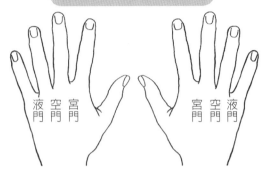

左右手之大絡（手背三門）

手大絡	手背三門	位置	壓診
手陽明大絡	宮門穴區	食指與中指間	比較三門塌陷現象，依情況確診病證之主次
手少陽大絡	空門穴區	中指與無名指間	
手太陽大絡	液門穴區	無名指與小指間	

李家雄於台北診所
2021/12/10/08：00

國家圖書館出版品預行編目資料

圖解方劑學/李家雄著.--初版.--臺北市:五
南圖書出版股份有限公司, 2022.02
　　面;　　公分.

ISBN 978-626-317-523-5 (平裝)

1.CST:中藥方劑學

414.6　　　　　　　　　　　110022478

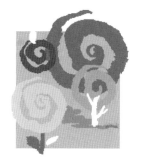

5L11

圖解方劑學

作　　者 — 李家雄(92.1)

編輯主編 — 王俐文

責任編輯 — 金明芬

封面設計 — 王麗娟

出 版 者 — 五南圖書出版股份有限公司

發 行 人 — 楊榮川

總 經 理 — 楊士清

總 編 輯 — 楊秀麗

地　　址:106台北市大安區和平東路二段339號4樓

電　　話:(02)2705-5066　傳　真:(02)2706-6100

網　　址:https://www.wunan.com.tw

電子郵件:wunan@wunan.com.tw

劃撥帳號:01068953

戶　　名:五南圖書出版股份有限公司

法律顧問　林勝安律師

出版日期　2022年2月初版一刷
　　　　　2025年2月初版三刷

定　　價　新臺幣550元

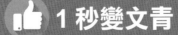

經典永恆・名著常在

五十週年的獻禮——經典名著文庫

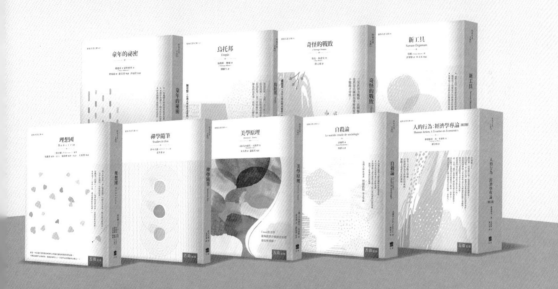

五南，五十年了，半個世紀，人生旅程的一大半，走過來了。

思索著，邁向百年的未來歷程，能為知識界、文化學術界作些什麼？

在速食文化的生態下，有什麼值得讓人雋永品味的？

歷代經典・當今名著，經過時間的洗禮，千錘百鍊，流傳至今，光芒耀人；

不僅使我們能領悟前人的智慧，同時也增深加廣我們思考的深度與視野。

我們決心投入巨資，有計畫的系統梳選，成立「經典名著文庫」，

希望收入古今中外思想性的、充滿睿智與獨見的經典、名著。

這是一項理想性的、永續性的巨大出版工程。

不在意讀者的眾寡，只考慮它的學術價值，力求完整展現先哲思想的軌跡；

為知識界開啟一片智慧之窗，營造一座百花綻放的世界文明公園，

任君遨遊、取菁吸蜜、嘉惠學子！